V.E. Amelung | S. Eble | R. Sjuts | T. Ballast
H. Hildebrandt | F. Knieps | R. Lägel | P. Ex (Hrsg.)

Die Zukunft der Arbeit

Medizinisch Wissenschaftliche Verlagsgesellschaft

Schriftenreihe des Bundesverbandes Managed Care

V.E. Amelung | S. Eble | R. Sjuts | T. Ballast
H. Hildebrandt | F. Knieps | R. Lägel | P. Ex (Hrsg.)

Die Zukunft der Arbeit

im Gesundheitswesen

mit Beiträgen von

F.C. Afraz | V.E. Amelung | W. Bachmann | D. Baumann | H.-J. Beckmann
A. Belliger | P. Berchtold | A. Berghöfer | C. Biermann | M. Brinkmeier | I. Cichon
C. Dreher | U. Düvelius | J.P. Ehlers | W. Eichhorst | A. Emmermacher | P. Ex
C. Flügel-Bleienheuft | H.R. Fortmann | A. Frevel | D. Fuchs | H. Geißler | B. Gibis
L. Hager | A. Hempen | W. Hentrich | S. Hermeneit | M. Hoffmann | M. Hofmann
S. Hofmann | H. Höppner | K. Hurrelmann | P. Hüttl | N. Idler | R. Janssen
A. Kemter | C. Kittlick | B. Klapper | M. Kloepfer | P. Köbe | S. Kopp | H. Kotte
S. Krolop | A. Kulin | C. Kurscheid | D. Matusiewicz | A. Paeger | S. Pfisterer-Heise
T. Pilgrim | J. Prölß | B. Runschke | J. Schäfer | G. Schick | C. Schmitz
E. Siegmund-Schultze | B. Sottas | K. Stahl | D.C. Stohr | J. Thiel | M. van Loo
J. Wagenknecht | W. Weber | J. Wegge | A. Wehmeier | U. Weigeldt

Medizinisch Wissenschaftliche Verlagsgesellschaft

Das BMC-Herausgeber-Team

Prof. Dr. Volker E. Amelung
Medizinische Hochschule Hannover
(MHH)
Institut für Epidemiologie,
Sozialmedizin und
Gesundheitssystemforschung
Carl-Neuberg-Str. 1
30625 Hannover

Dr. phil. Susanne Eble, M.A.
BERLIN CHEMIE AG
Gesundheitsmanagement
Glienicker Weg 125
12489 Berlin

Ralf Sjuts
patiodoc Service GmbH
Heerstr. 73
14055 Berlin

Thomas Ballast, Dipl.-Volksw.
Techniker Krankenkasse
Bramfelder Str. 140
22305 Hamburg

Dr. h.c. Helmut Hildebrandt
OptiMedis AG
Burchardstr. 17
20095 Hamburg

Franz Knieps
BKK Dachverband e.V.
Mauerstr. 85
10117 Berlin

Ralph Lägel, MBA
Cap4Health GmbH & Co. KG
Schiffbauerdamm 12
10117 Berlin

Dr. Patricia Ex
Bundesverband Managed Care e.V.
Friedrichstr. 136
10117 Berlin

MWV Medizinisch Wissenschaftliche Verlagsgesellschaft mbH & Co. KG
Unterbaumstraße 4
10117 Berlin
www.mwv-berlin.de

ISBN 978-3-95466-507-5

Bibliografische Information der Deutschen Nationalbibliothek
Die Deutsche Nationalbibliothek verzeichnet diese Publikation in der Deutschen Nationalbibliografie;
detaillierte bibliografische Informationen sind im Internet über http://dnb.d-nb.de abrufbar.

Produkt-/Projektmanagement: Susann Weber, Berlin
Lektorat: Monika Laut-Zimmermann, Berlin
Layout & Satz: zweiband.media, Agentur für Mediengestaltung und -produktion GmbH, Berlin
Druck: druckhaus köthen GmbH & Co. KG, Köthen
Titelbild: © Adobe Stock/naka

Zuschriften und Kritik an:
MWV Medizinisch Wissenschaftliche Verlagsgesellschaft mbH & Co. KG, Unterbaumstr. 4, 10117 Berlin, lektorat@mwv-berlin.de

Die Autorinnen und Autoren

Farideh Carolin Afraz
Charité – Universitätsmedizin Berlin
Institut für Sozialmedizin, Epidemiologie und
Gesundheitsökonomie
Luisenstr. 57
10117 Berlin

Prof. Dr. Volker E. Amelung
Medizinische Hochschule Hannover (MHH)
Institut für Epidemiologie, Sozialmedizin und
Gesundheitssystemforschung
Carl-Neuberg-Str. 1
30625 Hannover

Wolfgang Bachmann
Gesundheitsnetz Süd eG (GNS)
Hopfenhausstr. 2
89584 Ehingen

Dominik Baumann
Steinbeis Forschungszentrum Management
Analytics
HR | Impulsgeber – Institut für Agilität, Führung
und Digitalisierung
Theresienhöhe 13a
80339 München

Dr. med. Hans-Jürgen Beckmann
MuM – Medizin und Mehr eG
Viktoriastr. 19
32257 Bünde

Prof. Dr. Andréa Belliger
Institut für Kommunikation & Führung IKF
Morgartenstr. 1
6003 Luzern
Schweiz

PD Dr. Peter Berchtold
college M
Haus der Akademien
Laupenstr. 7
3001 Bern
Schweiz

PD Dr. med. Anne Berghöfer
Charité – Universitätsmedizin Berlin
Institut für Sozialmedizin, Epidemiologie und
Gesundheitsökonomie
Luisenstr. 57
10117 Berlin

Dr. Claus Biermann, MPH
Area9 Lyceum GmbH
Dittrichring 2
04109 Leipzig

Dr. Michael Brinkmeier
Stiftung Deutsche Schlaganfall-Hilfe
Schulstr. 22
33311 Gütersloh

Irina Cichon
Robert Bosch Stiftung GmbH
Heidehofstr. 31
70184 Stuttgart

Prof. Dr. Carsten Dreher
Freie Universität Berlin
Fachbereich Wirtschaftswissenschaft
Professur für Innovationsmanagement
Thielallee 73
14195 Berlin

Ute Düvelius
Universitätsklinikum Hamburg-Eppendorf
Koordinatorin UKE INside
Martinistr. 52
20246 Hamburg

Prof. Dr. med. vet. Jan P. Ehlers, M.A.
Universität Witten/Herdecke
Alfred-Herrhausen-Str. 50
58448 Witten

Prof. Dr. Werner Eichhorst
Forschungsinstitut zur Zukunft der Arbeit GmbH
(IZA)
Schaumburg-Lippe-Str. 5–9
53113 Bonn

Dr. André Emmermacher
Siemens Gas and Power GmbH & Co. KG
Nonnendammallee 101
13629 Berlin

Dr. Patricia Ex
Bundesverband Managed Care e.V.
Friedrichstr. 136
10117 Berlin

Dr. med. Christian Flügel-Bleienheuft
Facharzt für Innere Medizin
Maternusplatz 10
50996 Köln

Harald R. Fortmann
five14 GmbH
WeWork Stadthaus
Axel-Springer-Platz 3
20355 Hamburg

Alexander Frevel
Arbeit und Zukunft e.V.
Behringstr. 28a (Haus 1)
22765 Hamburg

Daniel Fuchs
BKK Dachverband e.V.
Mauerstr. 85
10117 Berlin

Prof. em. Dr. Heinrich Geißler
c/o Arbeit und Zukunft e.V.
Behringstr. 28a (Haus 1)
22765 Hamburg

Dr. med. Bernhard Gibis, MPH
Kassenärztliche Bundesvereinigung
Dezernat Versorgungsmanagement
Herbert-Lewin-Platz 2
10623 Berlin

Dr. phil. Lutz Hager
ze:roPRAXEN GbR
Bodelschwinghstr. 10/3
68723 Schwetzingen

Annette Hempen, MHBA
MuM – Medizin und Mehr eG
Viktoriastr. 19
32257 Bünde

Wolfgang Hentrich
genial eG
Poststr. 18
49808 Lingen (Ems)

Dr. med. Sonja Hermeneit
CareLutions GmbH
Breitwiesenstr. 19
70565 Stuttgart

Prof. Dr. med. Marcus Hoffmann
Duale Hochschule Baden-Württemberg
Hangstr. 46–50
79539 Lörrach

Dr. Marzellus Hofmann, MME
Universität Witten/Herdecke
Alfred-Herrhausen-Str. 50
58448 Witten

Dr. Sandra Hofmann
WifOR Institute
Rheinstr. 22
64283 Darmstadt

Prof. Dr. Heidi Höppner, M.P.H.
Alice Salomon Hochschule Berlin
Alice-Salomon-Platz 5
12627 Berlin

Prof. Dr. Dr. h.c. Klaus Hurrelmann
Hertie School
Friedrichstr. 180
10117 Berlin

Dr. rer. medic. Peter Hüttl
Rechtsanwaltskanzlei Dr. Heberer & Kollegen
Paul-Hösch-Str. 25a
81243 München

Nadja Idler, MPH
Robert Bosch Stiftung GmbH
Heidehofstr. 31
70184 Stuttgart

Rebecca Janssen, B.Sc.
FiGuS GmbH
Priv. Forschungsinstitut für Gesundheits- und
Systemgestaltung
Domstr. 55–73
50668 Köln

Anne Kemter, M.Sc. Psychologie
Technische Universität Dresden
Institut für Arbeits-, Organisations- und
Sozialpsychologie
Zellescher Weg 17
01062 Dresden

Cornelia Kittlick, MScBM
Thieme TeleCare GmbH
Oswald-Hesse-Str. 50
70469 Stuttgart

Dr. Bernadette Klapper
Robert Bosch Stiftung GmbH
Heidehofstr. 31
70184 Stuttgart

Dr. Martina Kloepfer
Institut für Gender-Gesundheit e.V.
Wartburgstr. 11
10823 Berlin

Philipp Köbe, M.Sc., LL.M.
PK&C | Philipp Koebe Concept
Helmholtzstr. 77
50825 Köln

Silke Kopp, M.A.
Health & Bits GmbH
Am Muckenberg 13
55129 Mainz

Die Autorinnen und Autoren

Heiko Kotte
AOK PLUS – Die Gesundheitskasse für Sachsen und
Thüringen
01058 Dresden

Dr. med. Sebastian Krolop, M.Sc.
HIMSS
33 West Monroe Street, Suite 1700
Chicago, IL 60603
USA

Admir Kulin
m.Doc GmbH
Ursulaplatz 1
50668 Köln

Prof. Dr. Clarissa Kurscheid
FiGuS GmbH
Priv. Forschungsinstitut für Gesundheits- und
Systemgestaltung
Domstr. 55–73
50668 Köln

Prof. Dr. David Matusiewicz
FOM | Hochschule für Oekonomie & Management
gemeinnützige Gesellschaft mbH
KCG KompetenzCentrum für Management im
Gesundheits- und Sozialwesen
Leimkugelstr. 6
45141 Essen

Dr. med. Axel Paeger
AMEOS Gruppe
Bahnhofplatz 14
8021 Zürich
Schweiz

Stefanie Pfisterer-Heise, M.Sc., Dipl.-Sprachw.
Universitätsklinikum Hamburg-Eppendorf
AG Auswahlverfahren
Martinistr. 52
20246 Hamburg

Dr. med. Thorsten Pilgrim
CareLutions GmbH
Breitwiesenstr. 19
70565 Stuttgart

Joachim Prölß
Universitätsklinikum Hamburg-Eppendorf
Direktion für Patienten- und Pflegemanagement
Martinistr. 52
20246 Hamburg

Benedikt Runschke
WifOR Institute
Rheinstr. 22
64283 Darmstadt

Dr. Julia Schäfer
Universitätsklinikum Bonn AöR
Geschäftsbereich Personalwesen
Venusberg – Campus 1
53127 Bonn

Gerrit Schick
Philips GmbH Market DACH
Röntgenstr. 22
22335 Hamburg

Dr. Christof Schmitz
college M
Haus der Akademien
Laupenstr. 7
3001 Bern
Schweiz

Dr. med. Elisabeth Siegmund-Schultze
medicoles
Altenbekener Damm 41
30173 Hannover

Dr. Beat Sottas
sottas formative works
Versorgungsforschung & Bildung
Rue Max-von-Sachsen 36
1722 Bourguillon
Schweiz

Dr. rer. medic. Katja Stahl
OptiMedis AG
Burchardstr. 17
20095 Hamburg

Dr. Daniel Christoph Stohr
WifOR Institute
Rheinstr. 22
64283 Darmstadt

Juliane Thiel, M.A.
CareLutions GmbH
Breitwiesenstr. 19
70565 Stuttgart

Michael van Loo
Universitätsklinikum Hamburg-Eppendorf
Geschäftsbereich Personal
Martinistr. 52
20246 Hamburg

Jens Wagenknecht
Gemeinschaftspraxis Jadebusen
Mühlenstr. 30
26316 Varel

Die Autorinnen und Autoren

Wolfgang Weber, M.Sc.
Thieme TeleCare GmbH
Oswald-Hesse-Str. 50
70469 Stuttgart

Prof. Dr. Jürgen Wegge
Technische Universität Dresden
Institut für Arbeits-, Organisations- und
Sozialpsychologie
Zellescher Weg 17
01062 Dresden

Dr. Axel Wehmeier
Hausärztliche Vertragsgemeinschaft AG
Edmund-Rumpler-Str. 2
51149 Köln

Ulrich Weigeldt
Deutscher Hausärzteverband e.V.
Bleibtreustr. 24
10707 Berlin

Vorwort

Liebe Leserinnen und Leser, liebe Freundinnen und Freunde des BMC,

dieses Vorwort wird zu einer Zeit geschrieben, in der wir die Situation, in der Sie es lesen, kaum abschätzen können. Die Gesellschaft steckt mitten in der Covid-19-Pandemie und täglich kommen neue Informationen zur Situation in Krankenhäusern, zur Einschränkung des öffentlichen Lebens sowie zu wirtschaftlichen Unterstützungspaketen. Die Pandemie zeigt, wie elementar das Gesundheitssystem und seine Teilelemente zur Daseinsvorsorge eines Landes gehören.

Dieser Moment macht uns die essenzielle Bedeutung von Personal deutlich: Das Gesundheitssystem steht und fällt mit seinen Mitarbeitern und Mitarbeiterinnen. Bilder von überarbeitetem Pflegepersonal gehen durch die Medien und die sozialen Netzwerke und veranlassen die Öffentlichkeit zu Dankesapplaus an geöffneten Fenstern zu vereinbarten Zeitpunkten. Jeder und jede Beschäftigte im System wird derzeit gebraucht und sollte dafür Anerkennung erhalten. Insbesondere unterstützt die derzeitige Situation die im Buch vertretene These, dass Mitarbeitende im Gesundheitswesen hinsichtlich ihrer Hilfs- und Leidensbereitschaft in einem hohen Maß intrinsische Motivation mitbringen. Die Gefahr der Selbst- und Fremdausbeutung ist in dem Fall besonders hoch.

Trotz des Zusammenhalts zu Krisenzeiten empfinden viele Beteiligte das Thema „Personal" zunehmend als regulierungsbedürftiges Problemfeld im Gesundheitswesen. Die letzten Gesundheitsreformen enthielten als wesentliche Bestandteile die Sicherstellung der Versorgung mit ausreichend und adäquat qualifiziertem Personal. War es in einem Gesetz die Angst vor dem Exitus des Landarztes, so sollten mit dem nächsten Gesetz über „10.000 neue Pflegekräfte gezaubert werden". In der Diskussion fehlt jedoch oft eine tiefergehende Auseinandersetzung mit Veränderungen der zukünftigen Arbeitswelt sowie Werten und Erwartungen der Arbeitskräfte.

Das vorliegende Buch geht weit über die Kernthemen von „Personalarbeit" hinaus und betrachtet ebenso neue Herausforderungen an das Führungspersonal im Kontext der zum Teil massiven Veränderungen von Technologie, Gesellschaft und Politik im Kontext der digitalen Transformation. Es soll dabei inspirieren, welche Instrumente und Organisationsmodelle eingesetzt werden können, um beides zu erreichen: eine gute, menschliche und effiziente Versorgung sowie ein gesundes und motivierendes Arbeitsumfeld.

Auch wenn die Pandemie überstanden ist, sollte und wird das Gesundheitswesen nicht komplett in alte Strukturen zurückfallen. Manche Veränderungen sind in Gang gebracht, die bislang von den Beharrungskräften des Systems erfolgreich unterbunden wurden. Folgende Entwicklungen werden den Neustart verändert vorantreiben:

1. Die Relevanz von Telemedizin und E-Health nimmt durch die angestrebte Kontaktreduktion während der Pandemie rasant zu; viele Anbieter von Telemedizinanwendungen stellen ihre Dienstleistungen für einige Monate kostenlos zur Verfügung. Die Personen, die heute aus Sorge vor Ansteckung eine Videosprechstunde nutzen, werden es womöglich erneut tun; gleiches gilt für die Verordnung und den Versand von Arzneimitteln. Die erste Hemmschwelle ist überwunden und schafft neue Akzeptanz bei den Beteiligten. Dies gilt umso mehr, da die Öffentlichkeit die Umstellung auf digitale Arbeitsweisen auch für weitere nicht-digitalisierte Bereiche beobachtet hat, wie beispielsweise Bildung und öffentliche Verwaltung.

2. Die kurzfristige Skalierung digitaler Anwendungen bekommt für das System eine neue Bedeutung: Der Bedarf im Gesundheitswesen kann hohen Schwankungen unterliegen. Wegen niedriger Grenzkosten und ständiger Verfügbarkeit bringen digitale Anwendungen die notwendige Flexibilität. Falls beispielsweise die in ihren Wohnungen beengten Menschen in den kommenden Wochen zunehmend niedrigschwellige psychotherapeutische Unterstützung benötigen, kann dieser Bedarf kurzfristig durch digitale Anwendungen abgedeckt werden.

3. Gerade Krisenzeiten machen deutlich, wie wichtig Führungsstrukturen sind, die Gegebenheiten analysieren, Entscheidungen treffen und diese umsetzen. Mit dieser Erfahrung werden Krisen oft anschließend genutzt, um aktuelle Strukturen erneut zu überdenken: Welche Kapazitäten brauchen wir in welcher Qualität wann und wo? Nicht zuletzt vor dem Hintergrund der engen Personaldecke hat man vor wenigen Monaten noch intensiv darüber nachgedacht, einen Teil der Krankenhausbetten zu schließen. Noch mehr als damals stellt sich heute die Frage, wie eigentlich Strukturen aussehen müssen, die sowohl Präventions-, Effizienz- und Qualitäts- aber auch Flexibilitätskriterien in Zeiten von Pandemien gerecht werden. Die Pandemie macht auch die Notwendigkeit öffentlicher Vorsorge deutlich, welche ureigenste Aufgabe der Bundesländer ist. Insbesondere die mangelnde Einigung zwischen den Ländern und die entsprechend fragmentierten Regelungen stellen die Führungsfähigkeit der Länder infrage. Schließlich werden die aktuell notwendigen wirtschaftlichen Unterstützungen in Milliardenhöhe die verfügbaren Finanzmittel im Gesundheitswesen – anders als in den vergangenen 15 Jahren – deutlich eingrenzen und die bislang tolerierten nicht ausgeschöpften Effizienzreserven in der Gesundheitsversorgung infrage stellen.

4. Schließlich ist Public Health in aller Munde. Die Gesellschaft hat Zusammenhalt bewiesen, hat zum Schutz ihrer Schwachen große wirtschaftliche und persönliche Einbußen toleriert. Nachdem Public Health in der deutschen Debatte oft nur ein kleiner Teil des gesundheitspolitischen Diskurses war – im Fokus stand also die individuelle und individual-ökonomische Betrachtung – könnte auch dieser Perspektivwechsel Wirkung zeigen und die Bevölkerungsdimensionen, insbesondere Global Public Health, mehr in den Fokus rücken. Diese Betrachtung würde ebenfalls Gesundheits- und Sozialversorgung stärker zusammen denken, deren immense Wichtigkeit in der Krise und den Notfallschirmen zur Vermeidung von Verarmung erneut unterstrichen wurde.

Die Komplexität des Gesundheitswesens erfordert eine hohe Demut vor zu schnell gesprungenen Aussagen und Schwarz-Weiß-Denken. Daher stellt das Buch zahlreiche Diskurse dar, setzt sie in Kontext und generiert hoffentlich weitere Debatten, zeigt aber selten die vermeintlich eine richtige Lösung. Wir freuen uns darauf, mit Ihnen vielfältige neue Lösungswege zu suchen – vielleicht auf Grundlage des einen oder anderen Impulses in diesem Buch – und diese konstruktiv zu gestalten.

Mit herzlichen Grüßen
Die Herausgeber im Mai 2020

Prof. Dr. Volker E. Amelung　　　*Dr. h.c. Helmut Hildebrandt*
Dr. Susanne Eble　　　*Franz Knieps*
Ralf Sjuts　　　*Ralph Lägel*
Thomas Ballast　　　*Dr. Patricia Ex*

Inhalt

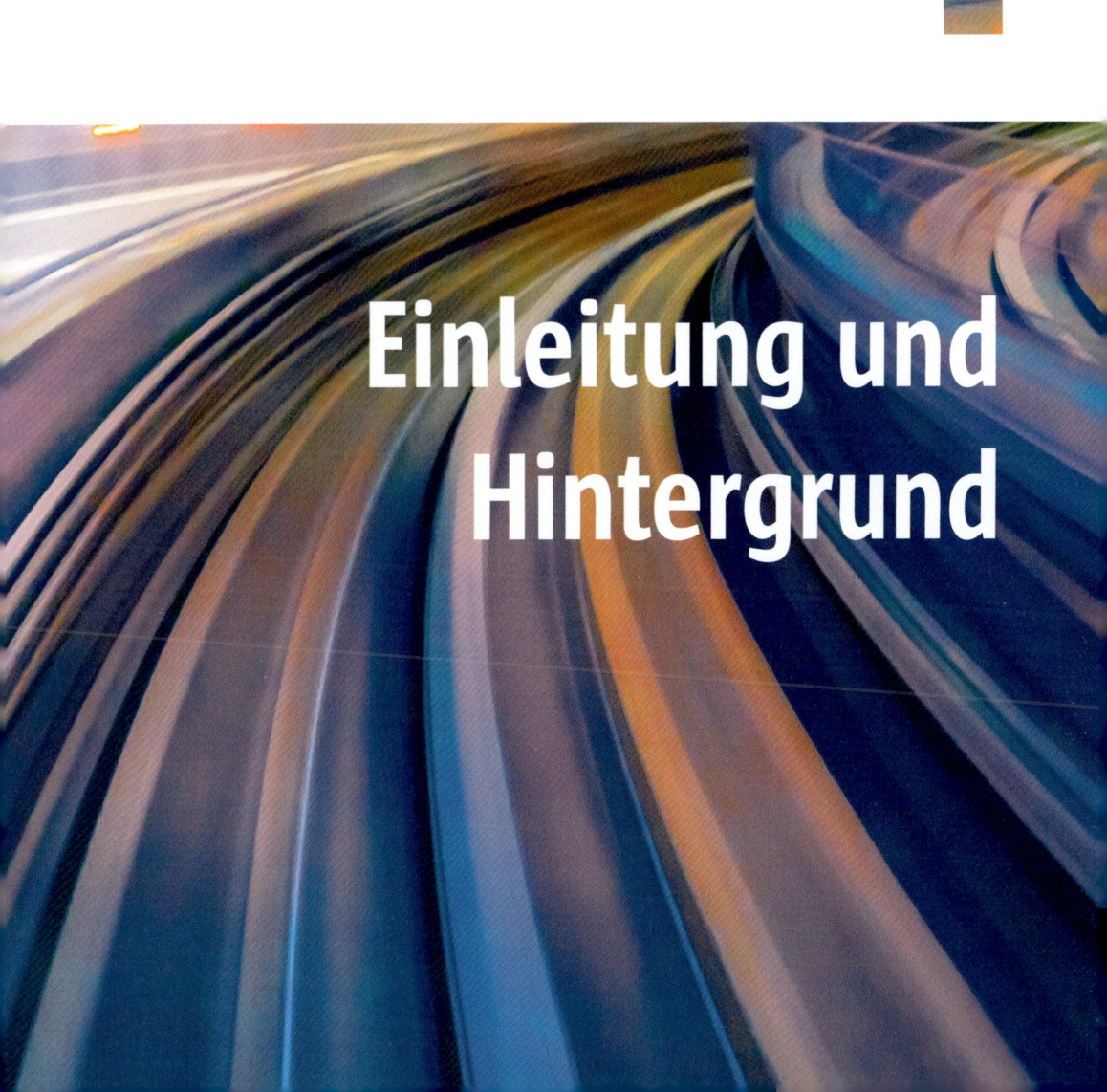

Einleitung und Hintergrund

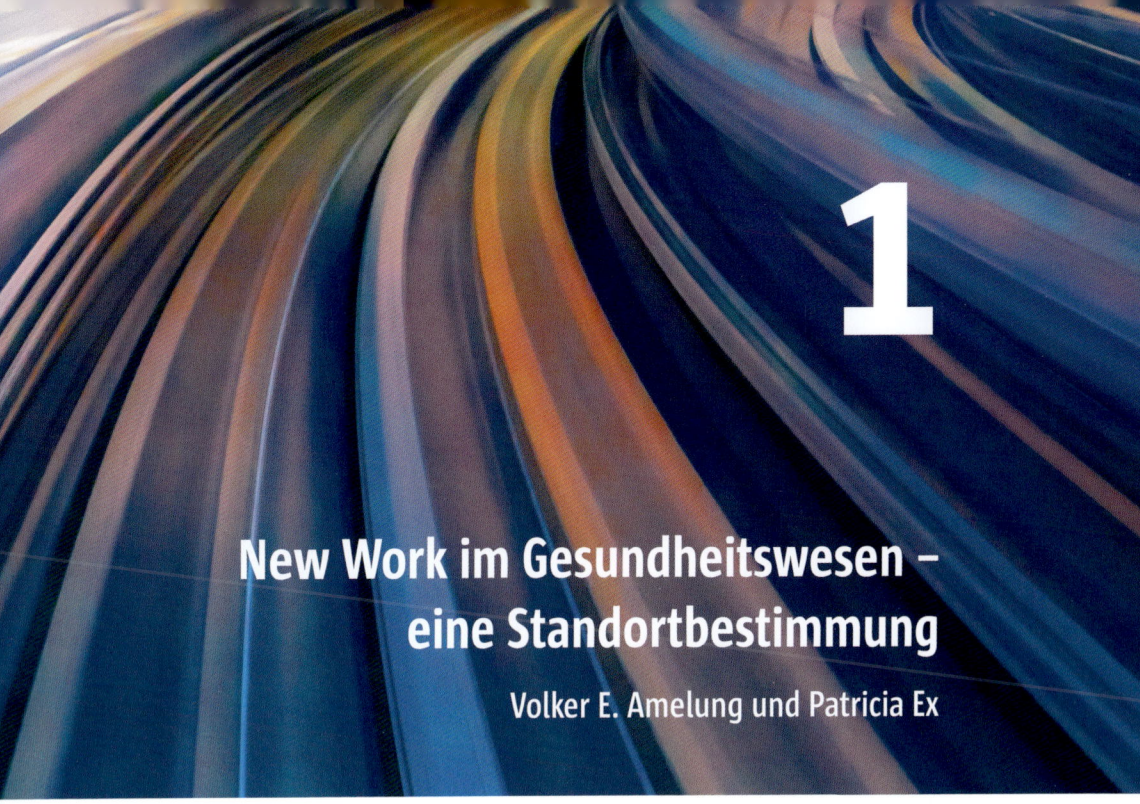

1

New Work im Gesundheitswesen – eine Standortbestimmung

Volker E. Amelung und Patricia Ex

1.1 Vor dem Geld geht uns das Personal aus

Das deutsche Gesundheitswesen ist im internationalen Vergleich mit sehr vielen Ressourcen ausgestattet: Wir verfügen über reichlich Krankenhausbetten, viele Arztpraxen, genügend Ärztinnen und Ärzte und sogar über eine vergleichsweise hohe Anzahl an Pflegekräften pro Bürger. Auch die Kassen der Kassen sind bislang gut gefüllt, sodass pro Versichertem relativ viel Geld im System vorhanden ist. Dennoch herrscht ein unterschwelliges Gefühl von Mangel vor: „Versorgungslöcher" auf der Landkarte, längere Wartezeiten auf einen Facharzttermin, zunehmende Unzufriedenheit beim medizinischen und pflegerischen Personal. Nach Jahren, in denen wir unsere Aufmerksamkeit stark auf ökonomische Fragestellungen gerichtet haben, setzt sich mittlerweile mehr und mehr die Erkenntnis durch, dass uns nicht das Geld, sondern vielmehr das Personal auszugehen droht.

Das Thema Kapazitäten ist gewiss nicht neu und eng mit der Betrachtung von Personal als zentraler Ressource des Systems verknüpft. Jedoch hat sich das Gleichgewicht der Kräfte in der jüngeren Vergangenheit deutlich verschoben: So wäre es vor 20 Jahren kaum vorstellbar gewesen, dass ein Krankenhaus aufgrund von Personalmangel eine Abteilung schließen muss oder dass Landräte sich persönlich auf die Suche nach Hausärzten machen würden.

Zu wundern brauchen wir uns darüber nicht, denn es war kaum zu erwarten, dass der in vielen Branchen schon lange vorausgesehene Fachkräftemangel vor dem Gesundheitswesen haltmachen würde. Doch anders als andere Disziplinen befindet sich die Medizin im Grunde immer noch in einer komfortablen Lage: Nach wie vor sind mehr junge Menschen am Arztberuf interessiert als Studienplätze vergeben werden. Der limitierende Faktor besteht also nicht im potenziell verfügbaren Personal, sondern vor allem in der derzeitigen Bildungs- bzw. Hochschulpolitik. Hinzu kommt, dass Medizinerinnen und Mediziner heute deutlich mehr berufliche Optionen haben als früher, sodass bei Weitem nicht mehr jeder ausgebildete Arzt bzw. jede Ärztin tatsächlich für die Patientenversorgung zur Verfügung steht. Etwas anders gelagert gilt der letztgenannte Punkt auch für andere Gesundheitsfachkräfte: Laut dem Deutschen Berufsverband für Pflegeberufe (DBfP) liegt die Verweildauer von Kranken- und Altenpflegekräften in ihrem Beruf bei durchschnittlich etwa acht Jahren (Deutscher Berufsverband für Pflegeberufe o.J.). Was wir brauchen, sind also nicht primär neue Pflegekräfte, sondern eine umfassende Strategie, um die bereits ausgebildeten Pflegekräfte zu halten.

Ganz gleich, ob Ärztinnen und Ärzte, Pflegekräfte, Heilberufe: In Zukunft wird es sich keine Organisation im Gesundheitswesen mehr leisten können, Personal allein als Kostenfaktor zu betrachten. Motivierte und qualifizierte Mitarbeiterinnen und Mitarbeiter werden zunehmend zu einem strategischen Erfolgsfaktor. Diese Einsicht zu beherzigen, dürfte dem Gesundheitswesen allerdings besonders im Kontext eines recht festgefahrenen Rollenverständnisses schwerfallen: Die Primärstellung von Ärztinnen und Ärzten ist nicht zuletzt daran abzulesen, dass man die große (und mittlerweile sehr ausdifferenzierte) Gruppe der anderen in der Gesundheitsversorgung tätigen Menschen unter dem Begriff der *nicht-ärztlichen* Gesundheitsberufe zusammenfasst. Während einige Gesundheitsleistungen von einem stark hierarchischen System abhängen – eine OP kann ungeachtet allen Teamworks nur mit der Verantwortlichkeit einer einzelnen Person, die den Ton angibt, gelingen – verhindern diese starren Hierarchien an anderen Stellen eine sinnvolle Leistungserbringung im Team und ein notwendiges Maß an Koordination und Kooperation. Mit diesem Mindset werden wir die Probleme des Gesundheitswesens niemals in den Griff bekommen. Anstelle von „mehr des Gleichen" brauchen wir intelligente Umsetzungsideen und einen Kulturwandel. In der Diskussion fehlt insbesondere eine tiefergehende Auseinandersetzung mit den tatsächlichen und „gefühlten" Veränderungen der Arbeitswelt.

Unsere Strategien müssen gleichzeitig auf mehrere Dimensionen abzielen: Das Gesundheitswesen ist Deutschlands größte Wirtschaftsbranche und mit 5,6 Mio. Beschäftigten (Bundesgesundheitsministerium 2019) Deutschlands größter Arbeitsmarkt. Wir brauchen demnach eine gute und menschliche Versorgung, ein System, das für alle bezahlbar bleibt, aber auch ein gesundes und inspirierendes Arbeitsumfeld.

1.2 Verknappung der Ressource Mensch

Die Sorge darum, die Bezahlbarkeit der Gesundheitsversorgung sicherzustellen, hat die deutsche Gesundheitspolitik in den vergangenen Jahrzehnten stark geprägt. Über Jahrzehnte hinweg hat sich die deutsche Gesundheitspolitik mit ökonomischen Fragen beschäftigt. Ob es um die Anpassung der Beitragssätze, die Einführung von Budgets für Arzthonorare und Arzneimittel, die Zuzahlung zu Arznei- und Heilmitteln oder die Einführung von Fallpauschalen ging – bei fast jeder größeren Reform in den vergangenen 30 Jahren standen D-Mark und Euro im Mittelpunkt der Diskussion. Gegen die Absicht, die die Politik damit verfolgt hat, ist an sich nichts einzuwenden:

Ziel war es stets, den Menschen im Rahmen des Solidarsystems eine gute und bezahlbare Gesundheitsversorgung zu bieten. So war es in den jeweiligen Gegebenheiten sinnvoll, die Finanzmittel an der einen oder anderen Stelle zu adjustieren. Problematisch ist allerdings, dass der Faktor Geld sich bei den Bestrebungen, das System zu steuern, immer mehr zum vorherrschenden Paradigma entwickelt hat. Ein solcher Ansatz führt vielfach nicht nur zu Fehlanreizen, sondern er basiert auch auf zwei wesentlichen Fehleinschätzungen:

- Die Annahme, mehr Geld im System führe automatisch zu einer besseren Versorgung, ist (nicht nur) in Zeiten der Digitalisierung mindestens fragwürdig, wenn nicht gar grundsätzlich falsch. Best Practice-Beispiele aus dem nationalen und internationalen Umfeld zeigen regelmäßig auf, dass qualitativ herausragende Versorgung nicht vorrangig eine Frage des Geldes, sondern vor allem der Koordination und Kooperation ist. Zum einen sind für eine menschliche, patientenorientierte Gesundheitsversorgung gesunde und zufriedene Mitarbeiterinnen und Mitarbeiter notwendig. Zum anderen spielt die IT-Unterstützung eine enorm wichtige Rolle. Doch so kostenintensiv die Einführung digitaler Technologien zunächst erscheinen mag: Am Ende werden die Einsparungen die Investitionen deutlich übersteigen. So kam etwa eine Studie der Unternehmensberatung McKinsey in Kooperation mit dem BMC zu dem Ergebnis, dass sich durch den Einsatz digitaler Technologien im Gesundheitswesen mit entsprechenden Investitionen jährlich rund 34 Mrd. Euro, respektive zwölf Prozent der Gesamtausgaben, einsparen ließen (McKinsey 2018). Das wesentliche Merkmal besonders guter Versorgung ist also nicht, dass sie besonders teuer sein muss. Im deutschen Gesundheitssystem mit vergleichbar hohen Ressourcen liegen die Schrauben, an denen wir drehen müssen, daher vielmehr im Bereich der Versorgungsqualität durch optimierte Prozesse.
- Langfristig wird es sich gravierend auswirken, wenn durch die hohe Fokussierung auf Geldflüsse alternative Steuerungsinstrumente ebenso wie wichtige Entwicklungen aus dem Blick geraten. Dem seit Jahren drohenden Exitus des Landarztes begegnet man mit Geldprämien, obwohl monetäre Aspekte bei der Entscheidung von jungen Medizinerinnen und Medizinern gegen eine niedergelassene Tätigkeit im ländlichen Raum verhältnismäßig wenig ins Gewicht fallen (KBV 2015). Ebenso wird im Bereich der Pflege die geplante Anhebung von Mindest- oder Tariflöhnen viel zu kurz greifen, um Pflegeberufe attraktiver zu machen und die von der Bundesregierung attestierte Lücke von 25.000 fehlenden Fachkräften in der Alten- und Krankenpflege zu schließen (Deutscher Bundestag 2018). Um zu nachhaltigen Lösungen zu gelangen, müssen wir also auf mehreren Ebenen agieren und dürfen uns nicht allein auf das Verschieben von Budgets beschränken.

Status quo ist, dass wir es – trotz der Sorge um eine mögliche Kostenexplosion – nicht geschafft haben, die vorhandenen Ressourcen effizient einzusetzen. Das wertvolle Gesundheitspersonal ist weiterhin mit patientenfremden Leistungen beschäftigt – etwa der Verblisterung von Arzneimitteln im Krankenhaus oder langwierigen Dokumentationen zu Abrechnungszwecken, um nur zwei Beispiele zu nennen. Das *Institute of Medicine* geht für die USA davon aus, dass 30 Prozent aller Gesundheitsausgaben Verschwendung sind (2013). Hinzu kommt die ineffiziente und ungesunde Arbeitsteilung zwischen den verschiedenen Gesundheitsprofessionen. Abhilfe könnten hier sinnvolle Delegations- und Substitutionsmodelle schaffen. Doch diesbezügliche Vermeidungsstrategien verhindern in Deutschland bislang, dass unser gut ausgebildetes Personal a) am richtigen Ort eingesetzt und b) mit den notwendigen legalen Kompetenzen versehen wird. Gleichzeitig steigt das Anspruchsniveau an das Gesundheitswesen kontinuierlich: So soll das Gesundheitssystem nicht nur für die Versorgung von somatischen und psychosomatischen Erkrankungen zuständig sein, sondern immer mehr soziale Aufgaben übernehmen, etwa dort, wo traditionelle Familienstrukturen wegbrechen. Vor diesem Hintergrund ist es umso wichtiger, Effizienzreserven der Ressource Humankapital zu heben. Umgekehrt werden Effizienzsteigerungen allein die Knappheit an qualifiziertem Personal jedoch nicht ausgleichen können.

1.3   Arbeitsplatz Gesundheitswesen – zwischen Traum und Albtraum

Wenige Berufe bergen ein so hohes Potenzial an persönlicher Befriedigung und intrinsischer Motivation wie Gesundheitsberufe. Das gilt besonders für Pflegeberufe, in denen die Bindung zu Patienten länger und oft persönlicher ist. Doch wäre es naiv zu glauben, dass die Quelle an Motivation und Erfüllung unerschöpflich wäre. Die eingangs erwähnte kurze Verweildauer von Pflegekräften im Beruf zeigt, dass diese Vorräte schnell aufgebraucht sind, wenn die Rahmenbedingungen nicht zufriedenstellend gestaltet sind. Dazu gehören beispielsweise:

- schlechte Vereinbarkeit von Beruf und Familie bzw. Sozialleben
- ungünstige Arbeitszeiten mit zu vielen Bereitschafts- und Wochenenddiensten
- zu niedrige Verdienstmöglichkeiten
- starre Hierarchien und mangelnde Wertschätzung
- belastende Arbeitsbedingungen im Hinblick auf Ausstattung, Räume etc.
- fehlende Perspektive für eine berufliche Weiterentwicklung
- Risiko der emotionalen, psychischen und physischen Überbelastung

Ein unsoziales Arbeitsumfeld in einem sozialen Beruf führt häufig dazu, dass Mitarbeiterinnen und Mitarbeiter das Gefühl haben, ihrem eigenen Arbeitsanspruch nicht gerecht zu werden und auch gar nicht gerecht werden zu können. Davon zeugen beispielsweise die Angaben, die rund 3.000 Krankenpflegerinnen und -pfleger 2018 im Rahmen einer Umfrage von ZEIT ONLINE zu ihren Arbeitsbedingungen gemacht haben (2018). Viele der Befragten berichten davon, dass kaum mehr eine absolute Minimalbetreuung möglich sei. Es bleibe in der Regel weder Zeit für Maßnahmen, die die Genesung fördern würden, noch für die Einhaltung von Hygienerichtlinien, ein kurzes Gespräch mit Angehörigen von Sterbenden oder die eigene Pause. Am belastendsten sei, so eine Antwort, der „permanente Stress, der auf alle Sinne ausgeübt wird" sowie das „Gefühl der Machtlosigkeit in einem unethischen System der Gesundheitswirtschaft".

So einseitig die Perspektive des Artikels auch sein mag – die negativen Erfahrungsberichte der Befragten sind zahlreich und erschütternd. Bestätigt werden diese Stimmen durch die Ergebnisse einer Umfrage des BKK Dachverbands zum Thema Gesundheit und Arbeit. Demnach weisen Angehörige der Pflegeberufe überdurchschnittlich viele Arbeitsunfähigkeitstage auf, davon ebenfalls überdurchschnittlich viele Krankenhaustage aufgrund psychischer Störungen (Kliner et al. 2017: XIII). Altenpflegerinnen und -pfleger sehen sich zudem fast fünfmal häufiger als andere Beschäftigte gesundheitlichen Risiken durch den Beruf ausgesetzt, sowohl im physischen als auch im psychischen Bereich (ebd.: X). Wir haben es hier mit einem sich selbst verstärkenden Kreislauf zu tun: Die Planstellen in Krankenhäusern und Pflegeheimen sind meist ohnehin knapp bemessen (Knieps 2017). Kann dann eine vakante Position nicht zeitnah besetzt werden, führt dies bei den Beschäftigten, die bereits bei normaler Besetzung an ihrer Belastungsgrenze agieren, nochmals zu einer Mehrbelastung. Dies wiederum zieht vermehrt Arbeitsausfälle nach sich, was die Situation für die verbleibenden Arbeitskräfte umso mehr verschärft.

Reihenweise gestresste oder ausgebrannte Pflegekräfte sind für ein so hochentwickeltes Gesundheitssystem wie dem deutschen aber weder akzeptabel noch ökonomisch sinnvoll. Die Bevölkerung hat ein berechtigtes Interesse daran, dass Gesundheitsversorgung nicht nur technisch gut funktioniert, sondern sich auch gut „anfühlt". Genau daran wird sich das System messen lassen müssen.

Die Anwerbung von Ärzten und Pflegekräften aus dem Ausland, wie sie aktuell auf Ministeriumsebene diskutiert wird, kann dagegen nur eine vorübergehende Notlösung sein. Es ist ethisch mindestens fragwürdig, in Ländern mit wirtschaftlich unattraktiverer Lage als bei uns auf „Schnäppchenjagd" zu gehen. Schließlich wirbt man dort vergleichsweise hochqualifiziertes Personal ab, in dessen Ausbildung die jeweiligen nationalen Systeme investiert haben.

> In einem System, in dem Angebot und Nachfrage durch lange Vorlaufzyklen gekennzeichnet sind, sollten wir uns nicht nur Gedanken über den aktuellen Bedarf machen. Ebenso wichtig ist der perspektivische Bedarf, der mit dem Übergang der ersten Babyboomer-Jahrgänge ins Rentenalter zunächst stark ansteigen, später aber voraussichtlich ebenso stark abnehmen wird.

Kurzum: Es liegt in unserer eigenen Verantwortung, das System mit Fachkräften in der richtigen Menge mit der richtigen Qualifikation am richtigen Ort und in der richtigen Zusammensetzung auszustatten. Hier gilt es, aktiv die Weichen zu Arbeitsinhalten sowie Arbeitsbedingungen zu stellen und die Volumina an Studien- und Ausbildungsplätzen entsprechend anzupassen. Der beste Zeitpunkt dafür wäre vor 15 Jahren gewesen, der zweitbeste ist jetzt.

1.4 Trends in der Arbeitswelt: von Hard Work zu Smart Work

Generell haben sich in zahlreichen Branchen und Berufen die Arbeitsstrukturen ebenso wie die Erwartungen seitens der Belegschaft in den letzten Jahren verändert. Die Trends verlaufen in folgende Richtungen (vgl. Badura 2017):

- weg von starren, steilen Hierarchien hin zu flachen Hierarchien und Teamkultur
- weg von Arbeit als Mittel, um Geld zu verdienen, hin zu Arbeit als Mittel zur Sinnstiftung und Selbstverwirklichung

- weg von der Bereitschaft zu Vollzeitarbeit und Überstunden hin zum Wunsch nach Teilzeitmodellen und einer ausgewogenen Work-Life-Balance
- weg von der linearen „Ein-Beruf-Karriere" hin zu phasenorientierten multi-professionellen Lebensläufen
- weg von physischer Präsenz hin zu *Remote Working* und *Home Office*
- weg von körperlicher und handwerklicher Arbeit hin zu Kopfarbeit

Diese Veränderungen sind nicht allein, aber zu großen Teilen von der Digitalisierung getrieben oder werden durch sie verstärkt. Digitale Technologien überbrücken räumliche Entfernungen und ermöglichen dezentrales Arbeiten. Robotik und der Einsatz von AI ersetzen immer mehr körperliche Tätigkeiten. Auch die zunehmende Ausdifferenzierung von Berufen geht vielfach auf das Konto der Digitalisierung, was wiederum dazu führt, dass die professionelle Ausrichtung im Laufe des Berufslebens leichter und öfter geändert werden kann. Und nicht zuletzt fördert die Digitalisierung das Denken und Arbeiten in Netzwerken, die im Allgemeinen durch eher flache Hierarchien gekennzeichnet sind. Sehr hierarchisch organisierte Ansätze sind dagegen oft zu schwerfällig, um mit der Geschwindigkeit von Netzwerkansätzen mitzuhalten (Frei 2016). Auch Gesundheitseinrichtungen werden sich mit diesen Verschiebungen auseinandersetzen müssen, wenn sie unter diesen neuen Vorzeichen als Arbeitgeber attraktiv bleiben wollen.

1.4.1 Trend zu flachen Hierarchien und Teamkultur

Der Trend zu flachen Hierarchien und Teamkultur ist sicherlich die facettenreichste der aufgezeigten Entwicklungen. Einerseits ist das Gesundheitswesen in besonders hohem Maße durch Aufgaben charakterisiert, die nur dann optimal gelöst werden können, wenn unterschiedliche Professionen zusammenarbeiten. Beispiele wie Tumorkonferenzen oder die Spezialisierte Ambulante Palliativversorgung (SAPV) verdeutlichen, dass die Versorgungsqualität steigt, wenn mehr Austausch und Koordination stattfinden.

Andererseits herrscht insbesondere unter der Ärzteschaft vielfach ein Ständedenken vor. Möglichen Veränderungen wird mit einer Widerstandshaltung begegnet und sie werden zunächst daraufhin geprüft, ob die eigenen finanziellen und machtpolitischen Interessen gewahrt bleiben. Konnte das System eine solche Haltung in der Vergangenheit verkraften, so wird sie in Zukunft nicht mehr zu tolerieren sein, denn sie blockiert das Heben von Effizienzreserven im System in erheblichem Maße. Und ohne das Ausschöpfen der Effizienzreserven werden wir den sich zuspitzenden Fachkräftemangel nicht abfedern und die Versorgung nicht flächendeckend sicherstellen können.

Die Forderung, mit der der BMC vor mehr als 20 Jahren angetreten ist, ist also nach wie vor hochaktuell: Es muss ein radikales Umdenken stattfinden – weg von den Bestandsschutzbestrebungen der verschiedenen ärztlichen Interessengruppen hin zu einer Versorgungsgestaltung, die konsequent von den Patienten her gedacht wird. Sinnvolle Ansätze kennen wir zur Genüge und bei vielen von ihnen geht es darum, endlich auf Augenhöhe mit anderen Professionen zu kommunizieren und zu kooperieren. Neben dem verstärkten Einsatz von Versorgungslotsen, wie er aktuell in vielen

Innovationsfonds-Projekten und Modellvorhaben erfolgt, ist wie oben bereits angesprochen eine sachliche Betrachtung des Themas Delegation und Substitution längst überfällig. Dort, wo Delegationsmodelle heute eingesetzt werden, sind sie häufig nicht mehr als ein nachträgliches Legalisieren und Implementieren von Ansätzen, die schon seit Langem Praxis- oder Klinikalltag waren. Notwendig ist aber nicht einfach eine Veränderung der Abrechnungsweisen, sondern eine Veränderung des *Mindsets*: Zentral ist das Patienteninteresse – und einer Patientin ist es gleichgültig, wer ihr die Spritze gibt, solange die betreffende Person dazu qualifiziert und autorisiert ist. Wichtig ist der Patientin dagegen, dass überhaupt jemand vor Ort ist, der sie versorgen kann.

Beim medizinischen Nachwuchs ist ein Aufbrechen der alten Denkmuster zu verzeichnen. Die genannten Untersuchungen des Hartmannbundes (2015) und der KBV (2018a) zeigen, dass viele Medizinstudierende auch deshalb eine Tätigkeit in einer größeren Struktur wie einem Krankenhaus, einem MVZ oder einer Gemeinschaftspraxis bevorzugen würden, weil ihnen Teamarbeit wichtig ist. Parallel dazu fallen aber starre Hierarchien und eine autoritäre Führungskultur als Gründe gegen eine Tätigkeit im Krankenhaus ebenfalls ins Gewicht.

Im Umkehrschluss bedeutet dies auch, dass ein Verständnis für Führung als eigenständige Aufgabe geschaffen werden muss. Wer fachlich viel Wissen und Erfahrung mitbringt, ist nicht automatisch eine gute Führungskraft. Auch hier gilt es, frühzeitig die Weichen zu stellen und bereits in Studium und Ausbildung entsprechende Module zu integrieren.

Unabhängig davon, ob es so manchen Ärztinnen und Ärzten passt oder nicht, werden über kurz oder lang vermutlich auch die Versicherten zu Treibern für flachere Hierarchien und mehr Teamkultur werden. Zum einen wirkt sich das neue Selbstverständnis rund um Arbeit auch gesamtgesellschaftlich in Form einer Verschiebung des Wertesystems aus: Alte Tugenden wie Autorität, Gehorsam oder Fügsamkeit verlieren an allgemeiner Bedeutung. An ihre Stelle treten Werte wie Selbstverantwortung, Teamdenken und die Fähigkeit zum Zuhören. Eine solche Haltung erwarten Menschen vermehrt nicht nur am eigenen Arbeitsplatz, sondern auch in anderen Lebensbereichen, ob sie als Kunde im Geschäft auftreten oder als Patient im Krankhaus liegen. Zum anderen werden Patientinnen und Patienten im Zuge der Digitalisierung stärker zu Mitgestaltern des eigenen Versorgungsprozesses. Auch sie wollen entsprechend auf Augenhöhe wahrgenommen werden.

1.4.2 Sinnstiftung und Selbstverwirklichung im Beruf

Wenn es um die Frage nach der Sinnstiftung geht, hat – wie bereits erwähnt – kaum eine Branche eine so gute Ausgangslage wie das Gesundheitswesen. Arzt bzw. Ärztin, Krankenpfleger bzw. Krankenpflegerin wird kaum jemand, weil ihnen nichts Besseres eingefallen ist, sondern weil er/sie von der intrinsischen Motivation getrieben ist, anderen Menschen helfen zu wollen. Insofern stellt die Maxime „Arbeit als Mittel zur Sinnstiftung und Selbstverwirklichung" für das Gesundheitssystem keinen Trend dar, sondern sie bildet die Grundlage für die Berufswahl.

In Zeiten des Fachkräftemangels wäre dies eigentlich ein Wettbewerbsvorteil, den das Gesundheitswesen gegenüber anderen Branchen hat. Dieser Trumpf wird bisher

jedoch in keiner Weise ausgespielt, sondern im Gegenteil durch schlechte Arbeitsbedingungen geradezu achtlos weggeworfen. Eine Umfrage der Bundestagsabgeordneten Elisabeth Scharfenberg aus dem Jahr 2016, an der rund 4.400 Angehörige der
Pflegeberufe teilnahmen, ergab: 49 Prozent der Befragten würden sich mit heutigem
Wissen nicht noch einmal für den Pflegeberuf entscheiden (gegenüber „Ja": 43 Prozent, keine Angabe: 8 Prozent). Die drei am meisten genannten Gründe dafür sind,
dass der Lohn nicht leistungsgerecht sei (82 Prozent Zustimmung), der Personalmangel zu hoch sei (79 Prozent Zustimmung) und zu wenig Zeit für die Patienten bleibe
(73 Prozent Zustimmung). 42 Prozent der Befragten würden einem jungen Menschen
zu diesem Beruf raten, während 45 Prozent davon abraten würden, Krankenpflegerin
bzw. -pfleger zu werden.

Die Tatsache, dass Zwei-Verdiener-Ehen immer häufiger die Regel sind und wir
gleichzeitig nahezu Vollbeschäftigung haben, spielt dieser Entwicklung überdies in
die Tasche: In wirtschaftlich guten Zeiten können Arbeitnehmerinnen und Arbeitnehmer es sich leisten, im Beruf nach Sinn zu suchen, und sind eher bereit, beruflich noch einmal ganz neue Wege einzuschlagen, wenn das bisherige Umfeld nicht
(mehr) ihren Vorstellungen entspricht.

1.4.3   Multiprofessionelle Lebensläufe statt „Ein-Beruf-Karriere"

Die Wahrscheinlichkeit, dass Menschen vom Abschluss der Ausbildung oder des Studiums bis zum Erreichen des Rentenalters denselben Beruf ausüben, wird immer
geringer. Zu schnell entwickeln sich Branchen, Märkte und damit auch die Anforderungen an das Personal. Manche Berufe verschwinden ganz von der Landkarte, viele
entwickeln sich permanent weiter und zahlreiche neue kommen hinzu.

Auch Medizinerinnen und Mediziner haben heute wesentlich mehr Optionen, als
dies noch vor 30 oder 40 Jahren der Fall war. Neben der unmittelbaren Versorgung
sind Pharmaindustrie, Medizintechnik, Medizininformatik sowie Forschung und
Lehre mögliche Einsatzbereiche. In der bereits genannten Umfrage des Hartmannbundes gaben sogar 44 Prozent der Studierenden an, dass sie sich eine Tätigkeit außerhalb der Patientenversorgung vorstellen können (Hartmannbund 2015). Zudem sind
die Barrieren für eine Tätigkeit im Ausland allgemein gesunken. Dies gilt nicht nur
für Medizinerinnen und Mediziner, sondern ebenso für viele weitere Gesundheitsberufe. Hinzu kommt, dass die Arbeitslosenquote sich aktuell auf einem extrem
niedrigen Stand befindet, was auch bedeutet, dass es für Arbeitnehmer mehr Job-
chancen und unter ihnen mehr Wechselbereitschaft gibt.

Für das System bedeutet dies, einzukalkulieren, dass nicht jeder, der ein Medizinstudium oder eine Ausbildung im Gesundheitsbereich absolviert, letztendlich auch
in der Versorgung tätig ist oder bleibt, wie dies bereits für die Pflegeberufe aufgezeigt
wurde. Ein Teil der Ausstiege aus dem Pflegeberuf dürfte trendgemäß auf das Konto
der neuen multiprofessionellen Lebensläufe gehen: Menschen entwickeln sich beruflich weiter, ergreifen Chancen oder nehmen in einem relativ späten Lebensalter
ein Studium auf. Der Großteil der Verluste im Bereich der Pflege ist aber vermutlich
anderen Faktoren wie der hohen physischen und psychischen Belastung, den allgemein schlechten Arbeitsbedingungen und der niedrigen Bezahlung zuzuschreiben.
Vor dem Hintergrund einer drohenden Versorgungslücke ist diese Entwicklung aus

Systemsicht nicht hinnehmbar. Man wird ohnehin immense Anstrengungen unternehmen müssen, genügend Menschen für die Pflegeberufe zu gewinnen und auszubilden. Wenn die ausgebildeten Kräfte dann nach kurzer Zeit wieder ausscheiden, potenziert sich der Bedarf unnötig weiter.

1.4.4 Erwartung einer besseren Work-Life-Balance

Wie wichtig jungen Ärztinnen und Ärzten eine gute Work-Life-Balance ist, ist durch verschiedene Umfragen unter Medizinstudierenden gut dokumentiert. So ergab beispielsweise eine Untersuchung des Hartmannbundes aus dem Jahr 2015, an der rund 4.400 Studentinnen und Studenten teilnahmen, folgendes Bild (Hartmannbund 2015): Auf die Frage, was sich verändern müsse, damit der Arztberuf wieder attraktiver werde, waren die meistgenannten Aspekte:

- „Unterstützung bei der Vereinbarkeit von Familie und Beruf" (85 Prozent)
- „geregelte Arbeitszeiten" (78 Prozent)

Nahezu alle Teilnehmenden planten sicher (77 Prozent) oder vielleicht (14 Prozent) die Gründung einer Familie bzw. hatten bereits eine Familie gegründet (6 Prozent). Fast ebenso viele Befragte würden für die Familie für einen bestimmten Zeitraum eine Teilzeitanstellung annehmen (Ja: 73 Prozent; Vielleicht: 19 Prozent; Nein: 7 Prozent).

Die Ergebnisse, die die KBV im Rahmen des „Berufsmonitoring Medizinstudierende" ermittelt hat, bestätigen die hohe Bedeutung der Aspekte „Vereinbarkeit von Familie und Beruf", „geregelte Arbeitszeiten" und „Möglichkeit zu Teilzeitarbeit" ebenfalls (KBV 2018a). Diese veränderten Erwartungen an das Arbeitsumfeld sind u.a. darauf zurückzuführen, dass heute generell mehr Frauen erwerbstätig sind und zudem mehr Frauen den Arztberuf ergreifen. Die Ein-Verdiener-Ehe ist ein Auslaufmodell, stattdessen wird die Arbeit rund um Haushalt und Kindererziehung zwischen zwei berufstätigen Partnern geteilt. Dies erfordert andere Arbeitszeitmodelle.

Auch in der Pflege, in der traditionell vorwiegend Frauen beschäftigt sind, ist der Wunsch nach einer guten Work-Life-Balance ausgeprägt. Allerdings spielen hier zusätzliche Faktoren eine Rolle, wie die bereits erwähnte Untersuchung von Scharfenberg zeigt: Neben der Vereinbarkeit von Familie und Beruf stellt die hohe körperliche Belastung bei der Arbeit einen wichtigen Grund dar, warum Pflegekräfte sich für eine Teilzeittätigkeit entschieden haben oder entscheiden würden, wenn ihr Arbeitgeber dies ermöglichen würde (Scharfenberg 2016). Für viele dürfte der finanzielle Spielraum hier aber erheblich enger sein als in der Gruppe der Ärztinnen und Ärzte.

1.4.5 Weg von körperlicher Arbeit hin zu Kopfarbeit

Die Verlagerung von körperlicher Arbeit hin zu Kopfarbeit dürfte im Gesundheitswesen ein momentan noch schwach ausgeprägter Trend sein, insbesondere in der Pflege. Die Entwicklung von Pflegerobotern für unterschiedlichste Tätigkeiten schreitet aber voran und hat ein großes Potenzial. Roboter werden menschliche Pflegekräfte nicht ersetzen, sie können diese aber vor allem körperlich entlasten. Damit werden Roboter nicht nur zur Gesunderhaltung der Arbeitskräfte beitragen, sondern sie schaffen auch größere Zeitfenster für Gespräche und menschliche Zuwendung. Zudem ist zu erwarten, dass der vermehrte Einsatz von IT und Robotern Impulse dafür geben wird, dass Prozesse in der Pflege standardisiert und verschlankt werden. Dies wird sich letztendlich auch positiv auf die Qualität auswirken. Im ärztlichen Bereich ist das Zusammenspiel zwischen Mensch und Maschine bereits vielfach zu beobachten, sei es beim Da-Vinci-Operationssystem und anderen OP-Unterstützungssystemen oder beim Einsatz von Algorithmen, beispielsweise in bildgebenden Verfahren.

1.4.6 Remote Working und Home Office

Sicherlich hat der Trend zu *Remote Working* und *Home Office* für Pflegekräfte ebenso wie für die weit überwiegende Mehrzahl der in der Versorgung tätigen Ärztinnen und Ärzte eine eher geringe Relevanz. Die Versorgung von Patientinnen und Patienten erfordert in den meisten Fällen die physische Präsenz vor Ort, die direkte Interaktion, den unmittelbaren menschlichen Kontakt. Selbst in Bereichen, in denen Remote Working möglich wäre, ist die Akzeptanz dafür in der Bevölkerung eher gering. Dies zeigt beispielsweise eine Umfrage unter allen Bürgermeisterinnen und Bürgermeistern sowie Landrätinnen und Landräten Niedersachsens zur Rolle der Kommunen für die zukünftige ärztliche Versorgung (Kuhn et al. 2018). Von allen diskutierten Lösungsansätzen für die Sicherstellung der Versorgung in der Fläche schnitt Telemedizin am schlechtesten ab, gefolgt von mobilen Arztpraxen. Die Übertragung grundlegender medizinischer Aufgaben an eine vor Ort präsente hochqualifizierte Gesundheitsfachkraft wurde dagegen als positiver Ansatz gesehen.

1.5 Fazit: Gesundheitspolitik ist heute auch Personalpolitik

Die kurze Bestandsaufnahme verdeutlicht: Nahezu alle Trends, die rund um das Thema Arbeit allgemein in der Wirtschaft zu beobachten sind, kommen in mehr oder weniger starker Ausprägung auch im Gesundheitswesen zum Tragen. Ob der Einzelne diese Veränderungen nun positiv oder negativ beurteilen mag – man wird sich auf allen Ebenen des Systems mit den neuen (und weiter im Wandel befindlichen) Rahmenbedingungen arrangieren müssen. Das bedeutet, dass Gesundheitspolitik heute mehr denn je auch Arbeitsmarkt- und Personalpolitik ist.

Dies gilt umso mehr, als Gesundheitsversorgung eine Leistung ist, die sich in hohem Maß an der Qualität der Personalleistung orientiert. Das mag nach einer Binsenweisheit klingen. Doch ein Blick hinter die Kulissen von Gesundheitseinrichtungen zeigt: Das Personal wird bisher vielfach nicht als zentraler Wert der Organisation verstanden. Vielmehr wird den Arbeitskräften oft ein überaus hohes Maß an Einsatz abverlangt, ohne dass man gleichzeitig in Motivation, Weiterentwicklung und Gesunderhaltung der Mitarbeiterinnen und Mitarbeiter investiert.

> Im Gesundheitswesen wird das Personal bisher vielfach nicht als zentraler Wert der Organisation verstanden. Dabei ist Gesundheitsversorgung eine Leistung, die sich in hohem Maße an der Qualität der Personalleistung orientiert.

In Zeiten von Fachkräftemangel und nach Jahrzehnten mit einem recht hohen Maß an Ausbeutung können wir uns nicht länger auf der intrinsischen Motivation oder Alternativlosigkeit der in der Versorgung tätigen Menschen ausruhen. Das gilt für die einzelne Einrichtung ebenso wie für das System als Ganzes. Beide müssen sich darauf einstellen, ihre Ressourcen anders einzusetzen, und ihren Werkzeugkasten im Bereich der Steuerungsinstrumente aufstocken.

Fokus der Politik muss dabei immer sein, gute Versorgung in allen Teilen des Landes sicherzustellen. Ihre Aufgabe wird in nächster Zukunft vor allem darin bestehen, dem Fachkräftemangel entgegenzuwirken und Blockaden aus dem Weg zu räumen, die das Ausschöpfen der vielfältig im System vorhandenen Effizienzpotenziale verhindern.

1.5.1 Ausbildung reformieren

Zu den größten Effizienzreserven im System zählt der Ausbau der interprofessionellen Zusammenarbeit. Zum einen vermeiden wir dadurch Versorgungsbrüche und verschwenden in der Folge weniger Kapazitäten. Zum anderen können dadurch die Stärken vieler Gesundheitsberufe – Empathie, Zeit und Koordination – ausgebaut werden. Um von vornherein neue Gewohnheiten und Denkmuster der Zusammenarbeit zu etablieren, ist es sinnvoll, direkt bei der Sozialisierung der Professionen anzusetzen. Ein Gesundheits-Campus, auf dem Medizinerinnen und Mediziner sowie Pflegekräfte teils gemeinsam, teils parallel zueinander ausgebildet werden, würde Berührungsängste abbauen und die Zusammenarbeit auf Augenhöhe fördern. Darüber hinaus gilt es, im Rahmen der Ausbildung innerhalb der Professionen, insbesondere den ärztlichen, die Bedeutung von interprofessioneller Zusammenarbeit mehr hervorzuheben sowie Sozialkompetenz zu fördern und zu fordern.

> Wir müssen Berührungsängste zwischen den Gesundheitsprofessionen abbauen und Zusammenarbeit auf Augenhöhe fördern. Ein Gesundheits-Campus, auf dem Medizinerinnen und Mediziner, Apothekerinnen und Apotheker, Pflegekräfte sowie Angehörige anderer Heilberufe teils gemeinsam, teils parallel ausgebildet werden, kann dazu einen wichtigen Beitrag leisten.

Eine neue Kultur der Zusammenarbeit zu etablieren, ist ein langfristiges Vorhaben, das in Zeitspannen von zehn bis 20 Jahren gedacht werden muss. Gerade jetzt, wo ausreichend viel Geld im System vorhanden ist, wäre ein guter Zeitpunkt, um hier Maßnahmen zu ergreifen und die medizinische ebenso wie die pflegerische Ausbildung zu reformieren.

Gleichzeitig könnte man in diesem Zuge die Ausdifferenzierung und Akademisierung der Gesundheits- und Pflegeberufe strukturieren und weiterentwickeln. Es kommt nicht nur der Versorgung zugute, wenn Kompetenzen, Qualifikationen und Verantwortung auf eine breitere Basis bzw. auf mehr Stufen verteilt werden. Vielfältigere Entwicklungsmöglichkeiten sowie die Aussicht darauf, größere Verantwortungsbereiche zu übernehmen, tragen überdies dazu bei, Pflegeberufe attraktiver zu machen.

1.5.2 Digitale Transformation vorantreiben

Nachdem IT fest etabliert ist, kommt nun auch High Tech im Gesundheitswesen und bei den Gesundheitsprofessionen an. Die digitale Transformation ist ein Motor für die Gestaltung und Verbesserung von Prozessen, definiert aber ebenso Aufgabenbereiche neu und hat damit nicht selten Einfluss auf Selbstverständnis, Haftung und viele weitere Grundsätze der Arbeit. Digitale Lösungen können in unterschiedlicher Form Unterstützung für Gesundheitsprofessionen liefern, wobei der Anteil Mensch und der Anteil Digitalisierung jeweils unterschiedlich ist. Ein unmittelbarer Nutzen ergibt sich beispielsweise in folgenden Bereichen:

- Unterstützung der Gesundheitsprofessionen durch Spracherfassung zur Dokumentation, Robotik im OP, zeitgenaue Erinnerungen etc.
- digitale Vernetzung der Beteiligten
- körperliche Entlastung, beispielsweise in der Pflege
- Einsatz von Maschinen und Algorithmen, etwa bei der Arzneimittelzuteilung im Krankenhaus, bei Auswertungen von genetischen Dispositionen auf Grundlage von Big Data usw.

In der Vergangenheit war hier noch viel Sand im Getriebe: Nur schleppend kommt die digitale Transformation, die in vielen anderen Sektoren schon längst vollzogen ist, in Gang (vgl. Amelung u. Ex 2019). Das liegt nicht zuletzt daran, dass der Wettbewerbsvorteil, den sich der einzelne Leistungserbringer im Markt durch den Einsatz digitaler Technologien verschaffen kann, anders als in anderen Branchen, verhältnismäßig klein ausfällt. Die Arztpraxen sind voll, die Leistung wird nachgefragt und im selben Maße vergütet, unabhängig davon, ob der Patient online einen Termin buchen kann oder den Arztbrief aufs Handy gespielt bekommt. Im Gegenteil bedeutet der Aufbau einer digitalen Infrastruktur für viele Praxen eine finanzielle und zeitliche Belastung. Hinzu kommt die Angst vor erhöhten Dokumentationspflichten (KBV 2018b) – und möglicherweise auch eine Vermeidungsstrategie gegenüber dem Thema Transparenz.

Es ist daher kaum zu erwarten, dass die Marktteilnehmer gegen ihre eigenen Interessen handeln und selbst zu Treibern der Digitalisierung werden. Diesen Punkt hat auch die Politik mittlerweile erkannt und damit begonnen, klare Vorgaben zu machen, die im Sinne der Versicherten den Weg ins digitale Zeitalter weisen. Das Digitale-Versorgung-Gesetz (DVG) stellt auf diesem Weg einen wichtigen Meilenstein dar. Das Thema wird aber auch die nachfolgenden Koalitionen noch intensiv beschäftigen.

1.5.3 Personal systematisch entwickeln

Systematische Personalentwicklung, wie sie in anderen Wirtschaftszweigen schon seit Langem praktiziert wird, ist in vielen Teilen des Gesundheitswesens noch immer ein Fremdwort. Einer der Grundgedanken von Managed Care besteht darin, Modelle aus anderen Branchen auf das Gesundheitswesen zu übertragen. Im Bereich Personalentwicklung wird man nicht lange suchen müssen, um Ansätze zu finden, die teilweise sogar eins zu eins übernommen werden können.

Jede Gesundheitsorganisation ist gut beraten, das Thema Personal auf die Agenda zu setzen, wenn sie langfristig überleben will. Denn auch wenn man sich um die Nachfrage nach Gesundheitsleistungen wenig Gedanken zu machen braucht, so muss man doch immer noch in der Lage sein, diese Nachfrage zu bedienen – und dafür braucht es Personal. Mehr denn je befinden sich Versorgungseinrichtungen heute in einem Wettbewerb um qualifizierte Arbeitskräfte. Gewinnen werden diejenigen, die ihren Mitarbeiterinnen und Mitarbeitern genau die Arbeitsplätze und Bedingungen zu Verfügung stellen, die ihren Bedürfnissen entsprechen. Intelligente Unternehmenspolitik zeichnet sich zunehmend dadurch aus, gesellschaftliche Trends frühzeitig zu erkennen und sich darauf einzustellen. Dazu gehört beispielsweise auch, dem eigenen Team glaubwürdig den Sinn der Arbeit zu vermitteln.

> Mehr denn je befinden sich Versorgungseinrichtungen heute in einem Wettbewerb um qualifizierte Arbeitskräfte. Gewinnen werden diejenigen, die den Mitarbeiterinnen und Mitarbeitern genau die Arbeitsplätze und Bedingungen zu Verfügung stellen, die ihren Bedürfnissen entsprechen.

Wir dürfen nicht aus den Augen verlieren, dass die komfortable wirtschaftliche Situation, in der wir uns aktuell befinden, letztlich eine Errungenschaft ist. Aus dieser Perspektive betrachtet, ist die aktuelle Debatte um den Fachkräftemangel nicht nur eine Bedrohung, sondern auch eine Chance: Der Druck im System treibt Veränderungen voran, die lange überfällig sind. Das Aufbrechen von verkrusteten Strukturen in rigiden Systemen wie dem Gesundheitssystem wird nicht von innen kommen, sondern bedarf extern stimulierten Veränderungsanreizen. Dass es sich aktuell schwierig gestaltet, Personal zu rekrutieren, wird auch dazu beitragen, dass dringend nötige Innovationen, wie beispielsweise die Einführung von *physician assistants* als neue Form der ärztlichen Tätigkeit, vorangetrieben werden. Ohne Personalmangel würde hier kaum Bewegung ins deutsche System kommen. Auch die Akademisierung der Pflegeausbildung ist zumindest teilweise dadurch bedingt, hoch qualifizierten und motivierten Pflegekräften Entwicklungspotenziale anbieten zu können. Daher stellt die aktuelle Situation aus Fachkräftemangel, neuen Anforderungen und Erwartungen der Gesundheitsprofessionen an das System sowie der digitalen Transformation insgesamt eine große Chance für die Beteiligten dar, um Veränderungen anzustoßen.

Literatur

Amelung VE, Ex P (2019) Inkrementell oder mit der Brechstange: Wie wird das Gesundheitswesen endlich digital? Gesundheits- und Sozialpolitik 73(1):15–19

Badura B (2017) Arbeit und Gesundheit im 21. Jahrhundert. In: Badura B (Hrsg.) Arbeit und Gesundheit im 21. Jahrhundert. Mitarbeiterbindung durch Kulturentwicklung. 1–17. Springer Heidelberg

Bundesgesundheitsministerium (2018) Beschäftigte in der Pflege. URL: https://www.bundesgesundheitsministerium.de/themen/pflege/pflegekraefte/beschaeftigte.html (Zugriff am 27.03.2020)

Bundesgesundheitsministerium (2019) Gesundheitswirtschaft als Jobmotor. URL: https://www.bundesgesundheitsministerium.de/themen/gesundheitswesen/gesundheitswirtschaft/gesundheitswirtschaft-als-jobmotor.html (Zugriff am 27.03.2020)

Deutscher Berufsverband für Pflegeberufe (o.J.) Informationen zum aktuellen Zustand der Pflegeberufe. URL: https://www.dbfk.de/manifest/der-hintergrund/ (Zugriff am 27.03.2020)

Deutscher Bundestag (2018) Antwort der Bundesregierung auf die Kleine Anfrage der Abgeordneten Kordula Schulz-Asche, Maria Klein-Schmeink, Dr. Kirsten Kappert-Gonther, weiterer Abgeordneter und der Fraktion BÜNDNIS 90/DIE GRÜNEN. Unbesetzte Stellen in der Alten- und Krankenpflege. Drucksache 19/1803. URL: dip21.bundestag.de/dip21/btd/19/018/1901803.pdf (Zugriff am 27.03.2020)

Frei F (2016) Hierarchie: Das Ende eines Erfolgsrezepts. Pabst Science Publishers Lengerich

Institute of Medicine (2013) Best Care at Lower Cost. The Path to Continuously Learning. Health Care in America. The National Academies Press Washington, DC

Hartmannbund (2015) „Wie sehen Sie Ihre Zukunft als Arzt oder Ärztin?" Umfrage unter den Medizinstudierenden des Hartmannbundes. URL: https://www.hartmannbund.de/fileadmin/user_upload/Downloads/Umfragen/2012_Umfrage-Medizinstudierende.pdf (Zugriff am 27.03.2020)

KBV (2015) Berufsmonitoring Medizinstudenten 2014. Ergebnisse einer bundesweiten Befragung. URL: https://www.kbv.de/html/5724.php (Zugriff am 27.03.2020)

KBV (2018a) Berufsmonitoring Medizinstudierende 2018. URL: https://www.kbv.de/html/5724.php (Zugriff am 27.03.2020)

KBV (2018b) Praxisbarometer Digitalisierung. Stand und Perspektiven der Digitalisierung in der vertragsärztlichen und psychotherapeutischen Versorgung. URL: https://www.kbv.de/media/sp/PraxisBarometer_Digitalisierung_2018.pdf (Zugriff am 27.03.2020)

Kliner K, Rennert D, Richter M (Hrsg.) (2017) Gesundheit und Arbeit – Blickpunkt Gesundheitswesen. BKK Gesundheitsatlas 2017. MWV Medizinisch Wissenschaftliche Verlagsgesellschaft Berlin

Knieps F (2017) „Für Ihre Gesundheit schuften wir uns krank" – Was muss sich ändern an den Arbeitsbedingungen im Gesundheitswesen? In: Kliner K, Rennert D, Richter M (Hrsg.) Gesundheit und Arbeit – Blickpunkt Gesundheitswesen. BKK Gesundheitsatlas 2017. 129–132. MWV Medizinisch Wissenschaftliche Verlagsgesellschaft Berlin

Kuhn B, Steinhäuser J, Eberhard S, Hufenbach R, Amelung V (2018) Die Rolle von niedersächsischen Kommunen für die zukünftige ärztliche Versorgung – Eine Befragung der Bürgermeister und Landräte. Gesundheitswesen (Bundesverband der Ärzte des öffentlichen Gesundheitsdienstes, Deutschland), 80(8–09): 711–718. DOI: 10.1055/s-0042-121602

McKinsey (2018) Digitalisierung im Gesundheitswesen: die Chancen für Deutschland. URL: https://www.mckinsey.de/news/presse/2018-09-27-digitalisierung-im-gesundheitswesen (Zugriff am 27.03.2020)

Scharfenberg E (2016) Was beschäftigt Pflegekräfte? Ausgewählte Ergebnisse der Umfrage von Elisabeth Scharfenberg, MdB. URL: http://elisabeth-scharfenberg.de/umfrage.html (Zugriff am 27.03.2020)

ZEIT ONLINE (2018) Keine Zeit für Menschlichkeit. URL: https://www.zeit.de/arbeit/2018-02/pflege-krankenhaus-arbeit-stress-mangel (Zugriff am 27.03.2020)

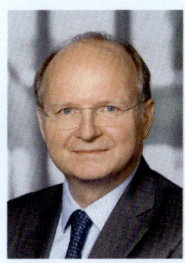

Prof. Dr. Volker E. Amelung

Volker E. Amelung studierte an der Hochschule St. Gallen und an der Universität Paris-Dauphine Betriebswirtschaftslehre. Nach der Promotion arbeitete er an der Hochschule für Wirtschaft und Politik in Hamburg und war über mehrere Jahre Gastwissenschaftler an der Columbia University in New York. Volker Eric Amelung wurde 2001 zum Universitätsprofessor an der Medizinischen Hochschule Hannover für Gesundheitsmanagement und Gesundheitssystemforschung berufen. Diverse Lehraufträge führten ihn seitdem unter anderem nach Wien (Medizinische Universität und Wirtschaftsuniversität), an die Columbia University (New York/NY), an die TiasNimbas Business School (NL), an die Fachhochschule Kärnten, an die European Business School (EBS) sowie an die TU Braunschweig. Seit 2007 ist er als Vorstandsvorsitzender des Bundesverbandes Managed Care e.V. tätig. Im Jahr 2011 gründete er das inav – privates Institut für angewandte Versorgungsforschung GmbH in Berlin.

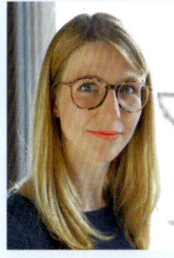

Dr. Patricia Ex

Patricia Ex ist seit 2017 Geschäftsführerin des Bundesverbandes Managed Care e.V. (BMC). Zuvor war sie mehrere Jahre (Senior) Consultant in strategischen Beratungsfirmen und wissenschaftliche Mitarbeiterin von Ulla Schmidt, Vizepräsidentin des Deutschen Bundestages und Gesundheitsministerin a.D. Zudem leitete sie das Hauptstadtbüro eines Facharztverbandes. Ihre Forschungsschwerpunkte sind der Einfluss von Vergütung und Nutzenbelegen auf die Anwendung und Verbreitung neuer Gesundheitstechnologien. Für ihre Studien zu Finanzierungsmechanismen von Innovationen im Gesundheitswesen bei Professor Reinhard Busse an der TU Berlin und während eines Forschungsaufenthalts an der University of California at Berkeley wurde sie 2018 promoviert. Vor ihrem Einstieg in das Gesundheitswesen absolvierte Patricia Ex einen Erasmus Mundus Master of Excellence in Euroculture an den Universitäten Göttingen und Bilbao, Spanien und studierte englische Linguistik an der Universität Bremen und am Dickinson College, USA.

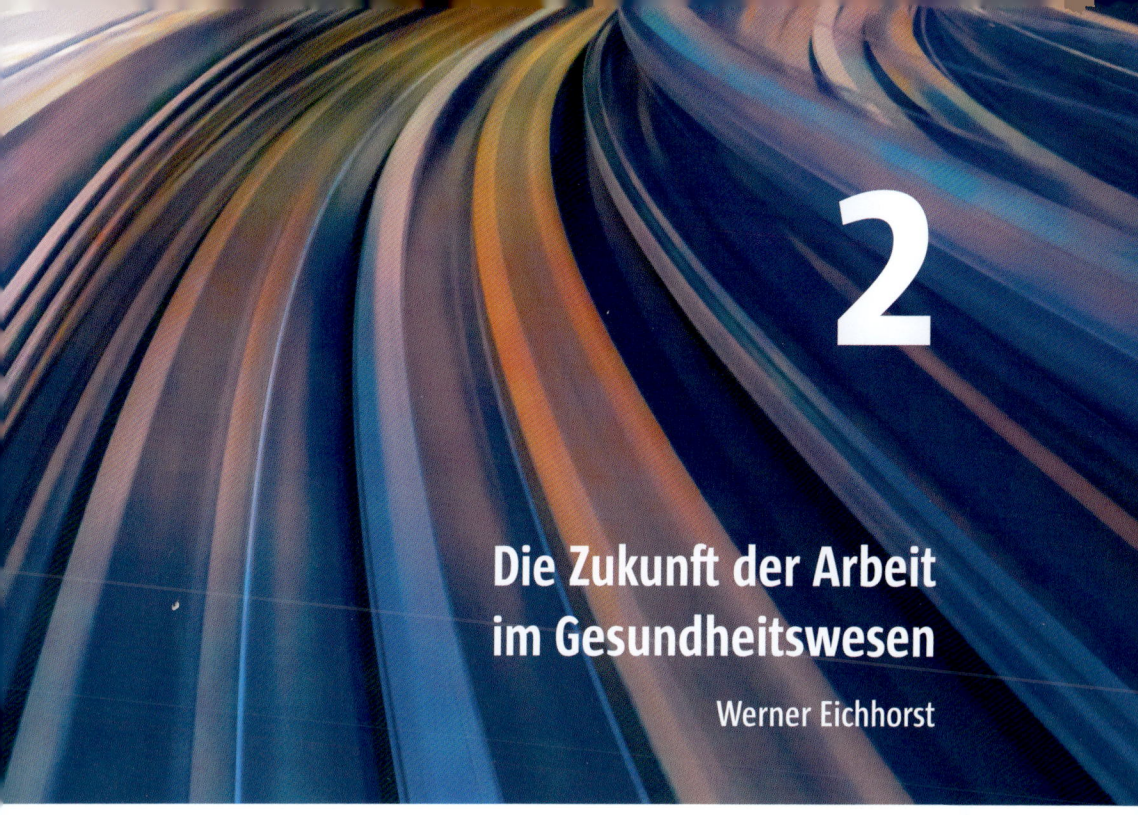

2

Die Zukunft der Arbeit im Gesundheitswesen

Werner Eichhorst

Das Gesundheitswesen ist ein wesentlicher Baustein für Lebensqualität in der Gesellschaft, aber es ist auch ein wichtiges und über die Zeit wachsendes Beschäftigungsfeld. Das Kapitel befasst sich zunächst mit generellen Entwicklungen auf Arbeitsmärkten und in der Arbeitswelt, wie sie sich derzeit in Deutschland und anderswo vollziehen und für die nahe Zukunft abzeichnen und geht dann genauer auf die bisherige Entwicklung des Gesundheitssektors als Beschäftigungsfeld ein. Neben einer Darstellung der Strukturen und Dynamiken werden die wesentlichen Triebkräfte der Entwicklung dargelegt. Mit Blick auf die Zukunft werden fundamentale Herausforderungen, aber auch Zielkonflikte aufgezeigt, verbunden mit möglichen Gestaltungsalternativen.

2.1 Vergangenheit, Gegenwart und Zukunft der Arbeit: ein permanenter Strukturwandel

Arbeitsmarkt und Arbeitswelt sind in Marktwirtschaften einem ständigen Wandel ausgesetzt, getrieben von gesellschaftlichen Veränderungen, technologischen Innovationen, der Auflösung von regulatorischen Begrenzungen, etwa im Hinblick auf die Mobilität von Menschen, Gütern und Dienstleistungen sowie Kapital, und nicht zuletzt Reformen in Arbeitsmarkt und Sozialstaat selbst. Bereits über einen längeren Zeitraum wandelt sich bezahlte Arbeit in Deutschland, aber auch in allen anderen entwickelten Ökonomien von industrieller Produktion hin zu Dienstleistungen verschiedenster Art, wobei sowohl hoch qualifizierte und komplexe Dienstleistungstätigkeiten an Terrain gewinnen als auch lokale soziale Tätigkeiten und Leistungen für private Haushalte (Eichhorst et al. 2015). In den letzten Jahren sind insbesondere die

Digitalisierung und Automatisierung von Arbeitsprozessen in den Mittelpunkt von Forschung und öffentlicher Debatte gerückt. Auslöser war insbesondere die Studie von Frey und Osborne aus dem Jahr 2013, welche anhand von Experteneinschätzungen für die USA eine Ersetzung von knapp der Hälfte aller Jobs durch den Einsatz moderner Technologien innerhalb weniger Jahre prognostizierte. Damit ist letztlich eine im Zuge der Digitalisierung weiter fortschreitende Ausweitung der Reichweite von technischen Lösungen gemeint, sodass menschliche Arbeit in bestimmten Feldern ersetzt werden kann, während andere Tätigkeiten umso wichtiger werden. Eine genauere Analyse bisheriger und für die Zukunft zu erwartender Veränderungen weist somit auf ein Schwinden von manuellen und kognitiven Routinetätigkeiten zugunsten von Nichtroutinetätigkeiten hin, also von Tätigkeiten, die genuin und nicht (leicht) ersetzbare menschliche Fähigkeiten erfordern, etwa Entscheidungsfindung unter Unsicherheit, Umgang mit Komplexität, Kreativität und Innovation sowie den Umgang mit anderen Menschen.

> **!** Studien, welche gegenwärtige berufliche Tätigkeiten nach diesen unterschiedlichen Bestandteilen untergliedern, zeigen auch, dass deutlich weniger als die Hälfte aller Jobs massiv gefährdet sind, aber aktuell und künftig von einem Wandel der Berufsbilder hin zu den weniger automatisierbaren Tätigkeiten auszugehen ist (Bonin et al. 2015; Dengler u. Matthes 2018).

Für die Zukunft bedeutet dies weitere erhebliche Veränderungen menschlicher Arbeit, die damit vielfältiger, anspruchsvoller, aber auch interessanter werden dürfte. Menschen werden damit ihre Tätigkeiten in besonderem Maße prägen, während vorgegebene Arbeitsplatzbeschreibungen und Detailregelungen eher an Bedeutung verlieren dürften. Damit gehen jedoch wachsende Anforderungen an die Qualifikation, Professionalität und Zusammenarbeit einher, bei gleichzeitiger Fähigkeit zur Selbstorganisation. Damit werden Arbeitsbedingungen und Arbeitskulturen noch einmal wichtiger, um diese Möglichkeiten produktiver und befriedigender menschlicher Arbeit wirklich realisieren zu können. Die Qualität der Dienstleistungen hat somit direkt mit der Qualität der Arbeitsumgebung und der Qualifikation der Beschäftigten zu tun.

2.2 Beschäftigung im Gesundheitswesen – Quantität und Qualität der bisherigen Entwicklung (ca. seit 2000)

Quantität

Im Jahr 2017 haben 5,6 Mio. Menschen in Deutschland im Gesundheitswesen gearbeitet, sodass etwa jeder achte Erwerbstätige in diesem Bereich tätig ist (Statistisches Bundesamt 2019). Die wichtigsten Teilbereiche sind die Krankenhäuser mit einem Beschäftigungsanteil von 21%, die Arztpraxen (12%) sowie die (teil-)stationäre Pflege (13%). Der Anteil des weiblichen Gesundheitspersonals ist relativ konstant seit der Jahrtausendwende und liegt bei etwa 75%.

Seit 2000 zeigt sich sowohl ein stetiger Anstieg in absoluten Zahlen von insgesamt ca. 1,5 Mio. als auch der relativen Beschäftigungsanteile am deutschen Arbeitsmarkt.

Der absolute Anstieg ist vor allem durch ein starkes Beschäftigungswachstum in Krankenhäusern und Praxen sowie in sonstigen medizinischen Berufen zu erklären. Speziell für das Jahr 2017 gibt es deutlich mehr Personal in den Bereichen der ambulanten Pflege, der Krankenhäuser, der (teil-)stationären Pflege sowie in sonstigen Einrichtungen (s. Abb. 1). Insgesamt entfällt auf ambulante und (teil-)stationäre Institutionen über 75% des Gesundheitspersonals, wobei die ambulanten Einrichtungen seit 2000 deutlich stärker wachsen (46% vs. 26%). Das Gesundheitswesen war zudem in den letzten Jahrzehnten einer der Wirtschaftsbereiche mit dem stärksten Wachstum bei der Erwerbstätigkeit (Eichhorst u. Buhlmann 2018).

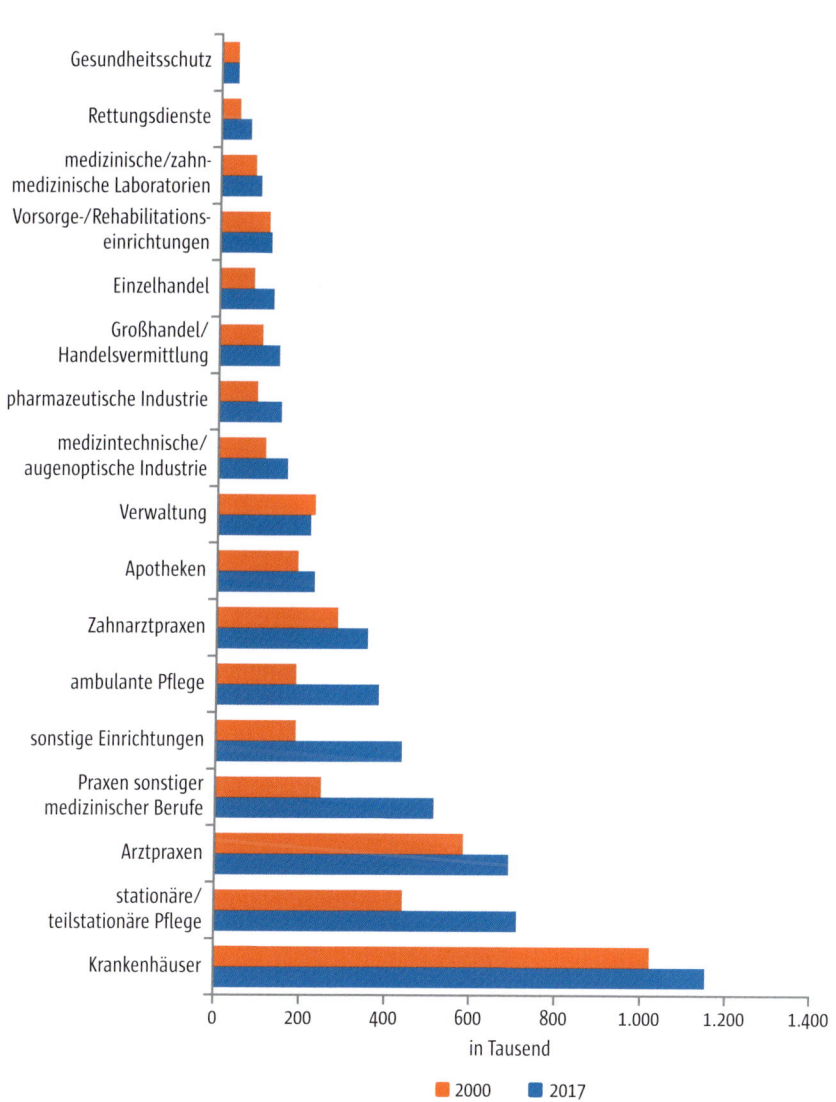

Abb. 1   Beschäftigung in den Teilbereichen des Gesundheitswesens, 2000 und 2017 (Statistisches Bundesamt 2019)

Bezogen auf die Teilzeitquote waren die vergangenen Jahre von einem klaren Bild geprägt, nämlich einem Anstieg der Anteile von Teilzeitarbeit. Für das zweite Quartal 2018 zeigt sich erstmalig eine kleine Abweichung von diesem Trend, da die Anzahl der Vollzeitbeschäftigten in stärkerem Maße anstieg als die entsprechende Zahl der Teilzeitbeschäftigten (Augurzky u. Kolodziej 2018). Derzeit ist jedoch noch unklar, wie sich die Entwicklung in der Zukunft darstellt und wie dauerhaft diese ist.

Auch der Anteil der Gesundheitsausgaben am BIP ist zwischen 2000 und 2017 um 1,4 Prozentpunkte auf 11,5% angestiegen. Dieser Trend zeigt sich auch deutlich bei einer einwohnerbasierten Betrachtung der Gesundheitsausgaben. Des Weiteren ist bei einer separaten Untersuchung nach einzelnen Subsektoren festzustellen, dass die Mehrheit der Bereiche von Gesundheitsausgaben relativ gesehen einen größeren Teil des Bruttoinlandsproduktes vereinnahmt. Besonders deutlich trifft dies für die ambulante Pflege sowie Importe zu, während die Ausgaben für den Gesundheitsschutz sowie Investitionen in die Gesundheit rückläufig gewesen sind.

Qualität

Insbesondere unter dem Aspekt des Fachkräftemangels sind die Arbeitsbedingungen von entscheidender Wichtigkeit, um die Attraktivität von Berufen des Gesundheitswesens sicherzustellen und dem zukünftigen Bedarf (im Zuge des demografischen Wandels) gerecht zu werden. Spezifisch für die Alten- und Krankenpflege stellen das Institut DGB-Index Gute Arbeit und ver.di (2018) die Notwendigkeit einer Verbesserung der Arbeitsbedingungen aus Sicht der Beschäftigten heraus. Insgesamt zeigt die Auswertung, dass die Anforderungen deutlich steigen (Zeitdruck und Arbeitsintensivierung in hohem Maße für überdurchschnittlich viele Befragte), die Entlohnung aber nicht mit diesen Entwicklungen Schritt hält und als nicht leistungsgerecht empfunden wird. Teil der Arbeitsintensivierung ist nach Kenntnissen der Bundesregierung eine Vielzahl an (teils unbezahlten) Überstunden (Bundesregierung 2018).[1] Außerdem erschweren die Arbeitszeiten im Gesundheitswesen oft die Vereinbarkeit von Beruf und Freizeit. Positive Erkenntnisse ergeben sich lediglich in Bezug auf die Förderung von beruflichen Weiterbildungen durch die Betriebe, wenngleich die überdurchschnittlich hohen Werte möglicherweise der Tatsache einer stärkeren Notwendigkeit von Fortbildungen in diesen Berufen geschuldet sind. Gemäß der Bundesregierung (2018) sind ca. 64% der erwerbstätigen Altenpflegerinnen und Altenpfleger im Schichtdienst tätig. Kombiniert mit den relativen Beschäftigungsanteilen ist zu erkennen, dass etwa 16% aller Schichtarbeiterinnen und Schichtarbeiter der gesamten Wirtschaft im Bereich der Altenpflege arbeiten.

Eine eindeutige Einordnung der Verweildauer in Gesundheitsberufen als weiterem Indikator für die Attraktivität dieses Tätigkeitsfelds ist generell nur schwer möglich, da eine Vielzahl von unterschiedlichen Resultaten existiert. Einige ältere Studien (u.a. Flieder 2002) finden für die Altenpflege Werte von unter zehn Jahren, unterschätzen die Berufsbindung aber möglicherweise aufgrund von methodischen Prob-

---

1 Unter Verwendung der Daten des Mikrozensus ergeben sich etwa 9,5 Mrd. Überstunden, die allein in der Altenpflege im Jahr 2016 geleistet wurden, davon etwa 3,5 Mrd. unbezahlt. Eine Unterschätzung ist wahrscheinlich, da die Beantwortung der Frage im Rahmen der europäischen Arbeitskräfteerhebung auf freiwilliger Basis erfolgte.

lemen (für Kritik siehe u.a. Hall 2012). Für diese Thematik gibt die Bundesregierung (2018) einen guten Überblick über aussagekräftigere Untersuchungen und deren Erkenntnisse. Eine Studie des IWAK (2009) dokumentiert eine Verweildauer von 19 Jahren für Fachkräfte in der Altenpflege (Institutionen der ambulanten und stationären Pflege inbegriffen, nicht separiert), mit Beginn der Tätigkeit zwischen 1976–1980.[2] Vergleichbare Ergebnisse finden sich für entsprechend ausgebildete Altenpflegerinnen und Altenpfleger mit jüngeren Ausbildungsabschlüssen. Demnach verbleiben 77% nach der Ausbildung mindestens fünf Jahre sowie 64 bzw. 63% zehn bzw. fünfzehn Jahre. Die etwas aktuellere BIBB/BAUA-Erwerbstätigenbefragung von 2012 zeigt ebenfalls keinen Trend der Massenfluktuation aus diesem Berufsfeld (Hall 2012). Für Oktober 2011 bis März 2012 sind ca. 62% der befragten Altenpflegerinnen und Altenpfleger in ihrem Ausbildungsberuf und weitere 25% in einem ähnlichen Beruf tätig. Nichtsdestotrotz scheinen auch räumliche Faktoren eine Rolle bei der Verweildauer zu spielen. Wiethölter et al. (2013) erkennen deutlich stärkere Abwanderung aus dem erlernten Beruf der Altenpflege in Berlin und Brandenburg (15 Jahre nach Ausbildungsabschluss lediglich 32 und 28% verblieben). Dabei zeigt sich, analog zur IWAK-Studie (2009), vor allem ein starker Austritt in den ersten fünf Jahren. Zudem ist die Unterscheidung von Pflegerinnen/Pflegern und Helferinnen/Helfern in der Pflege von wichtiger Bedeutung, da die letztgenannte Untergruppe deutlich kürzer in diesem Beruf verbleibt (u.a. Behrens et al. 2010).

Die Verweildauer in der Krankenpflege wird tendenziell etwas höher eingeschätzt (Prognos 2012). Beispielsweise geben Behrens et al. (2010) einen Wert von 13,7 Jahren an. Neuber-Pohl (2017) unterstreicht die Tatsache, dass Personen mit Ausbildungen in Pflege- und Gesundheitsberufen überdurchschnittlich oft in diesen Berufen verbleiben (79 vs. 47%). Aufgrund dieser hohen Bindungsquoten ist die Ausbildung ein essenzieller Faktor, um der zukünftigen Fachkräftelücke entgegenzuwirken.

2.3 Wesentliche Triebkräfte

Welche Faktoren bewirken Wachstum und Veränderung im Gesundheitswesen mit direkten Auswirkungen auf die Arbeit in diesem Sektor?

Der **medizinisch-technische Fortschritt**, aber auch der **Zugang zu gesundheitlicher Versorgung** sind wichtige Treiber für eine höhere Lebenserwartung. Damit gehen andere Krankheitsprofile ebenso einher wie ein steigender Anteil an multimorbiden Patientinnen und Patienten. Auch dies kann als Folge besserer Versorgung und längerer Lebenserwartung bzw. höherem Alter verstanden werden, bringt aber erweiterte medizinische und pflegerische Anforderungen mit sich.

Daneben ist hier an den **gesellschaftlichen und demografischen Wandel** mit verschiedenen Facetten zu denken. Gleichzeitig wirkt sich der demografische Wandel – neben Abgängen aus diesen Berufen – auf eine angesichts der Wachstumstendenzen im Gesundheitswesen eher zunehmende Knappheit an Fachkräften aus. Damit kommt auch der **Zuwanderung in die Gesundheitsberufe** eine wichtige Rolle zu.

---

2 Den Stichtag bildet der 31. Dezember 2004.

Aber auch die **Bedürfnisse und Erwartungen der Patientinnen und Patienten** an das Gesundheitswesen haben sich verändert. Einerseits steigen die Erwartungen an die Machbarkeit medizinischer Leistungen wie auch an die Qualität einer Diagnose und Behandlung. Damit verbunden sind wachsende Anforderungen an das Gesundheitspersonal, Diagnosen zu erklären und Aufklärung über die jeweils verfügbaren und geeigneten Therapiemöglichkeiten zu geben. Andererseits bietet gerade das Internet auch die Möglichkeit, dass sich Patientinnen und Patienten leichter als in der Vergangenheit Informationen unterschiedlicher Qualität aus verschiedensten Quellen verschaffen und damit mehr als bisher zu Expertinnen und Experten ihrer jeweiligen Krankheiten werden. Damit wachsen tendenziell Bedürfnisse nach einer Berücksichtigung individueller Einschätzungen und einer Würdigung der Besonderheiten des jeweiligen Falls.

Diese Entwicklung trifft auf institutionell angelegte Anreize für das verantwortliche Gesundheitspersonal, im Gegenzug medizinische Leistungen im Sinne von Diagnosen und Therapien eher auszuweiten und dabei auch unter dem Eindruck ökonomischer Anreize und Zwänge über das medizinisch Notwendige im Zweifel hinauszugehen.

Medizinisches Personal wird immer häufiger durch **technische Lösungen** bei ihrer Arbeit unterstützt. So kommt bei der Auswertung von Röntgenbildern bereits künstliche Intelligenz zum Einsatz (Lakhani u. Sundaram 2017). 3D-Drucker können mittlerweile Hand- und Beinprothesen aus speziellen Kunststoffen oder Metallen herstellen. Die auf den Patienten individuell ausgemessenen Implantate können mithilfe eines Laserscans am Computer in ein 3D-Modell entworfen werden und später gedruckt werden. Des Weiteren wird an gedruckten menschlichen Zellen geforscht, die es in der Zukunft möglich machen könnten, ein neues Herz zu drucken (Mozaffarian et al. 2015).

Eine Studie zeigt, dass Patienten sich gegenüber der **Digitalisierung im Gesundheitswesen** sehr aufgeschlossen zeigen. Das Internet wird regelmäßig für Gesundheitsfragen genutzt und Sprechstunden per Videochat werden generell befürwortet. Digitale Informationen und Anwendungen sollen stärker in die Interaktion zwischen Arzt und Patient eingebunden werden, z.B. durch Empfehlungen qualitätsgeprüfter Websites und speziellen Gesundheits-Apps. Gleichzeitig glauben viele Patienten, dass es Ärzte nicht gern sehen, wenn Patienten sich selbst im Internet informieren. Es gibt eine Bereitschaft dazu, sensible, auf dem Smartphone gesammelte Daten gemeinsam mit dem Arzt auszuwerten, jedoch darf es dabei nicht passieren, dass Teilnehmer die Kontrolle über ihre eigenen Daten verlieren. Datenschutzbedenken bleiben wichtig (Schmidt-Kaehler 2018).

Laut Kritikern können **Online-Sprechstunden** die Wünsche und Bedürfnisse der Patienten jedoch nicht vollständig erfüllen. Telemedizin werde nur beworben, um Versorgungslücken insbesondere im ländlichen Raum zu schließen. Gleichzeitig ersetzen Videosprechstunden keinen einzigen Arzt, weil durch jede Sprechstunde per Videochat ein Patient nicht persönlich behandelt werden kann. Faktoren bei einer erfolgreichen Behandlung eines Patienten seien u.a. langjährige Begleitung und Kenntnisse über den Patienten, die über die reine medizinische Akte hinausgehen (Lüder 2017).

2.4   Die Zukunft

Insgesamt erscheint die Substituierbarkeit menschlicher Arbeit durch Technik bei medizinischen und nicht-medizinischen Gesundheitsberufen eher begrenzt. Nur etwas mehr als 20% der Tätigkeiten können derzeit potenziell von Computern erledigt werden (Dengler u. Matthes 2018). Gesundheitsberufe sind hier nach wie vor eher wenig anfällig für die Ersetzung. Dabei werden sich aber auf absehbare Zeit ebenso wie in anderen Branchen die Berufsbilder und Tätigkeiten verändern. Der Fokus wird in wachsendem Maße auf Tätigkeitsprofilen liegen, die nicht technisch ersetzbar sind und die für die Qualität der Versorgung wichtig sind, während wir einen Rückgang der Bedeutung oder Anteile von ersetzbaren Tätigkeiten beobachten. Damit ist aller Wahrscheinlichkeit kein Rückgang oder Trendbruch bei der Beschäftigung verbunden. So zeigen sich bei Vogler-Ludwig et al. (2016) selbst für das Szenario „Beschleunigte Digitalisierung" (Strategie der intensiven Nutzung) die größten Beschäftigungsanstiege in medizinischen Gesundheitsberufen. Weitere vorliegende Szenarios gehen auch nach wie vor von einem Wachstum aus.

> Das Gesundheitswesen (inkl. Pflege) wird schätzungsweise vielmehr bis 2035 mit 15,4% zum wichtigsten Beschäftigungsfeld am Arbeitsmarkt gehören und auch absolut weiter anwachsen (Maier et al. 2018).

Dies bedeutet etwa ein Zuwachs von 400.000 ausgebildeten Erwerbstätigen bis 2035 in medizinischen Gesundheitsberufen.

> Zeitgleich werden langfristig Fachkräfteengpässe im Gesundheitssektor prognostiziert (u.a. BIBB-IAB 2018, Vogler-Ludwig et al. 2016).

Maßgeblich in diesem Zusammenhang ist der in Kapitel 2.3 erwähnte demografische Wandel, der im Wesentlichen durch zwei Kanäle wirkt. Durch die zunehmende Zahl älterer Personen ergibt sich einerseits ein langfristiger Beschäftigungsanstieg im Gesundheitswesen. Andererseits weist diese Berufshauptgruppe eine überdurchschnittlich hohe Anzahl an Personen (absolut gesehen) auf, die bis 2035 aus dem Berufsleben ausscheiden. Maier et al. (2018) identifizieren auf Basis eines Fachkräfteindikators (gewichtet nach Arbeitsvolumen) eine eher ausgeglichene Situation (leichtes Defizit) bis zum Jahr 2025 in Bezug auf Fachkräfte in medizinischen Gesundheitsberufen. Die Entwicklung verschärft sich allerdings bis zum Jahr 2035, sodass eine Fachkräftelücke wahrscheinlich ist. Gemäß der Qualifikations- und Berufsprojektionen (BIBB-IAB 2018) sind Engpässe in bestimmten Berufen bereits in den nächsten Jahren spürbar. Auffällig ist zudem die Heterogenität der Gesundheitsberufe hinsichtlich dieses Risikos, wie Abbildung 2 verdeutlicht. In diesem Zusammenhang ist jedoch festzuhalten, dass die Tätigkeitsstruktur innerhalb der Berufe eine entscheidende Rolle spielt. Weiterhin ist nicht davon auszugehen, dass Quereinstiege in Gesundheitsberufe einen wichtigen Beitrag leisten können, da diese eher seltenen Charakter haben.

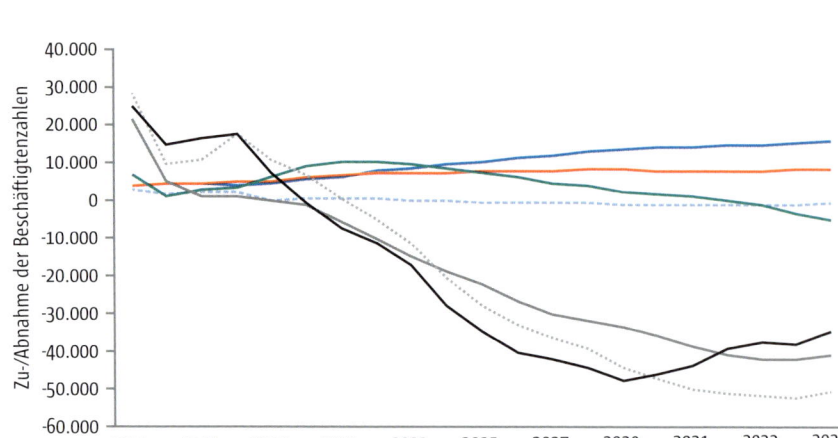

Abb. 2   Prognose des Über-/Unterangebots in ausgewählten Berufsgruppen (3-Steller) medizinischer und nicht-medizinischer Gesundheitsberufe sowie der Medizintechnik, 2015–2035 (BIBB-IAB 2018)

Die Fachkräfteengpässe stellen in doppelter Hinsicht eine Hürde für das Beschäftigungswachstum in Gesundheitsberufen dar. Zum einen ist damit eine mögliche Verlangsamung der prognostizierten Expansion verbunden. Zum anderen entstehen auf der Arbeitgeberseite Anreize zur Rationalisierung, insofern das Personal knapp und teuer wird. Aus diesen Gründen hängt das zukünftige Ausmaß der Gesundheitsbeschäftigung stark von der Entwicklung der Fachkräftelücke ab und somit von entwickelten Handlungsstrategien, die dieser Problematik (zumindest teils) entgegenwirken.

2.5   Ausblick

Die technischen Möglichkeiten entwickeln sich auch im Gesundheitswesen derzeit rapide weiter und können in ihrer Bedeutung naturgemäß nicht im Detail abgeschätzt werden. Gleichwohl wird die Rolle menschlicher Arbeit in einer Arbeitswelt mit hohem und wachsendem Technikeinsatz gerade im medizinischen und pflegerischen Bereich essenziell bleiben, um qualitativ hochstehende und an den Menschen ausgerichtete Gesundheitsleistungen erbringen zu können. Vor diesem Hintergrund bleibt die Schaffung guter Arbeitsbedingungen neben Aus- und Weiterbildung sowie Zuwanderung ein kritischer Faktor für die Sicherung des in Zukunft weiterhin zu erwartenden Fachkräftebedarfs. Digitalisierung und andere Technologien werden eher die Art der Tätigkeiten verändern als den Umfang menschlicher Arbeit strukturell vermindern.

Ein besonderes Augenmerk liegt dabei auf einer Verbesserung der Qualität der Arbeit im Gesundheitswesen. Dies betrifft unter anderem das Feld der Qualifikationen und beruflichen Entwicklungsmöglichkeiten, wo flexiblere und modularere Ausbildungsgänge hilfreich sein könnten, um die Durchlässigkeit zwischen Berufsbildern zu verbessern und Möglichkeiten zum Aufstieg oder zur Anreicherung von Tätigkeiten mit mehr Verantwortung zu erreichen. Damit können auch die jeweiligen speziellen Erfahrungsvorteile der verschiedenen Berufsgruppen im Gesundheitswesen besser zu Geltung gebracht werden. Wichtig ist naturgemäß eine angemessene Personalausstattung, letztlich eine Frage der Ressourcen und ihrer Verteilung im Gesundheitswesen. Eine gute Qualität der Behandlung von Patientinnen und Patienten hat eine gute Qualität der Arbeitsbedingungen als Voraussetzung. Die Qualität der Behandlung entspricht der Qualität der Kommunikation zwischen Gesundheitspersonal und Patientinnen bzw. Patienten, unterstützt durch neue technologische Möglichkeiten, wobei aber menschliche Interaktion wichtig bleibt oder gar an Bedeutung gewinnt, etwa im Hinblick auf Information und Einschätzung, auch Entscheidung und Verantwortung. Dies hat Konsequenzen für eine verbesserte Gestaltung der Arbeitszeiten, insbesondere die Vermeidung von überlangen Arbeitszeiten und Überlastungssituationen. Aber auch die Freiräume für menschliche Interaktion sind wichtig, also die effektiv für den Dialog und die Beschäftigung mit den Patientinnen und Patienten verfügbare Zeit. Im Hintergrund stehen wesentliche Fragen der Ressourcensteuerung im Gesundheitswesen und entsprechender qualitätsorientierter Standards auch im Wettbewerb zwischen den Anbietern. Für die Qualität der Behandlung und die Qualität der Arbeit ist es wichtig, Anreize für menschliche Ansprache und Pflege gegenüber Zeit- und Verkaufsdruck oder gar medizinisch nicht notwendigen Operationen zu stärken. Das würde auch eher einen Abbau von Zielsteuerung über rigide Leistungskennziffern und eine Entlastung von Dokumentationsroutinen durch geeignete und akzeptable digitale Lösungen nahelegen, etwa durch eine elektronische, einheitliche Patientenakte.

Literatur

Augurzky B, Kolodziej I (2018) Fachkräftebedarf im Gesundheits- und Sozialwesen 2030. RWI Arbeitspapier 06/2018. RWI Essen.

Behrens J, Horbach A, Müller R (2010) Forschungsstudie zur Verweildauer in Pflegeberufen in Rheinland-Pfalz. Hallesche Beiträge zu den Gesundheits- und Pflegewissenschaften-Überversorgung – eine Spurensuche. Bertelsmann Stiftung Gütersloh.

BIBB-IAB (2018) Qualifikations- und Berufsprojektionen, 5. Welle. In: BIBB QuBe – Datenportal – Projektionen Berufe. URL: https://www.bibb.de/de/qube_datenportal.php# (abgerufen am 01.04.2020)

Bonin H, Gregory T, Zierahn U (2015) Übertragung der Studie von Frey/Osborne (2013) auf Deutschland. ZEW Kurzexpertise Nr. 57. ZEW Mannheim.

Bundesregierung (2018) Arbeitsbedingungen in der Altenpflege – Drucksache 19/608 – Antwort der Bundesregierung auf Drucksache 19/345. Bundesanzeiger Verlag Köln.

Dengler K, Matthes B (2018) Substituierbarkeitspotenziale von Berufen: Wenige Berufsbilder halten mit der Digitalisierung Schritt. IAB Kurzbericht 4/2018. IAB Nürnberg.

Eichhorst W, Arni P, Buhlmann F, Isphording I, Tobsch V (2015) Wandel der Beschäftigung: Polarisierungstendenzen auf dem deutschen Arbeitsmarkt. IZA Research Report 68. IZA Bonn.

Eichhorst W, Buhlmann F (2018) Wie gesellschaftlicher Fortschritt die Arbeitsorganisation prägt. IZA Standpunkt 91. IZA Bonn.

Flieder M (2002) Was hält Krankenschwestern im Beruf? Eine empirische Untersuchung zur Situation langjährig berufstätiger Frauen in der Krankenpflege. Mabuse Verlag Frankfurt am Main.

Frey CB, Osborne MA (2013) The Future of Employment: How Susceptible are Jobs to Computerisation? University of Oxford Oxford.

Hall A (2012) Kranken- und Altenpflege: Was ist dran am Mythos vom Ausstiegs- und Sackgassenberuf? In: BIBB (Hrsg.) Qualifizierung in Gesundheits- und Pflegeberufen. 16–19. Bertelsmann Verlag München.

Institut DGB-Index Gute Arbeit & ver.di (2018) Arbeitsbedingungen in der Alten- und Krankenpflege: So beurteilen die Beschäftigten die Lage. Institut DGB-Index Gute Arbeit & ver.di Berlin.

IWAK (2009) Berufsverläufe von Altenpflegerinnen und Altenpflegern. IWAK Frankfurt am Main.

Lakhani P, Sundaram B (2017) Deep learning at chest radiography: automated classification of pulmonary tuberculosis by using convolutional neural networks. Radiology 284:574–582.

Lüder S (2017) Videosprechstunde ersetzt keine Ärzte und schafft Distanz. URL: https://www.allgemeinarzt-online.de/a/videosprechstunde-ersetzt-keine-aerzte-und-schafft-distanz-1815331 (abgerufen am 18.03.2020)

Maier T, Zika G, Kalinowski M, Mönning A, Wolter MI, Schneemann C (2018) Bevölkerungswachstum bei geringer Erwerbslosigkeit. Ergebnisse der fünften Welle der BIBB-IAB-Qualifikations- und Berufsprojektionen bis zum Jahr 2035. BIBB Report 7/2018. BIBB Bonn.

Mozaffarian D et al. (2015) Heart Disease and Stroke Statistics – 2015 Update. A Report from the American Heart Association. AHA Journals 131:4.

Neuber-Pohl C (2017) Das Pflege- und Gesundheitspersonal wird knapper. In: BIBB (Hrsg.) Pflegeberufe BWP 1/2017. 4–5. Franz Steiner Verlag Stuttgart.

Prognos (2012) Studie Pflegelandschaft 2030. Vereinigung der Bayerischen Wirtschaft e.V. München.

Schmidt-Kaehler S (2018) Patientenperspektiven 2018: Qualitative Studie zur Digitalisierung im Gesundheitswesen aus Sicht von Patientinnen und Patienten in Deutschland. Kassenärztliche Bundesvereinigung Berlin.

Statistisches Bundesamt (2019) Gesundheitspersonal: Deutschland, Jahre, Einrichtungen, Geschlecht. In: DESTATIS- GENESIS-Online Datenbank. URL: https://www-genesis.destatis.de/genesis//online/data?operation=table&code=23621-0001&levelindex=0&levelid=1574180265369 (abgerufen am 18.03.2020)

Vogler-Ludwig K, Düll N, Kriechel B (2016) Arbeitsmarkt 2030 – Wirtschaft und Arbeitsmarkt im digitalen Zeitalter- Prognose 2016. Bertelsmann Verlag München.

Wiethölter D, Bogai D, Carstensen J (2013) Die Gesundheitswirtschaft in Berlin-Brandenburg. IAB Berlin-Brandenburg in der Regionaldirektion Berlin-Brandenburg, 1/2013. IAB Nürnberg.

| Dank an Jannis Kettenring, Vincent Jungnickel und Friederike Tkotsch.

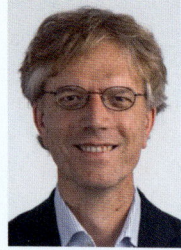

Prof. Dr. Werner Eichhorst

Studierte Soziologie, Politikwissenschaft, Psychologie und Verwaltungswissenschaften in Tübingen und Konstanz und schloss sein Studium 1995 mit dem Diplom ab. Von 1996 bis 1999 war er Doktorand und Post-Doc-Stipendiat am Max-Planck-Institut für Gesellschaftsforschung in Köln. Ende 1998 promovierte er an der Universität Konstanz. Danach war er bis 2004 Projektleiter bei der Bertelsmann Stiftung. Von März 2004 bis Juni 2005 war er am Institut für Arbeitsmarkt- und Berufsforschung (IAB) in Nürnberg tätig. Seit Juli 2005 am IZA, seit Januar 2017 als Koordinator für Arbeitsmarkt- und Sozialpolitik in Europa. Seit November 2017 ist er Honorarprofessor für europäische und internationale Arbeitsmarktpolitik an der Universität Bremen und mit dem Forschungszentrum Ungleichheit und Sozialpolitik SOCIUM assoziiert.

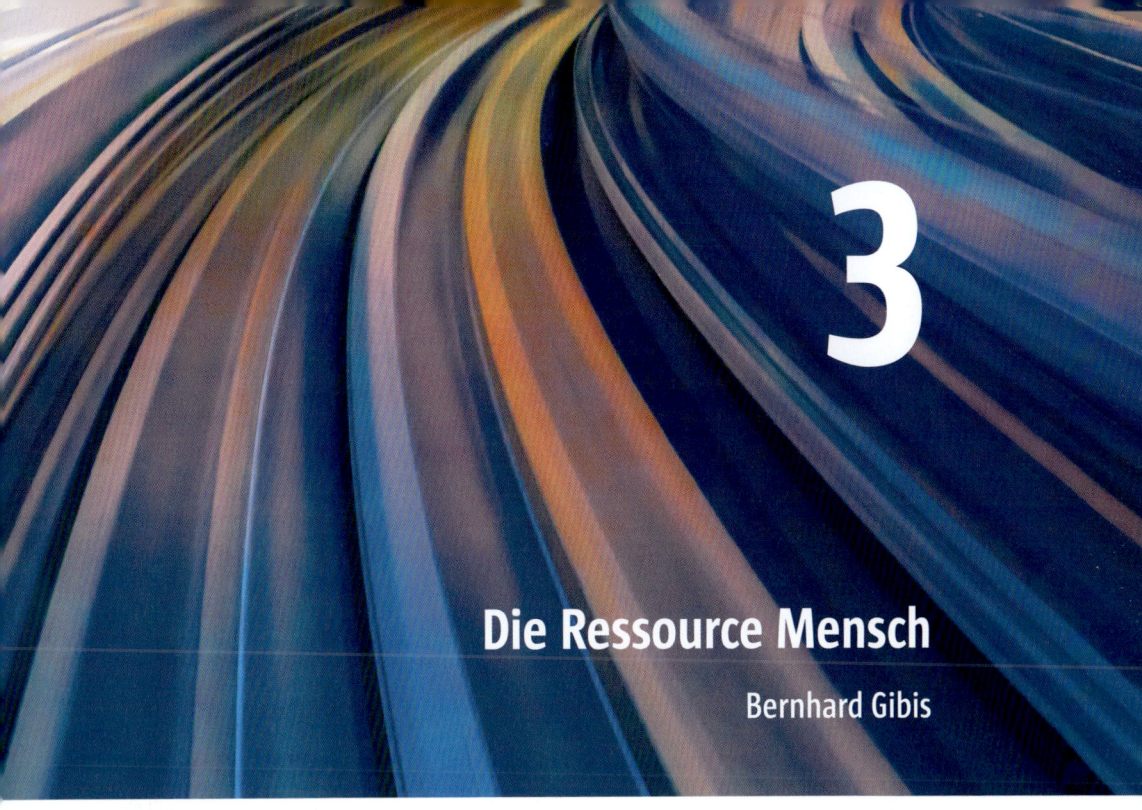

3

Die Ressource Mensch

Bernhard Gibis

Ressourcen können als notwendige, für sich allein gesehen jedoch oft nicht hinreichende Systemvoraussetzungen verstanden werden. Dies gilt im Besonderen für die Ressource „Mensch", ohne die Gesundheitssysteme nicht betrieben werden können.

Die Weltgesundheitsorganisation (WHO 2015) hat in ihrem Bericht „Global strategy on human resources for health: workforce 2030" festgehalten, dass das Recht auf den bestmöglichen Gesundheitszustand nur durch gut zugängliche, qualifizierte, angemessene/akzeptable und qualifizierte Gesundheitsberufe verwirklicht werden kann. Gleichzeitig erleben viele Länder Probleme in der Ausbildung und der Verteilung von Gesundheitsfachkräften, der häufig zu kurzen beruflichen Tätigkeit in der Versorgung sowie der ständig zu verbessernden Qualität. Gezielt Maßnahmen zu ergreifen, wie die Ressource Mensch im Sinne einer bestmöglichen Versorgung von Patientinnen und Patienten eingesetzt werden kann, steht deshalb nicht nur bei der WHO hoch auf der Agenda.

In Deutschland arbeiten im Jahr 2018 über 5,6 Millionen Beschäftigte im deutschen Gesundheitswesen. Sie nehmen dabei die 5. Stelle in der Gesamtschau aller sozialversicherungspflichtigen Beschäftigten in Deutschland ein (Bundesagentur für Arbeit 2019a). Nach der lange Jahre vorherrschenden Auffassung, dass Gesundheitsversorgung auf der Ausgaben- und nicht der Habenseite der volkswirtschaftlichen Betrachtung steht, wird zunehmend deutlich, dass der Gesundheitssektor mit seinen Beschäftigten nicht nur eine Jobmaschine, sondern auch einen Aktivposten bei der Transformation einer Produktions- in eine Dienstleistungsgesellschaft darstellen kann. Nicht eingerechnet in diese Betrachtung sind hierbei An- und Zugehörige, die wesentliche Lasten und Leistungen insbesondere im Pflegebereich tragen.

Seit 2000 hat die Anzahl der Beschäftigten im Gesundheitswesen um mehr als 25 Prozent zugenommen mit besonders deutlichen Anstiegen in ambulanten Einrichtungen und der ambulanten Pflege (Destatis 2019). Noch nie waren so viele Menschen im Gesundheitswesen beschäftigt wie im Jahre 2019. Gleichzeitig werden Terminprobleme in der ambulanten und Besetzungsprobleme in der stationären Versorgung offenkundig. Technischer Fortschritt führt dabei zu einer beständigen weiteren Spezialisierung und damit Fragmentierung von Versorgung. Die Arbeitszufriedenheit der Beschäftigten scheint dabei in den letzten Jahren eher abzunehmen. Arbeitsverdichtung, Dokumentationsaufwände oder fehlende passgenaue kompetenzorientierte Tätigkeitsfelder scheinen zu dieser Entwicklung beizutragen. Es lohnt daher, die Gründe für diese Entwicklung näher zu betrachten und, so weit möglich, das Paradoxon aus hohen Beschäftigtenzahlen einerseits und Wartezeit bzw. Besetzungsproblemen von Stationen andererseits, aufzulösen. Gleichzeitig gibt es Hinweise, dass die Digitalisierung nicht nur bestehende Prozesse effizienter, sondern durch neue Leistungen entlastend auf die bisherige Versorgungssituation einwirken kann.

Im folgenden Beitrag soll deshalb zunächst die quantitative Entwicklung des Gesundheitsarbeitsmarktes näher betrachtet werden. Es schließt sich eine Analyse der Veränderungsfaktoren an, die unmittelbar und mittelbar auf die im Gesundheitssystem Tätigen Auswirkungen haben. Neben der Frage, wie weit sich insbesondere langfristiger Bedarf an Beschäftigten vorhersagen und in eine suffiziente Planung einbeziehen lässt und wie technischer Fortschritt zu einer möglichen Entlastung beitragen kann, sollen neue Optionen der Zusammenarbeit wie Task shifting, Skill mix, Delegation und neue Beschäftigungsmodelle näher beleuchtet werden. Die Befassung mit dem Thema „Ressource Mensch" im deutschen Gesundheitswesen hat dabei eine europäische, wenn nicht gar globale Dimension durch die Mobilität von Gesundheitsberufen wie sie zuletzt durch Rekrutierungsreisen des Gesundheitsministers zur Anwerbung von Pflegekräften deutlich geworden ist.

3.1 Beschäftigte im Gesundheitswesen

Folgende Trends sind zu beobachten (Destatis 2019):

- **Beschäftigtenzahl**: Die Anzahl der im Gesundheitssystem Beschäftigten ist seit dem Jahr 2012 von ca. 5 Millionen auf 5,6 Millionen im Jahr 2017 angestiegen. Trotz dieses Wachstums liegt nach den Berechnungen der Bundesagentur für Arbeit weiterhin ein Fachkräfteengpass vor (2019b). Beschäftigungszuwächse gab es im gleichen Zeitraum insbesondere in der Altenpflege (+124.000) und bei den Ärzten (+36.000).
- **Frauenanteil**: 75% aller Beschäftigten im Gesundheitswesen sind Frauen. War der hohe Frauenanteil historisch auf die Pflegeberufe beschränkt, setzt sich diese Entwicklung auch in den akademisierten Gesundheitsberufen wie den Ärzten fort.
- **Beschäftigungsart**: Von den 5,6 Millionen Beschäftigten im Gesundheitswesen waren im Jahr 2017 knapp die Hälfte (48%) Vollzeit, 38% Teilzeit und 14% geringfügig beschäftigt. Insbesondere in der Pflege fällt der hohe Anteil der Teilzeitbeschäftigten auf, der mehr als 50% der über eine Million Pflegekräfte ausmacht (Destatis 2019). Eine ähnliche, wenngleich nicht so stark ausgeprägte Entwicklung zur Berufsausübung in Teilzeit ist ebenfalls bei den Ärzten zu beobachten.

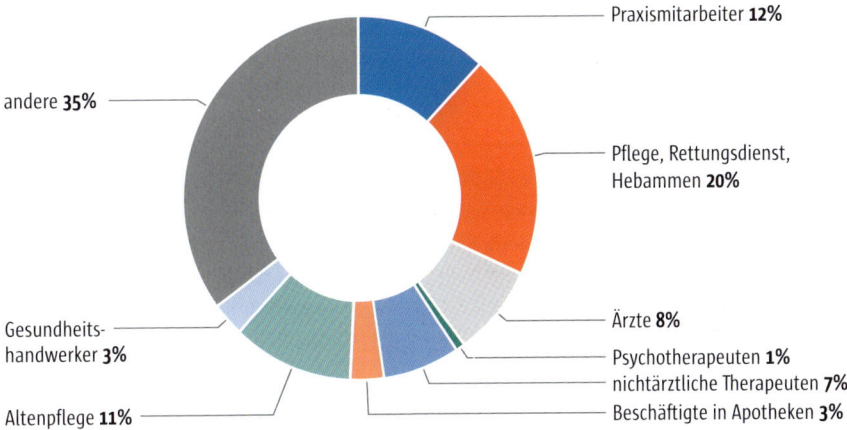

Abb. 1   Gesundheitspersonal nach Berufen (bei insg. 5,7 Mio. Beschäftigten; Daten von 2017; Destatis 2019, S. 146)

- **Selbstständigkeit und Berufsausübung bei Ärzten**: Rückläufig ist zudem die Berufsausübung von Ärzten in Selbstständigkeit, die kennzeichnend für die vertragsärztliche Versorgung ist und die regelhaft mit höheren Präsenzzeiten (Wochen- bzw. Jahresarbeitszeit) in der Versorgung einhergeht. Gleichzeitig ist allerdings nach Aufhebung der Altersgrenze für Vertragsärzte ein Trend zur längeren Berufsausübung zu erkennen.

So gesehen stehen dem zwar quantitativ zu verzeichnenden Zuwachs an Fachkräften gegenläufige Trends wie dem zur Berufsausübung in Teilzeit oder in Anstellung entgegen. Auffällig ist, dass offensichtlich insbesondere bei Pflegekräften die Lebensarbeitszeit im System kürzer wird. Nicht alle ausgebildeten Pflegekräfte üben ihren Beruf dauerhaft aus, wie dies noch vor einigen Jahren üblich war.

Dieser Befund lässt erkennen, dass bei allen zu verzeichnenden Wachstumstendenzen der Gesundheitsberufe Dysbalancen entstehen: Die Überalterung einzelner Gesundheitsberufe wie die der ambulanten Vertragsärzte wird erkennbar eigene Probleme der Systemweiterentwicklung entfalten wie der Trend zur Teilzeittätigkeit insbesondere in der Pflege, aber auch in anderen Gesundheitsberufen.

Abbildung 1 zeigt den Kanon der im Gesundheitswesen Beschäftigen und damit die berufliche Vielfalt, deren Bandbreite aufgrund der geänderten Erwartungen und Erfordernisse einer modernen Gesundheitsversorgung noch zunehmen wird.

3.2   Veränderungsfaktoren

Die Joint Action Health Workforce Planning and Forecasting (Kroezen 2018), ein Konsortium aus wissenschaftlichen Einrichtungen von EU-Mitgliedsstaaten hat in einem EU-finanzierten Projekt mittels eines komplexen Systemansatzes den Versuch unternommen, die treibenden Faktoren für den heutigen und künftigen Arbeitskräftebedarf im Gesundheitswesen zu ermitteln. Drei maßgebliche Faktoren wurden in diesem Zusammenhang herausgearbeitet:

- Bevölkerungsentwicklung
- Leistungserbringung und
- Beschäftigte im Gesundheitswesen (Gesundheitsberufe)

Selbstverständlich können an dieser Stelle zahlreiche weitere Faktoren Erwähnung finden, allen voran die für die Finanzierung des Gesundheitssystems maßgeblich bestimmende wirtschaftliche Entwicklung als Voraussetzung für Investitionen in Gesundheitsversorgung. Da Personalkosten den größten Anteil an allen Gesundheitskosten ausmachen, kommt diesem Faktor wesentliche Bedeutung zu.

3.2.1 Bevölkerungsentwicklung

Hinsichtlich der Bevölkerungsentwicklung gibt es klar erkennbare Determinanten, die unmittelbare Auswirkungen auf die im Gesundheitssystem tätigen Menschen haben. Die **Alterung der Bevölkerung** einschließlich der immer mehr als Problem erkannten Vereinzelung (Vereinsamung) erfordert andere Versorgungsstrukturen als noch Mitte des letzten Jahrhunderts, als Infektionskrankheiten im Vordergrund der Versorgung standen. Nachdem diese durch chronische Krankheiten abgelöst wurden, zählt nun die Versorgung von Patientinnen und Patienten mit Multimorbidität und Frailty-Syndrom (Gebrechlichkeit) zu den treibenden Faktoren.

> Wichtiger denn je als die bisher krankheitszentrierte Versorgung, die sich strukturell und auch im Einzelfall auf die möglichst perfekte Behandlung der jeweils einzelnen Krankheit fokussiert, ist deshalb eine patientenzentrierte Versorgung, die in der Gesamtschau aller Erkrankungen eines Patienten die bestmögliche Vorgehensweise identifiziert und anbietet.

Nicht nur, dass Medizin komplexer geworden ist, die Lebensumstände ohne auffangende Sozialstrukturen wie beispielsweise Familien führen dazu, dass die Betreuung solcher Patientinnen und Patienten in der Regel das Zusammenwirken mehrerer Berufsgruppen erfordert, die als Team eine Versorgungsleistung übernehmen. Nach wie vor nicht abschließend geklärt ist dabei die Frage, ob verlängertes Leben nur in den letzten Lebensjahren kostenaufwändig wird (Kompressionsthese) oder kontinuierlich zu höheren Versorgungsaufwänden führt (Medikalisierungsthese). Unbenommen davon ist jedoch davon auszugehen, dass mit dem längeren Leben mehr personelle Aufwände für die Versorgung dieser Patienten einhergehen werden.

Das **Krankheitsspektrum** ändert sich altersabhängig und ist ebenfalls eine Stellgröße für die Planung künftiger Versorgungsstrukturen. Allen voran sei hier die Zunahme von Demenzerkrankungen im Alter genannt, für die bislang weder die Versorgungsstrukturen noch die Gesundheitsberufe angemessen vorbereitet sind: Grund für die Bundesregierung, eine Nationale Demenzstrategie ins Leben zu rufen (www.nationale-demenzstrategie.de). Daneben steigt die Prävalenz von kardiovaskulären, onkologischen, Atemwegs- und psychischen Erkrankungen an, was Rückwirkungen auf die Anzahl und Qualifikation erforderlicher Gesundheitsfachberufe hat.

> Zur Sicherstellung sozialer Sicherungssysteme ist weltweit ein Trend zur Verlängerung der Lebensarbeitszeit zu verzeichnen mit steigenden Anforderungen insbesondere an die betriebliche Gesundheitsvorsorge (Avendado 2019).

Verändert hat sich zudem die regionale Verteilung der Bevölkerung, was unmittelbare Konsequenzen für das Angebot von Gesundheitsberufen nach sich zieht: Ungebrochen führt der **Urbanisierungstrend** dazu, dass ländliche Gebiete von einem erheblichen Bevölkerungsrückgang geprägt sind, wobei die verbleibende ältere Bevölkerung in den nächsten Jahren eine Morbiditätsverdichtung bedingt.

Während sich das Krankheitsspektrum in den letzten Jahrzehnten von Infektionshin zu chronischen Krankheiten und schließlich zur Multimorbidität entwickelt hat, ist auch der **Verbindung von Krankheit und sozialer Lage** besondere Aufmerksamkeit beizumessen. Einkommen und Wohlstand sind Determinanten für den Gesundheitszustand einer Bevölkerung, erkennbare Dysbalancen übersetzen sich in unterschiedliche Bedarfe, die idealerweise durch vorbeugende medizinische und soziale Maßnahmen, second best durch ein verbessertes medizinisches Angebot, antagonisiert werden sollten. Eine wesentliche Stellschraube für die Inanspruchnahme von Gesundheitsleistungen ist nicht zuletzt die Kompetenz, mit der Gesundheitsfragen für sich allein oder in sozialer Gemeinschaft wie beispielsweise der Familie bewältigt werden können. **Gesundheitskompetenz** ist einer der wesentlichen Faktoren nicht nur für die Vermeidung, sondern auch für die adäquate Behandlung von Krankheiten.

> Das Gesundheitsbildungsniveau in einem komplexer werdenden Gesundheitswesen zu heben, ist deshalb ein populationsbezogener Faktor, dessen Bedeutung erst in den letzten Jahren erkannt wurde.

Gleichsam der ehemaligen EU-Forderung „Health in all policies" kommt damit dem Bildungssektor im Allgemeinen und der Gesundheitsbildung im Besonderen eine weitergehende Rolle zu.

Zwar von Bedeutung, in ihrem Ausmaß allerdings noch nicht bestimmend, ist die in den letzten Jahren gestiegene Individualmobilität der Bevölkerung in Gesundheitsfragen. Die nach EU-Rechtsprechung erwartete europaweite Inanspruchnahme von Gesundheitsleistungen ist in dem damals erwarteten Maße noch nicht eingetreten. Nach wir vor werden Gesundheitsleistungen im kulturell bekannten und dort im wohnortnahen Umfeld abgefragt, wobei natürlich Entfernungssensibilitäten erkrankungstypisch differenziert ausgeprägt sind. Für spezialisierte und in geringer Frequenz erbrachte Leistungen sind Patienten bereit, längere Anfahrtswege in Kauf zu nehmen, im Unterschied zur Primärversorgung, die wohnortnah nachgefragt wird.

Wie in vergangenen Zeitaltern und Jahren stellen die Auswirkungen neu auftretender, unvorhergesehener Phänomene ein inhärentes Planungsproblem dar. Inwieweit die Auswirkungen des Klimawandels Verlagerungseffekte z.B. im Hinblick auf Krankheitsspektren und Versorgungsformen nach sich ziehen, bleibt Modellierungen und Vorhersagen überlassen. Gleiches gilt für die künftige Migration von Menschen aus anderen Ländern nach Europa und nach Deutschland. Beispielsweise hat die Migration des Jahres 2015 Bevölkerungsvorausberechnungen hinsichtlich der Entwicklung der Bevölkerungszahlen als auch der Alterszusammensetzung signifikant modifiziert.

3.2.2 Leistungserbringung

Auswirkungen auf das Profil und die Anforderungen an Gesundheitsfachberufe ergeben sich aus der ständig im Fortschritt begriffenen Leistungserbringung selbst. Während aufgrund der positiven wirtschaftlichen Entwicklung Deutschlands in den letzten Jahren die zuvor alles überragende Finanzierungsfrage in den Hintergrund getreten ist und sowohl Beitragssätze als auch der Anteil der Gesundheitsausgaben am Bruttoinlandsprodukt stabil gehalten werden konnten, lässt sich durch eine immer weitergehende Spezialisierung in Subentitäten und der Verteilung auf zu viele Standorte ein **Engpass an Gesundheitsleistungen** erkennen, die durch Versicherte nachgefragt werden. Mit dem technischen Fortschritt entstehen neue Berufsbilder, was beispielhaft an dem Weiterbildungsgang Innere Medizin verdeutlich werden soll. War noch Anfang der Neunzigerjahre der Internist Generalist für sein Fachgebiet, hat die fortschreitende Spezialisierung dazu geführt, dass das Fachgebiet derzeit in neun Schwerpunkte unterteilt wird. Mit dem Fortschritt in der Medizin einher geht eine ständige **Verlagerung früher distinkt stationärer Leistungen in die ambulante Versorgung**. War beispielsweise die Versorgung von Beatmungspatienten früher untrennbar mit der stationären Versorgung verbunden, findet diese zwischenzeitlich in Wohngemeinschaften und häuslichen Einrichtungen statt. Dem folgt allerdings keine Strukturanpassung wie sie beispielsweise in der Reduktion von Klinikstandorten erfolgen könnte, mit der Folge, dass an zu vielen Standorten die für einen Schichtbetrieb erforderliche personelle Ausstattung vorgehalten werden muss.

Ähnliches gilt für die ambulante Versorgung. Leistungen, die bislang und aus gutem Grunde einem ärztlichen Vorbehalt unterliegen, jetzt aber delegiert und in einzelnen Fällen auch durch andere Gesundheitsberufe substituiert werden können, verharren in der ärztlichen Leistungserbringung nicht zuletzt aus Abrechnungsgründen. Untrennbar damit verbunden sind deutsche Gesundheitssystemspezifika, die weitgehend ohne einen planerischen Ansatz für Gesundheitsstrukturen auskommen.

Als Folge des technischen Fortschritts mit seinen Auswirkungen auf die immer weitergehende Spezialisierung wird die zunehmende **Fragmentierung des Gesundheitssystems** in immer kleineren, unverbundenen Einheiten beklagt. Damit einher gehen Beschwerden bzw. Wahrnehmungen, wonach Qualitätsprobleme durch die fehlende Koordination von Leistungen entstehen, womit die Frage der Kontinuität der Versorgung berührt wird. Diese soll im deutschen Gesundheitssystem, zumindest ist dies gesetzlich so vorgesehen, durch die Hausärzte sichergestellt werden. Gleichwohl ist festzustellen, dass, nicht zuletzt bedingt durch den technischen Fortschritt und die Aufsplitterung der ärztlichen Profession in immer filigraner werdende Fachgruppen, die Zahl der Hausärzte im Schwinden begriffen ist.

Nicht nur zur Überwindung dieser Fragmentierung werden mit der Digitalisierung weitgehende Hoffnungen verbunden.

> *Digitalisierung dient dabei potenziell nicht nur dem gezielteren und schnelleren Austausch von Patienteninformationen (z.B. elektronische Patientenakte) sowie der gemeinsamen, räumlich getrennten Erörterung von Fallkonstellationen (z.B. Videosprechstunde, Telekonsil), macht also bestehende Versorgungsformen nicht nur effizienter, sondern führt zu eigenen innovativen Formen der Leistungserbringung, wie sie bisher noch nicht bekannt waren.*

Hierzu gehören neben Therapieunterstützung auch Behandlungsformen, die bei geeigneten Erkrankungsstadien z.B. psychischer Erkrankungen eine weitergehende Kontaktaufnahme mit dem Gesundheitssystem ggf. entbehrlich machen. Gleiches gilt für die Übernahme bislang durch Ärzte vorgenommener Analysen z.B. in der Bildgebung oder dem Labor, wo intelligente Systeme mit künstlicher Intelligenz Aufgaben zumindest insofern übernehmen können, dass sie Patientenanfragen vorsortieren und strukturieren. Zum gegenwärtigen Zeitpunkt wäre es noch zu früh, um hope und hype dieser Entwicklung adäquat differenzieren zu können. Zweifelsohne wird die Digitalisierung aber die Art und Weise der Leistungserbringung durch Gesundheitsberufe verändern, sehr wahrscheinlich diese aber nicht oder nur in Ausnahmefällen ersetzen. Inwieweit maschinelle Unterstützungssysteme wie z.B. Pflegeroboter eine geeignete Ressource darstellen können, um pflegerischen Aufwand zu reduzieren, bleibt abzuwarten.

3.2.3 Gesundheitsberufe

Nicht nur die derzeit oder künftig zu versorgende Bevölkerung und das Leistungsgeschehen verändern sich, sondern auch die Gesundheitsberufe selbst. Das Spektrum der Kompetenzen und Fähigkeiten ändert sich kontinuierlich entlang der sich verändernden Patientenpopulationen und Behandlungsmöglichkeiten. Wesentliches Merkmal der Entwicklung ist die in einem rasanten Tempo steigende Komplexität von Versorgung, die, wie in anderen gesellschaftlichen Bereichen auch, ein **höheres Bildungs- und Qualifikationsniveau der Beschäftigten** nach sich zieht. Wenn zwischenzeitlich über die Hälfte der Schulabgänger über ein Abitur verfügen, müssen auch die Gesundheitsberufe insofern Schritt halten, dass diesen Schulabgängern entsprechend qualifizierte Berufe mit Weiterentwicklungsoptionen angeboten werden. Erfolgt dies nicht, ziehen Schulabgänger attraktivere Berufsfelder außerhalb des Gesundheitswesens vor. Die starre Trennung in akademisierte und nicht-akademisierte Berufe hat zu einer im europäischen Vergleich verspäteten Entwicklung geführt, wonach für alle qualifizierten Tätigkeiten wie z.B. der Pflege akademische Komponenten zumindest als Karriereoption angeboten werden und dies nicht zuletzt auch, um diese Berufsbilder für kommende Generationen attraktiv(er) zu machen.

! Hinsichtlich der quantitativen Betrachtung der Gesundheitsberufe, wie sie zu Beginn des Kapitels angestellt wurde und die nach wie vor nach Auffassung der Bundesagentur für Arbeit von einem Fachkräftemangel geprägt ist, fällt auf, dass Ansätze einer bundesweiten, versorgungsorientierten Planung der Aus- und Weiterbildungskapazitäten der Gesundheitsberufe nicht erkennbar sind.

Während beispielsweise für die Pflegeberufe ein Planungsansatz grundsätzlich fehlt, werden Medizinstudienplätze mittels eines Staatsvertrages bundesweit begrenzt und auf die Bundesländer aufgeteilt. Die Ermittlung der Studienplatzzahl erfolgt wohl eher aus Kostengründen denn aus der planerischen Perspektive eines erwarteten Fachkräftebedarfs. Auch die sich anschließende Weiterbildung in Facharztentitäten ist ebenfalls nicht an dem Versorgungsbedarf der Bevölkerung orientiert, sondern folgt den Finanzierungsnotwendigkeiten der Kliniken, die traditionell Zentren der fachärztlichen Weiterbildung sind und Weiterbildungsstellen vorzugsweise in den Fächern anbieten, die im stationären Vergütungssystem ausgeglichene Bilanzen erlauben. Ergebnis dieses Systems ist unter anderem auch die problematische Vernachlässigung generalistischer Fächer wie beispielsweise der Hausarztmedizin, für die deshalb umfangreiche Förderprogramme aufgelegt wurden.

Auffällig ist berufsgruppenübergreifend der Trend zu **Teilzeittätigkeit und Vereinbarkeit von Familie und Beruf**, ein Trend, der offensichtlich nicht nur auf Frauen begrenzt ist und gleichermaßen von Männern geprägt wird. In einer zum dritten Mal durchgeführten Medizinstudierendenbefragung der Universität Trier gaben 2018 95% der Studierenden an, dass ihnen die Vereinbarkeit von Familie und Beruf wichtig bzw. sehr wichtig ist. 82% waren flexible und planbare Arbeitszeiten wichtig bzw. sehr wichtig. Im sog. postheroischen Zeitalter scheint der „rund-um-die-Uhr-Einsatz" als Rollenmodell ausgedient zu haben. Flankiert wird diese Entwicklung auch von der deutlich entspannteren Haltung zur Zusammenarbeit mit anderen Gesundheitsberufen und der vorzugsweisen Tätigkeit in Teamstrukturen (KBV 2019).

Hinsichtlich der Zufriedenheit der Gesundheitsberufe mit ihrer Tätigkeit liegen einige Untersuchungen vor (Dyrbye 2017). In einer aktuellen Untersuchung aus dem Jahr 2019 zu den **Arbeitsbedingungen** und dem **Gesundheitszustand** junger Ärzte und professionell Pflegender in deutschen Krankenhäusern wurden zeitliche und psychosoziale Belastungsfaktoren mit überwiegend erheblicher Ausprägung festgestellt. Diese Belastungsfaktoren waren mit einem erhöhten Burn-out-Risiko sowie einer subjektiv schlechteren Versorgungsqualität assoziiert. Junge Ärzte wünschten sich weniger Dokumentation und eine Reduktion der Arbeitsverdichtung, junge Pflegende erwarten eine leistungsgerechte Bezahlung und einen festgelegten Personalschlüssel (Raspe 2019).

Problematisch erscheint weiterhin die **regionale Fehlverteilung von Gesundheitsberufen**, ein Trend, der nicht nur auf den Gesundheitsbereich beschränkt ist, sondern ein gesamtgesellschaftliches Problem darstellt. Die Anziehungskraft von Städten und Ballungsräumen führt dazu, dass die Versorgung ländlicher Gebiete insbesondere durch Akademiker, die ihren Berufsanfang in der Regel in Großstädten gestartet haben, immer schwieriger wird. Der zu beobachtenden Fachgruppenfehlverteilung tritt so gesehen eine regionale Fehlverteilung hinzu, die, sofern sie denn erkannt wird, mit einem Methodenmix aus Planung, Anreizen und neuen Versorgungsmodellen zumindest antagonisiert werden sollte (siehe z.B. Ono 2014).

Die Orientierung hin zur Teamarbeit und zur Verteilung der Lasten hat international zur Diskussion um die erforderliche Arbeitsteilung im Gesundheitswesen geführt. Dem sogenannten Skill mix wird dabei eine hohe Bedeutung eingeräumt. Die Teammischung von Fertigkeiten und Kompetenzen trägt damit zu einer patientenzentrierten Versorgung bei, bei der Aufgaben (Tasks) qualifikations- und anforderungsentsprechend nicht mehr traditionellen Mustern der Arbeitsaufteilung folgen müssen.

> *Gesundheitsversorgung wird immer mehr zur Teamleistung unterschiedlicher Berufsgruppen, was im Übrigen auch den Erwartungen der jüngeren Generation entspricht, die zumindest in Befragungen wenig Neigung zum Einzelkämpfertum erkennen lässt. Versorgung im Team mit genügend Zeit, sich mit neuen Entwicklungen auseinandersetzen und sich diese aneignen zu können, sind Faktoren, wie sie sich bis hin in die Berufsausübung auswirken und nachgefragt werden.*

3.3 Zusammenfassung und ausgewählte Reformansätze

Zusammenfassend für diesen Abschnitt lässt sich festhalten, dass die Ressource Mensch im Gesundheitswesen eine der wesentlichen Stellschrauben für den Betrieb und die Reform eines Gesundheitssystems darstellt. Trends zur Erbringung von Leistungen im Team scheinen dabei nicht nur aus den Anforderungen einer modernen Medizin zu erwachsen, sondern entsprechen auch den Forderungen nachwachsender Generationen. So gesehen sind die Rahmenbedingungen bisheriger Berufsausübungen insoweit zu flexibilisieren, dass Teamarbeit als Standard festgelegt, reguliert und auch finanziert wird. Bislang ist dies insbesondere in der ambulanten Versorgung bis auf Ausnahmen noch nicht in dem Maße ausgeprägt, wie dies erforderlich wäre. Gleichzeitig erfordert die Betrachtung eine sektorenübergreifende Perspektiverweiterung dergestalt, dass in Anbetracht des demografischen Wandels zivilgesellschaftliche Potenziale zur Bewältigung erwartbarer Versorgungskonstellationen („Babyboom trifft Pillenknick") gehoben werden müssen. Es scheint ausgeschlossen, dass die Versorgung einer älter werdenden Bevölkerung ausschließlich mit professionellen Fachkräften gelingen kann und wird. Dabei sind technologische Neuerungen nutzbar zu machen, allen voran die Potenziale der Digitalisierung. Auch wenn bislang der Nachweis eines tatsächlichen Mehrwerts digitaler Anwendungen noch weitgehend aussteht, scheint begründete Hoffnung zu bestehen, dass mithilfe der Digitalisierung nicht nur bestehende Versorgungsformen effizienter, sondern auch gänzlich neue Versorgungsansätze geschaffen werden.

Verbesserung der Datenbasis

Jegliche Reformansätze setzen hinreichende Kenntnis über die Anzahl der im Gesundheitswesen Tätigen voraus. Zwar verfügt Deutschland im internationalen Vergleich über gute Datengrundlagen, doch allein schon die diskutierte Frage um die Zahl der Medizinstudienabgänger oder die Anzahl der in Ausbildung befindlichen Pflegekräfte zeigt, dass für die Gesundheitsberichterstattung Verbesserungspotenziale bestehen, in die gezielt investiert werden sollte.

Aus- und Weiterbildung

Die Beschreibung der drei Faktoren Bevölkerungsentwicklung, Leistungserbringung und Gesundheitsberufe zeigt, dass resiliente und flexible Teams unterschiedlicher Gesundheitsfachberufe erforderlich sein werden, um den Bedarfen einer diverser und älter werdenden Bevölkerung gerecht zu werden. Von wesentlicher Bedeutung werden deshalb integrierte Aus- und Weiterbildungssysteme der Gesundheitsberufe sein, wie sie grundsätzlich in den Empfehlungen des Wissenschaftsrates zu hochschulischen Qualifikationen für das Gesundheitswesen Niederschlag gefunden haben (Wissenschaftsrat 2012). Während durch das Pflegeberufegesetz und die 2019 als Entwurf vorliegende, überarbeitete Approbationsordnung innovative Ansätze der Wissens- und Fertigkeitsvermittlung Einzug in die jeweilige Profession halten, ist ein integrierter Ansatz des berufsgruppenübergreifenden Lernens nach wie vor nicht zu erkennen. Unbenommen der Etablierung der Wissenschaftlichkeit in bislang noch nicht akademisierten Gesundheitsberufen wie der Pflege erscheint zur Steigerung der Attraktivität dieser Berufe die Akademisierung als ein wesentlicher Baustein. Angesichts der zunehmenden Spezialisierung und damit Fragmentierung der Gesundheitsberufe-Landschaft kommt der Koordination der Versorgung und damit generalistischen Fächern wie der Allgemeinmedizin größer werdende Bedeutung zu. Entsprechende Förderprogramme in Medizin und Pflege sind deshalb weiterhin erforderlich.

Planung

Im internationalen Vergleich fällt auf, dass, nicht zuletzt auch durch den grundsätzlich föderalen Ansatz der Ausbildung von Gesundheitsberufen bedingt, für den Fachkräftebedarf im Gesundheitswesen keine bundesweiten Planungsansätze erkennbar sind (Ono 2013). Eine Fachkräfteplanung findet nur umschrieben im Bereich der vertragsärztlichen Versorgung statt. Schon die Zahl der ärztlichen Ausbildungsplätze an Universitäten folgt keinem eigentlichen Planungsansatz, sondern einem Staatsvertrag, der nach Erwägungen der Kostenaufteilung bundesweit ca. 12.000 Studienplätze, verteilt auf die einzelnen Bundesländer, vorsieht (Hochschulverband 2019). Eine Verkopplung dieser im Grunde arbiträren Zahl mit Planungsgrundsätzen oder Analysen erfolgt nicht. Ähnliches gilt für die Pflege, für die erst jüngst in einem Pflegeberufegesetz bundeseinheitliche Standards geschaffen wurden und das allerdings ebenfalls keinerlei Bezug zu Kapazitätsfragen nimmt. Auch bei der 2019 erfolgten grundlegenden Reform der Ausbildung von Psychotherapeuten wurden nur randständige Überlegungen zur erforderlichen Kapazität angestellt und diese Frage den Ländern überantwortet. Durchweg fällt also auf, dass eine Verbindung von Arbeitsmarktentwicklung und Ausbildungskapazitäten im Gesundheitssektor in Deutschland nicht existent ist. Ein Reformansatz besteht demnach in der Entwicklung einer integrierten Planungsstrategie, deren Grundvoraussetzung die Schaffung belastbarer Datengrundlagen ist. Die Limitationen von Planungsansätzen sollten dabei in Anbetracht langer Zeithorizonte (z.B. 11 Jahre von Studienbeginn bis Aufnahme der Tätigkeit als Facharzt) Berücksichtigung finden.

Delegation und Substitution im Team

Erstarrte, durch historische Entwicklungen geprägte Kompetenzzuweisungen sind in Anbetracht einer sich rasch verändernden Bevölkerung und des ungebrochen dynamischen technischen Fortschritts immer weniger geeignet, flexible und resiliente Teams aus unterschiedlichen Gesundheitsberufen in der Gesundheitsversorgung wirksam werden zu lassen. Diese wiederum werden erforderlich, da die Versorgungslast nicht mehr oder nur noch ungenügend auf einzelnen Schultern abgeladen werden kann. Beispiele wie das niederländische Buurtzorg-Modell zeigen, dass hierarchiefreiere bzw. -adaptierte Modelle zum Vorteil aller an der Versorgung Beteiligten traditionelle Formen der Berufsausübung ablösen können (Gray 2015). Diskussionen um Begrifflichkeiten scheinen dabei oft nur eine Stellvertreterfunktion für die Frage der Vergütung einzelner Professionen zu haben. Entsprechend liegt der Schlüssel zur Transformation der Leistungserbringung maßgeblich in der Anpassung von (bestehenden) Vergütungssystemen, die für die Erbringung und Abrechnung von Teamleistungen adaptiert werden müssen. Instrumente wie das Skills-Assessment können dabei Hinweise zum erforderlichen Skill mix geben (OECD Health Division team 2018).

Digitalisierung

Nahezu kein Bereich der Arbeit von Gesundheitsfachkräften bleibt unberührt von den Möglichkeiten der Digitalisierung. Neben therapieunterstützenden Funktionen wie diagnostische Zuarbeit durch intelligente Systeme ergeben sich zahlreiche neue Möglichkeiten der Kommunikation mit Patienten genauso wie zwischen Beschäftigten des Gesundheitssystems. Neue Therapieformen sind dabei heute schon erkennbar und versprechen deutlich größere Potenziale in der Zukunft. Um die Vorteile der Digitalisierung auch wirklich für Patienten nutzbar zu machen, müssen auch die im Gesundheitssystem Beschäftigten entsprechend kontinuierlich qualifiziert und vorbereitet werden, ein Faktor, der sich bislang noch nicht in entsprechenden Maßnahmen oder Programmen niederschlägt. Unbenommen dieser Entwicklung werden in einem komplexer werdenden Gesundheitssystem sogenannte Empathieberufe mit hoher kommunikativer Kompetenz weiterhin eine Schlüsselstellung in der Gesundheitsversorgung einnehmen.

Einbezug zivilgesellschaftlichen Engagements in die Gesundheitsversorgung

In Anbetracht der sich abzeichnenden demografischen Welle und dem Bedarf an Fachkräften zur Versorgung einer älter werdenden Bevölkerung kommt dem zivilgesellschaftlichen Engagement eine weitergehende Bedeutung zu. Die rein sektorale Betrachtung ambulant/stationär greift dabei zu kurz. Als innovativer Bereich hat sich auch in dieser Hinsicht die Palliativversorgung in den letzten Jahren entwickelt. Angefangen von einem anderen therapeutischen Selbstverständnis, nämlich des Erhalts der Lebensqualität und dies so lange wie möglich, der Zusammenarbeit von Gesundheitsberufen auf Augenhöhe, namentlich Pflege und Ärzte, zeichnet sich dieser Bereich durch ein hohes zivilgesellschaftliches Engagement aus wie es z.B. in der Hospizbewegung seinen Ausdruck findet. Leistungserbringung wird damit zu einem Hybridmodell, das die Aufgaben nicht nur und ausschließlich an bestehende organisierte Gesundheitseinrichtungen wie Krankenhäuser, Arztpraxen oder Pflege überträgt, sondern auch An- bzw. Zugehörige und die Zivilgesellschaft einbindet. Ansätze dieser Art lassen sich auch in der gemeindepsychiatrischen Versorgung erkennen und wären dem Grunde nach auch für die geriatrische Versorgung notwendig.

Literatur

Avendado M, Cylus J (2019) Working at older ages: why it's important, how it affects health, and the policy options to support health capacity for work. WHO Regional Office for Europe Kopenhagen

Bundesagentur für Arbeit (2019a) Beschäftigte nach Wirtschaftszweigen (WZ 2008) (Monatszahlen) Deutschland, Länder und Regionaldirektionen Stichtag: 30. September 2019. Nürnberg: BfA 27.12.2019. Online unter: https://statistik.arbeitsagentur.de/Statistikdaten/Detail/201909/iiia6/beschaeftigung-sozbe-monatsheft-wz/monatsheft-wz-d-0-201909-pdf.pdf (abgerufen am 24.01.2020)

Bundesagentur für Arbeit (2019b) Top 5 Berufe mit dem geringsten Arbeitslosen-Stellen Verhältnis. Online unter: https://statistik.arbeitsagentur.de/Navigation/Statistik/Statistische-Analysen/Analyse-in-Grafiken/TOP-Grafiken/TOP-Grafiken-Nav.html (abgerufen am 24.01.2020)

Destatis (2019) Statistisches Jahrbuch 2019. Online unter: https://www.destatis.de/DE/Themen/Querschnitt/Jahrbuch/statistisches-jahrbuch-2019-dl.pdf?__blob=publicationFile (abgerufen am 11.03.2020)

Dyrbye LN, Shanafelt TD, Sinsky CA, Cipriano PF, Bhatt J, Ommaya A, West CP, Meyers D (2017) Burnout among health care professionals: A call to explore and address this underrecognized threat to safe, high-quality care. NAM Perspectives. Discussion Paper. National Academy of Medicine Washington DC

Gray B, Sarnak D, Burgers J (2015) Home Care by Self-Governing Nursing Teams: The Netherlands' Buurtzorg Model. Commonwealth Fund pub. 1818, Vol. 14

Hochschulverband (2019) Gesetz zu dem Staatsvertrag über die Hochschulzulassung und zur Änderung des Hochschulzulassungsgesetzes. Online unter: https://www.hochschulverband.de/fileadmin/redaktion/download/pdf/landesverband/BWUE/Hochschulzulassungsgesetzes.pdf (abgerufen am 01.04.2020)

Kassenärztliche Bundesvereinigung (2019) Berufsmonitoring Medizinstudierende 2018. Online unter: https://www.kbv.de/media/sp/Berufsmonitoring_Medizinstudierende_2018.pdf (abgerufen am 01.04.2020)

Kroezen M, Van Hoegaerden M, Batenburg R (2018) The Joint Action on Health Workforce Planning and Forecasting: Results of a European programme to improve health workforce policies. Health Policy 122(2):87–93

Lipstein SH, Kellermann AL, Berkowitz B, Phillips R, Sklar D, Steele GD, Thibault GE (2016) Workforce for 21st Century Health and Health Care. Vital Directions for Health and Health Care Series. Discussion Paper, National Academy of Medicine Washington DC. Online unter: https://nam.edu/wp-content/uploads/2016/09/Workforce-for-21st-Century-Health-and-Health-Care.pdf (abgerufen am 28.02.2020)

OECD Health Division team (2018) Feasibility study on health workforce skills assessment. Supporting health workers achieve patient centred care 2018. Paris. Online unter: http://www.oecd.org/health/health-systems/Feasibility-Study-On-Health-Workforce-Skills-Assessment-Feb2018.pdf (abgerufen am 01.04.2020)

Ono T, Lafortune G, Schoenstein M (2013) Health Workforce Planning in OECD countries: A review of 26 Projection Models from 18 countries. OECD Health Working Papers, No. 62

Ono T, Schoenstein M, Buchan J (2014) Geographic imbalances in doctor supply and policy responsens. OECD Paris. Health Working Papers No. 69

Raspe M, Koch P, Zilezinski M, et al. (2020) Arbeitsbedingungen und Gesundheitszustand junger Ärzte und professionell Pflegender in deutschen Krankenhäusern. Bundesgesundheitsblatt 63(1):113–121

Schoenstein M, Ono T, LaFortune G (2016) Skills use and skills mismatch in the health sector: What do we know and what can be done? In: LaFortune G, Moreira L Health Workforce policies in OECD countries: Right Jobs, right skills, right places. Paris OECD, 163–183

Wissenschaftsrat (2012) Empfehlungen zu hochschulischen Qualifikationen für das Gesundheitswesen. Berlin. Drs. 2411–12

World Health Organization (2015) Global strategy on human resources for health: workforce 2030. Online unter: https://www.who.int/hrh/resources/global_strategy_workforce2030_14_print.pdf?ua=1 (abgerufen am 01.04.2020)

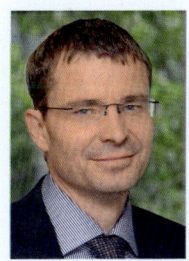

Dr. med. Bernhard Gibis, MPH

Leiter des Geschäftsbereiches Sicherstellung und Versorgungsstruktur im Dezernat Versorgungsmanagement der KBV. Nach dem Abschluss der Facharztweiterbildung Gynäkologie und Geburtshilfe MPH-Abschluss in Hannover. Mitarbeiter der KBV seit 1998, mehrjährige Auslandsaufenthalte zu Themen der evidenzbasierten Medizin (insb. HTA) und Versorgungsplanung als Mitarbeiter internationaler Forschungseinrichtungen, zuletzt 2007/2008 für die WHO, Regionalbüro Europa (Leitung Health Information Unit). Mitglied einschlägiger Fachgesellschaften, Reviewtätigkeit für nationale und internationale Zeitschriften, Sachverständigentätigkeit u.a. für WHO und EU-Kommission. Schwerpunktthemen sind kooperative Versorgungsformen, Bedarfsplanungssysteme und Versorgungssteuerung.

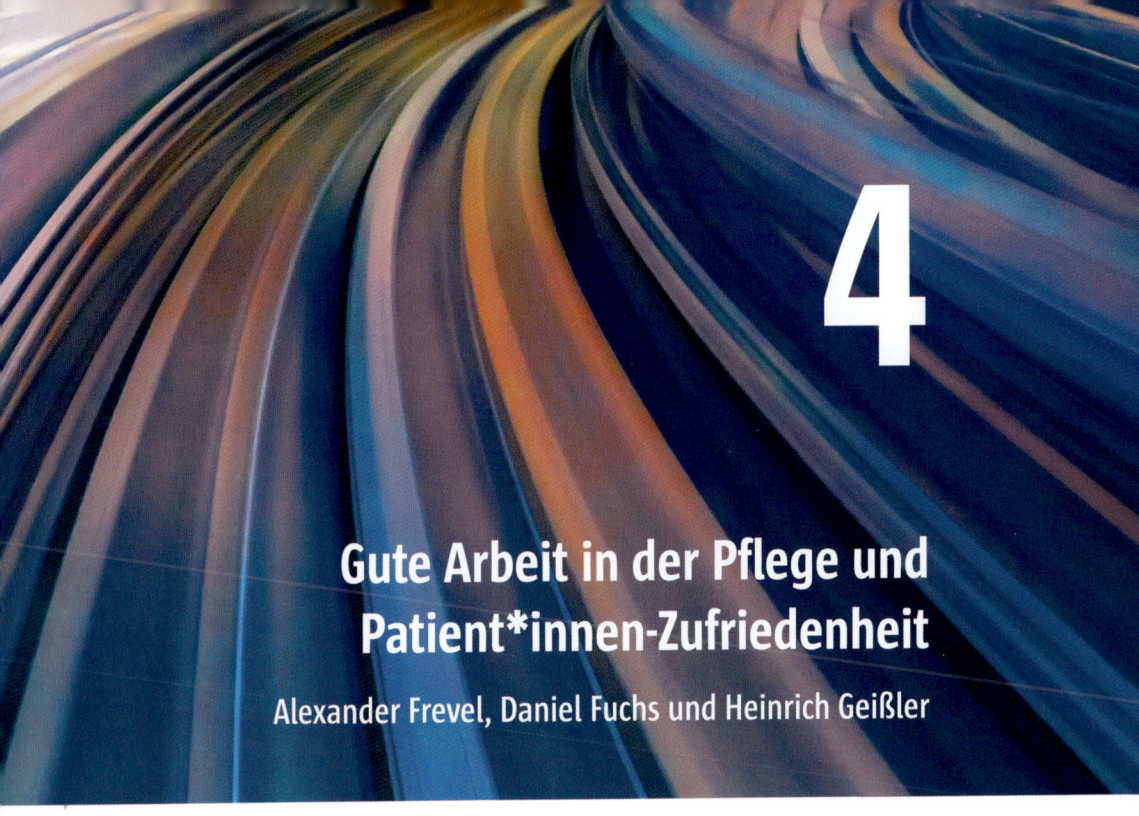

4

Gute Arbeit in der Pflege und Patient*innen-Zufriedenheit

Alexander Frevel, Daniel Fuchs und Heinrich Geißler

Für Pflegekräfte ist es plausibel, dass gute Arbeitsbedingungen dazu führen, dass Pflegearbeit gut bewältigt werden kann. Und für sie ist es einleuchtend, dass gute Pflege einen positiven Effekt auf die Zufriedenheit von Patientinnen und Patienten hat. – Überraschend ist, dass dies in Deutschland wissenschaftlich noch nicht hinreichend belegt ist. Deshalb wird dieser Zusammenhang in dem dreijährigen Forschungsprojekt HALTgeben[1] in einer Längsschnittstudie mit partizipativen Interventionen untersucht.

4.1   Demografischer Wandel und wachsender Pflegebedarf

Der demografische Wandel betrifft Pflegekräfte und Patient*innen. Innerhalb der nächsten 20 Jahre sinkt im mittleren Szenario die Erwerbsbevölkerung der 20- bis 66-Jährigen von 51,8 auf 45,8 Millionen; gleichzeitig steigt der Anteil über 66-Jähriger von 16,2 auf 21,4 Millionen Menschen (Destatis 2019). Einer wachsenden Zahl von gesundheitlich gefährdeten Älteren werden immer weniger Erwerbspersonen – auch in den Gesundheitsberufen – gegenüberstehen.

Der „Pflegenotstand" ist ein politisches und mediales Dauerthema. Innerhalb einer guten Woche lauteten die Artikel im Ärzteblatt unter anderem: Neue Erhebung: Krankenhäusern fehlen mehr als 50.000 Pflegekräfte (12.12.19), Baden-Württemberg: Pfle-

---

1 Das Projekt „Hohe Patient*innen-Zufriedenheit durch alter(n)s- und lebensphasengerechte Arbeitsgestaltung und Berufsverlaufsmodelle in der Pflege – HALTgeben" wird mit Mitteln des Innovationsausschusses beim Gemeinsamen Bundesausschuss unter dem Förderkennzeichen 01VSF18006 in der Laufzeit vom 01.02.2019 bis 31.01.2022 gefördert.

gemangel hat existenzbedrohendes Ausmaß angenommen (12.12.19), Ausländische Fachkräfte sollen umworben werden (17.12.19). Auch weitere Medien greifen das Thema auf, zum Beispiel „Die Patientengesundheit wird zunehmend gefährdet. Vier von fünf Krankenhäusern können offene Stellen für Pflegepersonal nicht besetzen" (Tagesspiegel am 27.12.2019). Die aktuelle Corona-Pandemie könnte bei längerer Dauer zu einer Verschärfung der Situation führen.

4.2 Ausgangslage: Arbeit in der Pflege ist verbesserungsbedürftig

Die generellen Rahmenbedingungen in der Versorgung sind seit Langem ebenso bekannt wie die quantitativen und qualitativen Personalbedarfe. Sie lassen sich – hier fokussiert auf die Bedingungen in der Pflege als zentralem Forschungsgegenstand von HALTgeben – in knappen Stichworten beleuchten.

- Der **zunehmende Bedarf an Pflegekräften** ist in Deutschland schwierig zu decken. In den kommenden Jahren werden deutlich mehr Fachkräfte in den Ruhestand gehen als neue ausgebildet werden. Die Ausbildungskapazitäten reichen nicht zur bedarfsdeckenden Nachwuchssicherung. Die Dauer der Wiederbesetzung offener Stellen hat sich in den letzten Jahren auf mehr als ein halbes Jahr verdoppelt. Die Verweildauer im Beruf ist nicht ausreichend, um die Bedarfslücke zu schließen.
- Der 5. Pflege-Qualitätsbericht attestiert, dass sich **unzureichende Arbeitsbedingungen** zulasten der Patient*innen auswirken. Forschungsergebnisse belegen, dass neben der notwendigen Personalaufstockung qualitative Verbesserungen in der Pflegearbeit dringend erforderlich sind (MDS 2017). Viele Studien verweisen auf bedingungsbezogene Stressoren wie Termindruck, große Arbeitsmenge, einschränkende formal-rechtliche Rahmenbedingungen, ungünstige Arbeitszeiten und hohe AU-Quoten. Der Zusammenhang zwischen der Arbeitsfähigkeit von Pflegekräften mit beruflichen Stressbelastungen, Symptomen von Burn-out, Gratifikationskrisen und dem Wunsch nach vorzeitigem Berufsausstieg ist seit langem bekannt. Nachgewiesen ist, dass die Arbeitsfähigkeit im höheren Alter abnimmt.
- Gestaltungslösungen zu alterskritischen Aspekten orientieren insbesondere auf Berufe mit begrenzter Tätigkeitsdauer und favorisieren dabei Berufswechsel/-umstiege. Einen aktiven Bezug zur **förderlichen Arbeitsgestaltung** (Verhinderung/Minderung von organisationsbedingten Stressoren, Förderung organisatorischer Ressourcen) weisen die Studien nur rudimentär aus. Die betrieblichen Handlungsfelder Arbeitsbedingungen, Arbeitsorganisation, wertschätzende Führung, Personalentwicklung und Arbeits- und Gesundheitsschutz werden selten konzeptionell integriert. Die Studie „Alter(n)sgerechtes Arbeiten im Krankenhaus" des Deutschen Krankenhausinstituts (DKI 2013) betont die Notwendigkeit zur Förderung der beruflichen Weiterentwicklung, z.B. durch Einsatz in anderen, weniger belastenden Bereichen, spezielle Entlastungsmaßnahmen für Ältere sowie Entwicklung neuer Beratungsangebote.
- Bisherige Forschungsansätze zur Verbesserung der Versorgung postulieren die erforderliche Veränderungen der Arbeitsbedingungen in der Pflege, orientieren sich jedoch eher an strukturellen Kennziffern und medizinischen Bedarfslagen. Die Entwicklung hin zu einer engeren Verzahnung von ambulanten und stationären Bereichen wird eine noch stärkere Orientierung auf die Qualität der Pflege erfordern.

Bekannt ist, dass die Fehlzeiten aufgrund psychischer Belastungen steigen: „Am stärksten von überdurchschnittlichen Fehlzeiten sind v. a. solche Tätigkeitsfelder betroffen, die aufgrund eines hohen Anteils zwischenmenschlicher Interaktion auch besonders hohen psychosozialen Belastungen ausgesetzt sind. Beispielhaft stehen hierfür die Bereiche Gesundheit, Pflege und Soziales (…)" (BKK 2019).

Aus personalwirtschaftlicher Sicht (Born 2019) wird konstatiert: *„Die Einführung betriebswirtschaftlicher Elemente in den Krankenhäusern hat bei vielen Mitarbeitern zu einer Sinnkrise geführt."* Der – auch selbstbezogene – Appell lautet: *„Wir müssen endlich die Sorgen und Nöte unserer Mitarbeiter ernst nehmen. Wir müssen ihnen Lösungen anbieten und dürfen ihre Klagen oder ihr Belastungsempfinden nicht länger ignorieren."* Und: *„Wir müssen Entlastungsmöglichkeiten im System schaffen, damit der Austritt nicht mehr die einzige Form der Belastungssteuerung ist."* Besonders gefordert ist eine gesundheitsförderliche Führung: *„Wer den Druck von seiner Führungskraft durchgereicht bekommt, ohne von ihr Unterstützung zu erfahren, bleibt am nächsten Tag zu Hause."* Dann folgen sog. Krankenrückkehrgespräche. *„Dort wird ihnen Verantwortungslosigkeit den Kollegen und dem Haus gegenüber sowie mangelnde Motivation vorgeworfen. Was dann passiert, nennen wir Personaler Gratifikationskrise!"*

4.3 HALTgeben – forschende Beratung zur Verbesserung der Pflegebedingungen und der Patient*innenzufriedenheit[2]

Gute Versorgung benötigt arbeitsfähige Versorgende. Dies erfordert eine gestaltende Verknüpfung von Arbeitsfähigkeit[3], alter(n)sgerechter Arbeit und an Lebensphasen orientierten Berufsverläufen. Das reicht von einer qualifizierenden Ausbildung und einem gelingenden Berufseinstieg über förderliche Umstiege und angemessene Verweilmöglichkeiten bis hin zu systematisch angelegten und individuell akzeptablen Entlastungmöglichkeiten bei alterskritischen Tätigkeiten.

Die Qualität der interaktiven Dienstleistung Pflege ist – neben individuellen Aspekten wie u. a. Gesundheitszustand, Kompetenz, Motivation der Pflegenden – wesentlich abhängig von den Arbeitsbedingungen, v.a. Personalmenge, Arbeitsabläufe, Arbeitszeit und Arbeitsmittel, und dem (physischen, psychischen, kognitiven, sozialen) Befinden der Patient*innen. Diese haben in Wechselwirkung Einfluss auf die individuellen Möglichkeiten zur Bewältigung der Arbeitsanforderungen.

4.3.1 Projektziele

*Ziel der Studie HALTgeben ist die Überprüfung der Hypothese, dass gute Arbeitsbedingungen[4] zu einer stabilen/gestärkten Arbeitsfähigkeit führen und dass die Zufriedenheit von Patient*innen durch die Qualität der pflegerischen Betreuung beeinflusst wird.*

---

2 Das Projekt beschäftigt sich hauptsächlich mit der stationären Krankenpflege. Zur besseren Lesbarkeit wird auf die gesonderte Benennung von Bewohner*innen in der stationären Altenpflege verzichtet.

3 Arbeits(bewältigungs)fähigkeit (Work Ability) beschreibt das Potenzial eines Menschen, eine Anforderung zu einem gegebenen Zeitpunkt zu bewältigen. Dabei müssen die individuellen funktionellen Kapazitäten ins Verhältnis zu den Arbeitsanforderungen gesetzt werden (Ilmarinen 2006; Tempel u. Ilmarinen 2013; siehe ausführlicher Kapitel 4.4.1).

4 Die Mindestanforderungen an menschengerechte Arbeit sind arbeitswissenschaftlich definiert. Die Arbeit soll ausführbar (schädigungsfrei), erträglich (nicht beeinträchtigend), zumutbar und persönlichkeitsförderlich sein.

Hinweise dazu lieferte schon der Picker Report 2013 „Zentrale Faktoren der Patienten- und Mitarbeiterzufriedenheit". Die Ergebnisse lauten knapp zusammengefasst: *„Für die Zufriedenheit der Patienten ist das Verhältnis zu den betreuenden Pflegekräften und Ärzten maßgeblich. Kommunikation, Empathie, Respekt und Information sind für sie um ein Vielfaches wichtiger als das Essen oder die Zimmeratmosphäre."* – *„Für die Pflegekräfte stehen die Führungs- und Unternehmenskultur, Arbeitsbelastung sowie die Bedingungen der Patientenversorgung im Vordergrund."* Aber gerade bezüglich der Bedingungen für die Patient*innen-Versorgung sehen *„46% der Pflegekräfte und 39% der Ärzte Handlungsbedarf. Von beiden Gruppen wird insbesondere die verfügbare Zeit für die Kommunikation und Interaktion mit Patienten und Angehörigen und eine an den Patientenbedürfnissen ausgerichtete Versorgung sehr kritisch beurteilt, hier berichten zwischen 50% und 65% des Personals über deutliche Probleme."* (Picker 2013)

Das angestrebte Ergebnis einer längerfristigen Beschäftigung des vorhandenen qualifizierten Personals enthält damit auch das Angebot einer längerfristigen Beschäftigungsperspektive für künftige Pflegekräfte und ist für die Einrichtungen ein wichtiges arbeitsmarktorientiertes Argument.

Die Durchführung der Interventions- und Evaluationsstudie HALTgeben erfolgt mit Pflegekräften in zehn Krankenhäusern der Klinikum Region Hannover GmbH (KRH) sowie im Evangelischen Altenzentrum Bruchsal (EAZ). Die Anzahl der einbezogenen Pflegekräfte beträgt insgesamt gut 3.000 Personen. Die Konsortialführung liegt bei dem Forschungsinstitut Arbeit und Zukunft e.V., Hamburg. Der Konsortialpartner Universität Ulm, Institut für Geschichte, Theorie und Ethik der Medizin, Bereich Medizinsoziologie, ist für die unabhängige wissenschaftliche Analyse von Interventionseffekten zuständig. Weiterer Kooperationspartner ist der BKK Dachverband e.V.

Für die Untersuchung ist ein umfangreiches Vorhaben zur Analyse, Intervention und Evaluation geplant. In einzelnen zufällig ausgewählten (cluster-randomisierten) Stationen der beteiligten Kliniken bzw. Wohngruppen im Altenzentrum sollen Maßnahmen zur Verbesserung der Arbeitsbedingungen durchgeführt werden. Mit den Interventionen wird insbesondere erprobt, wie und in welchem Ausmaß physische, kognitive, psychische, emotionale und soziale Belastungen verringert und kollektive (verhältnisbezogene) sowie individuelle (verhaltensbezogene) Ressourcen und damit die Arbeitsbewältigungsfähigkeit des Pflegepersonals gestärkt werden können. Dafür sollen in partizipativen Prozessen geeignete Maßnahmen zur Förderung der Arbeitsfähigkeit und zur alters- und alternsgerechten Arbeit erkundet und in den Einrichtungen realisiert werden. Die Effekte von Veränderungen sollen bezogen auf die Arbeitsfähigkeit des Pflegepersonals und die Zufriedenheit der Patient*innen mit Gruppen ohne Interventionen verglichen werden.[5] Untersucht wird, welche Maßnahmen besonders positive Effekte für beruflich Pflegende und die zu Pflegenden erzielen. Diese werden als Hinweise für „Gute Pflege" transferfähig aufbereitet.

---

5 Aus ethischen Gründen wird den Vergleichsgruppen – zur Vermeidung von Verzerrungen allerdings erst nach Abschluss der Erhebung t2 – etwa ein halbes Jahr vor Projektende im Januar 2022 die Möglichkeit gegeben, an den – erwartet positiven – Ergebnissen und Erkenntnissen zu partizipieren, indem im Erfolgsfall auch dort Interventionen angestoßen und begleitet werden.

4.3.2 Forschungsleitende Fragestellungen und Arbeitshypothesen

Bisher wurde ein möglicher Zusammenhang zwischen einer Reduzierung von Belastungen bzw. Förderung der Arbeitsfähigkeit in der Pflege und den Auswirkungen auf die Patient*innen-Zufriedenheit nicht im Rahmen einer Längsschnittstudie untersucht.

Aus Sicht des Projekts HALTgeben können mit dem systemischen Ansatz alter(n)s- und lebensphasengerechter Arbeitsgestaltung und praxistauglicher Berufsverlaufsvarianten Arbeitsfähigkeiten gestärkt und Erwerbsverläufe in der Pflege präventiv entwickelt werden. Förderliche Faktoren für eine solche Präventionsstrategie sind u.a.: Unterstützungen beim beruflichen Einstieg, frühzeitige bedarfsgerechte Entlastungen, eine lebensphasenbezogene Förderung von Gesundheit, Kompetenz und Vereinbarkeit von Lebensbereichen sowie Entwicklungs-, Umstiegs- und Entlastungskonzepte. Die Einbeziehung aller Gestaltungsbereiche der Arbeitsfähigkeit erweitert personalpolitische Handlungsmöglichkeiten.

Dazu fokussiert HALTgeben auf die Entwicklung, praktische Erprobung und transferfähige Zusammenstellung von kollektiven Maßnahmen zu

- alter(n)s- und lebensphasengerechter Arbeitsgestaltung und diesbezüglichen Organisations-/Personalentwicklungskonzepten,
- unternehmensbezogenen und -übergreifenden Beschäftigungs- und Entlastungsmöglichkeiten von Pflegekräften – auch in anderen pflegenahen Arbeitsfeldern.

Da die Studie mit zwei konkreten Kooperationspartnern durchgeführt wird, in deren Einrichtungen Maßnahmen für eine spätere versorgungspraktische Anwendung erprobt werden, werden in den beiden folgenden Teilkapiteln die Interessen und Erwartungen aus Sicht der beteiligten Unternehmen beschrieben.

4.3.3 Klinikum Region Hannover – auf dem Weg zum demografiefesten Krankenhaus

Angesichts des demografischen Wandels ist grundsätzlich die Notwendigkeit gestiegen, die Gesundheit und Motivation der Beschäftigten über alle beruflichen Phasen bis hin zur Rente zu sichern. Im Rahmen des Projektes ist der Fokus auf Pflege(fach)kräfte gerichtet, die besonderen Belastungen ausgesetzt sind. Dem älter und weniger werdenden Pflegepersonal stehen steigende Zahlen von Patientinnen und Patienten gegenüber. Schicht-, Wochenend- und Nachtdienste sowie Mehrarbeit und Überstunden sind als Belastungsparameter prägend.

Mit der Projektteilnahme bietet sich die Möglichkeit, im partizipativen Verfahren mit den Pflegenden gemeinsam an den Arbeitsbedingungen zu arbeiten. Es werden Maßnahmen zur Stärkung der Arbeitsbewältigungsfähigkeit erarbeitet und gleichzeitig die alter(n)s- und lebensphasengerechte Arbeitsgestaltung demografieorientiert angepasst und verankert. Da parallel die Patientinnen und Patienten einbezogen werden, erhält die KRH qualifizierte Aussagen zur Pflegequalität, um bei Bedarf auf Basis der Ergebnisse entsprechende Anpassungen vorzunehmen.

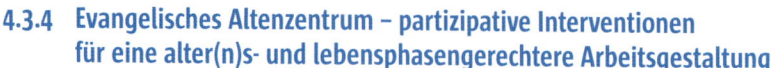

4.3.4 Evangelisches Altenzentrum – partizipative Interventionen für eine alter(n)s- und lebensphasengerechtere Arbeitsgestaltung

Seit über 40 Jahren verantwortet der Diakonieverein Bruchsal e.V. als Träger des Evangelischen Altenzentrums (EAZ) und der Diakoniestation Bruchsal mit ihrer organisierten Nachbarschaftshilfe, dass pflegebedürftige Bürgerinnen und Bürger und ihre Angehörigen eine gute Pflege und Begleitung erhalten.

Personenbezogene Dienstleistungen in der Langzeit-/Altenpflege haben sich in den letzten 15 Jahren massiv verändert, ohne dass die Arbeitsbedingungen durch den Gesetzgeber eine ähnlich umfangreiche Anpassung erfahren haben. Ein starker Anstieg an Multimorbidität der Bewohner bzw. Patienten und ein immer späterer Einzug in die stationäre Einrichtung sowie der damit einhergehende hohe Pflege- bzw. Betreuungsbedarf sind Alltag. Die zunehmende Arbeitsverdichtung erfordert fachliche Kompetenz, physische und psychische Stabilität bei Fachkräften, Pflegehelfern und Betreuungskräften.

Das Forschungsprojekt ermöglicht es den Pflegekräften, durch partizipative Interventionen eine alter(n)s- und lebensphasengerechtere Arbeitsgestaltung zu entwickeln. Hier liegt ein Schlüssel zur Verbesserung der Arbeitssituation in der Pflege, um zur Zufriedenheit von Bewohnern und Patienten beizutragen und Mitarbeiterinnen und Mitarbeiter für die beruflichen Herausforderungen zu motivieren und zu stärken.

4.4 Interventionen zur Förderung der Arbeitsfähigkeit und Entwicklung von Berufsverlaufsmodellen

4.4.1 Das Konzept der Arbeitsfähigkeit

Das Projekt orientiert sich paradigmatisch am Konzept der Arbeitsfähigkeit (Work Ability) nach Juhani Ilmarinen. Sinngemäß lässt sich Arbeitsfähigkeit als Waage darstellen (s. Abb. 1).

Befinden sich Arbeit und Person in einem ausgewogenen Passungsverhältnis (dynamische Balance), so liegt eine gute Arbeitsbewältigungsfähigkeit vor. Geraten Arbeit und Person aufgrund von Veränderungen einer oder beider Größe(n) in ein Ungleichgewicht, entsteht eine kritischere Arbeitsfähigkeit mit einem erhöhten Risiko von krankheitsbedingtem Ausfall bis hin zu Erwerbsunfähigkeit sowie einer abnehmenden Produktivität. Beide Größen, die individuelle Kapazität und die Arbeitsanforderungen, verändern sich im Zeitlauf: der Mensch im Prozess des Älterwerdens mit Zuwächsen in den Kompetenzen, aber nachlassenden körperlichen Kapazitäten, die Arbeit durch technische Entwicklungen, organisatorische Veränderungen, Markt- und Kundenanforderungen usw.

Das „Haus der Arbeitsfähigkeit" (s. Abb. 2) veranschaulicht die wechselseitigen Bezüge individueller, betrieblicher und gesellschaftlicher Aspekte. Es ist dann solide, wenn sich die verschiedenen Bedingungsgrößen in stabiler Beziehung befinden.

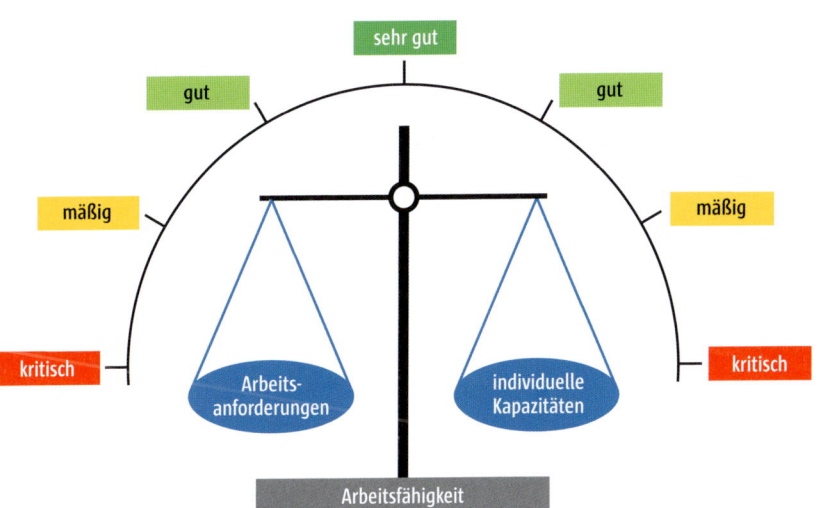

Abb. 1 Visualisierung der Balance der Arbeitsbewältigungsfähigkeit (modifiziert nach Tempel u. Ilmarinen 2013)

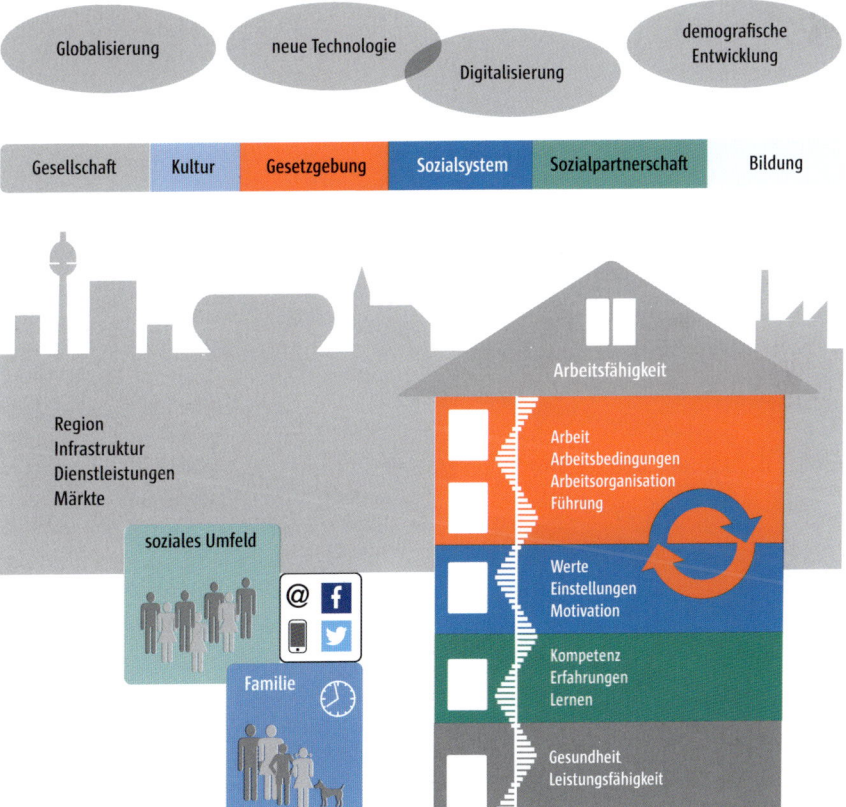

Abb. 2 Haus der Arbeitsfähigkeit (© Juhani Ilmarinen 2016)

Die drei unteren Etagen des Hauses beschreiben die individuellen Möglichkeiten und Ressourcen zur Arbeitsbewältigung; sie enthalten zugleich auch Hinweise auf betriebliche Verhältnisse und förderliche Bedingungen:

- Gesundheit und Leistungsfähigkeit (funktionale, d.h. physische, psychische, mentale und soziale Kapazitäten; Gesundheitsförderung)
- Kompetenz (Fähigkeiten, Fertigkeiten und Erfahrungswissen); Personalentwicklung
- Werte, Einstellungen (Haltung) und Motivation

Das 4. Stockwerk umfasst die Arbeit in engerem Sinne (Arbeitsinhalt, Arbeitsmenge, Arbeitszeit, Umgebungsbedingungen) und Führung. Das Treppenhaus zeigt, dass alle Etagen des Hauses in Wechselbeziehung miteinander stehen. Zudem werden die Familie und das persönliche Umfeld als Einflussfaktoren auf die Arbeitsbewältigungsfähigkeit berücksichtigt. Die Bedingungen im regionalen Umfeld sowie gesellschaftliche Strukturen und Regeln haben einen mittelbaren Einfluss auf die Arbeitsfähigkeit.

Die Ausprägung der Arbeitsfähigkeit kann mit dem Work Ability Index (Tuomi et al. 2001) oder mit dem Personen-Radar (WAI 2.0) (Frevel et al. 2017) gemessen werden.

4.4.2 Das Konzept alters- und alternsgerechter Erwerbsverläufe

Für die Pflegekräfte gilt es, eine stabile Arbeitsbewältigungsfähigkeit über den gesamten Zeitraum der Erwerbstätigkeit zu erhalten. Dafür sind die Arbeitsbedingungen alters-/alterns- und geschlechtergerecht sowie lebensphasenorientiert zu gestalten, sodass die Personen ihren Beruf möglichst lange ausüben **können** (Gesundheit, Kompetenz), **wollen** (Motivation; Haltung, Einstellung) und **dürfen** (Arbeitsbedingungen i. w. S., Vereinbarkeit Beruf – Privates).

Zur Analyse kommt der in etlichen Branchen erprobte Beratungsansatz „Alter(n)sgerechte Berufsverläufe" (Frevel u. Geißler 2016) zum Einsatz. Mit diesem Instrument werden für verschiedene Phasen des Erwerbslebens – Einstieg, Umstieg, Entwicklung/ Aufstieg, Verweilen, Ausstieg – die vorhandenen und die aus Sicht der Beschäftigten erforderlichen Unterstützungs- und Fördermöglichkeiten erkundet.

4.4.3 Ablauf und Inhalte von Interventionen

Nach der **Zufallsauswahl von Interventions- und Vergleichsgruppen** werden Analysen zu organisatorischen Strukturen und Rahmenbedingungen der beteiligten Stationen/Kliniken bzw. Wohnbereiche durchgeführt. Dies geschieht durch

- eine Sekundäranalyse vorhandener Daten (z.B. Altersstruktur, Betriebszugehörigkeit, Gesundheitsquote, Fluktuation, Tätigkeitsbeschreibungen, Gefährdungsbeurteilungen, Arbeitszeit/Schichtsystem, betriebliche Regelwerke wie z.B. Organisationshandbuch u.a.m.)
- leitfadengestützte Einzel- und Gruppengespräche mit internen Fach- und Führungspersonen zur Erfassung der Arbeitsbedingungen (Aufbau-, Ablauf- und Schnittstellenorganisation, Führungsverständnis, Belastungen, organisatorische Ressourcen etc.). Dabei wird auch erfragt, welche Fördermaßnahmen

in den letzten Jahren umgesetzt bzw. erprobt wurden: Was hat gut funktioniert? Was hat nicht funktioniert? Warum? Was hat bisher gefehlt? Erfolgte eine Evaluation der Maßnahmen bzw. der installierten Strukturen?

In den Interventionsgruppen werden die Arbeitsbedingungen unter den Aspekten von Arbeitsfähigkeit und Berufsverläufen qualitativ analysiert. Im partizipativen Erkundungsprozess sind die Beschäftigten die wichtigsten Experten und Expertinnen im Betrieb – für sich selbst und für ihre Arbeit. Deshalb sind sie aktiv in den Erhebungs- und Gestaltungsprozess eingebunden.

Die **leitfadengestützten Gespräche** mit Pflegekräften verschiedener Altersgruppen (<35, 35–50, >50 Jahre) thematisieren

- alle Stockwerke im Haus der Arbeitsfähigkeit im Hinblick auf existente bzw. erwünschte Fördermöglichkeiten. Leitfragen hierzu sind:
  - Was ist körperlich, mental, emotional, sozial anstrengend?
  - Was sind die besonders guten Seiten dieser Arbeitstätigkeit?
- Aspekte von Berufsverläufen und Angeboten/Bedarfen für lebensphasen-/lebenssituationsbezogene Unterstützung. Leitfragen sind:
  - Wie läuft der Prozess des Einstiegs in den Beruf/in die Tätigkeit?
  - Wie viel Ausbildung/Übung/Erfahrung braucht man für die Erfüllung der Aufgaben/bis zur Routine?
  - Welche typischen Berufsverläufe gibt es vor/nach dieser Tätigkeit?
  - Wie lange kann man diese Arbeit gesund ausüben? Welche (Teil-)Tätigkeiten oder Rahmenbedingungen sind kritisch mit zunehmendem Alter?
  - Welche Entlastungsangebote gibt es schon/welche können Sie sich vorstellen?

In einem Workshop mit Pflegekräften werden aus den individuellen Hinweisen **kollektive Einschätzungen** generiert und im nächsten Schritt **Maßnahmenvorschläge** zur Gestaltung förderlicher Arbeitsbedingungen und lebensphasenorientierter/altersgerechter Arbeit abgeleitet.

Die Ergebnisse aus den Analysen, Expert*innen-Gesprächen und Workshops werden in dem jeweiligen klinikbezogenen operativen **Initiativkreis** präsentiert. Es wird geklärt, welche Maßnahmen von der Station eigenständig durchgeführt werden können, welche der Abstimmung mit der Klinik (Direktorium, Betriebsrat) und welche der Entscheidung des Unternehmens (Geschäftsführung, Gesamtbetriebsrat) bedürfen. Die Maßnahmenvorschläge werden im Dialog zu empfohlenen Fördermaßnahmen verdichtet, indem die Handlungsbedarfe und Handlungsmöglichkeiten priorisiert werden.

Die Interventionen werden nach ihrer **Reichweite** unterschieden. Einfache, eher niedrigschwellige Maßnahmen können unmittelbar realisiert werden, z.B. technische oder räumliche Verbesserungen oder Angebote zur Gesundheitsförderung. Von größerer Reichweite, aber auch mit der Notwendigkeit einer tragfähigen konzeptionellen Planung und höheren investiven/personellen Ressourcen verbunden, sind strategische/strukturelle Interventionsmaßnahmen. Solche Umsetzungsprojekte dauern länger bis sie beginnen (Konzeption, Investitionsentscheidung) und bei den Beschäftigten – und damit mittelbar bei den Patient*innen – wirksam werden. Sie betreffen zum Beispiel (ohne Präjudiz) die Personaleinsatzplanung, Schichtplanung zur Verbesserung der Vereinbarkeit beruflicher und privater Aktivitäten, veränderte Arbeitszeiten für Ältere (weniger Nachtschichten, weniger Überstunden), Mischarbeit, wertschätzende Führung, Weiterbildungen für Pflegekräfte und Führungspersonen zur Thematik „Alter(n), Arbeit und Arbeitsfähigkeit".

Die jeweiligen Initiativkreise sind für die Generierung, Planung und Umsetzung der Maßnahmen selbst verantwortlich. An den Sitzungen der Initiativkreise nehmen Personen der Forschungsgruppe teil und leisten bei Bedarf fachliche und prozessbezogene Unterstützung.

Im Projektverlauf werden die Kooperationspartner befähigt, die präventiven Veränderungsprozesse und Gestaltungsansätze in ihrer Organisation eigenständig fortzuführen.

Erwartet werden langfristig positive sozio-ökonomische Effekte durch die Optimierung von Kompensationskosten, erhöhte Arbeitsfähigkeit und gesteigerte Arbeitgeberattraktivität (Patientenzufriedenheit, Image).

4.4.4 Was sagen Pflegekräfte?

Aus den bisher mehr als 150 Gesprächen mit Pflegekräften wird deutlich, dass trotz hoher Belastungen und schwieriger Rahmenbedingungen das Engagement und die intrinsische Motivation sehr ausgeprägt sind. Antworten auf die Frage „Was ist das besonders Gute an der Pflege?" lauten zum Beispiel: „Das ist MEIN Beruf", „Menschen helfen können", „Menschen in die Lage zu versetzen, ihr Leben besser bewältigen zu können". Häufig heißt es auch: „Wären meine Kollegen nicht, wäre ich nicht mehr hier".

Traumberuf und Team werden allerdings durch die Arbeitsbedingungen irritiert: „Viel zu wenig Zeit für den Patienten", „keine richtigen Pausen", „steigender Anteil multimorbider und übergewichtiger Patient*innen, häufig mit kognitiven Einschränkungen und insgesamt hoher Hilfsbedürftigkeit", „die Nachtdienste, die Schlafdauer – die Arbeit wird immer schwerer mit zunehmendem Alter", „wachsender Dokumentationsaufwand statt Arbeit mit den Kranken", „langsame Dokumentations-Software", „zu wenig Lifter" und „ständiger Personalmangel". – Diese Liste lässt sich umfangreich fortsetzen.

4.4.5 Erste personalpolitische Schlussfolgerungen für das KRH

- Nicht alle Stationen sind gleichermaßen geeignet, die Pflegetätigkeit bis zur Rente ausüben zu können. Die rechtzeitige Entlastung durch alternsgerechte Tätigkeiten – von Entlastungstagen für Ältere[6] bis hin zu neuen (Teil-)Tätigkeiten, Wechsel in Tageskliniken oder in Funktionsbereiche o. ä. – ist eine zentrale personalpolitische Herausforderung.

---

6 Anfang 2020 wurde der „Tarifvertrag Entlastung – Entlastungstage und Mobilteamzulagen" für die KRH veröffentlicht. Er sieht u.a. drei zusätzliche freie Arbeitstage für Mitarbeitende über 50 (ab 2021 über 45) Jahre vor. (KRH aktuell. URL: https://www.krh.de/das-krh/aktuelle-meldungen/verdi-und-klinikum-region-hannover-einigen-sich. Zugriff am 19.03.2020)

- Zeitarbeit war eine demotivierende Sackgasse und wurde im KRH wieder abgeschafft, weil die externen Zeitarbeitenden – z. T. auch ehemalige Kolleg*innen – bessere Arbeitsbedingungen (wie keine Wochenendarbeit, keine Nachtschichten, mehr Geld) vereinbaren konnten und es deshalb zu Motivationsverlusten bei der Stammbelegschaft aufgrund empfundener Ungerechtigkeit geführt hat.
- Neben neuen gesellschaftlichen Strategien gegen den Pflegnotstand muss der Fokus auf der Entlastung des bestehenden Personals liegen, durch Optimierung der Arbeitsabläufe, entlastende technische Hilfsmittel, Optimierung der Arbeitswege etc.
- Arbeitszeit ist ein Dauerthema. Mögliche Optimierungspotenziale sind dann gegeben, wenn
  - realistische Krankenstände in der Dienst-Planung berücksichtigt (z.B. durch mitbestimmte Flexipläne) und damit Anrufe im Frei vermieden werden können, sodass die Vorhersehbarkeit der Freizeit erhöht und gleichzeitig zeitliche Mehrbelastung auf viele und nicht nur auf wenige „Gutwillige" verteilt wird,
  - eine höhere Flexibilität bei der Schicht- und insbesondere Nachtarbeit durch verbesserte individuelle Wahlmöglichkeiten erreicht wird,
  - eine Entlastung von nichtpflegerischen Tätigkeiten (z.B. Essen servieren, nichtmedizinische Dokumentationsanteile) stattfindet.
- Digitalisierung und zunehmende Anforderungen an Dokumentation erfordern altersgerechte Wissensvermittlung.
- Die Akademisierung erweist sich als zweischneidiges Schwert, weil es unter den heutigen (rechtlichen) Rahmenbedingungen häufig zum Ausstieg aus der unmittelbaren Pflege (Medizinstudium, Pflegewissenschaft, MDK, Ausbildner*innen an Pflegeschulen ...) kommt.

4.5   Versorgungspolitische Anknüpfungspunkte

Damit sich aus den Ergebnissen des vom Innovationsfonds geförderten Forschungsprojekts HALTgeben positive sozio-ökonomische Effekte entfalten können, bedarf es nach Ansicht der Projektpartner neben einer Sensibilisierung des Gesetzgebers und der gesundheitspolitisch Verantwortlichen auch einer gezielten Verbreitung der Ergebnisse bei den gesetzlichen Krankenkassen. Diese wurden mit dem Pflegepersonal-Stärkungsgesetz (PpSG) – welches der Gesetzgeber als *Sofortprogramm Pflege* konzipiert hat – u. a. dazu verpflichtet, speziell in Krankenhäusern und Pflegeeinrichtungen zusätzlich rund 70 Mio. Euro jährlich für Leistungen zur betrieblichen Gesundheitsförderung aufzuwenden. Der für diese Leistungen in § 20 Absatz 6 SGB V gesetzlich vorgesehene Mindestausgabewert wurde auf 3,15 Euro/Versicherten erhöht und gleichzeitig wurde festgeschrieben, dass die Krankenkassen hiervon mindestens 1 Euro/Versicherten für Maßnahmen der betrieblichen Gesundheitsförderung allein in Krankenhäusern und Pflegeeinrichtungen aufwenden sollen. Es ist damit der erklärte Wille des Gesetzgebers, die betriebliche Gesundheitsförderung speziell in diesen Settings mit den Mitteln der GKV nachhaltig zu fördern, um damit perspektivisch Effekte durch gesunde, motivierte und mithin zufriedene Pflegekräfte zu erzielen, welche letztlich auch bei Patientinnen und Patienten bzw. den pflegebedürftigen Menschen Wirkung zeigen sollen (Deutscher Bundestag 2018). Dies entspricht dem Ansatz von HALTgeben.

Angesichts des aktuellen Fachkräftemangels in der Pflege und den daraus resultierenden gesellschafts- und versorgungspolitischen Herausforderungen hat die Bundesregierung zudem in der laufenden 19. Wahlperiode die *Konzertierte Aktion Pflege (KAP)* ins Leben gerufen. Mit dieser wurde unter der Federführung dreier Bundesministerien (BMG, BMFSFJ und BMAS) ressortübergreifend das Ziel verfolgt, mit verschiedensten Akteuren den Arbeitsalltag und die Arbeitsbedingungen von Pflegekräften zu verbessern, die Pflegekräfte zu entlasten und die Ausbildung in der Pflege zu stärken. Die Themen *Personalmanagement*, *Arbeitsschutz* und *betriebliche Gesundheitsförderung* waren hierbei originäres Thema der KAP-Arbeitsgruppe 2 unter der Federführung des BMG, in welcher mit relevanten Akteuren und Institutionen Maßnahmen und Ziele zur Verbesserung der genannten Bereiche diskutiert und vereinbart werden sollten. Die vertretenen Kranken- und Pflegekassenverbände, Pflegeberufsverbände, Arbeitgeber(-verbände), Gewerkschaften, Betroffenenverbände und Bundesländer haben im Sommer 2019 konkrete Ziele und hieraus resultierende Maßnahmen konsentiert und vereinbart, die durch Ministerin Giffey und die Minister Spahn und Heil am 04. Juni 2019 öffentlich präsentiert wurden. Sämtliche Kooperationspartner sind seither gefordert, die vereinbarten Maßnahmen nachweisbar umzusetzen. Das BMG begleitet die Umsetzung mit einem Monitoring. Zur betrieblichen Gesundheitsförderung wurden folgende Ziele vereinbart:

- Die betriebliche Gesundheitsförderung soll auf arbeits- und gesundheitswissenschaftlicher Basis und auf der Grundlage der Verhältnis- und Verhaltensprävention kontinuierlich weiterentwickelt werden. Die hieraus resultierenden Erkenntnisse bzw. die Beispiele guter Praxis sollen den Arbeitgebern kostenlos und zielgruppengerecht zur Verfügung gestellt werden.
- Führungskräfte sollen dahingehend sensibilisiert und befähigt werden, dass sie die betriebliche Gesundheitsförderung als ihre Aufgabe wahrnehmen und diese umsetzen.
- Der Anteil der Einrichtungen soll erhöht werden, welche Maßnahmen im Rahmen der betrieblichen Gesundheitsförderung etablieren und damit zur Verbesserung der Arbeitsbedingungen und zur Stärkung der gesundheitlichen Ressourcen und Kompetenzen der Pflegekräfte beitragen und langfristig ein betriebliches Gesundheitsmanagementsystem etablieren (BMG 2019).

Hieraus resultieren diverse konkret adressierte Maßnahmen; insofern sind diese in der KAP konsentierten Maßnahmenpakete als originärer Auftrag an die genannten Beteiligten zu verstehen. Hier spielen u.a. auch die Krankenkassen mit Bezug auf die oben genannten gesetzlichen Verpflichtungen eine maßgebliche Rolle, da sie beispielsweise aufgefordert werden, Konzepte und Unterstützungsangebote zur betrieblichen Gesundheitsförderung für Pflegeeinrichtungen und Krankenhäuser zu erarbeiten, welche auch über die BGF-Koordinierungsstelle bekannt gemacht werden sollen. Gleichzeitig sind beispielsweise die Verbände der Pflegeeinrichtungen und die Deutsche Krankenhausgesellschaft dazu aufgefordert, sich dafür einzusetzen, den Anteil der Einrichtungen, die Maßnahmen der betrieblichen Gesundheitsförderung unterstützen, deutlich zu erhöhen (BMG 2019).

Insofern dürften die Ergebnisse des Projekts HALTgeben sowohl für die Initiatoren als auch die Vereinbarungspartner der KAP von höchstem Interesse für die Umsetzung der beschlossenen Maßnahmen sein, wenngleich diese zwar zeitversetzt aber dennoch nicht zu spät vorliegen. Die Kooperationspartner des Projekts HALTgeben fokussieren deshalb insbesondere auch darauf, die praxisrelevanten Ergebnisse des Projekts zügig im Sinne eines Wissenschafts-Praxis-Transfers an die genannten Akteure zu adressieren, um damit einen versorgungspolitischen Beitrag im Rahmen der KAP und damit für die zukünftige pflegerische Versorgung in Deutschland zu leisten.

Literatur

BKK Gesundheitsreport (2019) Knieps F, Pfaff H (Hrsg.) Psychische Gesundheit und Arbeit. MWV Medizinisch Wissenschaftliche Verlagsgesellschaft Berlin

BMG – Bundesministerium für Gesundheit (2019) Konzertierte Aktion Pflege. Vereinbarungen der Arbeitsgruppen 1 bis 5. 66–68. URL: https://www.bundesgesundheitsministerium.de/fileadmin/Dateien/3_Downloads/K/Konzertierte_Aktion_Pflege/0619_KAP_Vereinbarungstexte_AG_1-5.pdf (abgerufen am 18.03.2020)

Born M (2019) Wahre Schönheit kommt von innen: Vom Lemming zum Geisterfahrer! KU Gesundheitsmanagement 7, 69–72

DKI Deutsches Krankenhausinstitut, Löffert S, Golisch A (2013) Alter(n)sgerechtes Arbeiten im Krankenhaus. Stand und Perspektiven einer langfristigen Bindung von Pflegekräften. Düsseldorf 2013. URL: https://www.dki.de/sites/default/files/2019-05/alternsgerechtes_arbeiten.pdf (abgerufen am 18.03.2020)

Destatis – Statistisches Bundesamt (2019) 14. koordinierte Bevölkerungsvorausberechnung. URL: https://www.destatis.de/DE/Themen/Gesellschaft-Umwelt/Bevoelkerung/Bevoelkerungsvorausberechnung/Tabellen/variante-1-2-3-altersgruppen.html;jsessionid=2537A07B1FC2EE1195A774F323609781.internet732 (Stand 4. Juli 2019; abgerufen am 18.03.2020)

Deutscher Bundestag (2018) Gesetzentwurf der Bundesregierung. Entwurf eines Gesetzes zur Stärkung des Pflegepersonals (Pflegepersonal-Stärkungsgesetz – PpSG). Drucksache 19/4453 vom 24.09.2018. S. 69. URL: http://dip21.bundestag.de/dip21/btd/19/044/1904453.pdf (abgerufen am 18.03.2020)

Frevel A, Geißler H (2016) Alternsgerechtes Berufsleben – mit-alternde Arbeit. In: Knieps F, Pfaff H (Hrsg.) Gesundheit und Arbeit. BKK-Gesundheitsreport 2016. 359–366. MWV Medizinisch Wissenschaftliche Verlagsgesellschaft Berlin

Frevel A, Ilmarinen J, Tempel J, Thönnessen K (2017) Arbeitsfähigkeit 2.0: Der „Radar-Prozess" zur Erhaltung und Förderung der Arbeitsfähigkeit und des Arbeits-Wohlbefindens. In: Giesert M, Reuter T, Liebrich A (Hrsg.) Arbeitsfähigkeit 4.0 – Eine gute Balance im Dialog gestalten. 72–85. VSA Verlag Hamburg

Ilmarinen J (2006) Towards a Longer Worklife! Ageing and the Quality of Worklife in the European Union. Helsinki

MDS Medizinischer Dienst des Spitzenverbandes Bund der Krankenkassen e.V. (Hrsg.) (2017) 5. Pflege-Qualitätsbericht des MDS. Qualität in der ambulanten und stationären Pflege. Essen

Picker Institut (2013) Picker Report 2013. Zentrale Faktoren der Patienten- und Mitarbeiterzufriedenheit. Kurzfassung. S. 3–4. URL: http://www.forum-gesundheitspolitik.de/dossier/PDF/picker_kurz.pdf (abgerufen am 18.03.2020)

Tempel J, Ilmarinen J (2013) Arbeitsleben 2025. Das Haus der Arbeitsfähigkeit im Unternehmen bauen. VSA Verlag Hamburg

Tuomi K, Ilmarinen J, Jahkola A, Katajarinne L, Tulkki A (2001) Arbeitsbewältigungs-Index. Herausgegeben von der Bundesanstalt für Arbeitsschutz und Arbeitsmedizin. Dortmund/Berlin

Die Autoren danken Michael Born, KRH-Geschäftsführung, Cornelia Rose, KRH-Bereichsleitung Arbeitsfähigkeitsmanagement und Prävention, Christian Waterkamp, Vorstand Diakonieverein Bruchsal e.V. und Projektleitung Heike Waterkamp, Leitung Personalentwicklung und Qualitätsmanagement für die Mitarbeit.

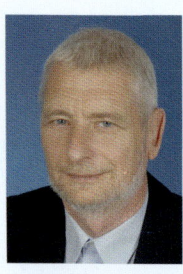

Alexander Frevel

Diplom-Sozialökonom. 1980–1994 wissenschaftlicher Mitarbeiter bei der Gesellschaft für Arbeitsschutz- und Humanisierungsforschung. Danach Leitungsaufgaben in der Gewerbeförderungsakademie der Handwerkskammer Hamburg und im Facility Management. Seit 2001 selbstständiger Berater und Forscher mit den Schwerpunkten Arbeitsfähigkeit und alter(n)sgerechte Berufsverläufe. Wissenschaftlicher Angestellter bei Arbeit und Zukunft e.V., Hamburg.

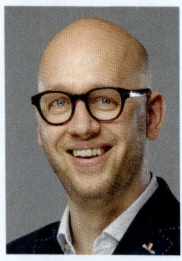

Daniel Fuchs

Nach Ausbildung und Tätigkeit als Krankenpfleger am Städtischen Klinikum Dresden-Friedrichstadt Studium an der Evangelischen Hochschule Berlin (EHB) mit Abschluss Dipl.-Pflegewirt (FH). Anschließende Tätigkeit als wissenschaftlicher Mitarbeiter einer Bundestagsabgeordneten im Bereich Gesundheit und Pflege. Seit 2013 beim BKK Dachverband e.V. als Referent im Bereich Pflege tätig.

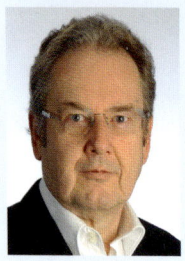

Prof. em. Dr. Heinrich Geißler

Heinrich Geißler ist seit 1991 selbstständiger Berater mit den Schwerpunkten gesundheitsfördernde Führung und Generationen-Management. Er ist in Österreich und der Schweiz lehrend tätig und war von 2011 bis 2017 Honorarprofessor an der Universität Potsdam im Fachbereich Berufspädagogik. Zudem war und ist er in arbeitswissenschaftlichen Forschungsprojekten aktiv. Wissenschaftlicher Angestellter bei Arbeit und Zukunft e.V., Hamburg.

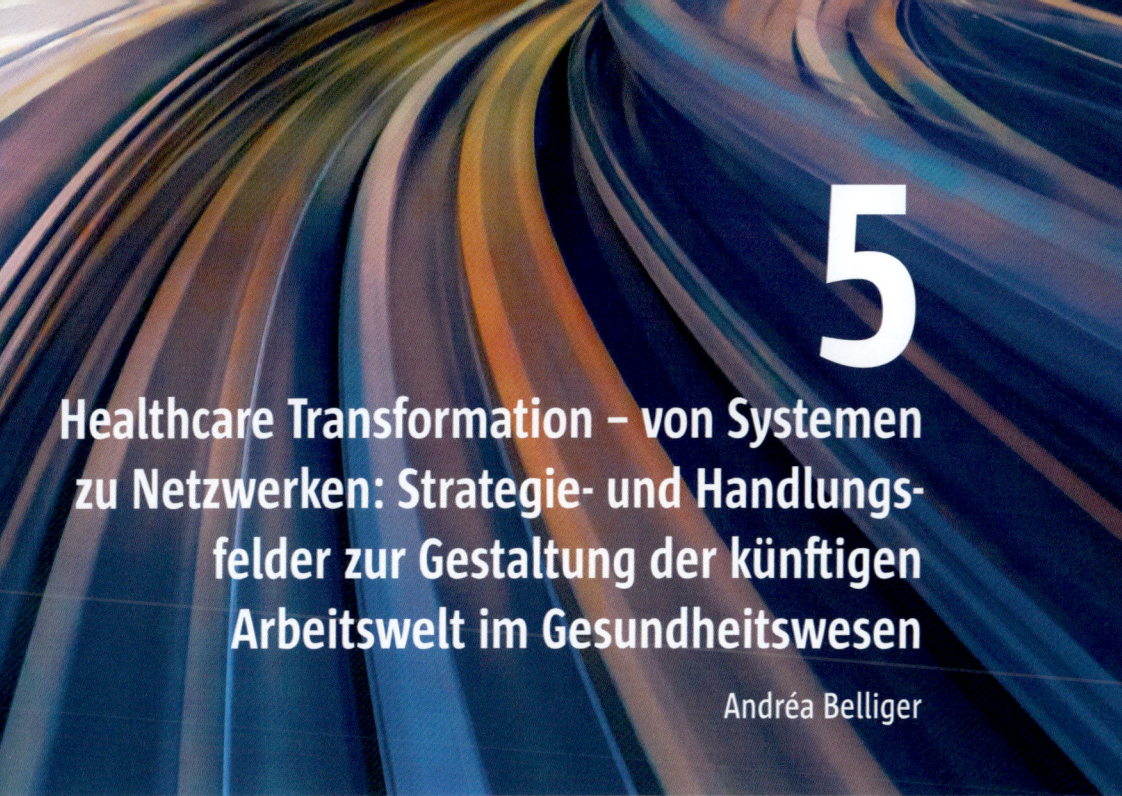

5

Healthcare Transformation – von Systemen zu Netzwerken: Strategie- und Handlungsfelder zur Gestaltung der künftigen Arbeitswelt im Gesundheitswesen

Andréa Belliger

Digitalisierung im Gesundheitswesen ist das Thema der Stunde. Der gesetzliche Rahmen für die sichere digitale Kommunikation ist in Deutschland seit Ende 2015 in Form des eHealth-Gesetzes in Kraft; Themen wie Telematikinfrastruktur, Stammdatenmanagement, elektronische Patientenakte, Videosprechstunden und Telefonkonzile wurden in den letzten Jahren in diversen Gesetzen niedergeschrieben und langsam finden diese technologischen Entwicklungen Beachtung und Eingang in die Kliniken, Praxen und Labors und damit in den Alltag des ersten Gesundheitsmarktes. Kein Kongress, bei dem nicht Themen wie Data Driven Healthcare, personalisierte Medizin, eHealth, neue Ansätze in Forschung, Diagnose und Therapie und die Forderung nach einer neuen Innovationskultur im Gesundheitswesen auf der Agenda stehen. Viele dieser Themen befinden auf der Hype-Skala zwar weit oben und gehören noch eher in die Welt der Zukunftsvisionen, denn in den tatsächlichen Alltag des real existierenden Gesundheitswesens. Dennoch: Dass sich der Umgang mit Gesundheit und Krankheit gegenwärtig auf dem Hintergrund einer zunehmenden Digitalisierung und Vernetzung grundlegend verändert, scheint Tatsache. Denn unabhängig und lange Zeit unbeachtet vom klassischen Gesundheitswesen hat sich, wenn es um die persönliche Auseinandersetzung mit diesen Themen geht, eine Art Paralleluniversum entwickelt. Die Welt der vernetzten Bürger und Konsumenten, die Welt der ePatienten. Ein Paralleluniversum, das in den Möglichkeiten der Vernetzung gründet, neue Werte und Normen hervorbringt und von dem eine starke transformative Kraft ausgeht, die das Gesundheitswesen, so wie wir es heute kennen, weit über technologische Innovation ziemlich auf den Kopf stellen wird.

5.1 Von Digitalisierung zu digitaler Transformation – von Systemen zu Netzwerken

Während die zunehmende Digitalisierung mittlerweile zu einem zentralen Anliegen in Gesundheitspolitik und -versorgung geworden ist, rückt das weitergefasste und viel grundlegendere Thema der „digitalen Transformation" erst langsam ins Bewusstsein. Während Digitalisierung den Fokus stark auf das Thema der Technologie und deren Integration in Versorgungsprozesse legt, zielt „digitale Transformation" auf die zugrundeliegenden gesellschaftlichen Veränderungen, die weit über digitale Versorgungsprozesse, die Interoperabilität von Daten zwischen Leistungserbringern oder die Nutzung von digitalen Tools und Technologien an der Schnittstelle zu Patienten hinausgehen. Zentrales Element digitaler Transformation als grundlegendem gesellschaftlichem Veränderungsprozess bildet nicht Technologie, sondern Konnektivität. Konnektivität meint, weit über technologische Vernetzung im herkömmlichen Sinn hinaus, eine neue Art uns als Gesellschaft aufzustellen und zu organisieren. Ganz kurz und salopp könnte an das bezeichnen als: weg von Systemen hin zu Netzwerken.

Was unterscheidet die beiden Organisationsformen „System" und „Netzwerk" voneinander? Auf die Frage wie unsere Gesellschaft funktioniert, gibt es in den gegenwärtigen Sozialwissenschaften, etwas vereinfacht gesagt, zwei Theorien: Zum einen die Systemtheorie, die davon ausgeht, dass soziale Ordnung als System verstanden werden kann. Zum andern die Netzwerktheorie, die ihrerseits davon ausgeht, dass alle Formen von Ordnung als Netzwerkphänomene zu erklären sind. Diese Unterscheidung hat grundlegende und weitreichende Implikationen auf Funktionen, Rollen und Prozesse im Gesundheitswesen, denn die beiden Organisationsformen „System" und „Netzwerk" unterschieden sich in einigen grundlegenden Punkten.

Netzwerke geben keine Rollen und Funktionen vor

Jedes System – ob mechanisch wie eine Uhr, organisch wie der Körper oder sozial wie eine Klinik – hat ein Organisationsprinzip, das drei Funktionen erfüllt: es selegiert die Elemente, die zum System gehören, es relationiert, d.h. es setzt die Elemente zueinander in Beziehung und es steuert. Die „Elemente" des Systems, also die Rollen und Funktionen, sind vom System „konstruiert". Ein Arzt ist ein Arzt, eine Pflegefachperson eine Pflegefachperson, ein Patient ein Patient. Sie haben bestimmte Funktionen und Rollen im System zu erfüllen. Netzwerke hingegen geben keine klaren Rollen und Funktionen vor. Eine Mutter eines chronisch kranken Kindes hat möglicherweise durch die intensive Auseinandersetzung mit dieser Krankheit, den Zugang zu Online-Informationen und den Austausch mit anderen Betroffenen in Online-Patientencommunities, d.h. durch ihr Vernetztsein und die Möglichkeit, an Netzwerken zu partizipieren, mehr Wissen über diese spezifische Krankheit, als der sie behandelnde Hausarzt. In vernetzten Gesundheitssettings werden die traditionellen, etablierten und ritualisierten Laien- und Expertenrollen zunehmend dysfunktional.

Netzwerke haben keine Grenzen, sie sind offen und durchlässig

Jedes System ist auf eine Differenz zur Umwelt begründet und diese Differenz ist für jedes System konstitutiv. Systeme müssen für ihre Identität also klare Grenzen haben. Sie müssen wissen, wer oder was dazu gehört und wer nicht, wer beispielsweise gesund und wer krank ist, was ambulant und was stationär behandelt wird, welches Medikament oder Medizinprodukt zugelassen ist und welches nicht, welche Behandlung abgerechnet werden kann und welche nicht. Ein Spital als System betrachtet grenzt sich traditionellerweise klar ab von ambulanter Pflege, von niedergelassen Ärzten, von Pflegeeinrichtungen oder einem Seniorenheim. Im Gegensatz zu Systemen haben Netzwerke durchlässige und unscharfe Grenzen. Für sie ist weniger wichtig zu wissen, wer oder was dazu gehört, als zu wissen, wer mit wem verbunden ist. Ein Netzwerk differenziert sich von anderen Netzwerken nicht durch Grenzen, sondern durch die Intensität und Qualität der Kommunikationen. Für einen Diabetespatienten gehört deshalb seine aus Online-Freunden bestehende Diabetes-Community genauso zum Netzwerk wie seine Diabetes-Ärztin, seine Diabetes-Beraterin, sein Case Manager bei der Versicherung und sein Blutzuckermessgerät.

Netzwerke sind komplex, heterogen und ständig im Wandel begriffen

Wandel, Heterogenität und Diversität sind in der DNA von Netzwerken grundgelegt. Für ein Netzwerk entsteht Ordnung nicht wie bei Systemen dadurch, dass möglichst viel Komplexität durch zentrale Steuerung, klare Zielsetzungen, strenge Funktionalisierungen oder strikte Prozessdefinition reduziert wird, sondern durch das Freisetzen der Kräfte der Selbstorganisation. Heterogenität, Diversität und Flow sind jene Prinzipien, die Netzwerke smart und innovativ machen.

Netzwerke lassen sich nicht top down steuern

Netzwerke lassen sich im Gegensatz zu Systemen nicht top down steuern. Ordnung entsteht in Netzwerken auch, aber nicht top down, sondern bottom up, selbstorganisierend, emergent. Netzwerke wie traditionelle Organisationen managen oder steuern zu wollen, ist äußerst schwierig. Netzwerke erfordern neue Formen von Führung und Governance. Führungspersonen müssen sich mit der Tatsache auseinandersetzen, dass in Netzwerken permanent Interaktionen und Kräfte zur Wirkung kommen, die sich nicht nach den Organisationsmustern der Hierarchie richten. Auf dem Hintergrund einer zunehmenden Konnektivität und dem organisationalen Übergang von Systemen zu Netzwerken sind gegenwärtig neue Organisationsmodelle am Entstehen. Sie tragen Namen wie Soziokratie, Holokratie oder Adhokratie und bauen weit ab von klassischen Linienarchitekturen im Kern auf dezentrale, selbstorganisierte Teams und Strukturen.

> Das klassischste Beispiel für eine solche Netzwerkorganisation im Gesundheitswesen ist **Buurtzorg**, ein Versorgungs- und Arbeitsmodell, welches seit 2006 in Holland in der ambulanten Pflege angewendet wird. Das Buurtzorg-Modell basiert auf der Idee, dass eine Netzwerkorganisation gegenüber einem klassischen hierarchischen System viel besser in der Lage ist, Zufriedenheit unter den Pflege-

bedürftigen, Angehörigen und Mitarbeitenden, aber auch im sozialen Umfeld und bei den andern Akteuren im Gesundheitswesen und der Gesellschaft zu bewirken. Buurtzorg richtet seinen Fokus konsequent auf die Bedürfnisse der Menschen aus. Die weit über 10.000 Mitarbeitenden arbeiten ganz ohne Manager in selbst-organisierten Teams von höchstens 12 Personen, die von lediglich 50 Mitarbeiten-den im Bereich der zentralen Funktionen unterstützt werden. Menschlichkeit über Bürokratie. Evaluationen zeigen, dass sich dieses Netzwerkmodell positiv auf die Pflegequalität auswirkt und gleichzeitig die Motivation der Mitarbeiten-den hebt.

5.2 Neue Werte und Normen: Kommunikation, Transparenz und Partizipation

Digitale Transformation und Konnektivität geht mit einer Reihe „neuer" Werte und Normen, einer neuen Grundhaltung und einer neuen Organisations- und Branchen-kultur einher. Patienten, Angehörige, aber auch Mitarbeitende wünschen sich heu-te offene Kommunikation, Transparenz und Partizipation.

Offene Kommunikation

Wie in anderen Branchen steht auch im Gesundheitswesen die Forderung nach einer neuen Form der (Patienten-)Kommunikation als Forderung im Raum. Kommunika-tion soll offen, selbstkritisch, ehrlich und dialogbereit sein. Kommunikation mit Ärztinnen und Ärzten, in erster Linie aber mit Pflegepersonen wird in den meisten Studien als Hauptgrund für Patientenzufriedenheit genannt. Und Patientenzufrie-denheit wiederum als maßgeblicher Treiber für Health Outcome. In Europa wird diesem Thema langsam aber sicher mehr Beachtung geschenkt.

Das Dresdner Sozialunternehmen „Was hab' ich?" übersetzt für Patienten kosten-los medizinische Berichte und Befunde in ein verständliches Deutsch und der Di-rektor des REshape Center an der Radboud Universität in den Niederlanden hat an der eigenen Klinik eine neue Funktion, die des CLO, des Chief Listening Officers eingerichtet, dessen Aufgabe nichts weiter beinhaltet, als den Patienten, ihren Angehörigen, aber auch den Mitarbeitenden zuzuhören und die daraus gewon-nen Erkenntnisse in die Qualitätsprozesse der Organisation einfließen zu lassen.

Transparenz und Partizipation

Zudem ist Transparenz gefordert: Wer heute als Einzelperson insbesondere in einer Führungsposition oder als Organisation nicht transparent ist, ist irgendwie suspekt. Dabei ist nicht nur Produkt- und Dienstleistungstransparenz, wie sie etwa die „Wei-ße Liste" der Bertelsmann Stiftung bietet, gefordert, sondern genauso eine Transpa-renz in der Kommunikation gegen innen. Das Themenspektrum der internen Kom-munikationstransparenz ist weit und reicht von Wissensmanagement in der Orga-nisation über Ansätze des Informal und Social Learning bis zur Offenlegung von Strategieunterlagen oder der Transparenz von Vergütungsmodellen und Löhnen im Sinne des New Pay. Transparenz wird zunehmend zur gesellschaftlichen, individuellen wie organisationalen Default-Einstellung.

Neben Kommunikation und Transparenz ist auch das Thema Partizipation von zentraler Bedeutung: Patienten, Angehörige, aber auch Mitarbeitende möchten heute auf Augenhöhe kommunizieren und von Beginn an in Prozesse und Entscheidungen einbezogen werden.

Gegenwärtig erleben wir in allen Gesellschaftsbereichen einen Übergang von Systemen hin zu Netzwerken. Und dies mit ziemlich weitreichenden Folgen. Die traditionellen Akteure befinden sich in der Regel noch auf der Systemseite, während die vernetzten Patienten, Konsumenten und Bürger sich vermehrt in Netzwerken bewegen. Für viele Patienten geschieht der Umgang mit ihrer Krankheit längst nicht mehr isoliert zwischen Arzt und Patient, sondern in einem komplexen Netzwerk unterschiedlichster menschlicher und nichtmenschlicher Akteure, online wie offline, analog wie digital.

Diese Werteveränderung und die Forderungen von Patientenseite nach offener Kommunikation, Transparenz und Partizipation zeigen sich bereits heute in unterschiedlichsten Bereichen des Gesundheitswesens wie der medizinischen Forschung oder einem neuen Umgang mit Gesundheitsdaten.

5.2.1 Neuer Umgang mit persönlichen Gesundheitsdaten

In der heutigen Gesellschaft ist ein neuer Umgang mit persönlichen Gesundheitsdaten erkennbar. Patienten, Bürger und Konsumenten haben keine grundsätzlichen Ängste, wenn es um die Digitalisierung ihrer Daten geht. Sie wollen aber eigenständig darüber verfügen, wer zu welchem Zweck Zugang zu diesen Daten hat. Studien zeigen, dass zwei Drittel der Patienten es begrüßen würden, wenn sie ihre Befunde, Röntgenbilder oder Laborwerte zu einer neuen medizinischen Ansprechperson mitnehmen könnten. Dieses Interesse nimmt übrigens mit steigendem Alter stark zu. Es zeichnet sich ab, dass von Patientenseite verstärkt der Druck kommen wird, medizinische Daten zugänglich zu machen und darüber hinaus endlich die Schnittstellen zwischen den Leistungserbringern zu öffnen, damit Kooperation und Koordination optimiert werden können. Dass die Daten im Besitz der Patienten sind und ihnen technisch wie politisch Zugang dazu gewährt wird, ist äußerst wichtig. Sichere Datenablagesysteme wie das elektronisches Patientendossier in der Schweiz oder die Gesundheitsakte in Deutschland, sogenannte Personal Health Records (PHR), befähigen Patienten, Besitzer der eigenen Daten zu werden. Denn der beste Ort Gesundheitsdaten zu zentralisieren, ist letztlich der Patient. Als Reaktion auf diese Forderung ist 2010 die „blue button"-Bewegung entstanden, die weltweit auf großes Interesse stößt. Ein blauer Downloadknopf auf der Website einer Klinik, eines Arztes oder eines Labors zeigt dem Patienten an, dass er seine medizinischen Daten anschauen, herunterladen und auf Wunsch in andere Applikationen integrieren kann.

Auf diesem Hintergrund verändert sich gegenwärtig auch Forschung. Der Ansatz partizipativer Forschung misst dem Patienten als „Citizen Scientist" eine neue Rolle in der medizinischen Forschung zu., Vernetzt in großen Communities, ausgerüstet mit neuen Technologien und der Möglichkeit, die eigenen medizinischen Daten ins Netz einzuspeisen, tragen Patienten bereits heute maßgeblich dazu bei, die Qualität und den Umfang medizinischer Forschung zu verbessern. Das Potenzial der Beteiligung von Patienten an Innovation und gemeinsamer Wertschöpfung im Sinne einer „value co-creation" wird zunehmend ersichtlich. Crowdpower beschreibt, wie sich die Gesundheitsforschung aufgrund der technologiebasierten Zusammenarbeit zwischen Wissenschaft, Wirtschaft und Gesellschaft verändert und wie Krankheiten möglicherweise mithilfe dieses gemeinsamen Efforts frühzeitig festgestellt, besser behandelt oder sogar verhindert werden können.

5.2.2 Open Data, Open Notes, Open Everything

Dass nicht nur Patienten im Sinne des „ePatient Crowdsourcing" Offenheit leben und beispielsweise ihre Gesundheitsdaten der Forschung „spenden", zeigt die Open Notes-Initiative, die Patienten dazu einlädt, sämtliche Notizen und Informationen von Ärzten, Pflegepersonen und Labors einzusehen, um partnerschaftlich und besser informiert am Management der eigenen Gesundheit teilhaben zu können. Die englische NHS hat ein Programm gestartet, das den Patienten vollen Zugang zu den medizinischen Daten und NHS-akkreditierten Gesundheits-Apps gibt.

> Ein Beispiel für diesen Ansatz aus der Schweiz ist das webbasierte Patientendossier der Palliative Care in Solothurn. Der Betreuungsplan als Nahtstelle für die interdisziplinäre Behandlung der Patienten liegt beim Patienten; er bestimmt, wer Einsicht nehmen darf.

Studien zeigen: Ärzte, die ihre ärztlichen Verlaufseinträge für ihre Patienten öffnen, stärken die Arzt-Patienten-Beziehung und das Vertrauen. Die Patienten übernehmen vermehrt Verantwortung für sich selbst und ihre Behandlung, die Patientensicherheit verbessert sich, eine partizipative Entscheidungsfindung wird gefördert. Und all dies kann erreicht werden, ohne dass die Arbeitslast der Ärzte steigt.

5.2.3 Partizipative Medizin und Shared Decision Making

Das Credo der Netzwerkgesellschaft lautet: Nicht Wissen und Information hüten, sondern Wissen und Informationen teilen führt zu neuem Wissen. Menschen teilen übrigens – z.B. ihre Bilder auf Facebook oder ihre Genomdaten – aus guten Gründen, nicht weil sie naiv oder exhibitionistisch wären. Menschen teilen, weil sie einen Vorteil darin sehen. Teilen ist eine soziale Handlung: sie verbindet, stellt Beziehungen her, bildet Vertrauen, Fremde werden zu Freunden. Eine neue Kultur des Teilens hat Einzug gehalten. Die Zugänglichkeit zu Information und die Möglichkeit, sich zu vernetzen und zu teilen, verändern gegenwärtig die Rollen im Gesundheitswesen. Patienten sehen sich zunehmend weniger als passive Empfänger von Gesundheitsdienstleistungen, sondern als aktive und selbstbestimmte Kommunikationspartner, als Initianten von Präventionsmaßnahmen, Verantwortliche für Gesundheitsmonitoring und Manager von „home based care" – als befähigt, kompetent und „empowered". Damit rücken Konzepte in den Vordergrund, die die klassische Arbeitsteilung zwischen Experten und Laien, Health Professionals und Patienten aufbrechen. Partizipative Medizin und Shared Decision Making rücken in den Fokus. Die EU hat das Thema „partizipative Medizin" mit dem Slogan „Putting patients in the driving seat" schon früh auf ihren Aktionsplan der digitalen Agenda gesetzt.

5.2.4   ePatienten-Bewegung

Auf dem Hintergrund der digitalen Transformation ist eine neue Generation von Patienten am Entstehen, die die Werte der vernetzten Welt, offene Kommunikation, Transparenz und Partizipation ins Zentrum stellt und sich selber als „ePatienten" oder „Superpatienten" bezeichnet. Das kleine „e" vor Patient steht nicht nur für „elektronisch", sondern für educated, enabled, engaged und empowered – aktiv, befähigt, kompetent. Diese ePatienten sind mit ihren Forderungen zu einer neuen Einflussgröße auf dem Gesundheitsmarkt geworden.

5.3   Digitale Transformation als Führungsherausforderung

Im Kern ist digitale Transformation also ein Veränderungsprozess, der weit über die Digitalisierung von Versorgungsprozessen hinaus das Potenzial in sich birgt, Strukturen und Arbeitsweisen, vielleicht sogar die Kultur und das Mindset im Gesundheitswesen zu verändern. Technologien einzuführen ist an sich relativ einfach, Haltungen und Kulturen zu verändern hingegen in keinster Weise. Digitale Transformation ist deshalb nicht Aufgabe der IT, sondern eine Führungsaufgabe, da es im Kern nicht um die Implementierung neuer Hard- und Software, sondern um das Überdenken von Rollen, Kompetenzen und Arbeitsweisen, das Öffnen von Organisations- und Fachgrenzen, die intra- und interorganisationale Vernetzung und ein neues „Mindset" geht. Im Folgenden sind ein paar Leadership-Handlungsfelder skizziert, die auf dem Hintergrund der digitalen Transformation an Bedeutung gewonnen haben.

5.3.1   Digital Mindset – Technologie, Prozesse, Kultur

Um den Herausforderungen der digitalen Transformation richtig begegnen zu können, ist es wichtig, die **drei organisationalen Ebenen**, auf denen sich Digitalisierung bzw. digitale Transformation abspielt, zu unterschieden: es sind dies die Ebenen Technologie, Prozesse und Kultur. Denn wie bereits mehrfach ausgeführt ist digitale Transformation ein Veränderungsprozess, der nicht nur Technologien und Prozesse verändert, sondern auch Organisationsstrukturen und -kulturen.

1. Der Blick auf die aktuellen Digitalisierungsprojekte im Gesundheitswesen zeigt, dass heute in der Regel große Anstrengungen auf der Ebene von Daten, Tools und **Technologien** unternommen werden: standardisierte Datenhaltung,

die Einführung eines neuen Klinikinformationssystems, Einsatz von neuen Technologien wie Virtual Reality und Medical IoT. In diesen technologischen Bereich werden gegenwärtig die meisten finanziellen und personellen Ressourcen investiert.

2. Eine zweite Ebene digitaler Transformation betrifft jene der **Prozesse**. Konsequent digitale Prozesse bedeutet nicht nur effiziente Prozessbearbeitung oder die digitale Durchgängigkeit von Administrationsprozessen, sondern ebenso eine digitale Durchgängigkeit der Versorgungsprozesse über Organisationsgrenzen hinweg, digitale Service-, Kommunikations- und Dialogkanäle, konsequente Patienten- und Kundenorientierung und das Beherrschen neuer Arbeitsmethoden wie Design Thinking. Das ist schon etwas anspruchsvoller in der Umsetzung und daher in der gegenwärtigen Landschaft des Gesundheitswesens weniger im Fokus.

3. Die dritte und wichtigste Ebene digitaler Transformation in Organisationen ist gleichzeitig auch jene, die am wenigsten Beachtung findet, vielleicht weil sie am schwierigsten umzusetzen ist. Es ist die Ebene der **Organisationskultur**, des Mindset. Dabei geht es um die Erarbeitung einer organisationsinternen oder bestenfalls einer branchenübergreifenden Vision anstelle von Silointeressen, die Antworten liefert auf die Frage, wohin die gemeinsame Reise auf dem Hintergrund der digitalen Transformation geht, darum, welche grundlegenden Veränderungen angebracht wären. Es ginge dann in einem weiteren Schritt um die Ableitung einer entsprechenden Strategie für die eigene Organisation, übergeordnet um Überlegungen zu digitaler Governance. Diese dritte Handlungsebene wird in den meisten Organisationen, nicht nur im Gesundheitswesen, gegenwärtig noch wenig berücksichtigt, wäre aber die entscheidende der drei Ebenen Technologie, Prozesse und Kultur, um die beiden andern mit Erfolg und nachhaltig zu implementieren.

Ganz generell braucht es im Gesundheitswesen dringend kreative Ansätze, wie die Leidenschaft für Veränderung vor dem Hintergrund eines ständigen Wandels in einem auf Bewahrung ausgerichteten System geweckt werden kann. Denn digitale Transformation benötigt neben Investitionen in technische Interoperabilität so etwas wie eine „kulturelle" Interoperabilität – eine Durchlässigkeit der Hirne und Herzen. Digitale Transformation braucht nicht nur Geld, sondern vor allem etwas mehr Vertrauen, Mut und Leidenschaft für Veränderung.

5.3.2 Zukunftskompetenzen und Future Work Skills

Dass der rasch voranschreitende technologische Wandel auch zu tiefgreifenden Veränderungen auf dem Arbeitsmarkt führt, ist bekannt. Es gibt unzählige Studien über die Auswirkungen dieser Veränderungen. Dabei gibt es vereinfacht gesagt zwei Lager: Die einen prognostizieren einen ersatzlosen Wegfall der Hälfte der heutigen Jobs aufgrund der Digitalisierung und Automatisierung in den nächsten 30 Jahren mit der Folge, dass wir uns mit Themen wie Grundeinkommen und sozialer Solidarität in ganzer neuer Dringlichkeit auseinandersetzen müssen. Andere glauben an das Entstehen einer Vielzahl neuer Berufe, die insbesondere humane Fähigkeiten wie Beraten, Begleiten, Umsorgen und Vernetzen ins Zentrum stellen. Vor diesem Hinter-

grund wird die Auseinandersetzung mit dem Thema „Future (Work) Skills" zu einem
weiteren dringenden Handlungsfeld auch im Kontext des Gesundheitswesens. Es ist
vorrangige Führungsaufgabe, sich mit der Frage auseinanderzusetzen, welche Kompetenzen von Gesundheitsfachpersonen auf dem Hintergrund digitaler Transformation künftig benötigt werden. Die University of Phoenix hat vor ein paar Jahren eine
gleichermaßen interessante wie zum Nachdenken anregende Kompetenzübersicht
zusammengestellt. Erstaunlicherweise finden sich in dieser Liste keine fachlichen
oder technischen Fähigkeiten, sondern vielmehr Kompetenzen wie:

- **Sensemaking**, die Fähigkeit, Dingen eine tiefere Bedeutung oder Wichtigkeit
  beimessen zu können, vielleicht übersetzt so etwas wie moralische Urteilsfä-
  higkeit.
- **Critical Thinking**, die Fähigkeit, Dinge zu Ende zu denken. Mit dem Wegfall ver-
  bindlicher übergeordneter Autoritäten stehen wir vor der Schwierigkeit, selbst
  über Wahrheit und Unwahrheit, Fake oder Nicht-Fake entscheiden zu müssen
  in einer Welt, in der kein gesellschaftlicher Konsens mehr darüber besteht,
  welche Werte und welches Wissen allgemeinverbindlich gelten sollen.
- **Novel, adaptive Thinking**, die Fähigkeit, immer wieder Dinge neu zu denken –
  auch nach vielen Jahren in der gleichen Organisation
- **Social Intelligence**, die Fähigkeit sich in andere einzufühlen, Empathie
- **Cognitive Load Management**, die Fähigkeit zur Differenzierung, zur Unterscheidung von Wichtigem und Unwichtigem
- **Cross Cultural Competency**, die Fähigkeit, in heterogenen Teams zu arbeiten.
  Untersuchungen zeigen, dass solche Gruppen am intelligentesten und inno-
  vativsten sind, in denen Menschen verschiedenen Alters, mit unterschiedlichen Fähigkeiten und Arbeits- und Denkmustern sowie aus diversen Disziplinen zusammenarbeiten.
- **Virtual Collaboration**, die Fähigkeit, trotz räumlicher Trennung effizient zusam-
  menzuarbeiten

Im Bildungswesen wird auf diese neuen Anforderungen wenig reagiert. Eine Ausnahme ist Finnland. Das Land hat auf die neuen Kompetenzanforderungen der digitalen Transformation reagiert und ist dabei, das Schulsystem umzustellen. Fächer
wie Mathematik, Sprachen oder Geografie werden in den Hintergrund gerückt und
Fähigkeiten wie Kommunikation, Kreativität, kritisches Denken und Zusammenarbeit als Kernkompetenzen künftiger Generationen ins Zentrum gestellt.

Ein Blick in die Curricula medizinischer und pflegerischer Ausbildung in den deutschsprachigen Ländern zeigt, dass viele dieser Kompetenzen trotz aktueller fakultärer
Reformprozesse und Erneuerungen der Lernzielkataloge in Aus-, Weiter- und Fortbildung nicht oder weiterhin nur ungenügend adressiert werden. Die oben gelistete
Kompetenzaufzählung zeigt aber auf, dass medizinische Fachpersonen künftig nicht
nur die Fähigkeit besitzen müssen, Tools und Technologien zu verstehen, mit Daten
umzugehen oder neue digitale Behandlungskonzepte einordnen und in der Praxis
anwenden zu können, sondern viel weitreichendere überfachliche Kompetenzen benötigen.

5.4   Fazit

Die digitale Transformation verändert unsere Gesellschaft tiefgreifender als andere Veränderungsprozesse zuvor. Nachdem in den letzten Jahren in vielen Organisationen im Gesundheitswesen große Anstrengungen im Bereich der Digitalisierung unternommen und viel in standardisierte Datenhaltung und die Nutzung neuer Technologien investiert wurde, wird seit einiger Zeit das Thema der digitalen Transformation wichtiger. Während Digitalisierung den Fokus stark auf das Thema der Technologie und deren Integration in Versorgungsprozesse legt, zielt der Begriff „digitale Transformation" auf die zugrundeliegenden gesellschaftlichen Veränderungen. Kernstück digitaler Transformation ist Konnektivität, die zunehmende Organisation in Netzwerken. Wie in allen Gesellschaftsbereichen erleben wir auch beim Thema Gesundheit einen Paradigmenwechsel von „Systemen" hin zu „Netzwerken". Netzwerke sind bemerkenswerte Gebilde: Sie geben keine Rollen und Funktionen vor, sind soziotechnisch, offen, durchlässig und nichthierarchisch. Dieser Paradigmenwechsel geht einher mit „neuen" gesellschaftlichen Werten und Normen wie offene Kommunikation, Transparenz und Partizipation. Digitale Transformation ist damit nicht so sehr ein technologischer, als vielmehr ein kultureller Transformationsprozess, bei dem Technologie lediglich als Katalysator wirkt. Im Gesundheitswesen ist Digitale Transformation deshalb nicht in erster Linie Aufgabe der IT-Verantwortlichen, sondern eine zentrale Führungsaufgabe. Denn es geht im Kern nicht um die Implementierung neuer Hard- und Software, sondern um das Überdenken von Rollen und Kompetenzen, um das Öffnen von Organisations- und Fachgrenzen im Sinne einer technischen, aber vor allem kulturellen Interoperabilität, um intra- und interorganisationale Vernetzung über Silo- und Kastengrenzen hinweg, um die Vernetzung der Versorgungsorte, um Transparenz als organisationale Default-Einstellung, um dezentrale, selbstorganisierte, entscheidungsbefähigte Einheiten anstelle von Hierarchie und zentraler Steuerung, um Governance anstelle von Government, um die Ermöglichung eines neuen „Mindset" und das Initiieren von Leidenschaft für Veränderung.

Literatur

Belliger A, Krieger DJ (2014) Gesundheit 2.0. Das ePatienten-Handbuch. transcript Bielefeld

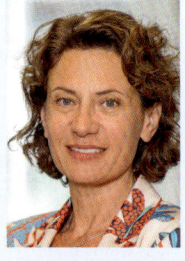

Prof. Dr. Andréa Belliger

Andréa Belliger ist Prorektorin der PH Luzern und Co-Leiterin des Instituts für Kommunikation & Führung. Sie leitet u.a. den Studiengang CAS eHealth – Gesundheit digital (www.ikf.ch) und berät Unternehmen rund um die Themen der digitalen Transformation.

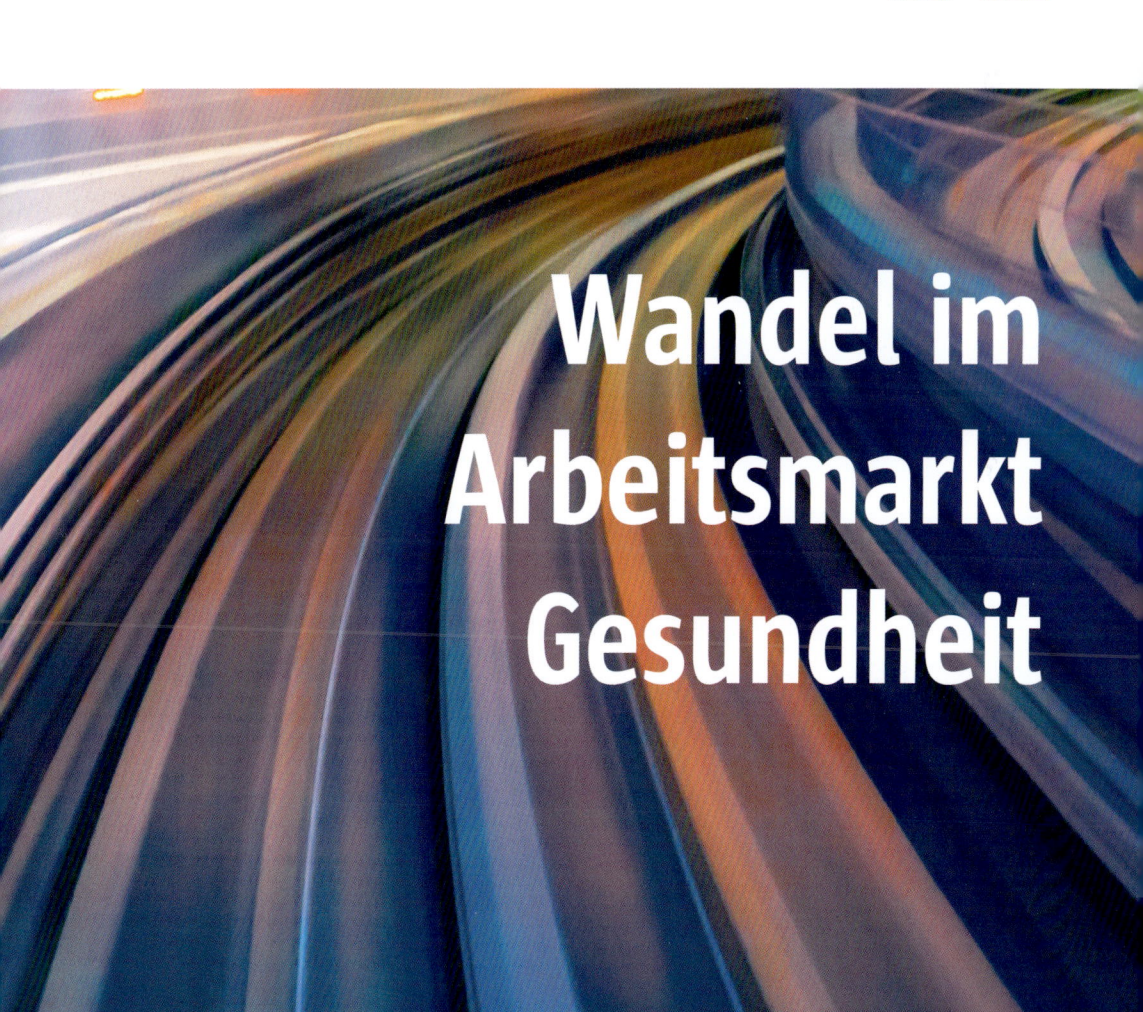

Wandel im Arbeitsmarkt Gesundheit

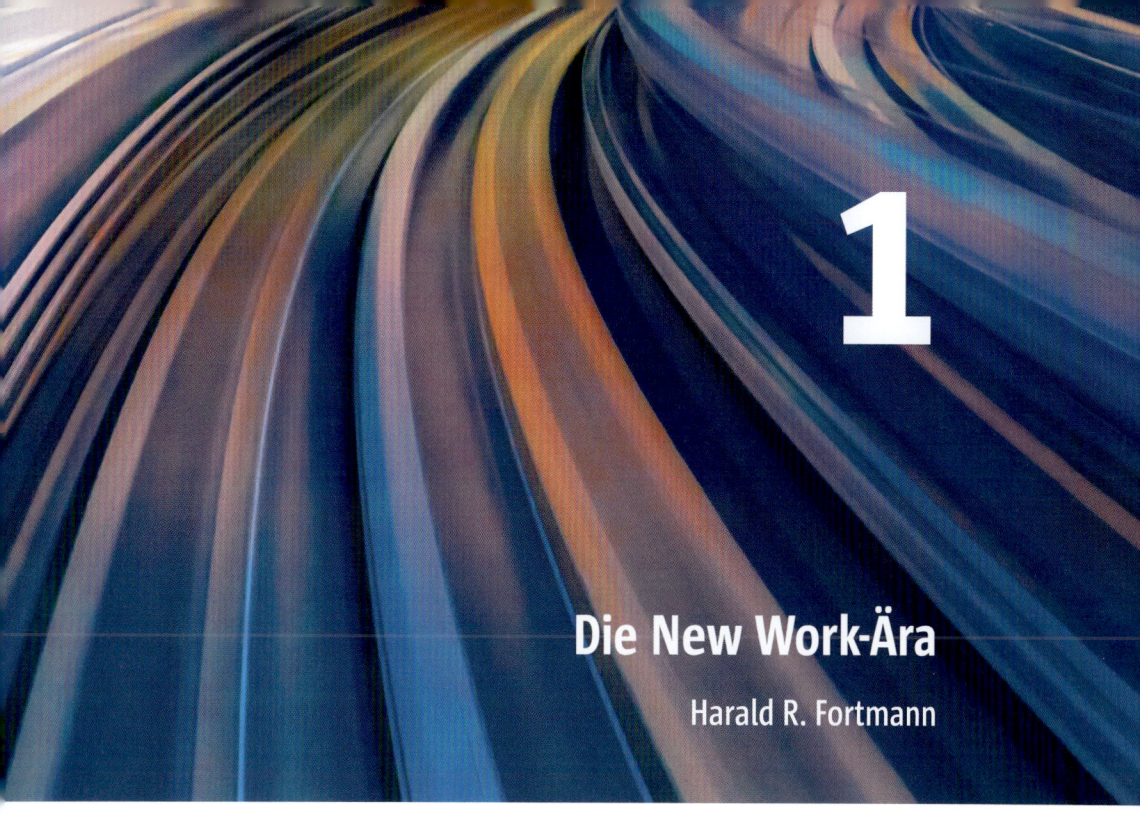

Die New Work-Ära

Harald R. Fortmann

Seit Anbeginn des neuen Jahrtausends hat sich maßgeblich getrieben durch die Digitalisierung unsere Lebens- und Arbeitswelt in einer bislang noch nie erfahrenen Geschwindigkeit verändert. Die Menschen jedoch eher weniger. Wer aber die digitale Welt nicht versteht und nicht weiß, wie man sich in ihr zu verhalten hat, wird schnell zum Getriebenen. Dies gilt für Unternehmen ebenso wie für den Einzelnen.

Diese neue Arbeitswelt bezeichne ich als New Work-Ära – das Zeitalter, in dem sich die Digitalisierung der Arbeitswelt mit einem sich wandelnden Verständnis des Einzelnen von Arbeit vermischt und das Arbeitgeber und Arbeitnehmer vor komplett neue Herausforderungen stellt.

Den Start dieser Periode würde ich, bei Betrachtung der Google Trends Analyse, mit dem Jahr 2017 in Verbindung bringen (s. Abb. 1), auch wenn man sicherlich den Ursprung des Begriffes New Work mit Prof. Dr. Frithjof H. Bergmann und seiner New Work-Bewegung auf die Jahre 1976–1979 zurückdatieren kann.

Dass man für die New Work-Ära andere, zumeist neue Kompetenzen benötigt, ist ein zentrales Thema nicht nur für Unternehmen, sondern auch für die Politik, Bildung und die Gesellschaft. Mittlerweile haben viele deutsche Unternehmen sich dem Thema digitale Transformation angenähert. Die meisten der DAX-Unternehmen – je nach Betrachtung ca. 70–80% – haben mittlerweile auch einen Digital-Verantwortlichen, ob er sich nun Chief Digital Officer (CDO) oder gar Chief Information & Digital Officer (CIDO) oder anders nennt. Das Interesse an dieser Arbeitswelt der Zukunft – die ja eher eine Arbeitswelt der Gegenwart geworden ist – wird ebenfalls immer stärker. Nicht unbedingt aus eigener Motivation heraus, sondern getrieben durch den Fachkräftemangel auf der einen Seite und der deutlich erhöhten Bereitschaft der eigenen Mitarbeiter zu einem Jobwechsel auf der anderen Seite.

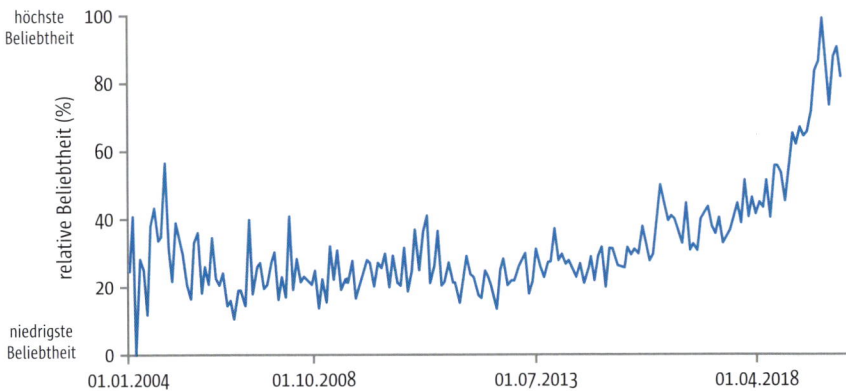

Das gilt auch für die damit einhergehende Erkenntnis, dass hierbei die Entwicklung der Mitarbeiterkompetenzen eine wesentliche Rolle spielt. Selbst der einzelne Mitarbeiter merkt, dass er für das digitale Zeitalter gegebenenfalls noch nicht optimal aufgestellt ist – und das nicht nur auf der Führungsebene. Begriffe wie lebenslanges Lernen sind althergebracht, doch nun zur Bedingung für die Arbeitsfähigkeit geworden. War es im 20. Jahrhundert noch die Arbeitsfähigkeit, die für die Zugehörigkeit zum Arbeitsleben Bedingung war, so ist es im 21. Jahrhundert die Anpassungsfähigkeit.

Laut der Untersuchung „Digitaler Stress in Deutschland" der Universität Augsburg fühlen sich viele Arbeitnehmer durch die Digitalisierung überfordert – interessanterweise insbesondere die Digital Natives der Generation Y. Die Work-Life-Integration, also das Verschwimmen der Grenzen, zum Beispiel aufgrund der ständigen Erreichbarkeit über das Smartphone, aber auch die leichtere Ablenkung durch Privates im Arbeitsleben, stellt ohne Zweifel also ebenfalls eine Herausforderung dar.

Somit ist New Work für die Gesundheitsbranche von zwei Blickwinkeln aus zu betrachten. Zum einen was die Änderungen der Arbeitswelt für die Branche bedeuten und zum anderen welche neuartigen medizinischen Fälle auf die Branche durch die Digitalisierung der Arbeitswelt zukommen werden. Im nachfolgenden Text wird der Blickwinkel auf die Gesundheitsbranche näher betrachtet.

1.1   New Work – eine Definition

Zunächst ist New Work ein Buzzword und jeder interpretiert es anders. Ganz wichtig ist es, festzuhalten, dass New Work nicht No Work bedeutet.

Prof. Dr. Frithjof H. Bergmann, dem man den Ursprung der New Work-Bewegung zuschreibt, hat seinem New Work-Konzept in den siebziger Jahren drei Werte zugrunde gelegt:

- Freiheit
- Selbstverantwortung
- soziale Teilhabe an der Gemeinschaft

Darauf aufbauend sind die mit New Work ursprünglich angestrebten Ziele

- das Ende der Schere zwischen Arm und Reich
- das Verhindern von Verschwendung natürlicher Ressourcen
- das Aufhalten der Klimazerstörung
- der Landflucht und Verelendung der Großstädte Einhalt gebieten

Ziele, die heute mehr denn je ihre Bedeutung im gesellschaftlichen Umfeld haben und häufig auch als „Purpose" bezeichnet werden.

Der Begriff New Work muss jedoch abgewandelt werden, denn in der heutigen Realität beschreibt er vor allem die Veränderungen in der Arbeitswelt, die sich im Rahmen der Automatisierung, Digitalisierung und Robotisierung ergeben haben bzw. noch ergeben werden. Dazu kommt die seit Jahren andauernde florierende Wirtschaft, die zu einer Verknappung von verfügbaren Arbeitskräften auf dem Markt geführt hat – dem sogenannten War for Talents oder auch Fachkräftemangel.

Althergebrachte Strukturen und Hierarchien lösen sich immer mehr auf. Ein Beispiel hierfür ist die Flexibilisierung von Arbeitszeiten und -orten. Denn erst durch den Einsatz digitaler Technologien ist es Mitarbeiter*innen grundsätzlich möglich, von nahezu jedem erdenklichen Ort der Welt aus zu arbeiten – einzige Voraussetzung ist eine Verbindung zum Internet. Diverse neue Arbeitsumfelder wie das Home office ebenso wie sogenannte Co-Working-Spaces (wie z.B. WeWork) oder sogenannten Latte Macchiato Workplaces (Starbucks und ähnliche Cafés mit WiFi-Zugang) haben Einzug gehalten und der Mitarbeiter im Außendienst hat unterwegs Zugriff auf alle aktuellen Unternehmensdaten und kann diese vollumfänglich nutzen. Dazu kommt die Digitalisierung der Arbeitsmethoden, indem alle Unternehmensdaten in der Cloud gespeichert werden und somit plattformunabhängig via Mobiltelefon, Tablet oder Laptop erreichbar sind sowie der Einsatz von Software as a Service (SaaS)-Lösungen wie Microsoft Office 365, Slack, Trello etc.

Flexibles und selbstbestimmte Arbeiten an unterschiedlichen Orten zu unterschiedlichen Zeiten setzt eine hohe Eigenverantwortlichkeit voraus. Die Unternehmensführung muss ihren Mitarbeiter*innen zutrauen, die richtigen Entscheidungen im Sinne des Unternehmens zu treffen und diese umzusetzen. Hierdurch hat sich auch die Führung von Mitarbeitern verändert und fordert viele Führungskräfte, die sich der neuen Realität versperren bzw. nicht über die notwendige Kompetenzen verfügen.

Das zentrale Merkmal von New Work ist vor allem die Selbstständigkeit. Mitarbeiter*innen können ihre Arbeitsweise weitestgehend selbst bestimmen und sich eigene Arbeitsziele setzen, was allerdings ein Höchstmaß an Flexibilität und Agilität voraussetzt. Hieraus ergibt sich, dass im Rahmen von New Work die Grenzen zwischen Arbeit und Freizeit immer mehr verschwimmen. Das gilt insbesondere für Selbstständige, aber auch Angestellte müssen sich bewusst darum bemühen, eine ausgeglichene Balance zwischen Beruf und Privatleben zu erhalten.

Man kann also festhalten, dass New Work ein Sammelbegriff ist, mit dem verschiedene, meist alternative Arbeitsmodelle und -formen umschrieben, werden die im Zusammenhang mit der neuen gesellschaftlichen Einstellung zu Arbeit als Ganzes im Zusammenhang zu sehen ist.

Daher kann man hier von einer New Work-Ära sprechen.

> *Was ist New Work?*
> - *New Work beschreibt den **strukturellen Wandel** der Arbeitswelt – bedingt durch die Automatisierung, Digitalisierung und Robotisierung sowie die hierdurch eintretenden veränderten Anforderungen und Bedürfnisse der Mitarbeiter.*
> - *Für die meisten Unternehmen bedeutet New Work vor allem ein vollkommen neues Mindset.*
> *Faktoren wie Entfaltung der Potenziale der Mitarbeiter, das Ausrichten der Work-Life-Integration, Vertrauensarbeitszeit und -ort sowie der Abbau von bisher gelebten Hierarchien durch Einbeziehen von Mitarbeiter*innen in Entscheidungen gewinnen an Bedeutung.*
> - *Neue Arbeitsmethoden zur Beschleunigung der Projektumsetzung und neue Arbeitstools zur Förderung transparenter Kommunikation kommen zum Einsatz.*
> - *New Work zieht vor allem eine Anpassung der Führung im Unternehmen nach sich. Die New Work-Ära erfordert Leader und keine Manager mehr. Eine Vertrauenskultur muss gelebt werden und die Hauptaufgabe der Führungskräfte ist es, die Mitarbeiter zur Eigenverantwortung zu befähigen und deren Stärken zu erkennen und zu fördern und nicht mehr nur Aufgaben zu delegieren.*

1.2 Work-Life-Balance wird zur Work-Life-Integration

Die Work-Life-Balance beschreibt im grundsätzlichen Sinne das Spannungsfeld zwischen Beruf und Leben. Das Konzept hat seinen Ursprung im US-amerikanischen Personalmanagement und hat in den 90er-Jahren einen Boom erlebt.

Die Work-Life-Balance bezieht sich nicht mehr nur auf die Vereinbarkeit von Familie und Beruf, sondern wird weiter gefasst verstanden: Es geht darum, Möglichkeiten zu schaffen, um Privatleben und Beruf besser vereinen zu können. Im Mittelpunkt steht nicht nur die Gruppe der Frauen oder speziell der Mütter, sondern die Maßnahmen beziehen sich ebenfalls auf Männer, ältere Mitarbeiter*innen oder auch junge Singles.

Die Möglichkeit, eine Balance zwischen Arbeit und Privatem zu finden, stellt heute zunehmend ein wesentliches Kriterium dar, um ein Jobangebot im Unternehmen aufzunehmen bzw. dort eine qualitativ hochwertige Arbeit zu leisten. Mehr Motivation, mehr Engagement, mehr Corporate Identity stehen hier geringeren Krankheitstagen, weniger Fluktuation und weniger inneren Kündigungen entgegen.

In den letzten Jahren vollzog sich aus Sicht des Autors ein Wandel weg von der Balance hin zu einer Work-Life-Integration. Die klare Trennlinie zwischen Beruf und Privat wurde durch den Einzug der Digitalisierung im Arbeitsleben nahezu komplett aufgehoben und gleichzeitig hat für den Arbeitnehmer die Bedeutung einer Präsenz gerade in der Familie oder im Freundeskreis stark zugenommen. Die Arbeitszeit soll in die Lebenszeit integriert werden – und nicht etwa andersherum – was zur Folge hat, dass Arbeitszeiten und -orte sich stark flexibilisieren müssen. Der Anspruch Montagnachmittags von 15h00 bis 17h00 dem Reitunterricht der Tochter und Donnerstagnachmittags dem Karateunterricht des Sohnes von 15h00 bis 16h30 beizuwohnen, ist bei vielen Arbeitnehmern heute ein Kriterium für den Verbleib im Unternehmen bzw. für die Auswahl des neuen Arbeitgebers. New Work bedeutet aber keinesfalls No Work – die Arbeitnehmer arbeiten sogar tendenziell mehr als früher, nur eben nicht mehr innerhalb starrer Arbeitszeiten oder -orte.

Als unternehmerische Strategie der Personalabteilungen wird Work-Life-Balance ebenso wie Diversity Management in Zeiten des War for Talent vordergründig dazu genutzt, um hochqualifizierte Mitarbeiter an das Unternehmen zu binden bzw. neue zu akquirieren. Besonders sind hier die erwerbstätigen Frauen zu betrachten, die als stille Reserve der Wirtschaft helfen können, den Fachkräftemangel zu mindern. Vielfach wird jedoch nach wie vor deutlich, dass Unternehmen immer noch kurzfristig denken und die vermeintlich maximale Arbeitskraft ihrer Mitarbeiter wollen, anstelle eines langfristigen nachhaltigen Umgangs mit der Humanressource.

Work-Life-Integration ist dabei nicht nur ein Maßnahmenpaket, welches das Unternehmen ihren hochqualifizierten Mitarbeitern anbietet, sondern muss und kann auch aktiv von jedem einzelnen Individuum gelernt bzw. durchgeführt werden. Dabei gilt es zu erkennen, dass eine Vielzahl von Work-Life-Integration-Angeboten der Unternehmen den Mitarbeiter in seiner Subjektivität nur noch mehr vereinnahmen und dass die neuen Freiheiten eben nur eine suggerierte Autonomie darstellen. Fitness-Studio, Friseur oder gar der Arzt-Service im Unternehmensgebäude dienen am Ende bei vielen Arbeitgebern nur einer ausgedehnten Arbeitszeit. Die davon ausgehenden, zunehmend individualisierten Risiken der digitalen Erschöpfung gilt es zu entdecken und ihnen mittels geeigneter Kompetenzen entgegenzutreten.

1.3   New Pay

Wer über New Work spricht, kommt nicht um das Schlagwort *New Pay* herum. Aber was verbirgt sich hinter diesem weiteren Buzzword?

New Pay ist kein in sich geschlossenes Vergütungssystem, sondern nur ein Begriff dafür, dass sich Vergütungssysteme bei geänderten Rahmenbedingungen ebenfalls wandeln müssen. Genauer betrachtet gibt es New Pay schon immer, denn jede Vergütungsform hatte ihre Zeit und Berechtigung: ob es die Akkordentlohnung nach dem Krieg oder die variable Vergütung über Unternehmens- oder Positionsziele ist.

Die wichtigsten Aspekte von New Pay
- *Partizipation: Mitarbeiter gestalten das Modell der Gehaltsfindung mit*
- *neues Leistungsverständnis: alternative Anreize ersetzen starre Boni*
- *hierarchieunabhängige Gehaltsmodelle: Führung wird neu bewertet*
- *Selbstbestimmung: das eigene Gehalt lässt sich mitbestimmen*
- *Gehältertransparenz: offene Prozesse und/oder Gehaltssummen*
- *Fairness: Organisation definiert für sich, was „gerechte Vergütung" bedeutet*

■ *Zeit ist Geld: Freizeit und Flexibilität gehören zum Entgelt*
■ *Scheitern als Option: Gehaltsmodell ist permanent Beta und offen für Veränderung*

Bei der Analyse verschiedener Unternehmen für das Buch „New Pay – Alternative Arbeits- und Entlohnungsmodelle" von Sven Franke, Stefanie Hornung und Nadine Nobile sind sieben Prinzipien, die eng mit Ideen von New Work verknüpft sind, aufgenommen worden: Fairness, Transparenz, Selbstverantwortung, Partizipation, Flexibilität, Wir-Denken und Permanent Beta.

Besonders herauszustellen ist der Faktor „Wir-Denken", der eigentlich der Marktwirtschaft und dem Leistungsgedanken widerspricht, da er die Vergütung aufgrund der Höchstleistung des Einzelnen nicht berücksichtigt, sondern den Impact auf die Gesellschaft.

1.4   Gesundheit und Beschäftigungsfähigkeit (Employability)

„Employability" – wörtlich: Beschäftigungsfähigkeit – nennt sich das Konzept, mit dem die lebenslange Arbeitsmarktfitness von Mitarbeitern gestärkt werden soll und gilt als die Kernkompetenz des modernen Arbeitnehmers. Denn nur wer in der Lage ist, sich auf immer neue Jobprofile, Arbeitgeber, ja sogar Berufe einzustellen, wird sich auf Dauer am Arbeitsmarkt halten können.

Employability lässt sich nicht allein durch fachliche Weiterbildung erhalten, viel wichtiger als die erlernte Tätigkeit sind Softskills sowie eine quasi Unternehmer-ähnliche Einstellung zum Arbeitsmarkt. Der Arbeitnehmer muss sich team- und kommunikationsfähig zeigen, er übernimmt Eigenverantwortung, ergreift die Initiative, ist flexibel und offen für Neues, lernt permanent dazu und hinterfragt sich und seine Beschäftigungsfähigkeit stetig. Wie bereits oben geschildert, ist lebenslanges Lernen nunmehr kein Buzzword mehr, sondern muss gelebte Realität werden. Die Wahrscheinlichkeit, dass sich die Geschwindigkeit der Veränderung in den kommenden Jahren reduziert, ist äußerst gering.

Auf Unternehmensseite kommt darüber hinaus das betriebliche Gesundheitsmanagement (BGM) hinzu. Hierbei geht es um einen systematisch gesteuerten Ansatz von Organisations- und Personalentwicklung mit dem Ziel, betriebliche Rahmenbedingungen und betriebliche Strukturen und Prozesse zu entwickeln, die die gesundheitsförderliche Gestaltung von Arbeit und Organisation und die Befähigung zum gesundheitsförderlichen Verhalten der Mitarbeiter*innen ermöglichen.

Eine hohe Selbstverantwortung für die Employability liegt somit bei jedem einzelnen Mitarbeiter, der dafür Sorge tragen muss, dass er bis zum Rentenalter einen Mehrwert für ein Unternehmen erbringt – aber auch der Arbeitgeber ist weiterhin in der Pflicht, seine Mitarbeiter an dieser Stelle zu unterstützen oder wo nötig auch zu ermahnen.

1.5 Dezentrales Arbeiten

Latte Macchiato Workplace, Digital Nomad, Remote Teams – all dies sind Begriffe, die sich in den letzten Jahren in die Organisationsabteilungen von Unternehmen eingeschlichen haben und teilweise immer noch zu starkem Unbehagen bei Führungskräften oder Unternehmern führen. Home office ist nach wie vor ein sensibles Thema, vor allem in mittelständischen Unternehmen. Ihm liegt aber wiederum eine andere Methodik zugrunde, weshalb es klar von einer „dezentralen Firmenstruktur" abgegrenzt werden muss, bei der in vielen Fällen gar kein lokales Büro mehr existiert und das Unternehmen aus Mitarbeitern an unterschiedlichen Arbeitsorten besteht, meist auch länderübergreifend. Die Zeiten, in denen mehr oder minder produktive Präsenz im Büro mit Arbeitswillen gleichgesetzt wurde, scheinen vorbei zu sein, denn die Qualität der Arbeit wandelt sich langsam zur allgemein gültigen Messlatte und ersetzt die Präsenzzeit als Maßstab.

> *Ob wir es wollen oder nicht, wir werden uns aus vielfältigsten Gründen mit dem Gedanken anfreunden müssen, dass das Wort „Büro" in absehbarer Zeit nicht mehr die Bedeutung hat wie bisher bzw. immer mehr verschwinden wird. Das Wort Arbeitsplatz hingegen ist flexibel genug, sich auch an die neuen Gegebenheiten anzupassen.*

Digitale Tools geben Unternehmen und damit ihren Mitarbeiter*innen die Möglichkeit, räumlich unabhängig zu arbeiten, und wenn die Voraussetzungen dafür vom Arbeitgeber richtig gesetzt werden, bringt diese Möglichkeit viele Vorteile für alle Beteiligten, insbesondere für den deutschen Mittelstand, der nicht an den hippen Hotspots der Digital Natives – Hamburg, Berlin, München oder Köln – seine Standorte hat, sondern eben in Karlsruhe, Pforzheim, Schwäbisch Hall oder gar Schwentinental (bei Kiel).

Diese Unternehmen sehen dezentrales Arbeiten als ihre einzige Chance im „War for Talents", wobei das Ziel der Ortsunabhängigkeit nie ist, allein zu arbeiten, sondern vielmehr interaktiv.

Vertrauen und Empathie sind Grundpfeiler der dezentralen Arbeitsweise. Ohne ein klares Committent zu diesen Werten wird es von beiden Seiten nicht funktionieren – eine große Herausforderung für viele Führungskräfte. Dazu kommt, dass der Wunsch nach agilen Arbeitsmethoden und das Verantwortungsbewusstsein, im Sinne des Unternehmens zu handeln, bei den Mitarbeitenden gegeben sein müssen.

Ein weiterer Vorteil von dezentralen Firmenstrukturen ist es, dass gerade nach der Gründung enorme Kosten gespart werden können. Mit jedem Mitarbeiter, den die Organisation neu einstellen will, sei es als fester Mitarbeiter oder nur als Freelancer, muss ein neuer Arbeitsplatz im Büro geschaffen werden. Ein komplizierter Weg, der die Skalierbarkeit des Unternehmens sowie die Anpassungsfähigkeit stark limitiert und auch ein Grund für das Boomen der Co-Working-Spaces darstellt. Auch das Wachstum der Organisation kann hierdurch in Mitleidenschaft gezogen werden.

Siedelt sich ein Unternehmen an einem „hippen" Standort wie Hamburg, Berlin oder München an, so ist der Pool an potenziellen Mitarbeitern zwar groß, jedoch herrscht eine ebenso hohe Konkurrenzsituation um die Mitarbeiter zwischen den Unternehmen. Es wird wesentlich schwieriger, gute Mitarbeiter an sich zu binden. Wer hingegen mit Mitarbeitern an unterschiedlichen Orten arbeitet, kann sich die Kosten für Büroräume und Verpflegung der Mitarbeiter sparen und sieht sich diesem Konkurrenzkampf weniger ausgesetzt. Für den Arbeiternehmer muss das nicht vorhandene Büro auch nicht zwangsläufig Nachteile mit sich bringen. Neben dem Arbeitsplatz in den eigenen vier Wänden lässt sich beispielsweise bereits ab rund 100 Euro pro Monat ein Platz in einem Co-Working-Space mieten. Der große Vorteil dieser Lösung im Vergleich zum Heimarbeitsplatz ist, dass der fehlende Austausch mit den Kollegen in einem klassischen Büro problemlos ersetzt werden kann. Für das Unternehmen selbst spielt es keine Rolle, wie viele Mitarbeiter an den Projekten arbeiten. Der Verzicht auf feste Büroräume führt zu einer größeren Flexibilität. Je nach Branche und Kerngeschäft kann das Unternehmen wesentlich flexibler agieren und bei Bedarf schnell weitere Mitarbeiter einstellen – oder auch entlassen – ohne weitere Zusatzkosten berücksichtigen zu müssen.

Ein erfolgsversprechendes Modell für dezentrales Arbeiten ist eine Mischung aus klaren und transparenten Deadlines eventuell gekoppelt mit einer entsprechenden Zeiterfassung. Mitarbeiter werden hierfür i.d.R. in kleinere Gruppen innerhalb des Unternehmens aufgeteilt und für jede Gruppe bzw. jedes Projekt wird eine spezifische Deadline festgelegt und diese klar kommuniziert.

Auswahl beliebter Tools für eine erfolgreiche dezentrale Arbeitsweise

- **Google G Suite oder Microsoft Office 365**
  Die Google G Suite hat sich in den letzten Jahren als Marktführer für Online-Services etabliert und bietet mit den hauseigenen Programmen eine mehr als ausreichende Vielfalt an Tools.
  Microsoft hat mittlerweile sein Office Paket als SaaS-Lösung im Angebot, sodass bei beiden Tools mittlerweile mehrere Personen gleichzeitig an Dokumenten in Echtzeit arbeiten können. Ebenso bieten beide Anbieter mit Google Drive respektive One Drive Speichermöglichkeiten in der Cloud, sodass Mitarbeiter immer Zugang zu allen für sie relevanten Dokumenten orts- und zeitunabhängig sowie betriebssystemunabhängig haben.

- **Slack**
  Moderne Unternehmenskommunikation kann heute über Slack stattfinden, eine Chat-Plattform auf der man Kommunikationsstränge thematisch unterteilen kann. So bekommt jeder Mitarbeiter nur die für ihn interessanten Nachrichten und nicht wie bisher mit E-Mails eine Flut an unnützen Informationen und Nachrichten. Auch hier hat Microsoft mit **Teams** nun nachgelegt, sodass man immer mehr Unternehmen mit einer Office 365-Lösung sehen wird, die dieses Tool anstelle von Slack einsetzen werden.

- **Asana und Basecamp**
  Asana und Basecamp haben sich als Projektmanagement-Tools im Markt durchgesetzt. Beide Lösungen erlauben eine einfache Erstellung von Projektgruppen und die Zuteilung verschiedener Aufgaben und Verantwortlichkeiten. Wenn eine Aufgabe abgeschlossen ist, bekommen alle Gruppenmitglieder eine Mitteilung. So können Projekte effektiv und vor allem für alle transparent abgearbeitet werden.
- **Microsoft Teams, Slack und Zoom**
  Auch Videokonferenz-Tools finden weit verbreitet Einsatz in Team- und virtuellen Kundenmeetings. Skype ist historisch bedingt sicherlich immer noch der Marktführer in diesem Segment, hat aber in letzter Zeit vermehrt Konkurrenz bekommen, so von der US-Firma Zoom, die hochqualitative Videolösungen anbietet. Microsoft hat Komponenten der aufgekauften Skype-Lösung auch in Office 365, respektive Teams integriert und auch Slack bietet Videokonferenzen an. Die Zeiten der teuren Videokonferenzsysteme sind also ebenso vorbei, stattdessen sind diese heute mit nahezu jedem Computer ohne weitere Hard- oder Softwarekosten möglich.

Alle Teams organisieren sich zwingend über moderne, digitale, Projektmanagement-Tools, die es in großer Vielzahl von unterschiedlichen Herstellern mit teilweise branchenspezifischer Ausrichtung gibt. Denn am Ende ist Kommunikation immer noch der Schlüssel zum Erfolg von Unternehmen und dieser muss man insbesondere in dezentralen Strukturen Bedeutung beimessen. Der sogenannte Flurfunk verschwindet nämlich hierdurch – zum Guten und zum Schlechten.

1.6 Neue Arbeitszeitmodelle

Um den oben aufgeführten neuen Bedingungen gerecht zu werden, müssen für die Work-Life-Integration oder die dezentrale Arbeitsweise neue Arbeitszeitmodelle gefunden werden.

1.6.1 Innerbetriebliche Rahmenbedingungen

Im Wettbewerb um Talente, Produktionsvorteile und im globalen Wettbewerbsumfeld darf der Blick auf die innerbetrieblichen Rahmenbedingungen nicht vernachlässigt werden: Unsere Arbeitszeitkultur braucht ein Update, wobei darauf zu achten ist, dass Schutzbedürfnisse der Beschäftigten nicht dadurch infrage gestellt werden.

Der Schlüssel zu einer modernen Arbeitszeitkultur liegt in flexiblen Handlungsoptionen für Arbeitsvertragspartner auf der Grundlage von Tarifverträgen. Die Tarifvertragsparteien haben sich in den letzten Jahren um eine neue, offenere Arbeitszeitkultur teilweise erfolgreich bemüht. Die Möglichkeiten zur Ausgestaltung der Arbeitszeit sind mittlerweile vielfältiger und werden – soweit betrieblich umsetzbar – heute bereits eingesetzt. In vielen Branchen kann mit Instrumenten wie Arbeitszeitkonten und einer lebensphasenorientierten Arbeitszeitgestaltung die Arbeitszeit bereits flexibel verteilt werden.

Durch weitere gesetzliche Anpassungen müssen diese betrieblichen Spielräume vergrößert werden, denn eine Flexibilität ist für Arbeitgeber und Beschäftigte gewinnbringend, insofern Freiraume verantwortlich und mit Rücksicht auf unterschiedliche Anliegen genutzt werden. Durch Leitplanken in gesetzlichen Regelungen können Arbeitnehmer und Arbeitgeber dabei unterstützt werden. Die gesetzlichen Grundlagen dürfen vor allem nicht weiter zementiert und ausgeweitet, sondern müssen modernisiert und geöffnet werden – eine agile Betrachtung angepasst an die jeweilige Herausforderung ist auch hier unumkehrbar. Die Regelung der Arbeitszeit sollte durch die Tarifvertragsparteien stärker und konsequenter als bisher auf die betriebliche oder individualvertragliche Ebene verlagert werden.

Reformbedarf besteht mit Blick auf die aktuelle Gesetzeslage insbesondere bei Ruhezeiten, Höchstarbeitszeit sowie Aufzeichnungspflichten.

1.6.2 Wochenarbeitszeit

Sowohl Beispiele aus der Praxis als auch viele Forschungsergebnisse stellen das altbewährte 40-Stunden-Modell infrage. So zeigt beispielsweise eine Studie der Universität Melbourne, dass bereits ab einer Arbeitszeit von 25 Stunden pro Woche die kognitiven Fähigkeiten nachlassen. Auch die Bundesanstalt für Arbeitsschutz und Arbeitsmedizin (BAuA) warnt vor gesundheitlichen Gefährdungen durch zu lange Arbeitszeiten: *„So nehmen zum Beispiel Effizienz und Sicherheit nach der siebten oder achten Arbeitsstunde deutlich ab.“*

Langfristig gesehen können Unternehmen so von der längeren Arbeitsfähigkeit der Beschäftigten profitieren – gerade in Zeiten einer alternden Gesellschaft und des Fachkräftemangels ist dies ein wichtiger Vorteil. Vor allem ist eine 30-Stunden-Woche aber auch ein Aushängeschild für eine moderne Unternehmenskultur. Das fördert die Mitarbeiterbindung und -motivation.

Auch die oben genannte Steigerung der Flexibilität aufgrund des Wunsches nach Work-Life-Integration spricht für eine kürzere Arbeitszeit, zumindest eine Arbeitszeit die Arbeitnehmer selbstbestimmt und je nach Lebenslage bestimmen können. So könnten beispielsweise 30 Arbeitsstunden auf vier oder auf fünf Tage mit jeweils nur sechs Stunden Arbeitszeit verteilt werden. Ob Familienplanung, Freizeit oder Weiterbildung, *„Beschäftigte, die ihre Arbeitszeiten mitgestalten können, sind mit ihrer Work-Life-Balance zufriedener, arbeiten motivierter, sind nachweislich produktiver, bleiben länger gesund sowie leistungs- und beschäftigungsfähig“*, veröffentlicht die BAuA.

1.6.3 Lebensarbeitszeit

Als Lebensarbeitszeit wird jene Zeit bezeichnet, die eine Person während ihres gesamten Lebens zum Zwecke der Erwerbstätigkeit aufwendet. Sie beschreibt damit die lebenslang erbrachte Arbeitsleistung.

Im New Work-Kontext steht Lebensarbeitszeit für die Führung eines solchen Kontos – sprich man kann arbeitszeitstarke Phasen mit Sabbaticals kombinieren oder eben z.B. früher in den Ruhestand gehen.

Betrachtet wird in dieser Konstellation nur noch die gesamte Arbeitsleistung, was eine größtmögliche Flexibilität für Arbeitnehmer bedeutet. Ob mehr gearbeitet wird, um über die beispielsweise 30 Urlaubstage hinaus im Jahr zu verreisen oder um die Familienbetreuung flexibler zu gestalten, ist hierbei jedem selbst überlassen. Dieses Arbeitszeitmodell ist grundsätzlich das zu präferierende, da es sich der jeweiligen persönlichen Situation der Arbeitnehmer am besten anpasst: ob junge Eltern, Kinder, die ihre Eltern pflegen, oder der Wunsch, für einen Marathon zu trainieren – all das sind Beispiele von Änderungen der Lebenssituation. So können zum Beispiel Eltern vor und/oder nach der Geburt ihrer Kinder deutlich mehr als während der Erziehungszeit ihrer Kinder arbeiten ohne dadurch gleich einen Rentennachteil und sich hieraus ergebende Altersarmut befürchten zu müssen. Der Nachteil der Lebensarbeitszeit ist zumeist, dass diese nicht Arbeitgeber-übergreifend umsetzbar ist. Hier müssten noch dedizierte Übergangsregelungen gefunden werden.

Insgesamt zeigen die Ausführungen eine unglaubliche Vielfalt der Möglichkeiten auf, Arbeit in der New Work-Ära neu oder einfach anders zu gestalten. Verständlicherweise ist der Umbruch in der Arbeitswelt gerade für Arbeitgeber so gravierend und plötzlich gekommen, dass diese vor großen Herausforderungen stehen. Es wäre aber leichtgläubig zu denken, dass sich die Zeiten wieder ändern und man dies aussitzen kann. New Work ist heute ein, wenn nicht der, maßgebliche Wettbewerbsfaktor zur Akquise neuer Talente geworden und auch für die bestehenden Mitarbeiter die Grundlage für ihren Verbleib.

1.7 Bedeutung von New Work im Gesundheitssektor

Oberflächlich betrachtet scheinen zahlreiche Aspekte von New Work in einem Widerspruch zu den Arbeitsstrukturen in der Gesundheitsbranche zu stehen. Einerseits eine agile Arbeitsweise womöglich sogar noch dezentral organisiert, andererseits ein von Hierarchien, Dokumentationspflichten und streng reglementierten Zeitvorgaben geprägter Arbeitsalltag.

Der Fachkräftemangel, gerade auch in der Gesundheitsbranche hat Arbeitgeber seit Jahren gezwungen, sich darum zu bemühen, die Arbeit speziell für Pflegekräfte attraktiver zu gestalten, um einen hohen Grad an Mitarbeiterzufriedenheit und Mitarbeiterbindung zu erreichen. Jede verlorene Arbeitskraft lässt sich nur sehr schwer neu besetzen. Dazu kommt der immer weiter steigende Margendruck in der Branche. Die Arbeitgeber setzen heute bereits nach Möglichkeit neue Arbeitszeitmodelle ein, um gerade Eltern eine stärkere Work-Life-Integration zu ermöglichen. Die Arbeitgeber setzen heute bereits nach Möglichkeit neue Arbeitszeitmodelle ein, um gerade Eltern eine stärkere Work-Life-Integration zu ermöglichen. Hier seien als Beispiel Tandem-Jobs (zwei Mitarbeiter teilen sich eine Stelle z.B. zu jeweils 60%), die SAP Initiative, alle Jobs nur zu 70% auszuschreiben, oder die Möglichkeit nach einer Präsenzzeit im Büro in den Abenden vom Home Office weiterzuarbeiten genannt.

Auf der Suche nach Fallbeispielen stößt man zwar auf erfolgreiche Digitalisierungs-projekte – dies sind aber keine New Work-Methodiken, sondern eine reine Digitali-sierung von derzeit noch analogen Arbeitsvorgängen, die beispielsweise Pflegekräfte zumindest teilweise entlasten. Insgesamt muss man jedoch festhalten, dass im Set-ting eines Krankenhausbetriebs, in dem Menschen unmittelbar im Mittelpunkt ste-hen, New Work-Methoden deutlich schwieriger umzusetzen sind, als in einem in-dustriellen Umfeld. Ein ernüchterndes Ergebnis, welches z.B. auch in der industriel-len Produktion Herausforderungen schürt, da die dort eingesetzten Mitarbeiter mit Neid ihre kaufmännischen Kollegen beäugen.

Beispiel für New Work in der ambulanten Pflege

In der Pflege hingegen gibt es ein in der New Work-Welt berühmtes Beispiel aus den Niederlanden. Das Sozialunternehmen Buurtzorg – übersetzt Nachbarschaftshilfe – wurde 2007 von Jos de Blok, einem Krankenpfleger aus Enschede, als Sozialunterneh-men gegründet und ist seit Jahren eines der meistbeachteten New Work-Arbeitsmo-delle. Bei der ambulanten Pflege gab es die Herausforderung, dass die Leistungen für Pflegepatienten immer wieder von unterschiedlichen Personen erbracht wurden. Hieraus ergaben sich ein starker Abstimmungsbedarf und vor allem Situationen, die sowohl beim Pflegepersonal als auch bei Patienten zu Frustrationen führten. Gerade ältere pflegebedürftige Patienten suchten hier die Betreuung durch ihnen bekannte Pfleger, die nach einer gewissen Zeit auch die Bedürfnisse und Anforderungen der Patienten kennen und auf diese eingehen können, anstatt sie immer wieder an neue Pfleger kommunizieren zu müssen. Buurtzorg, heute im Übrigen eines der größten Pflegeunternehmen in den Niederlanden, hat den klassischen Ansatz der Gemeinde-schwester wieder aufgenommen: Eine Pflegekraft als Bezugsperson erbringt mög-lichst viele Leistungen für den Pflegebedürftigen und baut damit auch eine starke persönliche Bindung zu diesem auf. Ein weiteres Ergebnis ist zudem, dass die Zufrie-denheit der Pflegekräfte ebenfalls deutlich größer ist als bei anderen Pflegeunter-nehmen. Teams, die aus kleinen Einheiten von etwa zwölf Pflegekräften bestehen, wird viel Raum für die autonome Organisation ihrer Einsätze gegeben.

1.8   Fazit

Auch wenn New Work-Methoden, ähnlich wie z.B. in der Produktion oder in der Dienstleistungsbranche, nicht einfach in der Gesundheitsbranche umsetzbar sind, so steht jeder Betrieb von der Anforderung, sich hierzu Gedanken zu machen und zu eruieren, welche Methoden hier – zumindest teilweise – eingesetzt werden können, um Mitarbeiteranforderungen entgegenzukommen. Insbesondere bei New Pay und Arbeitszeitmodellen sind Spielräume für die Gesundheitsbranche denkbar – eine Ad-aption der tarifrechtlichen Voraussetzungen ist ebenso wie in der Industrie zeitge-mäß. Der immense Vorteil, den die Gesundheitsbranche anderen gegenüber hat, ist, dass der Purpose, also der Wunsch nach sinnstiftender Arbeit, seitens der Arbeitneh-mer von Natur aus gegeben ist. Durch die weitere Digitalisierung und die einziehen-de Robotisierung wird weiterhin mehr Flexibilität in der Arbeitszeit geschaffen. Die strengen Hierarchien, gerade im Krankenhausbetrieb, müssen aufgelockert werden, sodass Teamarbeit im Mittelpunkt steht und damit mehr Vertrauen vonseiten der Führung. Auch hier muss der Ansatz vom Manager zum Leader Einzug halten.

Ohne Veränderung wird sich die angespannte Arbeitsmarktsituation in der Gesundheitsbranche weiter verschärfen. Die Arbeitgeberattraktivität, d.h. das Employer Branding des einzelnen Betriebes steht klar in Konkurrenz zu anderen Unternehmen, die hier den Mitarbeiter und nicht den Profit in den Mittelpunkt stellen.

Literatur

Bundesanstalt für Arbeitsschutz und Arbeitsmedizin (BAuA) (o.J.) Arbeitszeit. URL: https://www.baua.de/DE/Themen/Arbeitsgestaltung-im-Betrieb/Arbeitszeit/_functions/BereichsPublikationssuche_Formular.html?queryResultId=null&pageNo=0 (abgerufen am 01.04.2020)

Gimpel H (2019) Digitaler Stress: Belastung am Arbeitsplatz. URL: https://www.uni-augsburg.de/de/campus-leben/neuigkeiten/2019/08/30/597/ (abgerufen am 01.04.2020)

Nobile N, Hornung S, Franke S (2019) New Pay. Haufe Fachbuch Freiburg

Ruppanner L, Maume DJ (2016) Shorter Work Hours and Work-to-Family Interference: Surprising Findings from 32 Countries. Social Forces 95(2), 693–720. URL: https://academic.oup.com/sf/article-abstract/95/2/693/2452915 (abgerufen am 01.04.2020)

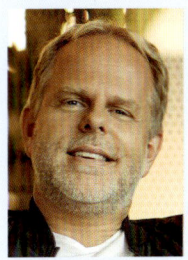

Fotocredit:
Frank P. Wartenberg

Harald R. Fortmann

In Frankreich und Deutschland aufgewachsen, ist Harald R. Fortmann seit 1996 in der digitalen Wirtschaft aktiv. Er gilt laut der Fachzeitschrift W & V als einer der bestvernetzten Manager der Branche und wurde als Unternehmer, Herausgeber und Lehrbeauftragter mehrfach ausgezeichnet.

Fortmann gründete sein erstes Unternehmen mit 23 und blickt auf internationale Erfahrungen als Start-up-Gründer ebenso zurück wie auf Stationen als Geschäftsführer einiger namhafter internationaler Unternehmen der Digitalbranche wie AOL und Pixelpark. Seit 2013 hat Fortmann sich der Personalberatungsbranche verschrieben und konnte so seine Leidenschaft für Menschen und Digitales verschmelzen.

Über 16 Jahre engagierte er sich für die Branche im Bundesverband Digitale Wirtschaft (BVDW) e.V. und gehörte zehn Jahre dem Präsidium an. Er ist darüber hinaus Herausgeber des beim Springer Gabler Verlag erschienenen Titels *Arbeitswelt der Zukunft* und hat im September 2019 das mehrfach ausgezeichnete Buch *#FemaleLeadershipPictured* verlegt und herausgebracht, das vierzig Interviews und zehn Expertenbeiträge rund um die Themen Leadership und Diversity enthält. Im Sommer 2020 erscheint beim Springer Gabler Verlag sein neues Herausgeberwerk *Digitalisierung im Mittelstand*.

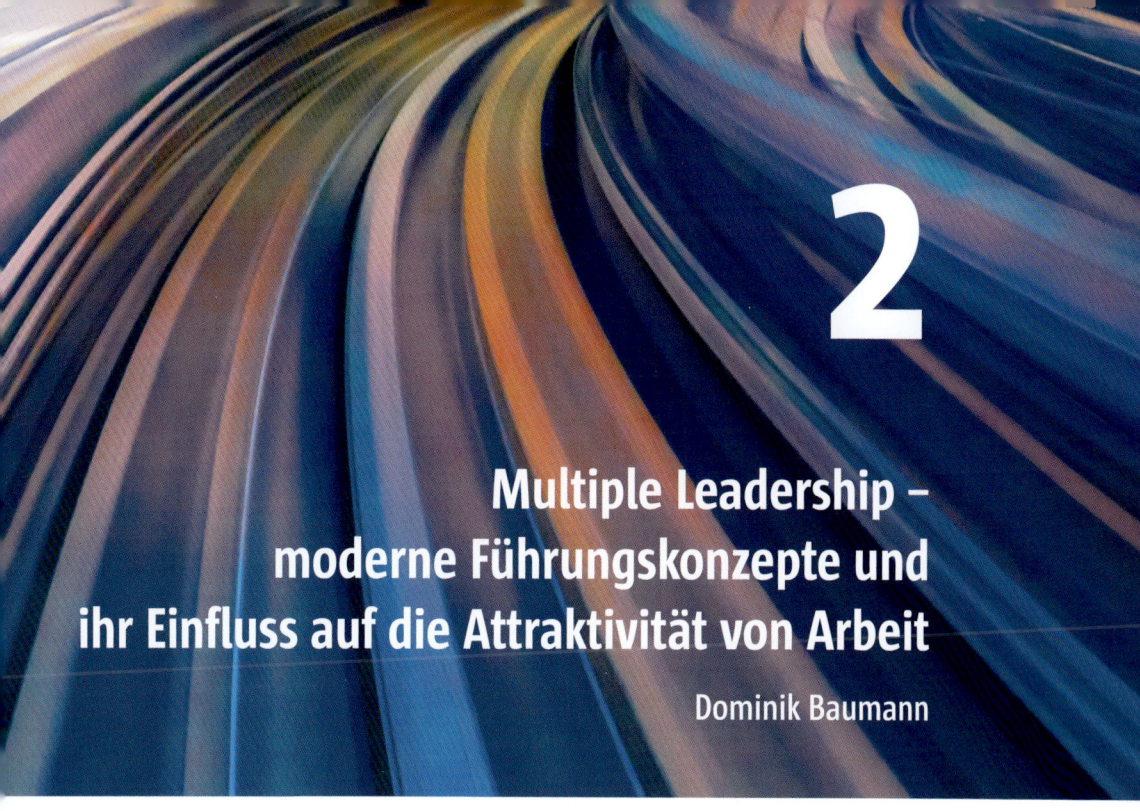

2

Multiple Leadership – moderne Führungskonzepte und ihr Einfluss auf die Attraktivität von Arbeit

Dominik Baumann

Die Arbeitswelt befindet sich in einem beispiellosen Wandel. Dadurch gelangen Organisationen an die Grenzen ihrer bisherigen Funktionslogik. Eine ganz wesentliche Rolle spielt dabei das Thema „Führung". Denn in Zeiten von Fachkräftemangel, Wertewandel und multipler Milieus werden die Erwartungshaltungen von Mitarbeitern immer vielfältiger. Dadurch wachsen die Anforderungen an Führungskräfte und die Komplexität der eigenen Rolle. Der Abbau von Hierarchien, die Förderung von Mitarbeiterbeteiligung und ein erweitertes Rollenset von Führungskräften sind die wesentlichen Treiber auf dem Weg in die neue Arbeitswelt. Sie stellen nicht nur das Commitment der Belegschaft sicher. Sie nehmen auch entscheidend Einfluss auf die Innovationsfähigkeit, die Produktivität und die Arbeitgeberattraktivität von Unternehmen.

Und nicht nur unsere Arbeitswelt ist im Wandel, denn derzeit finden Veränderungen statt, die schon heute Einfluss auf das globale Wirtschaftssystem und unser gesellschaftliches Zusammenleben nehmen. Das ist für sich genommen kein Novum, sondern vielmehr der übliche Lauf der Dinge. Und doch ist der Wandel, den wir erleben, alles andere als die Regel. Er ist umwälzend, unumkehrbar, disruptiv.

Die stattfindenden Veränderungen lassen sich in vier zentralen Schwerpunkten bündeln. Dabei handelt es sich um die voranschreitende Digitalisierung, die zunehmende Globalisierung, den demografischen Wandel und einen übergreifenden Wertewandel (Hackl et al. 2017). Das Zusammenspiel dieser Einflussfaktoren, die in allen Nationen der sogenannten westlichen Welt zu beobachten sind, macht die Größe und die Bedeutung dieses Wandels aus. Sie wirken sich auf jedes am Wirtschaftssystem beteiligte Unternehmen aus und ebenso auf die Art und Weise, wie Arbeit innerhalb von Unternehmen ausgestaltet wird.

Dabei kommen heutige Organisationsformen zunehmend an ihre Grenzen, was (möglicherweise) einen evolutionären Entwicklungsschritt notwendig macht (Laloux 2015). Größe und Branchenzugehörigkeit von Unternehmen spielen dabei keine Rolle. Allenfalls kann der Zeitpunkt variieren, an dem der Wandel seinen ganzen Einfluss entfaltet. Anders ausgedrückt: Manche Unternehmen spüren schon heute, dass sich die Wirtschafts- und Arbeitswelt verändert. Anderen steht diese Erkenntnis erst noch bevor.

2.1 Effizienzgetriebene Organisationen gelangen an ihre Grenzen

Unternehmen sind – vereinfacht betrachtet – auf Rendite ausgerichtete Organisationen. Anders ausgedrückt: Ein Unternehmen muss unter dem Strich profitabel sein, um sich am Markt zu behaupten. Das trifft auf den Maschinenbaubetrieb ebenso zu wie auf die Bäckerei, den Biosupermarkt, das städtische Krankenhaus oder die kassenärztliche Gemeinschaftspraxis. Die mittel- und langfristigen Ziele von Organisationen sind Produktivität und Wachstum.

Diese Ziele werden auf unterschiedlichem Weg erreicht. Jedes Unternehmen schafft sich hierfür eine eigene Funktionslogik zur effizienten Steuerung der eigenen Organisation. Dies gelingt, solange die wirtschaftlichen Rahmenbedingungen überwiegend konstant bleiben. Kleine Änderungen durch interne und externe Einflüsse können in der Regel durch betriebsinterne Anpassungen ausgeglichen werden. Kommt es jedoch zu disruptiven Veränderungen – also Umwälzungen, welche die bisherigen Funktionslogiken auf den Kopf stellen, – dann gelangen Organisationen an ihre Grenzen (Hackl u. Baumann 2018).

Solchen disruptiven Veränderungen sehen sich immer mehr Unternehmen infolge des großen Wandels gegenüber. Denn die Digitalisierung, die Globalisierung, der demografische Wandel und der allgemeine Wertewandel haben konkrete Auswirkungen im betrieblichen Kontext. Neue technische Möglichkeiten verändern unsere Art der Kommunikation und Zusammenarbeit. Prozesse in Unternehmen werden damit schneller, effizienter, transparenter, steuerbarer. Die Fabrik wird zur „Smart Factory" und die Dienstleistung zum „Smart Service". Darüber hinaus kommt es zu immer kürzeren Innovationszyklen (sowohl was Produkte, als auch was Dienstleistungen anbelangt) und zu einem sich verschärfenden Wettbewerb.

Als konkrete Folge davon werden Prozesse innerhalb von Unternehmen zunehmend dezentraler. Das hat auch unmittelbare Auswirkungen auf unsere Zusammenarbeit. Das „Normalarbeitsverhältnis", das seit Jahrzehnten unhinterfragt blieb, kommt nun auf den Prüfstand. Es werden alternative Formen der Arbeitserbringung diskutiert – neue Arbeitszeit- und Arbeitsortmodelle inklusive. Und nicht zuletzt stellen die großen Veränderungen der Arbeitslandschaft neue oder zumindest veränderte Anforderungen an Mitarbeiter und Führungskräfte. Dadurch müssen sich manche Menschen in ihrer Erwerbsbiografie neu erfinden. In extremen Fällen werden Funktionen dauerhaft überflüssig und fallen weg, während zeitgleich gänzlich neue Berufsbilder entstehen.

Nicht zuletzt haben Organisationen mit einer demografisch bedingten Verknappung des Arbeitsmarktes umzugehen. Der damit einhergehende Fach- und Arbeitskräftemangel ist in vielen Bereichen bereits spürbar und wird für manche Unternehmen zum ernsten Problem. Prognosen zufolge wird sich diese Situation in Zukunft noch weiter verschärfen. Dabei ergeben sich für Unternehmen zwei Erfordernisse:

1. Sie müssen als Arbeitgeber attraktiv genug sein, um neue Mitarbeiter für sich zu gewinnen.
2. Gleichzeitig muss sich ihr Blick nach innen richten, um die bereits engagierten Beschäftigten dauerhaft zu halten.

Die großen Veränderungen auf wirtschaftlicher und gesellschaftlicher Ebene erfordern eine Neudefinition von „Arbeit". Nur so können Unternehmen ihre eigene Produktivität und Zukunftsfähigkeit dauerhaft sicherstellen. Dabei sollten sie sich bewusst machen, dass sich der Wandel nicht aufhalten, wohl aber zum eigenen Wohl gestalten lässt.

2.2 Das klassisches Hierarchiedenken wird kontraproduktiv

Insbesondere in deutschen Unternehmen ist das Effizienzdenken stark verwurzelt. Über Jahrzehnte hinweg hatten darauf ausgerichtete Prozesse steigende Produktivität und Wachstum zur Folge. Ein zentraler Mechanismus für die effiziente Koordination von Organisationen ist (zumindest bisher) die Top-Down-Steuerung. Entsprechend tief verwurzelt ist das Hierarchiedenken im unternehmerischen Kontext. Eine darauf aufbauende Organisationsstruktur war bislang stets ein Garant für erfolgreiches Wirtschaften.

Doch die klassische Hierarchie ist im Zuge des Wandels der Arbeitswelt nicht mehr unantastbar. Zwar ist die Erfolgsgeschichte dieser Organisationsform unumstritten. Sie wird dort, wo das Zusammenwirken von Menschen komplexer wird, sogar zur zwingenden Notwendigkeit. Folgerichtig bleibt sie weiterhin eine wichtige Steuerungsgröße. Allerdings scheint sie vor dem Hintergrund neuer Anforderungen ihre Vormachtstellung aufgeben zu müssen. Denn sie ist vor allem eines: langsam. In Zeiten von sich verändernden Kundenerwartungen, von Innovationsdruck und verschärftem Wettbewerb müssen Unternehmen agil sein – also in der Lage, schnell auf veränderte Rahmenbedingungen zu reagieren. Diese Form von „umfassender Flexibilität" wird zu einem zentralen Kriterium in allen Branchen.

Effizienz hingegen ist längst kein Unterscheidungsmerkmal mehr. Vielmehr wird sie in der digitalen Wirtschaftswelt zur Grundvoraussetzung. Dank technologischer Unterstützung ist dieser Wettbewerbsfaktor und -vorteil mittlerweile für alle Unternehmen umsetzbar, die über digitale Ressourcen verfügen. Prozesse werden immer einfacher und besser steuerbar. Rein auf Effizienz ausgerichtete Organisationsformen in klassisch hierarchisch geprägten Unternehmen geraten so immer mehr unter Druck. Denn sie sind nicht agil und innovativ genug, um sich auf neue Märkte, Kundenerwartungen und technologische Veränderungen auszurichten.

Wenn eine rein hierarchische Steuerung der Unternehmensprozesse nicht mehr ausreicht, um sich mittel- und langfristig erfolgreich zu positionieren, dann muss man sich die Frage nach der „richtigen" Art von Führung stellen. Das betrifft nicht nur Unternehmen, die Produkte erzeugen, sondern gerade auch Vertreter der Dienstleistungsbranche.

2.3 Führung als zentraler Stellhebel für die Zukunft

Kaum einem anderen Komplex fällt im Rahmen der sich verändernden Arbeitswelt eine so große Bedeutung zu wie dem Thema „Führung". Denn um als Unternehmen schneller, innovativer und agiler zu werden, rückt ein zentraler Faktor ins Rampenlicht: der Mitarbeiter. Hier lohnt sich zunächst eine genauere Betrachtung.

Im wissenschaftlichen und allgemeinen Diskurs werden Mitarbeiter häufig in Generationen zusammengefasst, nämlich die Baby-Boomer (Geburt bis Mitte der 1960er-Jahre), die Generation X (Geburt bis Anfang der 1980er-Jahre), die Generation Y (Geburt bis Mitte der 1990er-Jahre) und stellenweise bereits die Generation Z (Geburt ab Mitte der 1990er-Jahre). Diese Einteilung erscheint logisch, hält jedoch einer näheren Betrachtung nicht Stand. Denn die Unterteilung rein nach Jahrgängen in große Generationen suggeriert eine Trennung, welche die Realität nur vereinfacht abbildet.

Bei der Beschreibung der einzelnen Mitarbeitergenerationen werden grundlegende Einstellungen der einzelnen Generationszugehörigen beschrieben und voneinander unterschieden. Dabei wird seit vielen Jahren suggeriert, dass die Mitglieder einer Alterskohorte ähnliche Einstellungen, Werte und Erwartungshaltungen teilen. Tatsächlich aber herrscht hier eine Vielfalt vor, sowohl innerhalb als auch zwischen den einzelnen Altersgruppen (vgl. Hackl u. Gerpott 2015). Generationen sind also nicht überwiegend homogen, wie oft dargestellt, sondern in sich heterogen. Insofern bietet sich nicht nur eine Betrachtung der einzelnen Generationen an, sondern auch die Analyse von generationsübergreifenden sozialen Milieus. Diese Form von Zielgruppensegmentation nimmt beispielsweise das Markt- und Sozialforschungsinstitut Sinus vor, und das bereits seit Anfang der 1980er-Jahre.

Die Erkenntnis, dass die einzelnen Generationen von Arbeitsmarktteilnehmern in sich heterogen sind, ist vor allem in einer Hinsicht relevant. Denn sie erklärt, warum vermeintlich innovative Ansätze im Personalmanagement, insbesondere im Kompetenz- und Talentmanagement, im Recruiting und im Employer Branding wirkungslos bleiben. Die (wachsende) Vielfalt erfordert zwangsläufig eine Individualisierung von Personalinstrumenten und von Führung.

Für Unternehmen gilt es daher, einen Weg zu finden, um die klassische Hierarchie zu individualisieren. Grundvoraussetzung hierfür ist eine beteiligungsfähige Hierarchie. Dabei nehmen Führungskräfte eine überwiegend koordinative, begleitende Rolle ein, während sie gleichzeitig in der Lage sind, situativ auch enger zu führen. Macht und Autorität rücken nach diesem Führungsverständnis in den Hintergrund, ohne dass Führungskräfte sie komplett aus den Händen geben. Das Ziel ist, Mitarbeiterbeteiligung und Interaktionsprozesse zu stärken. Moderne Führung folgt gewissermaßen einer „Sowohl-als-auch-Logik": Führung? Ja bitte! Aber mit den nötigen Freiheiten zur produktiven Entfaltung für die Mitarbeiter (Hackl u. Baumann 2018). Führungskräfte unterstützen ihre Mitarbeiter deutlich mehr als früher, bauen engere Beziehungen zu ihnen auf und gehen individuell auf sie ein. Einen interessanten, weiterführenden Ansatz stellt hier das psychologische Empowerment von Mitarbeitern dar (Schermuly 2019).

In der Folge werden wesentliche Stellhebel erwähnt, mit denen Führungskräfte den Wandel der Arbeitswelt aktiv gestalten können – auch und gerade in einer Branche wie dem Gesundheitswesen. Denn hier sind einige der direkten Auswirkungen der

Veränderungen bereits deutlich spürbar, beispielsweise der zunehmende Fachkräftemangel.

> *Die Funktion Führung wird bei der Neugestaltung von Arbeit zunehmend komplexer. Sie setzt neue Kompetenzen und ein umfangreiches Rollenset voraus. Spätestens hier wird deutlich, warum eine rein hierarchisch aufgebaute Organisationsführung dauerhaft zum Scheitern verurteilt ist. Sie widerspricht der Heterogenität von Mitarbeitergenerationen. Moderne Führung bedeutet also in gewisser Weise Führung von Vielfalt („Multiple Leadership") und folgt einer „Sowohl-als-auch-Logik".*

2.3.1 Abbau von Hierarchien

Dass die klassische Hierarchie zu eindimensional angelegt ist, um für Unternehmen weiterhin vorteilhaft zu sein, zeigen auch Ergebnisse aus Langzeitstudien des Forschungsclusters HR | Impulsgeber (Hackl et al. 2017). Dabei nahm eine Mehrheit der Befragten (sowohl auf Mitarbeiter-, als auch auf Führungsebene) eine zu hohe Anzahl an Hierarchiestufen innerhalb der eigenen Organisation wahr. Die Ergebnisse waren signifikant und branchenunabhängig.

Klassischerweise sind Unternehmen wie eine Pyramide aufgebaut. Es gibt eine kleine Spitze, bestehend aus dem Top-Management. Darunter befinden sich Führungskräfte der mittleren Ebene und ganz unten die breite Masse an Mitarbeitern. Der Abstand zwischen Unternehmenslenkern und -ausführern ist nicht nur auf dem Papier ersichtlich, sondern spiegelt sich auch in den Kommunikation- und Entscheidungsprozessen wider. Genau dieser Abstand wird immer weniger akzeptiert. Gleichzeitig wird der Ruf nach mehr Teilhabe laut.

Unternehmen stehen damit vor einer großen Herausforderung: Sie müssen ihre Organisations- und Führungskultur den veränderten Rahmenbedingungen anpassen, woraus eine wichtige Handlungsimplikation für das Management von Unternehmen abgeleitet werden kann: **Weniger Vertikalität innerhalb der Organisation**. Neben dem Abbau von Hierarchiestufen verbirgt sich dahinter die Empfehlung, Arbeitsverhältnisse zu demokratisieren und damit mehr Partizipation zu ermöglichen. Was damit erreicht wird, ist in der sich verändernden Arbeitswelt unschätzbar wertvoll und nebenbei auch äußerst attraktiv für Mitarbeiter: Es werden mehr Optionen geschaffen – für Beteiligung und für neue Karrierewege. Letztere dienen ebenfalls der „Verbreiterung" der Organisation, beispielsweise durch die Gleichgewichtung von Führungs- und Fachkarrieren.

> *Charles Lazarus sagte einmal:*
>
> *„Die besten Ideen kommen mir, wenn ich mir vorstelle, ich bin mein eigener Kunde." Tatsächlich entstehen in Unternehmen viele gute Ideen in Kundennähe, also bei Mitarbeitern. Nicht selten verpuffen diese Ansätze dann allerdings „auf dem Weg nach oben". Der Abbau von Hierarchien und mehr Teilhabe können hier viel bewirken.*

2.3.2 Mitarbeiterbeteiligung

Erkenntnisse aus den Langzeitstudien von HR | Impulsgeber legen eine weitere zentrale Handlungsimplikation nahe, nämlich die Aufforderung, **Mitarbeiterbeteiligung in das Zentrum der Unternehmenssteuerung** zu rücken (Hackl et al. 2017). Wie sich zeigte, ist der Wunsch nach mehr Beteiligung sehr stark ausgeprägt. Mit Mitarbeiterbeteiligung ist hier die Teilhabe an Entscheidungen und eigene Gestaltungsmacht gemeint, also explizit keine finanzielle Beteiligung oder ähnliche Anreizsysteme.

Mit der Beteiligung von Mitarbeitern jedoch tun sich insbesondere deutsche Unternehmen traditionell schwer. Ein Grund ist das bereits erwähnte Hierarchiedenken. Nach gängiger Meinung sichern klare Top-Down-Strukturen die Ordnung, während sie von demokratischen Tendenzen unterwandert wird. Dieser Auffassung kann widersprochen werden. Wie zuvor bereits dargestellt, dienen Hierarchien zur Förderung von Effizienz, wirken aber gleichzeitig anderen wesentlichen Eigenschaften von Unternehmen entgegen. Eigenschaften, die für den Wandel der Arbeitswelt hochrelevant werden. Dazu zählt die Innovationsfähigkeit. Während Effizienz auf Bewährtes vertraut und Wachstum aus einer linearen Steigerung der Produktivität erzeugt, arbeitet Innovationsfähigkeit mit Risikobereitschaft, einer Trial-and-Error-Logik. Nur so können neue Produktivitäts- und Wachstumsmöglichkeiten ergründet und ausgeschöpft werden. Um innovationsfähig zu sein, müssen auch die Mitarbeiter partizipieren können. Sie sind die größte Gruppe im Unternehmen und deshalb von größter Relevanz bei Ideen- und Entscheidungsfindungen.

Ganz nebenbei stärkt man mit mehr Beteiligung auch das Commitment der Belegschaft, also die innere Bindung ans Unternehmen. Wie Forschungsstudien belegten, besteht hier eine starke Korrelation (Hackl et al. 2017). Je mehr Mitarbeiterbeteiligung ein Unternehmen ermöglicht, desto höher das Commitment. Und noch eine weitere signifikante Abhängigkeit wurde ermittelt: Je höher der Grad an Mitarbeiterbeteiligung, desto höher wird die Arbeitgeberattraktivität des Unternehmens vonseiten der Belegschaft bewertet.

Der Wunsch nach Mitarbeiterbeteiligung ist über alle Branchen hinweg stark ausgeprägt und gleichzeitig in der Praxis nicht zufriedenstellend umgesetzt. Mitarbeiter möchten mitgestalten, nicht bloß informiert werden (Hackl u. Baumann 2019). Allerdings: Nicht alle Mitarbeiter wünschen sich diese aktive Form von Beteiligung. Auch hier geht es darum, Optionen zu schaffen, sodass diejenigen, die partizipieren möchten, die Möglichkeiten haben, dies zu tun.

Es gibt einen sehr schönen Satz von Antoine de Saint-Exupéry, der mehr als alles andere auszudrücken vermag, worum es bei Mitarbeiterbeteiligung und der Schaffung von Commitment geht: „Wenn du ein Schiff bauen willst, so trommle nicht Männer zusammen, um Holz zu beschaffen, Werkzeuge vorzubereiten, Aufgaben zu vergeben und die Arbeit einzuteilen, sondern lehre die Männer die Sehnsucht nach dem weiten, endlosen Meer."

2.3.3   Rollen und Teamführung

Dass Mitarbeiter an Unternehmensprozessen und -entscheidungen teilhaben möchten, widerspricht übrigens nicht der Logik von Hierarchie und Führung. Die Langzeitstudien von HR|Impulsgeber zeigten, dass neben dem Wunsch nach Hierarchieabbau und Mitarbeiterbeteiligung auch der nach klarer Führung besteht (Hackl u. Baumann 2018). Das bedeutet in der Praxis, dass sich Mitarbeiter mehr Einflussnahme jenseits von Hierarchien wünschen und gleichzeitig eine Führungskraft als Entscheidungsinstanz.

Auch hier wird deutlich, dass „Führung" neu ausgestaltet werden muss, will sie diesen Wünschen (oder besser: Erwartungshaltungen) entsprechen. In jedem Fall sollten diese vom Management ernst genommen werden, denn eine Veränderung der Organisations- und Führungsprozesse fördert das Commitment der Belegschaft, schafft neue Produktivpotenziale und steigert die eigene Arbeitgeberattraktivität. Führung soll also leiten, dabei aber keine zu engen Planken setzen.

Es stellt sich die Frage, wie dies bewerkstelligt werden kann. Die entsprechende Handlungsimplikation lautet: **Führung als Aufgabe, nicht als hierarchische Rolle**. Denn Mitarbeiter und Führungskräfte sind gleichermaßen mit ihren Rollen unzufrieden. Auch das ist auf die strenge Auslegung klassischer Hierarchien in vielen Unternehmen zurückzuführen. Für Mitarbeiter reduzieren sich damit schlichtweg ihre Möglichkeiten – die der Einflussnahme, der Reaktionsgeschwindigkeit, der Entscheidungs- und Bewegungsfreiheit. Für Führungskräfte wiederum ergibt sich die Schwierigkeit, dass sie Aufgaben gegenüberstehen, die sie mit reinen Steuerungs- und Umsetzungsprozessen nicht mehr bewältigen können. Sie sind in Zeiten von anspruchsvoller werdenden Kundenerwartungen, wachsendem Wettbewerb und steigendem Innovationsdruck auf ihr Team angewiesen. Nur mit dessen Hilfe sind Ergebnisse in der gewünschten Qualität und Schnelligkeit zu erbringen.

Die neue Ausgestaltung von Führung bringt erhöhte Anforderungen an die Führungskräfte mit sich. Während das Mindset in einer streng hierarchisch funktionierenden Organisation klar umrissen ist, ändert sich dies vor dem Hintergrund von multiplen Erwartungshaltungen seitens der Mitarbeiter und demokratisch verankertem, kollegialem Führungsverständnis. Führungskräfte müssen nun mit einem Dilemma umzugehen lernen: Sie müssen bereit sein, in einer zunehmend vernetzten Arbeitswelt, in der Kommunikation, Entscheidungsfindung und Ideenaustausch in Echtzeit stattfinden, Macht an ihr Team abzugeben. Gleichzeitig müssen sie als Entscheidungsinstanz zur Verfügung stehen, sollte dies erforderlich oder erwünscht sein. Sie müssen darüber hinaus die veränderten und vielfältigen Erwartungshaltungen ihrer Mitarbeiter ergründen und adäquat damit umgehen. Führung in der sich verändernden Arbeitswelt basiert also auf einem erweiterten Rollenset, um die gestiegene Komplexität auszugleichen.

> *Führung in der neuen Welt der Arbeit bedeutet vor allem Führung von Vielfalt. Das schließt mit ein, die Stärken jedes Mitarbeiters zu ergründen und zum Vorteil des Unternehmens zu nutzen. Welche herausfordernde Aufgabe damit verbunden ist, bringt ein Satz von Hans Urs von Balthasar auf den Punkt: „Wir warten unser Leben lang auf den außergewöhnlichen Menschen, statt die gewöhnlichen um uns her in solche zu verwandeln."*

Wie Studien belegen, gibt es einen großen Bruch zwischen Erwartungshaltung und unternehmerischer Wirklichkeit – sowohl in der Wahrnehmung der Mitarbeiter, als auch der Führungskräfte (Hackl et al. 2017). Obwohl also viele Entscheider die Herausforderungen ihrer Zeit kennen, wird kaum etwas verändert. Das liegt sicherlich daran, dass die genauen Stellhebel oftmals unklar sind. Doch müssen sich viele Unternehmen auch den Vorwurf gefallen lassen, dass es ihnen an Mut fehlt.

Oftmals werden ausschließlich Wege eingeschlagen, die niemandem wehtun. Das beste Beispiel: neue Raumkonzepte. Was nützt die beste Open-Room-Besprechungsecke, wenn der Vorgesetzte gar keinen interdisziplinären Austausch außerhalb des eigenen Büros wünscht? In vielen Fällen ist eine umwälzende Veränderung der Unternehmenskultur notwendig, um sich unternehmensseitig auf die Veränderungen der Arbeitswelt einzustellen. Dabei spielen die erwähnten Faktoren im Zusammenhang mit Führung eine enorme Rolle.

Selbstverständlich sollte nicht von heute auf morgen der große Bruch erfolgen. Dann besteht die Gefahr, dass eine gut gemeinte Umsetzung daran scheitert, dass die Organisation und ihre Beteiligten nicht mit der Geschwindigkeit eines Change-Prozesses Schritt halten können. Dennoch müssen sich Unternehmen die Frage stellen, in welche Richtung sie grundsätzlich gehen möchten, um im globalen, beschleunigten Wettbewerb handlungsfähig und erfolgreich zu bleiben.

Die notwendigen Anpassungen, um auf die digitale Arbeitswelt, die globale Vernetzung, die alternde und immer kleiner werdende Erwerbsbevölkerung und die neuen Erwartungshaltungen seitens der Kunden (und Mitarbeiter) reagieren zu können, betreffen selbstverständlich nicht nur industrielle Großbetriebe. Branchenübergreifend wird deutlich, dass Unternehmen attraktiv sein müssen, um erfolgreich zu sein. Und umgekehrt.

Einer der entscheidenden Ansatzpunkte in diesem Wechselspiel ist **Führung**. Sie ist und bleibt einer der wesentlichen Treiber des Wandels. Sie wird zum neuen Unterscheidungs- und gegebenenfalls zum Alleinstellungsmerkmal. Sie entscheidet mit über die Zukunftsfähigkeit des eigenen Unternehmens.

2.4 Fazit

Ein wesentlicher Treiber des innerorganisatorischen Wandels ist Führung. Hierbei sind der Abbau von Hierarchien, die Förderung von Mitarbeiterbeteiligung und ein erweitertes Rollenset von Führungskräften die Eckpfeiler eines neuen, multiplen Führungsverständnisses. Gelingt es einem Unternehmen, „richtig" zu führen, dann schöpft es Innovations- und Produktivitätspotenziale, sichert sich das Commitment der eigenen Belegschaft und steigert die eigene Arbeitgeberattraktivität. Damit schafft es beste Voraussetzungen, um die Veränderungen der Arbeitswelt zum eigenen Vorteil zu nutzen und die eigene Zukunftsfähigkeit sicher zu stellen.

Literatur

Hackl B, Baumann D (2018) Schmaler Grat zwischen Führung und Beteiligung. Frankfurt a.M.: Personalführung 4/2018, S. 14–21

Hackl B, Baumann D (2019) Wenn Mitarbeiter zu Mitarbeitenden werden. Frankfurt a.M.: Personalführung 12/2019-1/2020, S. 58–63

Hackl B, Gerpott F (2015) HR 2020. Personalmanagement der Zukunft. München: Vahlen

Hackl B, Wagner M, Attmer L, Baumann D (2017) New Work – Auf dem Weg zur neuen Arbeitswelt. Management-Impulse, Ideen, Praxisbeispiele, Studien. Wiesbaden: Springer Gabler

Laloux F (2015) Reinventing Organizations. Wien: Vahlen

Schermuly C (2019) New Work – Gute Arbeit gestalten. Freiburg: Haufe

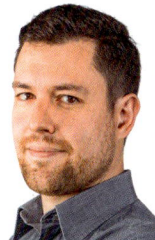

Dominik Baumann

Dominik Baumann ist Experte für die Themen Arbeitgeberkommunikation und Employer Branding. Daneben arbeitet er an wissenschaftlichen Projekten des Forschungszentrums Management Analytics und HR | Impulsgeber, Prof. Dr. Hackl, mit den Schwerpunkten „New Work" und „Zukunft des HR-Managements".

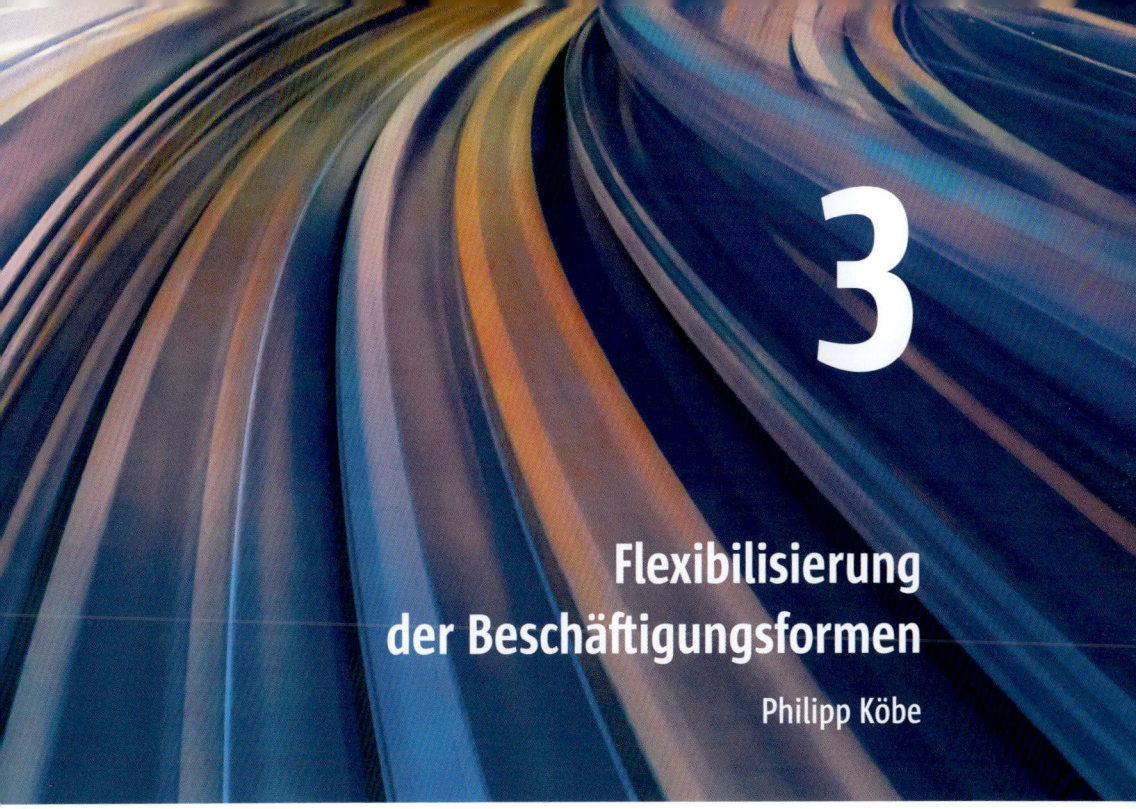

3

Flexibilisierung der Beschäftigungsformen

Philipp Köbe

3.1 Entwicklungsperspektive

Deutschland steht vor einem nachhaltigen Fachkräftemangel im Gesundheitswesen. Dies besagen zahlreiche Studien, die sich auf die Quantifizierung des zukünftigen Bedarfs, mittels Hochrechnungen möglicher Patienten- und Pflegeleistungsempfänger, auseinandersetzen. Dem gegenüber stehen die potenziell ausgebildeten und in Zukunft wahrscheinlich ausgebildeten oder zugewanderten Fachkräfte (MAGS NRW 2019). Aufgrund fehlender oder mindestens unsicherer Annahmen hinsichtlich der Prognoseparameter können Stellschrauben innerhalb des Systems nur geringfügigen Eingang in derartige Untersuchungen finden. So beispielsweise die weiteren erwarteten Jahre in einem Beruf. Viele niedergelassene Ärzte arbeiten heute über das Renteneintrittsalter hinaus in ihren Praxen, besonders um in ländlichen Regionen die Versorgung aufrecht zu erhalten. Zudem können die Präferenzen von angestelltem und selbstständig arbeitendem Personal, unter anderem bezüglich Arbeitsort und Arbeitszeit, nur mit großer Unsicherheit in Prognosen einfließen. Diese Faktoren bieten jedoch große Potenziale bei der Bewältigung eines möglichen Fachkräftemangels in Zukunft und auch heute schon.

In Abbildung 1 sind die Zusammenhänge der Veränderungen des Arbeitsmarktes im Gesundheitswesen dargestellt. Der Fokus dieses Kapitels liegt auf der Untersuchung möglicher flexibler Beschäftigungsformen. Der Handlungsrahmen zur Bewältigung eines Fachkräftemangels ist jedoch deutlich weiter gespannt. Einerseits können neue Fachkräfte in den Arbeitsmarkt geholt werden, durch Zuwanderung oder eine Erhöhung der Erwerbsbeteiligung. Hier wäre auch die Rückkehr von Personen eingeschlossen, die einen Gesundheitsberuf erlernt haben, aber nicht mehr in diesem

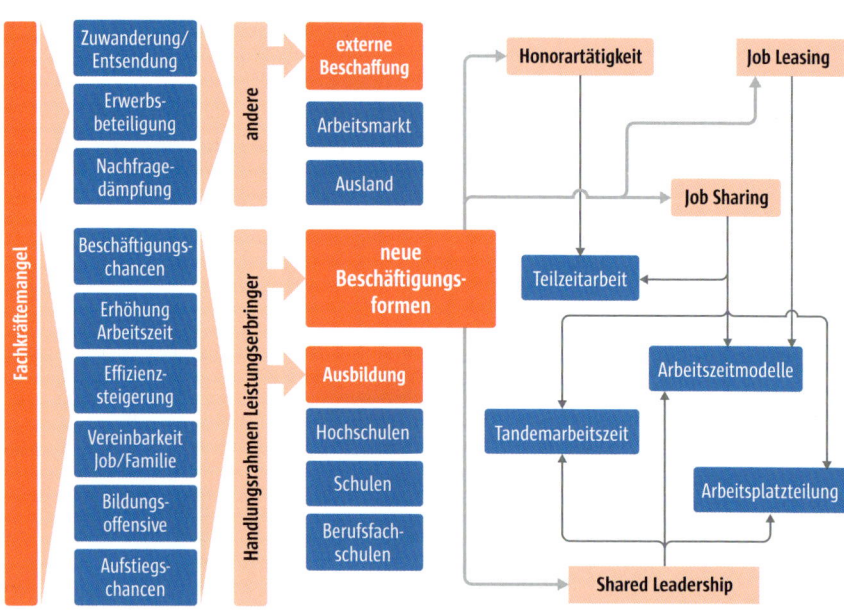

Abb. 1   Veränderung des Arbeitsmarktes im Gesundheitswesen

arbeiten. Zudem könnte versucht werden, die Nachfrage nach Gesundheitsleistungen insgesamt zu reduzieren, sodass weniger Personalkapazitäten in der Versorgung notwendig sind. Die Digitalisierung könnte dabei ein Schlüsselparameter sein (DAA-Stiftung Bildung und Beruf 2017). Heute analog ausgeführte Aufgaben könnten durch digitale Unterstützung oder eine bessere vernetzte Zusammenarbeit ressourcenschonend wirken. Zudem wäre eine Aufgabenverschiebung denkbar, beispielsweise durch die Delegation von ärztlichen Aufgaben an die Pflege oder Assistenzberufe, die heute möglicherweise in dieser Form noch nicht existieren. Aber auch die Potenziale innerhalb eines Gesundheitsbetriebes zur Reduktion von Fachkräfteengpässen sind relativ hoch. In erster Linie steht hier die Erhöhung der Arbeitszeit von Teilzeitmitarbeitern im Fokus. Dies könnte vor allem durch eine bessere Vereinbarkeit von Familie und Beruf bewirkt werden. Die Verfügbarkeit von Kinderbetreuungsplätzen ist ebenso ein wichtiger Faktor. Aber auch die Schaffung von Aufstiegsmöglichkeiten, ein gutes Weiterbildungsangebot und aussichtsreiche Entwicklungsperspektiven im Allgemeinen können dies befördern. Obwohl vielerorts Gesundheitseinrichtungen ihre Betriebsorganisation effizient ausgestaltet haben, besteht an einigen Stellen sicherlich auch noch Potenzial bei der Hebung von Effizienzreserven in der Organisation.

Die nachfolgend dargestellten Beschäftigungsformen bieten den Unternehmen der Gesundheitswirtschaft die Möglichkeit, ihren bestehenden und zukünftigen Mitarbeiterinnen und Mitarbeitern durch alternative Arbeitsmodelle ein breiteres Angebot zu unterbreiten. Die meisten dieser Arbeitsmodelle sind nicht neu, sondern kommen in vielen Einrichtungen bereits in mehr oder weniger großer Zahl zum Einsatz. Das Job-Leasing, besser bekannt als Zeitarbeit oder Arbeitnehmerüberlassung, ist seit Jahrzehnten fester Bestandteil des Personalmanagements vieler Unternehmen. Zudem werden freie Mitarbeiter, insbesondere Honorarärzte und Hebammen, bereits in großer Zahl eingesetzt. Das Job-Sharing oder gar Shared-Leadership sind hingegen relativ neue Konzepte. Dies ist insbesondere der Tatsache geschuldet, dass Führungspositionen in der Vergangenheit in der Regel von Männern besetzt waren, die aufgrund des Rollenbilds in der Familie keiner Teilzeitbeschäftigung nachgegangen sind. Seitdem jedoch die Zahl der weiblichen Führungskräfte ansteigt und weiter ansteigen wird, muss auch die Aufteilung von Führungsverantwortung neu beantwortet werden.

3.1.1 Neue Präferenzen im ärztlichen Dienst

Die Präferenzen des ärztlichen Personals hinsichtlich der zukünftigen Erwartungen an den Beruf und die Arbeitsumgebung wandeln sich besonders stark. Dies hat einerseits damit zu tun, dass die Medizin deutlich weiblicher wird (Deutsche Apotheker- und Ärztebank 2017). Der Anteil der weiblichen Medizinstudierenden ist höher als derjenige der männlichen Medizinstudierenden. Perspektivisch ist zu erwarten, dass sich dieser Trend so weiter fortsetzen und gegebenenfalls noch verschärfen wird. Denn durch die Zugangsregelung zum Medizinstudium über den Numerus Clausus erhalten weibliche Bewerberinnen deutlich häufiger einen Zugang zum Medizinstudium, da der Anteil der Top-Abiturientinnen höher ist als bei männlichen Bewerbern. Dieser Umstand wird in der öffentlichen Diskussion bemängelt, da der Zugang zum Medizinstudium und damit auch das Grundrecht auf freie Berufswahl zumindest teilweise eingeschränkt sind. Diese Tatsache führt in der Praxis zu veränderten Präferenzen bei der Berufsausübung zwischen den Geschlechtern. Ein Überblick über die Kriterien zeigt Tabelle 1. So bevorzugen 23% der Ärztinnen eine Anstellung im MVZ, wohingegen 20% der Ärzte eine selbstständige Tätigkeit in eigener Praxis bevorzugen. Weiterhin wollen rund zwei Drittel der Frauen den Arztberuf in Teilzeit ausüben. Die männlichen Kollegen wollen lediglich zu einem Drittel ihren Beruf in Teilzeit ausüben.

Zu ähnlichen Ergebnissen kommt auch das Berufsmonitoring für Medizinstudierende der kassenärztlichen Bundesvereinigung (KBV 2019a). Rund 95% gaben an, dass die Vereinbarkeit von Familie und Beruf für sie sehr wichtig oder wichtig ist. Geregelte Arbeitszeiten und eine flexible Arbeitszeitgestaltung sind zudem weitere Merkmale, die mit einer Relevanz von jeweils über 81% als besonders wichtig genannt

Tab. 1 Präfenzen der ärztlichen Berufsausübung (ApoBank 2017)

Ärztinnen		Ärzte	
Anstellung im MVZ	23%	selbstständig in BAG	20%
Teilzeit	66%	Vollzeit	66%
ideale Arbeitszeit	32 h (TZ)	ideale Arbeitszeit	40,6 h (VZ)
reale Arbeitszeit	36,3 h (TZ)	reale Arbeitszeit	48,2 h (VZ)
Alter bei Existenzgründung	38,3 Jahre	Alter bei Existenzgründung	37,2 Jahre
Mittelstadt/Großstadt	je 71%	Mittelstadt	67%
Lohn	81–100 TEUR	Lohn	141–160 TEUR

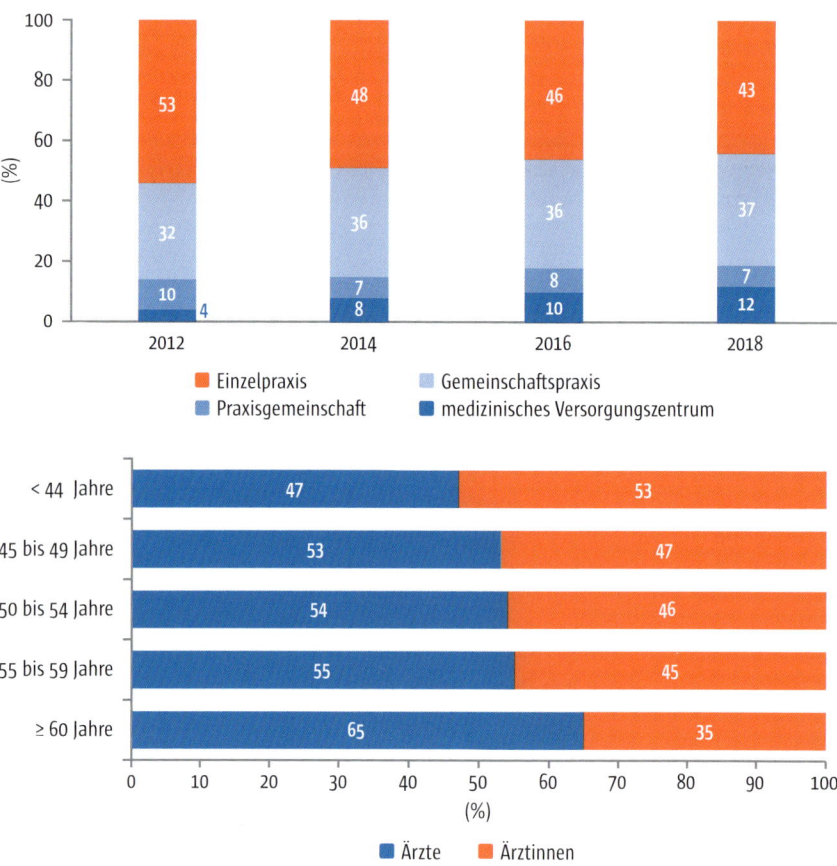

Abb. 2   Praxisform und Geschlechterverteilung niedergelassener Ärzte (infas/vbw e.V. 2018)

werden. Auch die Vielseitigkeit der Arbeitsgebiete ist für die angehenden Mediziner ein wichtiger Faktor. Die Arbeit im Team mit verschiedenen Fachrichtungen sowie das Behandeln eines breiten Spektrums an Krankheiten findet eine hohe Zustimmungsrate. Die Arbeit muss zukünftig also nicht nur hinsichtlich der Arbeitszeiten flexibler werden, sondern auch in Bezug auf das Tätigkeitsfeld.

Die flexibleren Arbeitsbedingungen erfordern zwangsläufig auch einen Wandel in der Art der Beschäftigung. Wie bereits in Tabelle 1 dargestellt, geht der Trend von der freiberuflichen Tätigkeit hin zur Anstellung. Dies lässt sich bei beiden Geschlechtern beobachten, herrscht jedoch bei Medizinerinnen und Medizinstudentinnen deutlich häufiger vor. Dieser Wandel lässt sich auch in Abbildung 2 belegen, wo der Anteil der Einzelpraxen im Zeitverlauf rückläufig ist, während der Anteil medizinischer Versorgungszentren kontinuierlich ansteigt (infas 2018). Auch die Gemeinschaftspraxis ist eine beliebte Praxisform. Die Themen Risikoteilung, Nutzung von Synergien und interdisziplinäre Zusammenarbeit sind als wichtige Faktoren zu nennen, die eine Entscheidung für ein MVZ oder eine Gemeinschaftspraxis begünstigen. Ebenfalls wird in Abbildung 2 die bereits erwähnte Zunahme von Ärztinnen dargestellt. Im niedergelassenen Bereich beträgt der Anteil bereits 53%. Unter Berücksichtigung der heutigen Geschlechterverteilung der Medizinstudierenden könnte dieser Anteil auf etwa 70% in den kommenden Jahren anwachsen. Betrachtet man in diesem Zusammenhang die Teilzeit-Präferenz dieser Personengruppe, werden deutlich mehr Beschäftigte zum Ausgleich der vollzeitäquivalenten Stellen bzw. Arztsitze notwendig sein. Neue Beschäftigungsformen spielen daher für den ärztlichen Dienst eine entscheidende Rolle.

3.1.2 Die Pflege als treibender Engpassfaktor

Das Pflegepersonal wurde in seiner Bedeutung in den vergangenen Jahren systematisch unterschätzt oder jedenfalls zu wenig beachtet. Aufgrund der DRG-Einführung lag der Fokus der Personalausstattung tendenziell auf ärztlichen Leistungen (Bundesagentur für Arbeit 2019a). Das Pflegepersonal wurde hingegen systematisch abgebaut und Arbeitsbereiche wurden verdichtet. Die logische Konsequenz dieser Entwicklung ist eine Absenkung der Attraktivität des Pflegeberufs, jedenfalls in der vergleichenden Betrachtung (vbw 2012). Als Folge ist ein Ausstieg vieler Pflegender aus dem Beruf zu verzeichnen. Auch die mangelnden Verdienst- und Entwicklungsperspektiven in der Vergangenheit waren wenig vorteilhaft für den Pflegeberuf. Heute ist der Arbeitsmarkt für Pflegekräfte ein Anbietermarkt, sodass sie leicht zwischen den Unternehmen wechseln und deutlich bessere Konditionen verlangen können. Dies führt in der Konsequenz zu negativen Beschleunigungskräften, wie in Abbildung 3 dargestellt.

Zunächst kommt es zur Fluktuation, die unter anderem in ungünstigen Arbeitsbedingungen begründet ist, damit einhergehender Frustration oder Resignation, einem Abwerben von anderen Unternehmen oder einem generellen Ausstieg aus dem Beruf. Die resultierenden Folgen sind für die übrige Belegschaft eine höhere Arbeitsbelastung, mögliche Überstunden, geringere Auszeiten und auch eine damit einhergehende geringere Flexibilität bei der Dienstplanung. Die daraus entstehenden Engpässe

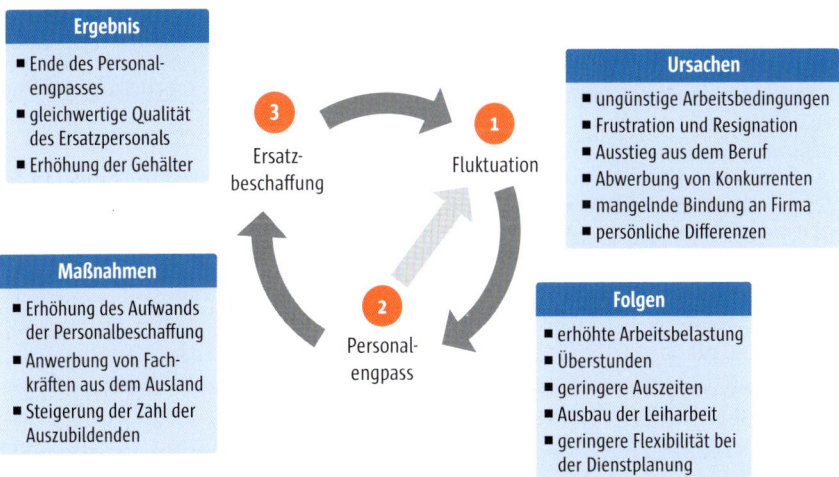

Abb. 3   Kreislauf der Personalverknappung in Gesundheitsbetrieben

führen ihrerseits zu den genannten Ursachen und verstärken diese. Gegenmaßnahmen schlagen sich in aller Regel in Kostensprüngen nieder. Einerseits müssen auf dem knappen Arbeitsmarkt neue Pflegekräfte zu deutlich teureren Konditionen beschafft werden oder sogar mit hohen Vermittlungsgebühren Pflegefachkräfte aus dem Ausland eingekauft werden. Andererseits müssen die Arbeitsbedingungen spürbar verbessert werden, um die negativen Beschleunigungskräfte zu durchbrechen. Dies könnte unter anderem durch eine bessere Personalausstattung gewährleistet werden. Auch diese Maßnahme erhöht die Kosten und ist zudem zum aktuellen Zeitpunkt angesichts der Personalknappheit eher unrealistisch. Somit dürfte sich der Kreislauf der Personalverknappung zumindest mittelfristig weiter drehen. Auch hier können die neuen Beschäftigungsformen eine entschärfende Wirkung entfalten.

3.2   Job-Leasing

Die Beschäftigungsform des Job-Leasings ist eine in der Praxis bereits bewährte Art, kurzfristige Personalengpässe mit Leiharbeitern zu überbrücken. Die Begriffe Zeitarbeit, Arbeitnehmerüberlassung oder Job-Leasing werden synonym verwendet. Besonders im Pflegemarkt erfreut sich das Job-Leasing steigender Beliebtheit (Bundesagentur für Arbeit 2019b). Während in der Vergangenheit besonders krankheitsbedingte Ausfälle oder kurzfristiger Vertretungsbedarf der Anlass für Leiharbeit waren, werden heute tendenziell auch Zeitarbeiter für längere Zeiträume als Ersatz für Fluktuation eingekauft. Von den rund eine Million in der Leiharbeit tätigen Arbeitnehmern waren 2018 etwa 132.000 Personen in personenbezogenen Dienstleistungsberufen tätig. Dies entspricht einem Anteil von 13%. Obwohl der Markt für Zeitarbeit insgesamt seit Anfang 2018 leicht rückläufig ist, weisen die Gesundheitsberufe einen gegenteiligen Trend aus. Grundsätzlich dient die Leiharbeit zum Ausgleich von Personalengpässen in einem unsicheren Wettbewerbs- bzw. Marktumfeld. Die Agenda 2010 hatte zu einer Liberalisierung der Leiharbeitsbranche geführt, sodass für Arbeitslose der Zugang in den Arbeitsmarkt erleichtert wird (Brömser 2008). So sollte auch Langzeitarbeitslosen und Menschen mit geringer Qualifikation ein Einstieg in den Job ermöglicht werden, ohne dass für Unternehmen die vollen Risiken des Arbeitsrechts unmittelbar gelten. Die dadurch entstandene Beschäftigungsdynamik ist seitdem belegt. Die heutige Ausgestaltung in der Pflege und Medizin hat mit diesem Prinzip jedoch weitestgehend nichts mehr zu tun. Vielmehr dient die Leiharbeit heute als Steuerungsinstrument für Personalengpässe, welches die Gesundheitsbetriebe mit hohen Entgelten vergüten müssen.

Die Systematik der Arbeitnehmerüberlassung ist in Abbildung 4 dargestellt. Der Zeitarbeitnehmer ist bei dem Verleihunternehmen angestellt. Mit diesem besteht der Arbeitsvertrag und es zahlt den Arbeitslohn. Der Verleiher benötigt für die Tätigkeit als Zeitarbeitsunternehmen eine Zulassung durch die Agentur für Arbeit. Als Arbeitgeber entfallen auf den Verleiher alle Rechte und Pflichten aus dem Arbeitsverhältnis. Sowohl die Entgeltfortzahlung im Krankheitsfall sowie gesetzlich vorgeschriebene Maßnahmen zur Weiterbildung müssen vom Verleihunternehmen sichergestellt werden. Die Leiharbeitsfirma schließt einen Vertrag mit dem Entleiher, beispielsweise einer Klinik oder einem anderen Gesundheitsbetrieb. Der Entleiher gliedert den Zeitarbeitnehmer in die Organisation ein. Auch wenn der Entleiher nicht der Arbeitgeber des Zeitarbeitnehmers ist, hat er Weisungsbefugnis. Entsprechende

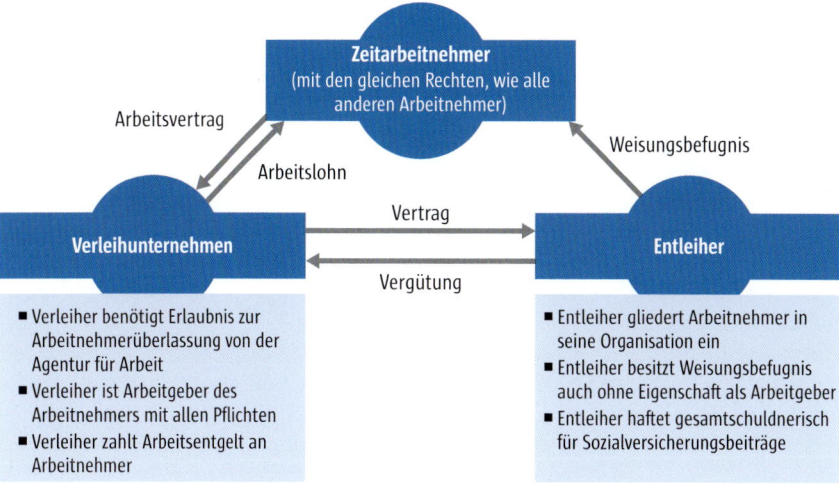

Abb. 4   Systematik der Arbeitnehmerüberlassung (nach Brömser 2008)

gesetzlich vorgeschriebene Unterweisungen oder Weiterbildungen kann der Verleiher auch an den Entleiher übertragen.

Die Vorteile für Entleiher sind in erster Linie eine höhere Flexibilität, der Zugewinn externen Wissens oder externer Qualifikationen, eine höhere Leistungsbereitschaft des Leiharbeiters sowie eine zumindest theoretisch große Auswahl an verschiedenen Fachkräften mit entsprechend unterschiedlichen Qualifikationsprofilen (Bräutigam et al. 2010). Allerdings ist der letzte Aspekt jedenfalls in der aktuellen Situation eher nicht zutreffend, da auch bei Zeitarbeitsfirmen tendenziell eine Personalknappheit vorherrscht. Nachteile können sich aus einer Demotivation der Belegschaft ergeben, da sie mit wechselnden Kollegen arbeiten müssen, die in Bezug auf Einarbeitungs-bedarf, Qualifikation und Leistungsbereitschaft sehr unterschiedlich ausfallen. Zudem liegt das zu zahlende Entgelt für den Entleiher über den Personalkosten einer festangestellten Person. Während in vergangenen Zeiten der Einsatz von Leiharbei-tern häufig kritisch gesehen wurde, werden zumindest im medizinischen Dienst die Kollegen in den heutigen Zeiten der Personalknappheit positiv aufgenommen.

Die Vorteile für Leiharbeiter bestehen unter anderem in einer sehr abwechslungs-reichen Tätigkeit hinsichtlich Einsatzort, Patienten- oder Kundenklientel sowie des Arbeitsspektrums. Zudem kann durch das hohe Maß an Flexibilität in der Regel eine höhere Vergütung realisiert werden als in einer Festanstellung bei einem potenzie-len Kunden der Leiharbeitsfirma. Dies ist jedoch nicht immer der Fall, insbesondere bei Berufseinsteigern. Viele jüngere Menschen nutzen heute Zeitarbeit, um sich ver-schiedene Unternehmen anzuschauen und entscheiden sich anschließend für eine Firma, die deren Arbeitgeber-Kriterien am zufriedenstellendsten erfüllt. Dabei kön-nen die Arbeitsbedingungen, die Kollegen, das Betriebsklima, die Bezahlung oder sonstige weiche Faktoren ausschlaggebend sein. Die oben beschriebene Flexibilität kann auch als negativer Faktor für Leiharbeit wahrgenommen werden. Dies dürfte in erster Linie der Fall sein, wenn der Leiharbeitnehmer notgedrungen bei einer Zeit-arbeitsfirma eine Stelle angenommen hat, da keine andere Stelle verfügbar ist.

3.3   Job-Sharing

Beim Thema Job-Sharing hinkt Deutschland im europäischen Vergleich hinterher. Während im EU-Durchschnitt im Jahr 2014 25% der Unternehmen Job-Sharing anboten, waren es in Deutschland nur 15% (Robert Half 2014). Damit ist Deutschland Schlusslicht in Europa, der Spitzenreiter ist Großbritannien mit 48%. Also nahezu die Hälfte der Unternehmen im Vereinigten Königreich hat im Jahr 2014 bereits Job-Sharing angeboten. Die Tendenz in Deutschland ist jedoch steigend. Besonders in Berufen mit akutem Fachkräftemangel erfreut sich dieses Instrument zunehmender Beliebtheit. In der Vergangenheit wurde Job-Sharing vor allem aufgrund mangelnder Kompatibilität mit dem Geschäftsmodell, wegen Ineffizienzen in der Teamarbeit oder wegen des Bedarfs der ständigen physischen Anwesenheit der Mitarbeitenden als nicht praktikabel eingestuft. Dabei können die nachfolgenden Vorteile für Unternehmen einen sehr großen Mehrwert bieten (Caz 2016). Es entsteht ein Wissensgewinn, da zwei Personen eine Stelle ausfüllen und ihre jeweiligen Stärken einbringen. Dies schafft Synergieeffekte. Zudem sind Vertretungsregeln deutlich einfacher realisierbar, da Themen und Projekte nahtlos bearbeitet werden können. Ein hohes Arbeitsaufkommen kann besser bewältigt werden. Durch das Zusammenspiel der unterschiedlichen Fähigkeiten und Stärken der Mitarbeitenden ergänzen sie sich gegenseitig, besonders in anspruchsvollen und stressigen Situationen. Eine erhöhte Flexibilität für beide Seiten kann, zum einen für die Mitarbeitenden als auch für das Unternehmen, einige Vorteile bieten. So kann unter anderem dem Wunsch der Stellenreduzierung Rechnung getragen werden, wenn Mitarbeitende aufgrund von Kinderbetreuung, Weiterbildung oder Angehörigenpflege nicht mehr in Vollzeit arbeiten wollen (Lewis 2010).

Die Bindung des Mitarbeiters an den Beruf, an die Stelle oder an das Unternehmen kann erhöht werden. Dies kann sich in einem gesteigerten Engagement, mehr Kreativität oder einer höheren Produktivität niederschlagen. Die Vorteile sind in Tabelle 2 zusammengefasst.

Es gibt auch einige einschränkende Faktoren zu beachten. Die organisatorischen Herausforderungen dürfen nicht unterschätzt werden (Corwin et al. 2001). Es ist ein hohes Maß an Disziplin erforderlich, beispielsweise bei der Kommunikation. Sowohl

Tab. 2   Vorteile des Job-Sharings (nach Caz 2016)

Mehrwert für Kollegen	Mehrwert für Versorgung	Mehrwert für Organisation
■ bessere Work-Life-Balance ■ Möglichkeit, neues Wissen und neue Fähigkeiten zu entwickeln ■ teilen von Wissen mit Sharing-Partner ■ Möglichkeit, berufliche Ambitionen voranzutreiben, ohne Vollzeit arbeiten zu müssen	■ Bindung des Mitarbeiters an den Beruf ■ Verbesserung der Ergebnisqualität ■ gesteigerte Außenwahrnehmung des Berufs (und der Organisation) ■ verbessertes Betriebsklima insgesamt	■ erhöhte Mitarbeiterbindung ■ gesteigertes Engagement ■ verbesserte Kreativität der Mitarbeiter ■ Verbesserung der Produktivität ■ Aufrechterhaltung der Geschäftskontinuität

zwischen den Job-Sharing-Mitarbeitern als auch zwischen Kollegen und Führungskräften muss ein guter Kommunikationsweg gefunden werden. Zum Beispiel ist zu vermeiden, dass Meetings doppelt besucht werden. Zudem ist die Abstimmung der Sharing-Partner untereinander ein wichtiges Kriterium. Eine harmonische Zusammenarbeit erfordert gegenseitige Sympathie und Kompatibilität der Personen. Sie sollten in ihren Werten und Einstellungen ähnlich verwurzelt sein und beiderseits das gleiche Maß an Verantwortung übernehmen. Da quasi eine dauerhafte Übergabe zwischen den Sharing-Partnern besteht, sollten unterstützende Tools bereitgestellt werden. IT-gestützte Werkzeuge zur Arbeitsorganisation und zum Informationsaustausch sind gewinnbringend für die Zusammenarbeit.

Im Kontext des niedergelassenen fachärztlichen Bereichs wird Job-Sharing auch in Verbindung mit der Übergabe einer Praxis an einen Juniorpartner genannt (KBV 2019b). Dies ist in der Regel der Fall, wenn der Zulassungsbereich durch die KV gesperrt ist, also keine neuen Ärzte in diesem Einzugsgebiet eine Zulassung erhalten. Einerseits kann im Rahmen der Berufsausübungsgemeinschaft der Junior-Partner beim Senior-Partner in die Praxis einsteigen, indem der hinzukommende Arzt für die Dauer der gemeinsamen vertragsärztlichen Tätigkeit eine Zulassung erhält. Dafür müssen beide Ärzte gemeinsam tätig sein. Die Arbeitsteilung obliegt den handelnden Ärzten. Der Junior-Partner ist gleichberechtigt und tritt in der Außendarstellung ebenfalls in Erscheinung. Diese Variante muss durch den Zulassungsausschuss genehmigt werden. Handelt es sich tatsächlich um eine Praxisnachfolge, so kann der Junior-Partner, anstelle der regulären Vollzulassung nach 10 Jahren, bereits nach 5 Jahren eine privilegierte Zulassung erhalten. Anderseits kann das Job-Sharing auch in einer Anstellungsvariante erfolgen. In diesem Fall erhält der Junior-Partner keine Zulassung als Vertragsarzt, kann jedoch ebenfalls in einem gesperrten Bereich per Anstellung tätig sein. Der KV ist der Arbeitsvertrag vorzulegen. In der Außendarstellung kann der angestellte Arzt nicht eigenständig auftreten. Die Verantwortung für die Praxis obliegt ausschließlich dem Praxisinhaber.

3.4   Shared-Leadership

Eine abgewandelte Form des Job-Sharing ist Shared-Leadership oder geteilte Führung. Dabei wird auf die oben beschriebenen Merkmale, Vorteile und Erfolgskriterien aufgesetzt, mit der Ergänzung einer gemeinsamen Führungsrolle (Carson et al. 2007). Eine geteilte Führung kann insbesondere sinnvoll sein, wenn Führungskräfte aufgrund persönlicher Umstände, wie Kinderbetreuung oder Angehörigenpflege, ihren vorherigen Vollzeit-Job nicht mehr in diesem Umfang ausführen wollen oder können. Da Unternehmen etablierte Führungskräfte jedoch nicht verlieren beziehungsweise die Rolle des Mitarbeiters im Unternehmen nicht unter dessen Potenzial ansiedeln sollten, kann mit dem Instrument der geteilten Führung für Teilzeit-Mitarbeiter ein attraktives Angebot entstehen, in der bisherigen Rolle zu verbleiben (Werther 2014). Besonders wichtig ist hierbei die Kompatibilität der Personen. Zudem ist eine ausreichende Vorbereitung eines Führungstandems notwendig. Sinnvoll kann dafür auch ein Team-Coaching sein, bei dem das Führungsduo und das gesamte Team auf die neue Situation vorbereitet werden. Ein weiterer Erfolgsfaktor ist die Abgrenzung von Zuständigkeiten und Verantwortungsbereichen. Eine gemeinsame Strategie sollte entwickelt werden, wie die Abteilung oder das Team zukünftig aufgestellt werden

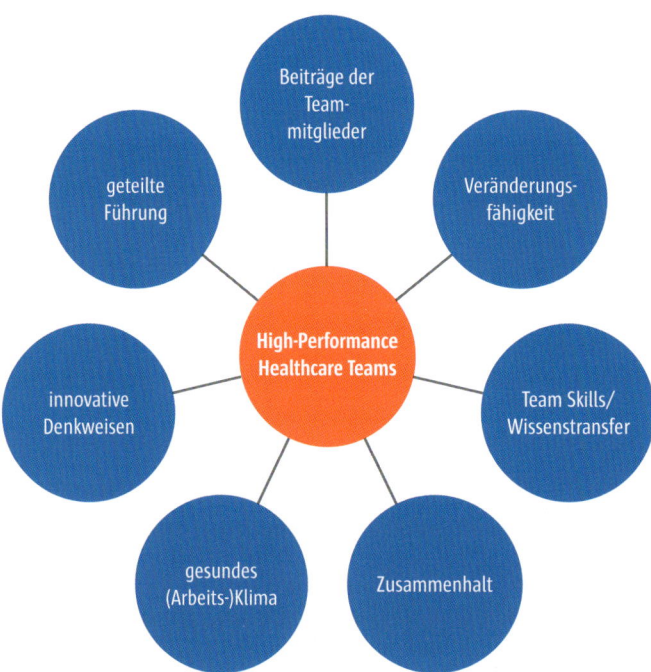

Abb. 5   Shared-Leadership als Erfolgsfaktor in High-Performance-Teams
(nach Bendaly u. Bendaly 2012)

sollen, wie man neue Ideen entwickelt und welche Ziele im Vordergrund stehen. Für die Übergabe und Abstimmung des Führungstandems muss außerdem ausreichend Zeit zur Verfügung stehen. Gerade bei der Teamführung sind klare Strukturen für alle wichtig.

In einem modernen Arbeitskontext kann Shared-Leadership (Castka et al. 2001) auch als Teamleistung verstanden werden. Das heißt, es gibt keine Teamleitung in Person, sondern jedes Teammitglied übernimmt für einzelne Aufgaben oder Projekte die Verantwortung. Dieser Ansatz wird häufig in sogenannten High-Performance-Teams angewandt, bei denen ein hohes Maß an Kreativität, Flexibilität und Veränderungsbereitschaft notwendig ist. Im Gesundheitswesen könnte dies bei hochkomplexen Arbeitsumgebungen, wie einer Notaufnahme im Krankenhaus oder in einem Zentral-OP, zur Anwendung kommen. Allerdings stehen dort heute in erster Linie noch starre Hierarchien im Weg sowie kein berufsgruppenübergreifendes Denken. Die Vorteile liegen vor allem in einer starken Team- und Projektidentifikation, einem großen Wissenstransfer innerhalb des Teams, einer Förderung der Kommunikation sowie der Nutzung der verschiedenen Top-Fähigkeiten der einzelnen Teammitglieder (Bendaly u. Bendaly 2012). Die Einbettung des Shared-Leadership als Erfolgsfaktor in High-Performance-Teams zeigt Abbildung 5.

Die Arbeitswelt 4.0 neigt in vielen Fällen zu einer Gefahr von Laissez-faire (Bruch u. München 2019). Durch die Anwendung agiler Methoden, dem Einsatz flacher Hierarchien sowie einer dezentralen Arbeitsweise, können Führung und klare Strukturen verloren gehen. Dafür bietet das Modell des Shared-Leadership einen Gegenentwurf, bei dem das gesamte Team oder mindestens zwei Teammitglieder Führungsaufgaben und Verantwortung übernehmen. Gerade bei einer sehr projektbezogenen Arbeitsweise kann somit sichergestellt werden, dass kein Laissez-faire entsteht.

3.5   Honorarleistende

Der Honorararzt ist eine weitere Möglichkeit, externe Personen in den Arbeitsprozess einzubinden. Im Gegensatz zum Job-Leasing ist die Person nicht bei einem anderen Unternehmen angestellt, sondern arbeitet freiberuflich (praktischArzt 2019). Der Vertragsschluss erfolgt somit direkt mit dem leistenden Honorarmitarbeiter. Besonders verbreitet im Gesundheitswesen ist diese Beschäftigungsform bei Ärzten und Hebammen. Die Vorteile für Unternehmen sind in erster Linie die Vorbeugung von Personalengpässen, die Entlastung der angestellten Ärzte oder der Erwerb externen Know-hows. Zudem kann eine Honorarmitarbeit auch als eine Art Probezeit genutzt werden, um potenzielle Kollegen kennenzulernen. Für die freiberuflich arbeitende Person ergeben sich die Vorteile im Wesentlichen aus einem Autonomiegewinn, der vollen Vergütung aller geleisteten Arbeitsstunden, mehr Flexibilität hinsichtlich Arbeitszeit und Arbeitseinteilung, dem Wegfall von Hierarchien eines Angestelltenverhältnisses sowie einem Zugewinn neuer Kenntnisse und Fähigkeiten durch die Vielfältigkeit der Arbeit. Auch der Aspekt, keine Bereitschaftsdienste leisten zu müssen, kann einen Einfluss auf die Auswahl dieser Beschäftigungsform haben. Daraus können sich umgekehrt jedoch auch negative Merkmale ergeben. So kann das wechselnde Kollegium und die wechselnde Arbeitsumgebung auch eine Belastung sein. Weiterhin könnten eine unsichere Rechtslage, das eigene wirtschaftliche Risiko oder eine fehlende soziale Absicherung dagegen sprechen. Die Problematik der Scheinselbstständigkeit ist hier sowohl seitens der Honorarleistenden als auch seitens des Unternehmens ein Risiko. Das Bundessozialgericht hat in seinem wegweisenden Urteil von 2019 die Tätigkeit von Honorarärzten in Krankenhäusern und anderen Gesundheitseinrichtungen als nicht selbstständig eingestuft (Bundessozialgericht 2019). Somit wird diese Personengruppe voll sozialversicherungspflichtig. Die dadurch entstehenden Mehrkosten dürften für die meisten Unternehmen nicht tragbar sein, womit sich neue Modelle entwickeln müssen. Weitere negative Aspekte für Unternehmen sind außerdem die fehlende Kenntnis klinikinterner Standards oder die Möglichkeit, nur kurzfristig Engpässe mit relativ teurem externem Personal überbrücken zu können, ohne dass dies eine nachhaltige Problemlösung zur Stellenbesetzung sein kann.

3.6   Zusammenfassung

Die Nutzung flexibler Beschäftigungsformen wird in der Zukunft unabdingbar sein. Einerseits werden kurzfristige Engpässe über Job-Leasing oder Honorarkräfte überbrückt werden müssen, um den Betrieb der Gesundheitseinrichtungen aufrechterhalten zu können. Es gilt jedoch, die geänderten gesetzlichen Rahmenbedingungen infolge der jüngsten Rechtsprechung seitens des Bundessozialgerichts zu beachten. Zudem gibt es in zahlreichen Bundesländern Gesetzesinitiativen, die den Einsatz von

Leiharbeit in der Pflege begrenzen oder verbieten wollen. Ob diese Maßnahmen zur Sicherstellung der Versorgung einen sinnvollen Beitrag leisten werden, kann eher als fragwürdig eingestuft werden. Schließlich wird dann ein bedeutendes Instrument der Flexibilisierung den Gesundheiteinrichtungen entzogen. Möglicherweise müssten dann deutlich mehr Betten gesperrt oder Notfallaufnahmen abgemeldet werden. Andererseits haben die Unternehmen die Möglichkeit, durch Job-Sharing und Shared-Leadership bessere Angebote für ihre Belegschaft zu unterbreiten. Besonders Mitarbeitende, die in Teilzeit arbeiten wollen, haben dann die Chance, eine ihrer Qualifikationen und Fähigkeiten entsprechende Tätigkeit auszuführen, ohne von einer leitenden Position oder einer Spezialisten-Stelle Abstand nehmen zu müssen. Dies ist insbesondere unter dem Aspekt relevant, dass die Medizin deutlich weiblicher werden wird und die Orientierung des Ärztinnen-Nachwuchses in Richtung Teilzeit-Beschäftigung gehen wird. Für Arbeitgeber wird es daher umso wichtiger sein, zukünftig Arbeitsplätze sinnvoll aufzuteilen und auch geteilte Führung anzubieten. Die Unternehmen sind gut beraten, wenn sie sich zeitnah mit diesen Organisationsformen auseinandersetzen und ihre Strukturen für die zukünftige Entwicklung vorbereiten. Mehr Offenheit für innovativere, flexiblere und agile Organisationstypen wird ein entscheidendes Kriterium im Wettbewerb des begonnen Jahrzehnts sein.

Literatur

Bendaly L, Bendaly N (2012) Improving Healthcare Team Performance: The 7 Requirements for Excellence in Patient Care. Jossey-Bass Publishers San Francisco

Bräutigam C, Dahlbeck E, Enste P, Evans M, Hilbert J (2010) Flexibilisierung und Leiharbeit in der Pflege. Arbeitspapier 215, Hans-Böckler-Stiftung Düsseldorf

Brömser H-P (2008) Potenzial der Zeitarbeit. In: Egle F, Nagy M (Hrsg.) Arbeitsmarktintegration. Grundsicherung – Fallmanagement – Zeitarbeit – Arbeitsvermittlung. 471–505. Gabler Wiesbaden

Bruch H, München A-P (2019) Shared Leadership heißt nicht Laissez-faire. URL: https://www.haufe.de/personal/hr-management/fuehrung-40-shared-leadership_80_477870.html (zuletzt abgerufen am 23.03.2020)

Bundesagentur für Arbeit (2019a) Arbeitsmarktsituation im Pflegebereich. Statistik der Bundesagentur für Arbeit, Berichte: Blickpunkt Arbeitsmarkt, Nürnberg

Bundesagentur für Arbeit (2019b) Aktuelle Entwicklungen der Zeitarbeit. Statistik der Bundesagentur für Arbeit, Berichte: Blickpunkt Arbeitsmarkt, Nürnberg

Bundessozialgericht (2019) Urteil vom 4. Juni 2019. Az.: B 12 R 11/18 R

Carson J, Tesluk P, Marrone J (2007) Shared Leadership in Teams: An Investigation of Antecedent Conditions and Performance. Academy of Management Journal 50(5)

Castka P, Bamber C, Sharp J, Belohoubek P (2001) Factors affecting successful implementation of high performance teams. Team Performance Management 7(7/8), 123–134

Caz T (2016) Civil Service job shares on the up and up! URL: https://civilservice.blog.gov.uk/2016/06/09/civil-service-job-shares-on-the-up-and-up/ (zuletzt abgerufen am 23.03.2020)

Corwin V, Lawrence T, Frost P (2001) Five strategies of successful part-time work. Harvard Business Review 121–127

DAA-Stiftung Bildung und Beruf (2017) Digitalisierung und Technisierung der Pflege in Deutschland. Aktuelle Trends und ihre Folgewirkungen auf Arbeitsorganisation, Beschäftigung und Qualifizierung. Hamburg

Deutsche Apotheker- und Ärztebank eG (2017) Zukunftsbild Heilberufler 2030 – Eine Studie der apoBank. Görres-Druckerei und Verlag Neuwied

infas Institut für angewandte Sozialwissenschaft GmbH (2018) Ärztemonitor 2018. Bonn

Kassenärztliche Bundesvereinigung (2019a) Berufsmonitoring Medizinstudierende 2018. Berlin

Kassenärztliche Bundesvereinigung (2019b) Kooperationen – Jobsharing. URL: https://www.kbv.de/html/14352.php (zuletzt abgerufen am 23.03.2020)

Lewis S (2010) Restructuring workplace cultures: the ultimate work-family challenge? Gender in Management: An International Journal 25(5), 355–365

Ministerium für Arbeit, Gesundheit und Soziales des Landes Nordrhein-Westfalen (2019) Landesberichterstattung Gesundheitsberufe Nordrhein-Westfalen 2017 – Situation der Ausbildung und Beschäftigung. Düsseldorf

praktischArzt (2019) Honorararzt: Beruf, Praxisvertretung, Gehalt, Stellenangebote. URL: https://www.praktischarzt.de/blog/honorararzt-praxisvertretung-gehalt-stellenangebote/ (zuletzt abgerufen am 23.03.2020)

Robert Half (2014) Arbeitsmarktstudie 2014. Frankfurt am Main

Vereinigung der Bayerischen Wirtschaft e.V. (2012) Studie – Pflegelandschaft 2030. München

Werther S (2014) Geteilte Führung. essentials. Springer Fachmedien Wiesbaden

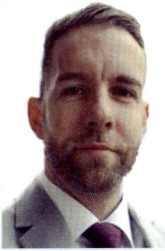

Philipp Köbe, M.Sc., LL.M.

Philipp Köbe ist freiberuflicher Unternehmensberater im Gesundheitswesen. Bisher lag sein Schwerpunkt auf Strategie- und Organisationsberatung. Seit 2019 verlagert sich der Fokus auch auf das agile Krankenhaus, die Transformation des Personalwesens und die Mitarbeiterbindung der Generation Y und Z. Der ausgebildete Gesundheitsökonom und Wirtschaftsjurist ist Mitbegründer von Hashtag Gesundheit e.V. und Mitglied des Vorstandes. Er hat einen Lehrauftrag an der fom Hochschule für Ökonomie & Management und forscht zur digitalen Transformation im Gesundheitswesen an der Universität Witten/Herdecke.

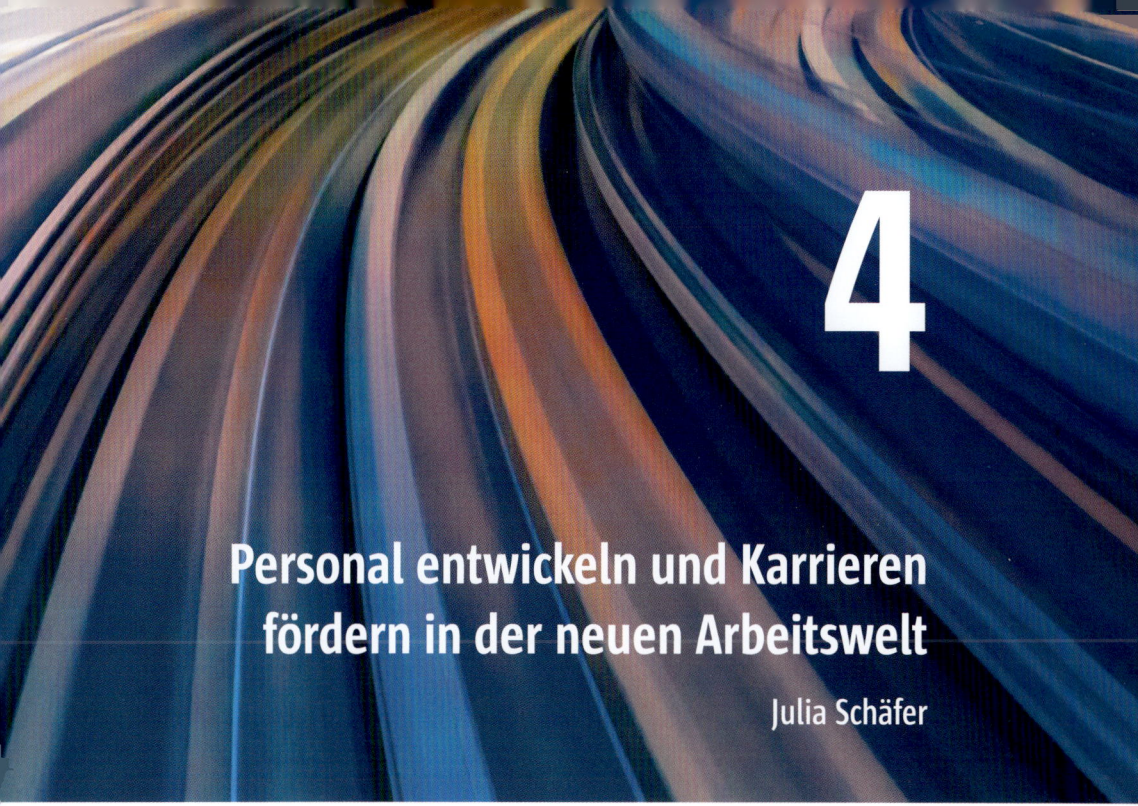

4

Personal entwickeln und Karrieren fördern in der neuen Arbeitswelt

Julia Schäfer

4.1 New Work im Gesundheitswesen

Im Gegensatz zur Medizintechnik oder Biotech- und Pharmaunternehmen haben Krankenhäuser ein Langzeitgedächtnis: Während das medizinische Wissen alle drei Jahre obsolet wird und ständiger Erneuerung bzw. Überprüfung bedarf, hält sich in der vielbeschworenen „Verwaltung" ein hierarchisches und administratives Selbstverständnis und ein oft zitiertes „das haben wir schon immer so gemacht". Es ist täglich spürbar: die Gleichzeitigkeit des Ungleichzeitigen, d.h. auf der einen Seite eine innovative, technik- und forschungsgetriebene Medizin, auf der anderen Seite eine administrative, beharrende Kraft in der Verwaltung, die nun auch durch die Digitalisierung zur Transformation alternativlos aufgefordert ist.

Doch der Arbeitsmarkt hat sich dramatisch verändert: Nicht mehr die Arbeitgeber wählen ihre Mitarbeiter*innen aus, sondern Bewerber*innen ihren künftigen Arbeitgeber. Wie gelingt es, attraktiv zu bleiben? Betrachtet man die Megatrends Wissenskultur, Vernetzung, Gesundheit und New Work (Zukunftsinstitut 2019), so ergibt sich hieraus eine veränderte Sicht auf die bisherigen „Werte" Leistung, Wachstum und Innovation. Die Kompetenz, systemische Zusammenhänge zu erkennen, Menschen zu vernetzen, die Mensch-Maschine-Interaktion zu verbessern, nicht nur neue Technologien zu beherrschen, wird an Bedeutung zunehmen.

Gerade im Gesundheitswesen, das von der Symbiose von Menschlichkeit und Technik geprägt ist, könnten und sollten Wissen (damit verbunden Spezialisierung), Kreativität und Talent zu den wichtigsten Ressourcen werden. Dies impliziert aber auch neue Führungsmodelle, die nicht mehr in hermetisch abgeriegelten Ressorts denken, Mitarbeiter*innen nicht mehr als Besitzstand betrachten oder eine sehr kleinteilige

Arbeitsweise – gerade in den Personalabteilungen – perpetuieren, sondern Mitarbeiter je nach Status im Lebensarbeitszyklus und nach Aufgabenportfolio gemäß der Unternehmensstrategie einsetzen; diese neue Dynamik gilt es, in einem elastischen System auszuhalten. Gerade im administrativen Bereich ist die Frustration durch zu viel Routine vorprogrammiert, daher stellt sich hier auch die Herausforderung der Mitarbeitermotivation im „Brot-und-Butter"-Tagesgeschäft.

New Work beinhaltet aber nicht nur Aspekte der Arbeits- und Ablauforganisation, sondern auch der Arbeitsplatzgestaltung. Letztere ist oft unterschätzt, insbesondere was den „Wohlfühlfaktor" bei der Arbeit und damit auch die Arbeitszufriedenheit anbetrifft. Besprechungsräume ohne Tageslicht, unergonomische Arbeitsumgebungen, sinkender Sauerstoffgehalt in Büros für zu viele Mitarbeiter (also keine echten Großraumbüros) bzw. keine ausreichenden Belüftungskonzepte, keine Rückzugsräume (wie Küchen oder Pausenräume), keine Aufmerksamkeiten (wie Getränke, Obst, Kaffee etc.), all diese Gegebenheiten tragen dazu bei, dass schnell der Eindruck entsteht, nur die Arbeitskraft findet einen Platz, nicht aber der dazugehörige Mensch mit seinen Bedürfnissen. Es wird in diesem Zusammenhang oft arbeitgeberseitig mit den Kosten argumentiert – eine Gegenrechnung, wieviel der Verlust von Mitarbeitenden oder die abnehmende sogenannte „Produktivität" das Unternehmen kostet, wird selten aufgemacht. Es wird oft von Arbeitsatmosphäre und Aufmerksamkeit gesprochen, doch gerade in einer empathiegetriebenen Branche findet dies oft keinen Platz und wird als überflüssig angesehen, als ästhetisches Thema oder Befindlichkeit.

4.2 Wissensmanagement als Aufgabe der Personalentwicklung

Bei häufiger Fluktuation und einem sich ständig erneuernden Wissensbestand – nebst einer sehr engen Verwobenheit mit regulatorischen sich permanent ändernden Rahmenbedingungen im Gesundheitswesen – ist es unerlässlich, Plattformen einer Vernetzung und Lernumgebungen zu schaffen, die möglichst niedrigschwellig und individuell zu allen Tages- und Nachtzeiten abzurufen sind. Das beginnt bei Digitalformaten und geht über zielgruppenadäquate Angebote in der Fort-/Weiterbildung bis hin zu individuellen Trainings/Coachings.

Permanentes Lernen, die Förderung der Offenheit und Fehlerkultur im Unternehmen sind die Voraussetzungen für ein echtes *Leadership* – im Gegensatz zur Bürokratie, die verwaltet, administriert und auf Erhalt des Status quo fokussiert ist. Letzteres wird zunehmend problematisch, insbesondere im Bereich Kliniken und Medizin, die durch Big Data und Digitalisierung deutlich dynamisiert sind. Aber auch Krankenkassen sehen die Chance, Versichertendaten für die Entwicklung neuer Behandlungskonzepte oder digitale Apps und Patientenakten für eine Reduzierung von Behandlungskosten zu nutzen.

Die Förderung sämtlicher Formen des Lernens, mittels E- und blended learning, mittels Präsenzphasen, in der Kombination mit Video-Tutorials, Hörbüchern, Podcasts, Simulationstrainings, Gamification etc. nimmt auch Bezug auf die abnehmende Aufmerksamkeitsspanne vieler Mitarbeitender, die oft weder die Zeit noch die Konzentration für bestimmte Themen, geschweige denn eine kognitiv anspruchsvolle Erarbeitung oder Übersetzung von einer theoretischen Metaebene auf den Klinikalltag haben. Daher sind die Lerneinheiten immer kleinformatiger und müssen vor Ort gehen („Inhousetraining"), anwendungsbezogen sein, weniger im immer noch verbreiteten Beschulungsformat (auch der „virtuelle Hörsaal" schafft hier keine Abhilfe).

Wie schafft man eine innovative Arbeitskultur und fördert Kreativität? Das Konzept *Serendipity* (ursprünglich aus einem persischen Märchen der drei Prinzen von Serendip abgeleitet) beschreibt Zufallsentdeckungen, die v.a. durch ein Abweichen vom Plan, durch den Blick über den Tellerrand entstanden sind. Die so erzeugten Innovationen waren nicht Teil einer Zielplanung, woraus sich ableitet, dass dieses Überraschungsmoment wiederum Eingang und damit auch Akzeptanz finden muss in Bezug auf das ursprüngliche Forschungs-/Arbeitsgebiet (Surowiecki 2005; Merton 2006). Ein ungeplantes Ereignis, eine Abweichung zur normbegründenden Innovation zu erklären, bedarf der aktiven Vermittlung in die routinierten Arbeitsabläufe und deren Anpassung, d.h. auch (Teil-)Revision anderer bisher geltender Erkenntnisse. In der Start-up-Mentalität wäre dies die iterative Arbeitsweise.

Folgende Beispiele illustrieren die Bedeutung von Zufallsentdeckungen in der Medizin (Meckel u. Rettig 2018):

- **Penicillin:** Der Bakteriologe Alexander Fleming entdeckte in einer Petrischale, in der sich Schimmel gebildet hatte, dass rund um die Schimmelpilze die Bakterien gestorben waren bzw. deren Wachstum verhindert worden war. Eine zufällige Entdeckung, die Millionen von Menschen das Leben gerettet hat.
- **Viagra:** Das Medikament war ursprünglich zur Behandlung von Herz-Kreislauf-Erkrankungen gedacht. Studienteilnehmer berichteten von der ungeplanten, aber dann erwünschten Nebenwirkung einer Erektion – vor 20 Jahren kam Viagra als erstes Medikament gegen Erektionsstörungen auf den Markt.
- **Röntgenstrahlen:** Wilhelm Conrad Röntgen entdeckte die Strahlung, als er fluoreszenzfähige Gegenstände nahe der Röhre während des Betriebs der Kathodenstrahlröhre beobachtete. Diese begannen zu leuchten, obwohl die Röhre abgedeckt war.

4.3 Innovation Mindset

Entwicklungen, egal in welchem Bereich – in der Klinik, am Institut, in der Verwaltung – sind nie linear, sondern immer diskontinuierlich. Da – wie erwähnt – die Halbwertszeit des medizinischen Wissens drastisch abgenommen hat, gilt es, in immer kürzeren Abständen und regelmäßig sein Wissen zu überprüfen, ggf. zu revidieren und neu zu kontextualisieren. Individualität und Autonomie sind Charakteristika der neuen Arbeitswelt und verkörpern auch den Anspruch der Mitarbeiter, diesen in Einklang mit dem Unternehmensziel bzw. den strategischen Zielen der jeweiligen Klinik oder des jeweiligen Bereichs zu bringen. Nun ist beispielsweise der Krankenhaussektor wie kein anderer Wirtschaftszweig von einem Neben- manchmal auch Mit- oder Gegeneinander divers sozialisierter Berufsgruppen geprägt, es gibt eben nicht nur „Wissensarbeiter" (Drucker 1957), nicht nur Akademiker, sondern auch Techniker, Servicekräfte und den Großteil, der Wissen und „(Kunst-)Handwerk", also Medizin und Pflege täglich zusammenbringen muss. In anderen Unternehmen des Gesundheitswesens gilt ebenso die Herausforderung, eine tägliche Balance zwischen Spezialisten und Analytikern auf der einen Seite und administrativen Routiniers auf der anderen Seite herzustellen.

Diskutiert man die Frage, welchen Platz Kreativität in einer Expertenorganisation, insbesondere Medizin(-technik) und Wissenschaft, hat, so mag dies zunächst ungewöhnlich erscheinen. Neben stark strukturierten und standardisierten Prozessen, wie der Festlegung von SOPs oder QM-Leitlinien, gibt es gerade in Changeprozessen die Herausforderung, Dinge neu zu denken, Räume für agile Methoden, d.h. auch Einbeziehung von künstlerischen Elementen zu schaffen oder externen Sparringspartnern aus anderen Industrien eine Plattform zu bieten. Letzterer Punkt ist als das große Manko des Gesundheitswesens in Deutschland und explizit der Krankenhäuser zu bezeichnen: die mangelnde Transparenz, fehlendes Benchmarking und Blick über den Tellerrand.

Es beginnt bei der Frage: Wissen wir, was die Mitarbeiter*innen wollen, denken, können? Welches Unternehmen in der Gesundheitsbranche – einer Branche, die wie keine andere von der Qualität ihrer Mitarbeiter, Prozesse und dem medizinischen Outcome abhängig ist – führt regelmäßig Mitarbeiterbefragungen durch, wertet diese aus, kommuniziert auch Kritisches offen und integriert dies in Entwicklungsmaßnahmen? Wissen wir, welche Qualifikationen die Mitarbeiter haben und welche systemrelevant sind (z.B. bei Zertifizierungen, Pflichtschulungen) und „nachgebessert" werden müssen? Sind die direkten Vorgesetzten (da es im Krankenhaus meist noch Linien- und keine Matrixorganisation gibt) diejenigen, die eine Art Cockpit haben, wer was benötigt und für die Karriereentwicklung individuell braucht?

Die Rolle des Mitarbeiters in der lernenden Organisation

Das Thema Fort- und Weiterbildung hat im Krankenhauskontext eine spezifische Bedeutung und auch forensische Relevanz, da es eine ganze Reihe von gesetzlich verpflichtenden Fortbildungen (wie Brand-/Arbeitsschutz, Hygiene) als auch von strukturell bedingten notwendigen Fortbildungen gibt, um etwa eine Zertifizierung oder einen bestimmten Status in der Krankenversorgung halten zu können (Basic Life Support, KIS, Unterweisungen nach MPG etc.). Die Führungskraft hat die Aufgabe, die Mitarbeiter sowohl was die Freistellung vom Dienst als auch was die konkrete Lernbegleitung anbetrifft, zu unterstützen; der Personalentwicklung kommt die Rolle des Wissensbrokers und Coaches zu. Sämtliche Maßnahmen und speziell das Kursangebot sollten an der Nachfrage ausgerichtet sein. Viele Krankenhäuser wie auch Krankenkassen oder KMUs in der Medizintechnik sind aber noch weit entfernt von einem definierten (Fort-/Weiter-)Bildungsbudget oder gar individuellen Bildungskonten, die die persönliche Weiterentwicklung intensiv befördern und eine strukturierte Personalentwicklung unterstützen würden.

4.4   Talentmanagement

Die Talente im eigenen Unternehmen zu identifizieren, Potenziale zu erkennen ist wichtig: Zum einen um auch interne Karrieren gezielt aufzubauen und als „peers" zu installieren, zum anderen um dem prekären Fachkräftemarkt zu begegnen und Vorsorge für erfolgskritische Jobgruppen zu treffen. Auch regulatorische Anforderungen (G-BA-Strukturvorgaben, MDK-Reformgesetz, PpuVG etc.) erhöhen den Druck, sich zügig einen genauen Überblick zu verschaffen, wer an welchen Stellen im Unternehmen mit welchen Qualifikationen vertreten ist.

Doch wie diagnostiziert man Talent, wie verortet man Potenzial? Die Methoden sind vielfältig, aber der Diskurs setzt schon bei der Definition an: Ist Talent ein Diskriminierungsmerkmal und was ist bei festgestelltem Potenzial mit dem internen Arbeitsmarkt, wie sieht es mit Möglichkeiten einer Weiterentwicklung aus (Stichwort: gläserne Decke)? Hier beginnt in vielen Unternehmen, unerheblich in welcher Branche, das schwierige Unterfangen, die Arbeitnehmervertretung für eine Messung von Werten zu gewinnen, die keine Leistungsbeurteilung (mit Effekt auf ein zu erreichendes pekuniäres Ziel) beinhaltet, sondern aufgrund bisheriger Erfahrungen des Mitarbeiters gewonnene Zusatzkenntnisse/Qualifikationen und Persönlichkeitsfaktoren. Und natürlich ist nicht jeder Mitarbeiter ein Talent, ein *High Potential*, daher ist eine Differenzierung von Kompetenzen, deren Ausprägung und Potenzial, unausweichlich. Eine Beurteilung im Rahmen einer Feedbackkultur ist selbstverständlich und auch nicht bedrohlich, ohne Einübung des Diskurses wird dies oft als diskriminierend und die Belegschaft entzweiend stigmatisiert.

Die allgemeine Förderung aller Mitarbeiter*innen, was persönliche Fort-/Weiterbildung anbetrifft, Gesundheitsförderung (bis hin zu einem systemischen Ansatz des BGM) und Unterstützung bei Veränderungen der privaten Lebenssituation (Betreuung von Kindern/Pflege von Angehörigen, psychische Probleme, familiäre Ereignisse etc.) ist hiervon unberührt.

4.5 Gibt es noch Karrieren in der VUCA Welt?

VUCA (Volatility, Uncertainty, Complexity, Ambiguity) sind die prägenden Orientierungspunkte in einer sich stetig digitalisierenden Welt. Doch oft gibt es starke Beharrungskräfte und auch ein nicht zu unterschätzendes, aber durchaus nachvollziehbares, Sicherheitsbedürfnis der Mitarbeiter*innen. Sowohl die wirtschaftliche Gesamtsituation, die Führungskultur als auch die Möglichkeiten der persönlichen und fachlichen Weiterentwicklung sind ausschlaggebend für eine Bindung oder auch Trennung vom Unternehmen.

Es wird oft verkannt, dass Karrieren gar nicht mehr explizit, insbesondere innerhalb von Expertenorganisationen, v.a. als Fachkarrieren angestrebt werden. Insbesondere die klassische Führungskarriere ist nicht mehr per se attraktiv, die organisatorische und betriebswirtschaftliche Verantwortung wird von vielen Mediziner*innen als überdimensioniert und advers zur eigentlich angestrebten medizinischen Tätigkeit betrachtet. Die Motivation, in einem bestimmten Beruf zu arbeiten und dafür ein entsprechendes Salär zu erhalten, ist vielfältig; durch verschiedene Studien (am prominentesten ist der *Gallup Engagement Index*) belegt sind aber die Demotivatoren, die jedes Unternehmen kennen und möglichst vermeiden sollte:

- erhöhte Verfügbarkeit und Leistung einfordern, ohne entsprechend zu loben oder z.B. auch bei anspruchsvollen Sonderprojekten mit hohem zusätzlichem Zeitaufwand nicht zu belohnen (Höhergruppierung, Zulagen, Prämien, mit Zeit- und/oder Sachgrundbefristung)
- Ignorieren des individuellen Aufwands und Einsatzes für bestimmte herausfordernde, komplexe Aufgaben, aber auch solche, die den Arbeitsaufwand stark verändern; damit einhergehend oft die stetige Zunahme der Arbeitsverdichtung, ohne dass Rolle und Funktionen sowie Qualifikationen (geschweige denn

das Gehalt, was insbesondere bei Frauen ein Thema ist) überprüft/angepasst werden

- das Aufbauen von zusätzlichem Druck und Stress statt positiver Verstärkung (Clifton 2016); ein Klima der Angst vor Fehlern bzw. vor Sanktionen erzeugt wiederum Fehler (*Self fulfilling prophecy*), die dann z.T. strukturell verankert und schwer zu eliminieren sind
- Verweigerung der Inanspruchnahme von externer Hilfe oder Fortbildungen, v.a. aus Kosten- und Zeitgründen (Coaching, kollegiale Beratung, Bildungsurlaub etc.)

Weitverbreitet ist in vielen Weiterbildungsseminaren zum Thema Motivation noch der Irrglaube, eine Führungskraft müsse die Motivation in den Mitarbeitern säen; das Gegenteil ist der Fall: Die Kompetenz, die individuellen sogenannten Treiber, aufzuspüren, zu fördern und in das Team zu integrieren, mit Vertrauen als Basis und nach klar kommunizierten Zielen zu arbeiten, ist bei Führungskräften gefragt, kurzum: *Empowerment*, der Chef als Coach.

Welche Halbwertszeit haben noch Stellenprofile, Jobbeschreibungen, Tätigkeitsdarstellungen etc.? In tarifgebundenen Unternehmen ist die Beschreibung der Tätigkeit, verbunden mit der Qualifikation, ausschlaggebend für die Eingruppierung, entsprechend ist jede Veränderung durch den Nachweis des Aufgabenspektrums, der Verantwortlichkeiten und/oder der Qualifizierung zu belegen. Diese Art der retrospektiven Stellenbeschreibung hat mit einer vorausschauenden, gestaltenden und strategischen Personalplanung nichts zu tun – und ersetzt diese auch nicht.

Titel bzw. Funktionsbeschreibung und Gehalt (sowie seltsamerweise noch Betten im DRG-Zeitalter oder die Zahl der Köpfe der „unterstellten" Mitarbeiter) sind dennoch immer noch Parameter für Erfolg und Macht. Zusätzlich spielen in vielen Verbänden und Krankenkassen sowie in der Krankenhauswelt die Aufsichtsgremien eine nicht zu unterschätzende Rolle bei der Verstetigung von streng hierarchischen Ordnungsmustern. Der Mut in einer hierarchischen Organisation, die maximal Matrixelemente beinhaltet, etwas zu verändern, Dinge zu erproben, Mitarbeiter zu befähigen, ist – wenn auch mühsam – aufzubringen. Die Linienorganisation ist in der Gesundheitswirtschaft, insbesondere in Deutschland zwar noch vorherrschend, die jüngeren Generationen stellen aber zunehmend die Sinnfrage und wollen individuell angeleitet werden, in Projekten und aufgabenbezogen arbeiten, nicht angewiesen per Hierarchielevel oder fixierter Einordnung in ein Organigramm. So werden zunehmend interdisziplinäre Organisationsformen, Zentren, Exzellenzcluster als Muster für künftige Zusammenarbeit herangezogen.

Und: Arbeit hat nicht mehr den umfassenden Stellenwert, sondern wird eingeordnet in den lebensweltlichen Kontext. Insbesondere in einem uniklinischen Kontext verschwimmen die Grenzen von Arbeit, Forschung, Lehre und Privatleben kontinuierlich, die intrinsische Motivation sorgt dafür, dass Arbeitszeitgesetze nur noch als dirigistische Empfehlungen, weniger als Verpflichtung oder gar Führungsaufgabe wahrgenommen werden.

4.5.1 Die Welt der Gesundheitsökonomie

In einer berufsständisch verfassten Belegschaft – wie im Krankenhaus – vertritt jede Berufsgruppe ihren (Opfer-)Diskurs. Die Wichtigkeit eines verbindenden Narrativs besteht darin, dass nur in einem Gesamtkontext eine Unternehmensphilosophie entstehen kann. Nach einer augenscheinlich unendlichen Leistungssteigerung ist nun eine Sättigung eingetreten, die bewusst macht, dass die ausufernde Spezialisierung die Nachwuchsförderung erschwert (z.B. in der Herzchirurgie, Nephrologie, Unfallchirurgie etc.), insbesondere in vornehmlich nicht elektiven Fächern mit starkem Notfallpotenzial – und damit unberechenbaren Arbeitszeiten, trotz Opt-Out-Modellen.

In einer Phase der Arbeitsverdichtung, der Überlastung von Mitarbeitern und einem wachsenden Allokationsdruck ist die Balance zwischen Arbeit/Karriere, Inhalt (Medizin/Pflege) und Wirtschaftlichkeit/Leistungssteigerung ins Wanken geraten. Doch ist Balance die richtige Zielperspektive? Geht es nicht vielmehr um die Herausbildung von Elastizität, Resilienz und Toleranz, da sich Arbeit und Freizeit, Medizin und Ökonomie, Autonomie und Regulatorik nicht immer in einem paritätischen Verhältnis befinden? Der Begriff „Flexicurity" (Kaufmann u. Schwan 2007) beschreibt das Bedürfnis/Erfordernis nach Flexibilität und gleichzeitig sozialer Sicherheit sehr treffend. Dies sind auch die beiden prägenden Facetten der Arbeitswelt 4.0, zwischen denen sich das Personal im Krankenhaus oft auch zwischen 1.0 und 4.0 bewegt und diese Spannung aushalten muss.

Dennoch ist die Kritik berechtigt, dass die Ökonomie auch in der Medizin den Primat angenommen hat, was nicht nur ethisch bedenklich ist, womit die eigentliche Motivation der Mediziner, nämlich ein positives *Outcome* durch die eigentlich freie Therapieplanung zu erreichen, konterkariert wird. Nach und nach werden Fehlanreize identifiziert. Insbesondere kommen Faktoren für eine erfolgskritische Behandlung zu kurz wie die persönliche Einstellung, die psychisch-physische Stabilität und die fachliche Expertise (etwa evidenzbasierte Medizin), da nicht alle Prozeduren digital oder telemedizinisch substituierbar sind, wenn man nach dem *uno actu*-Prinzip geht.

Will man Veränderungen im Krankenhaus erreichen, so reicht es nicht, Modelle aus der Industrie zu kopieren. Es gilt vielmehr, „positive Devianz" (Pramstaller 2015, S. 116) zu fördern:

> *„Noch wichtiger als die herkömmlichen ökonomischen Faktoren sind heute Ressourcen wie Wissen, Talente, persönliche Stärken, Kreativität, Innovation und Intelligenz. Und es sind auch die emotionale Energie und das Engagement sowie die soziale Verantwortung und der Mut, neu zu denken und neu zu handeln. Für sich genommen sind dies aber erst Potenziale. Nur die Effektivität des Umsetzens, also richtiges und gutes Management, kann solche Potenziale in zweckdienliche und sinnstiftende Erlebnisse verwandeln."* (Malik 2014)

4.5.2 Arbeitskultur und lebensphasenadaptiertes Personalmanagement

Abbildung 1 verdeutlicht: Die Interdependenz von Arbeit und Kultur ist maßgeblich durch den technologischen Einfluss und Verteilungsmechanismen geprägt. Der

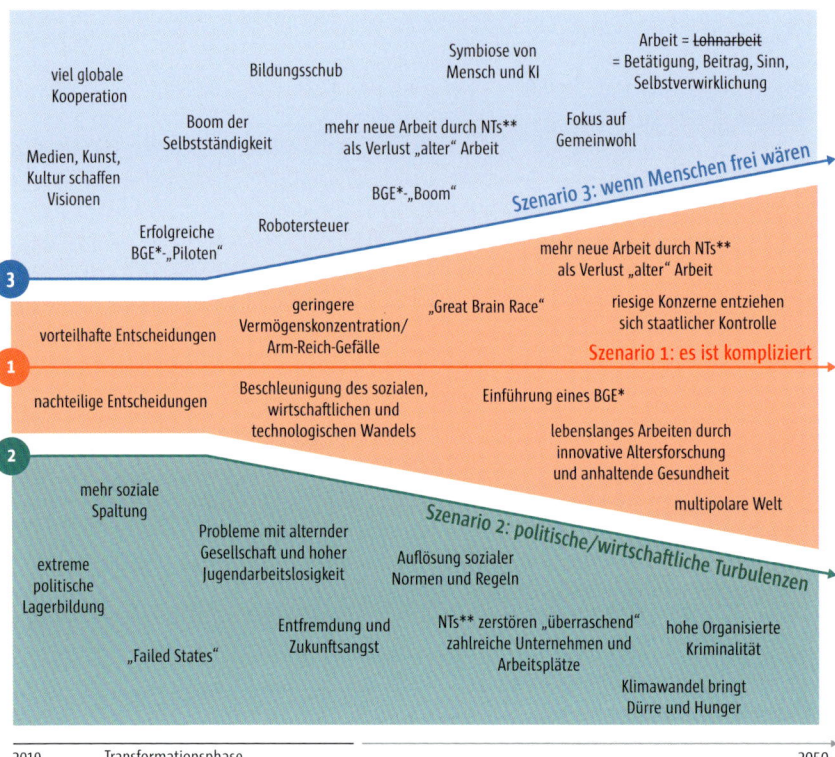

viel globale Kooperation

Bildungsschub

Symbiose von Mensch und KI

Arbeit = ~~Lohnarbeit~~ = Betätigung, Beitrag, Sinn, Selbstverwirklichung

Boom der Selbstständigkeit

mehr neue Arbeit durch NTs** als Verlust „alter" Arbeit

Fokus auf Gemeinwohl

Medien, Kunst, Kultur schaffen Visionen

BGE*-„Boom"

Szenario 3: wenn Menschen frei wären

Erfolgreiche BGE*-„Piloten"

Robotersteuer

mehr neue Arbeit durch NTs** als Verlust „alter" Arbeit

3

vorteilhafte Entscheidungen

geringere Vermögenskonzentration/ Arm-Reich-Gefälle

„Great Brain Race"

riesige Konzerne entziehen sich staatlicher Kontrolle

Szenario 1: es ist kompliziert

1

nachteilige Entscheidungen

Beschleunigung des sozialen, wirtschaftlichen und technologischen Wandels

Einführung eines BGE*

lebenslanges Arbeiten durch innovative Altersforschung und anhaltende Gesundheit

2

mehr soziale Spaltung

multipolare Welt

Szenario 2: politische/wirtschaftliche Turbulenzen

Probleme mit alternder Gesellschaft und hoher Jugendarbeitslosigkeit

Auflösung sozialer Normen und Regeln

extreme politische Lagerbildung

Entfremdung und Zukunftsangst

NTs** zerstören „überraschend" zahlreiche Unternehmen und Arbeitsplätze

hohe Organisierte Kriminalität

„Failed States"

Klimawandel bringt Dürre und Hunger

2019   Transformationsphase   2050

* BGE = bedingungsloses Grundeinkommen; ** NTs = neue Technologien

Abb. 1   Drei Szenarien für die Zukunft der Arbeitswelt (Bertelsmann Stiftung 2019, mit freundlicher Genehmigung)

Großteil der Mitarbeiter heute, unabhängig von der Generation, ist auf Sinnhaftigkeit des eigenen Tuns ausgerichtet. Die Interaktion von Mensch und Maschine wird immer anspruchsvoller, darauf muss ein strategisches Personalmanagement reagieren: Kernaufgabe ist hierbei die Mitarbeiter fachlich und persönlich auf Veränderungen vorzubereitung, Ängste zu nehmen und Empowerment zu initiieren. Auf der Zeitachse bedeutet es auch, Aufgaben/Rollen dem Lebensarbeitszyklus entsprechend individuell weiterzuentwickeln und entsprechende Quereinstiege, Rotationen und interne Umsetzungen zu ermöglichen. Letzterer sollte über 30 Jahre angelegt sein, allerdings gibt es kaum mehr solch langjährige Arbeitsverhältnisse, daher ist es empfehlenswert, das Konzept in lebensphasenadaptierte Personalentwicklung umzubenennen, idealerweise mit flexiblen Arbeitszeitkonten. Es erzeugt eine hohe Mitarbeiterbindung, auch in privat kritischen Situationen als Arbeitgeber zu unterstützen, ob es im Rahmen der familialen Pflege, einer Notfallseelsorge oder auch der Möglichkeit, die Arbeitszeit zu reduzieren, was mit dem Brückenteilzeitgesetz auch unproblematisch geworden ist, sei.

Aus den unterschiedlichen Szenarios (Daheim u. Wintermann 2016) leiten sich unterschiedliche Menschenbilder, Unternehmensformen und Arbeitskulturen ab; hieraus wird deutlich, dass es keine einheitliche Führungskultur geben kann. Zu Konflikten führt dann bspw. eine egalitäre Erwartungshaltung in einem autoritär geprägten Umfeld oder das Zusammenprallen von akademisch Profilierten mit Mitarbeitern aus Ausbildungsberufen oder die Diskrepanz von hochtechnisierten/digitalen und aktenstrotzenden Arbeitsplätzen. Daher bedarf es einer aktiven Übersetzung zwischen den Berufsgruppen und Hierarchieebenen. Die wiederholte Herstellung eines gemeinsamen Verständnisses von Unternehmensziel und -zweck ist maßgebliche Führungsaufgabe. Mitarbeiter an diesem Prozess zu beteiligen, ist ein wesentliches Motivationstool, wenn man nicht ein tayloristisches Arbeiten mit einer äußerst partiellen Wahrnehmung, was die mehr oder minder kleinen Gestaltungsspielräume anbetrifft, weiterführen will. In einem ausschließlich direktiven Umfeld entstehen keine Innovationssprünge, das Befolgen von Arbeitsanweisungen ist repetitiv und birgt daher große Gefahren für eine Zukunftsfähigkeit im Sinne einer intellektuellen Flexibilität. Aus dieser Arbeitskultur plötzlich eigenständiges Denken und Handeln einzufordern, ist realitätsfern und bedarf eines ernsthaften und einfühlsamen Veränderungsprozesses.

4.6   Schlussbemerkungen

New Work in der Gesundheitswirtschaft, insbesondere im Krankenhauskontext ist (noch) weitestgehend ein Fremdwort und eine Denkweise, die höchst erklärungsbedürftig ist. Obwohl die Generation Z und diverse Ansätze aus der Start-up-Mentalität schon Einzug in den Führungsalltag vieler Unternehmen gehalten haben, ist ein Umdenken in Sachen Arbeitsorganisation an Kliniken dringend notwendig, was sich an vielen Konflikten, die auf mangelnde Motivation und die (etwas überstrapazierte) Wertschätzung zurückzuführen sind, bemerkbar macht; dabei gibt es bereits viele Parallelen:

- Time-out vor OP's in Parallelität zu Scrum und Dailys
- Sinnfrage bzgl. der Arbeit und individuellen Aufgaben: nicht mehr nur das Curriculum ist entscheidend oder die Leitlinien der Fachgesellschaften, sondern auch Möglichkeiten zur persönlichen Entfaltung (bei Produktentwicklungen, Digitalstrategien, Dozent in der innerbetrieblichen Weiterbildung etc.)
- Verschwimmen der Grenzen von Privatsphäre und Arbeit: dies gilt insbesondere – auch bei tarifgebundenen Mitarbeitern, die Zeit erfassen – für Wissenschaftler, die sowohl in die klinischen Dienste eingebunden sind, als auch – meist in Randzeiten – Papers und wissenschaftliche Arbeiten verfassen müssen, um Impactpunkte zu sammeln
- Bedarf an Erholungsoptionen und Ausgleich bei gleichzeitiger (empfundener und faktischer) Überlastung: Arbeitsplatzbezogene Innovationen und Forschung werden interessanterweise im Klinikalltag wenig bis gar nicht einbezogen (Exoskelette, Hydrauliksysteme, Robotik außerhalb der OPs, Ruheräume mit Licht-/Tongestaltung, Arbeitgeberleistungen im Rahmen von BGM, Fitness etc.).

Eine wichtige Erkenntnis aus der Ursache für die „New Work"-Mentalität ist, dass nicht nur die Schnelligkeit und der Veränderungsdruck die meisten Menschen am

Arbeitsplatz (über-)fordert, sondern auch die zunehmende Komplexität und Spezialisierung. Hier Vereinfachung – auch im Sinne von *lean* Methoden (Walker 2015) – einzuführen, die Laufwege zu reduzieren, die interprofessionelle Zusammenarbeit am konkreten Krankheitsbild (nicht etwa an der eigenen Fachrichtung) zu orientieren und die Stressfaktoren, die aus schlechter Planung, vielen Unterbrechungen und mangelnden/fehlenden Absprachen bestehen, zu eliminieren, würde das Arbeitsklima entscheidend verbessern. Komplexität ist nicht mit Kompliziertheit zu verwechseln; letztere entsteht aufgrund einer fehlenden Priorisierung und dem Nichtvorhandensein eines *big picture*. Ein ausschließlich situativer Aktionismus führt oft zur Überlastung, was gerade in Zeiten des Fachkräftemangels fatal ist: Mitarbeiterbindung kann schon durch einfache Mittel erreicht werden, wenn Prozesstreue, d.h. Verbindlichkeit, gepflegt, Transparenz über Entscheidungen gelebt wird und Veränderungen sensibel begleitet werden. Das Gefühl vieler Mitarbeitender (auch auf den Führungsebenen), in einem Machtkonstrukt gefangen und Welten entfernt von einer agilen, aufgabenorientierten Arbeitsorganisation zu sein, ist oft verantwortlich für die Demotivation. Hier könnte die Arbeitsweise des Lean-Start-Ups (Ries 2017) in Form der iterativen Kollaboration inspirierend sein: die kontinuierliche (nicht lineare!) Weiterentwicklung von Entscheidungsprozessen. Diese Methode basiert auf der Verzahnung von Ideen, Datensammlungen und Evaluationen (bauen, messen und lernen).

Dieses Modell scheint gut auf das Gesundheitswesen übertragbar zu sein: Die Einführung der Kundenperspektive – gerade in Zeiten, in denen Konsum auch zunehmend wirtschaftsethisch hinterfragt wird – das gilt für „interne Kunden", die etwa die Personalabteilung als interner Dienstleister bedient, als auch für die Patienten, die ambulant oder stationär die Dienstleistungen in Anspruch nehmen, verhilft zu einer Präzisierung des eigenen Produkts, der eigenen Dienstleistung. Der Blick von „außen" ist bis dato als strategische Option vernachlässigt worden, eine *patient* oder *candidate journey* ungewohnt; dennoch ist bewusst, dass nur ein systemischer Blick, ein Perspektivwechsel ein vertieftes Verständnis der Zusammenhänge, der eigenen Rolle und der Zieladjustierung bewirkt.

Arbeitsentlastung, Zeit-/Kosteneffizienz bei einem umsetzbaren Qualitätsversprechen und -anspruch sollten dann die Ziele sein, um Medizin wieder attraktiv – v.a. für Mediziner und Pflegekräfte – und die Ökonomie zu einem Steuerungselement zur Erlössicherung, nicht mehr und nicht weniger, zu machen, nicht etwa zur Zielgröße.

Literatur

Bertelsmann Stiftung, The Millenium Project, Future Impacts (Hrsg.) (2019) Arbeit 2050: Drei Szenarien. Neue Ergebnisse einer internationalen Delphi-Studie des Millenium Project. Bertelsmann Stiftung. Online unter: https://www.bertelsmann-stiftung.de/fileadmin/files/BSt/Publikationen/GrauePublikationen/Arbeit2050.pdf (abgerufen am 27.03.2020)

Buckingham M, Clifton DO (2014) Entdecken Sie Ihre Stärken jetzt! Das Gallup-Prinzip für individuelle Entwicklung und erfolgreiche Führung. Campus Frankfurt, New York

Daheim C, Wintermann O (2016) 2050 Die Zukunft der Arbeit: Ergebnisse einer internationalen Delphi-Studie des Millenium Project. Gütersloh 2016. Online unter: https://www.bertelsmann-stiftung.de/de/publikationen/publikation/did/2050-die-zukunft-der-arbeit/ (abgerufen am 27.03.2020)

Drucker PF (1957) Landmarks of tomorrow. Harper & Row New York

Kaufmann I, Schwan A (2007) Flexicurity auf Europas Arbeitsmärkten – der schmale Grat zwischen Flexibilität und sozialer Sicherheit. Friedrich Ebert Stiftung. Online unter: https://library.fes.de/pdf-files/id/05008-20071129.pdf (abgerufen am 30.01.2020)

Malik FK (2013) Führen Leisten Leben. Wirksames Management für eine neue Welt. Campus Verlag Frankfurt a.M.

Meckel M, Rettig D (2018) „Wer nicht sucht, der findet". Serendipity. 77 zufällige Entdeckungen, die Geschichte schrieben. Kein & Aber Zürich, Berlin

Merton RK (2016) The travels and adventures of serendipity. A Study in sociological semantics and the sociology of science. Princeton University Press

Pramstaller PP (2015) Rettet die Medizin! Wie Ärzte das Ruder wieder selbst in die Hand nehmen können. MWV Medizinisch Wissenschaftliche Verlagsgesellschaft mbH & Co. KG Berlin

Ries E (2017) The lean startup: how today's entrepreneurs use continuous innovation to create radically successful businesses. Currency

Schuldt C, Boeing N, Dettling D, Kappes C, Kratschmar A, Pacozzi L, Papasabbas L, Papp F, Reichel A, Schuldt C, Wagner DN (2019) Künstliche Intelligenz. Zukunftsinstitut

Surowiecki J (2005) Die Weisheit der Vielen: Warum Gruppen klüger sind als Einzelne und wie wir das kollektive Wissen für unser wirtschaftliches, soziales und politisches Handeln nutzen können. C. Bertelsmann Gütersloh

Walker D (Hrsg.) (2015) Lean Hospital. Das Krankenhaus der Zukunft. MWV Medizinisch Wissenschaftliche Verlagsgesellschaft mbH & Co. KG Berlin

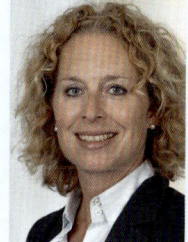

Dr. Julia Schäfer

Julia Schäfer studierte Neuere/Neueste Geschichte, Philosophie und Kunstgeschichte an der Westfälischen Wilhelms-Universität in Münster, dem London University College und der Humboldt-Universität. Sie promovierte am Zentrum für Antisemitismusforschung in Berlin bei Prof. Benz und arbeitete parallel in einem Drittmittelprojekt der DFG am Medizinhistorischen Institut der Heinrich-Heine-Universität Düsseldorf. 2005 wechselte sie in die Personalberatung, wo sie bis 2018 vielfältige Top-Positionen in der Gesundheitswirtschaft besetzte (seit 2009 bei Kienbaum Consultants International GmbH als Leiterin Health Care). 2008 erwarb sie nebenberuflich ihren Gesundheitsökonom an der European Business School in Oestrich Winkel (ebs.) und 2018 den „HR Strategy Expert" (DGFP). Seit 2019 ist sie auf der operativen Krankenhausseite tätig, zunächst bei einem Fachkrankenhaus der SANA Kliniken (als Personaldirektorin und Prokuristin), ab September 2019 als Leitung Personalentwicklung beim Universitätsklinikum Bonn. Ihre Schwerpunkte sind Personal- und Organisationsentwicklung, Rekrutierung, Coaching und Führungstrainings.

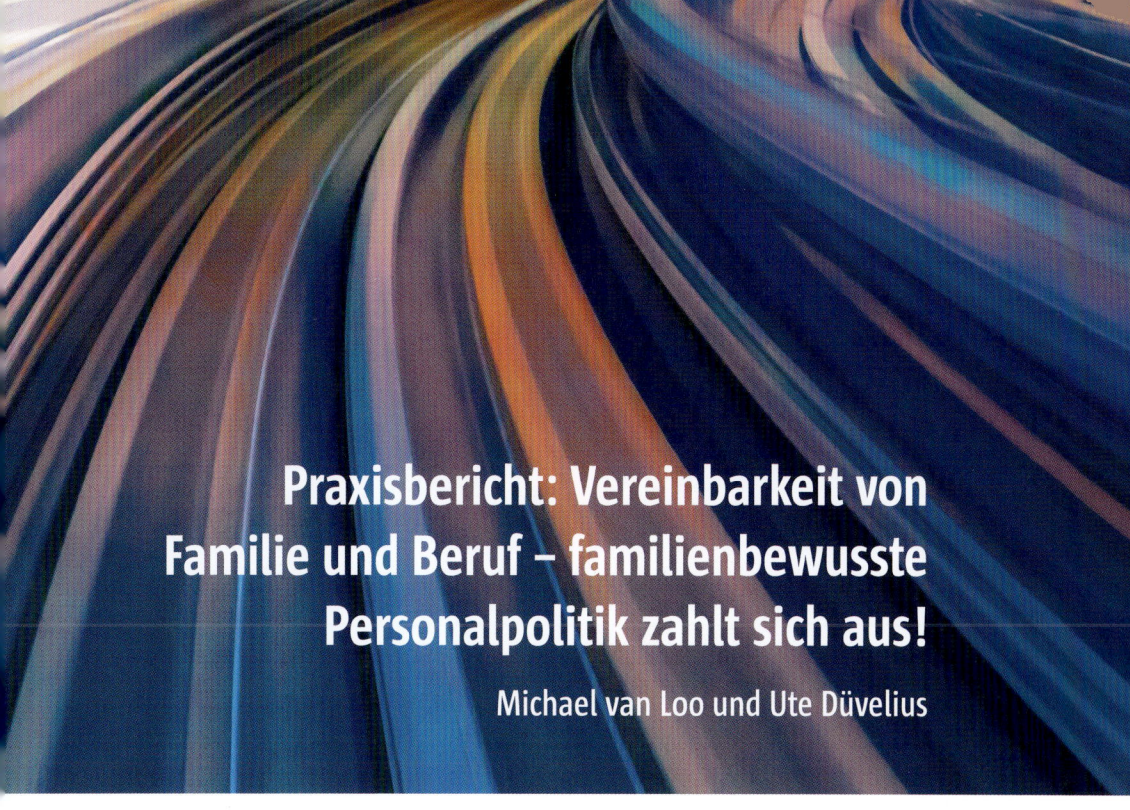

Praxisbericht: Vereinbarkeit von Familie und Beruf – familienbewusste Personalpolitik zahlt sich aus!

Michael van Loo und Ute Düvelius

Die Vereinbarkeit von Beruf und Familie spielt in den Berufen der Gesundheitsversorgung besonders im Kontext mit Schicht- und Wochenenddienst eine wichtige Rolle und stellt eine große Herausforderung dar.

Die Doppelbelastung zwischen Beruf und Familie berührt die individuelle Zufriedenheit und Leistungsfähigkeit, die besondere psychophysische Belastung stresst die Mitarbeitenden in diesen Berufen sehr (Lukasczik et al. 2018). Signifikant höhere Vereinbarkeitskonflikte im Vergleich zur deutschen Allgemeinbevölkerung verursachen z.B. bei deutschen Krankenhausärzten und -ärztinnen Stresserleben, Burn-out und Kündigungsabsichten (Fuß et al. 2008). Probleme bei der Vereinbarkeit von Beruf und Familie sind ein wichtiger Grund für die Unzufriedenheit am Arbeitsplatz bei Gesundheits- und Krankenpflegenden (Buxel 2011).

Die Umsetzung und Weiterverfolgung einer familienbewussten Personalpolitik bietet die Implementierung und ständige Weiterentwicklung von Angeboten und Maßnahmen, die unter verschiedenen Aspekten eine Entlastung im familiären und Arbeitsalltag der Beschäftigten bewirken können.

Die Potenziale zu erkennen und zu nutzen, ist in anhaltenden Zeiten der Fachkräftesicherung und -gewinnung im Gesundheitswesen längst überfällig. Entgegen vielen personalpolitischen Handlungsfeldern, welche eher fremdbestimmt und reaktiv bearbeitet werden, können Angebote zur Vereinbarkeit selbstbestimmt und aktiv entwickelt und umgesetzt werden.

Die Sache mit dem Fisch und dem Kopf

In Hamburg sagt man „Der Fisch stinkt vom Kopf". Bevor sich ein Unternehmen konkreten und erforderlichen Angeboten zur Vereinbarkeit von Familie und Beruf widmet, muss sichergestellt sein, dass die Angebote auf einen guten Nährboden gesetzt werden bzw. sogar daraus erwachsen. Der Nährboden ist die Kultur, insbesondere die Führungskultur:

- Welchen Stellenwert haben die Themen und der Wille zur Vereinbarkeit in der Kultur des Unternehmens?
- Geht man kreativ mit dem Vorsatz, Lösungen zu finden, um oder werden die Bedürfnisse als störend und mögliche Lösungsstrategien als ungerecht empfunden?
- Wird im Unternehmen die Strategie verfolgt, eine nachhaltige Personalpolitik umzusetzen, die sich an den individuellen Lebensentwürfen orientiert oder werden punktuelle Feigenblätter angeboten?

Häufig werden Lösungsansätze im Keim erstickt und mit vermeintlich unüberwindbaren Hürden argumentiert: „Einen Betriebskindergarten können wir uns nicht leisten", „Moderne Formen der Arbeit (Telearbeit) sind in der Patientenversorgung ausgeschlossen", „Maßnahmen für Beschäftigte mit Kindern zu schaffen, ist Aufgabe der Politik, nicht der Unternehmen" oder „Kinderlose Beschäftigte würden benachteiligt werden", äußern beispielsweise die Skeptiker. Die Sorgen um Gerechtigkeit, um Effizienz, um Stress im Team und nicht zuletzt um Machtverlust sind groß.

Gibt es einen Weg aus diesem Dilemma? Zunächst muss die Unternehmensführung sich eindeutig zu einer beschäftigtenorientierten Personalpolitik bekennen, die eine Lebensphasenorientierung und die Partizipation der Beschäftigten fokussiert.

Eine Unternehmensphilosophie, die als Grundlage der Personalpolitik eine Orientierung an den Bedürfnissen der Beschäftigten formuliert, ebnet den Weg für eine hohe Beschäftigten- und Arbeitsplatzzufriedenheit. Eine Organisationsstruktur, die Partizipation als Prozess definiert, die Betroffene einbezieht und schnittstellen- (oder auch berufsgruppen- und hierarchieübergreifend) Projekte verfolgt, wird durch die Nutzung der Kompetenz und Kreativität der Belegschaft Ziele benennen und Wege finden, Vereinbarkeitsthemen nachhaltig umzusetzen.

Erfolgsfaktoren für die Umsetzung einer familienbewussten Unternehmenskultur

- *Bekenntnis des obersten Managements zur nachhaltigen Implementierung*
- *systematische und konsequente Führungskräfteentwicklung*
- *Partizipation der Beschäftigten*
- *Einbeziehung Betroffener*
- *berufsgruppen- und hierarchieübergreifende Organisation von Arbeitsgruppen*
- *ständiges Controlling der Kultur und der Wirksamkeit der Maßnahmen*

Im Universitätsklinikum Hamburg Eppendorf (UKE) werden die Erfolgsfaktoren in einer sehr individuellen, systemischen Art und Weise verfolgt. Historisch gewachsen, hat sich hier seit 2009 mit „UKE INside", dem Label für die beschäftigtenorientierte Personalpolitik des Universitätsklinikums, eine strukturierte und partizipative Organisationsstruktur entwickelt. In berufsgruppen- und hierarchieübergreifenden Arbeitsgruppen werden hier die Themen der internen Personalpolitik analysiert, neue Konzepte und Maßnahmen entwickelt, umgesetzt und evaluiert. Das Konzept ist fest in den Statuten des UKE verankert. Ob Vorstandsmitglied, Personalchef, Pflegekraft, Arzt oder Verwaltungsangestellte, gemeinsam werden die Bedürfnisse der Beschäftigten hier diskutiert und verabschiedet.

Im Rahmen einer Befragung formulierten die Kolleginnen und Kollegen: „Wo Schnittstellen sich austauschen, werden Optimierungspotenziale identifiziert."

Welche konkreten Angebote und Maßnahmen konnten in den Arbeitsgruppen UKE INside zielführend entwickelt und implementiert werden?

Auf dem Marktplatz der Möglichkeiten finden sich vielfältige Maßnahmen z.B. im Rahmen der Gestaltung des Arbeitsortes, der Arbeitszeiten und in unterstützenden Rahmenbedingungen im familiären Kontext. Dabei stellen die jeweilige betriebs-, berufsgruppen- und teamindividuelle Auswahl und Ausrichtung der Angebote, der Regelungen und Absprachen einen zentralen Erfolgsfaktor dar. Nachfolgend werden einige Beispiele von Handlungsfeldern und Maßnahmen vorgestellt.

Ein Schlüssel zum Erfolg: familienbewusster Führungsstil

Die Schulung und Stärkung der Führungskräfte, eine familienbewusste Führungskultur umzusetzen, ist der Schlüssel zum Erfolg und steht damit bei den Maßnahmen an erster Stelle; liegt es doch nicht zuletzt in den Händen der Führung eines Teams, ob lebensphasenorientierte Settings in einem Team thematisiert, diskutiert, Lösungen gefunden, umgesetzt und im Team gelebt werden.

Die Implementierung eines durchgängigen Konzepts zur Führungskräfteentwicklung mit dem Ziel, weitreichend und nachhaltig eine familienbewusste und gesundheitsfördernde Führungs-/Unternehmenskultur im Unternehmen zu befördern, ist eine zentrale Aufgabe.

In einer breit angelegten Überarbeitung des Leitbildes und Führungsverständnisses wurde die Grundlage für die darauf aufbauende Konzeptionierung der Kompetenzen der Führungskräfte als Inhalte für die Angebote zur Führungskräfteentwicklung erarbeitet. Heute haben alle Führungskräfte eine Basisschulung durchlaufen. Die neuen Kolleg*Innen erwerben einen „Führungsschein". Im Sinne der Nachhaltigkeit sind alle Führungskräfte aufgefordert, einmal pro Jahr an Führungskräftefortbildungen intern oder extern teilzunehmen. Sehr wichtig ist der berufsgruppenübergreifende Ansatz, er initiiert den interprofessionellen Austausch und schafft Verständnis untereinander (Fandel-Meyer 2017).

Die regelmäßig durchgeführten Mitarbeiterbefragungen im UKE zeigen eine zunehmende Zufriedenheit der Beschäftigten mit ihrem Arbeitgeber und ihren Führungskräften. Dennoch: Es gibt immer wieder Informationen über Themen oder über Bereiche, in denen Optimierungspotenziale bestehen.

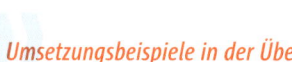

Umsetzungsbeispiele in der Übersicht

- *Schulung zum Basiswissen für Führungskräfte aller Führungsebenen*
- *Angebote zu zielgruppenorientierten Weiterbildungsangeboten für angehende Führungskräfte (Ärztinnen und Ärzte, Pflegekräfte, Funktionsdienste, Verwaltung etc.)*
- *Führungskräfteworkshops als kontinuierliche, verpflichtende Führungskräftefortbildung*
- *Ergebnisse von Mitarbeiterbefragungen*
- *Bereitstellung von führungsrelevanten Kennzahlen und Handlungsempfehlungen*

Verlässlichkeit und Flexibilität in Bezug auf Arbeitszeiten und Arbeitsort

In der Organisation familiärer Abläufe hat die Verlässlichkeit geplanter Arbeitszeiten einen ebenso hohen Stellenwert, wie eine größtmögliche Flexibilität. Beide Faktoren unterstützen die Familien maßgeblich in der Installation und Umsetzung des individuellen familiären Settings.

Der Auftrag der Gesundheitsversorgung, die bestmögliche Patientenversorgung rund um die Uhr zu gewährleisten, stellt mit Schicht-, Wochenend- und Feiertagsdiensten und mit dem Sicherstellen der ausreichenden Besetzung in Urlaubs- und Krankheitsfällen eine große Herausforderung in Bezug auf Verlässlichkeit und Flexibilisierung dar. Die Vielzahl individueller Settings in Bezug auf die Länge und Lage aber auch in Bezug auf Zeitkorridore für den Beginn des Einsatzes zeigt, dass Führungskraft, Mitarbeiter*In und Team im Dialog um kreative Lösungen erfolgreich sind. Auch die Suche nach Lösungsmöglichkeiten über die Grenzen des eigenen Teams hinaus, in stations- oder bereichsübergreifenden Alternativen erweitert die Vielfalt möglicher Settings, z.B. kann das Einrichten von Zeitkorridoren, um den Früh-/oder Spätdienst zu beginnen/zu beenden unter Beachtung der Arbeitsspitzen die Teams ebenso entlasten wie die Eltern. Darüber hinaus ist die Einführung verkürzter Dienste (z.B. von 08.00–12.00 Uhr) für Eltern sehr attraktiv. Grundsätzlich werden im UKE in Bezug auf die Flexibilisierung der Arbeitszeiten Regelungen zur Teilzeit, Gleitzeit oder für die administrativen Bereiche oder Tätigkeiten auch Vertrauensarbeitszeit angeboten. Das Angebot eines Langzeitkontos oder auch Sabbaticals ermöglicht den Beschäftigten, ihren Lebensphasen entsprechend vermehrte Arbeit anzusparen, um diese Zeit für Freistellungen in z.B. „Familienphasen" zu nutzen.

Eine große Erleichterung birgt auch die Möglichkeit des mobilen Arbeitens insbesondere in Rufbereitschaften, im wissenschaftlichen Arbeiten oder bei administrativen Tätigkeiten (Pantelmann 2017).

Umsetzungsbeispiele in der Übersicht

- *Flexibilisierung von Arbeitszeiten (z.B. Teilzeit, Gleitzeit, Vertrauensarbeitszeit etc.), Langzeitkonto, Sabbatical*

- *flexible Anfangszeiten, Festlegen von individuellen Zeitkorridoren, breit gefächerte Schichtlänge*
- *Job Sharing*
- *mobiles Arbeiten/Homeoffice*
- *Altersteilzeit*

Unterstützende Angebote zur Kinderbetreuung

Das Engagement der Arbeitgeber in Bezug auf unterstützende Angebote zur Kinderbetreuung oder ebenso der Betreuung zu pflegender Angehöriger stellt einen wichtigen Faktor in der Personalbindung wie Personalgewinnung dar.

Die Ausrichtung der Angebote sollte die Passgenauigkeit der Betreuungszeiten mit den Arbeitszeiten erfüllen. Im UKE bietet die KITA Kinderbetreuungsangebote mit erweiterten Öffnungszeiten zwischen 05.30 Uhr und 20.00 Uhr an. Auch an Wochenenden oder auch während der Teilnahme an Kongressen und Seminaren, die außerhalb der regulären Arbeitszeiten stattfinden, ist eine Betreuung möglich. Über 9 Wochen im Jahr besteht die Möglichkeit, Kinder zwischen 6 und 12 Jahren in eine sehr begehrte Ferienbetreuung zu geben. Die Urlaubsplanung in den Teams wird dadurch sehr entlastet.

Selbst eine gut organisierte private Kinderbetreuung kann durch ungeplante Ereignisse gestört werden. Der Ausfall der Kinderbetreuung oder Engpässe oder Notfälle in der Klinik, die ein kurzfristiges Einspringen der Beschäftigten erfordern, stellen die Eltern vor große Probleme. Die Installation einer Notfallbetreuung entlastet die Familien und die Organisation der Teams in der Krankenversorgung. Auch kann die Schaffung von Betreuungsmöglichkeiten direkt am Arbeitsort in sehr dringenden Fällen kurzfristige Notsituationen überbrücken (Frase 2017).

Umsetzungsbeispiele in der Übersicht
- *Infrastruktur für Kinderbetreuung*
- *Kindergarten mit den Bedürfnissen angepasster/verlängerter Öffnungszeiten*
- *Ferienbetreuungsangebote*
- *Kinderbetreuungsangebote im Notfall*
- *vergünstigtes Babysitting*
- *Arbeiten im Büro mit Kind/mobile Spielkiste*

Literatur

Buxel H (2011) Was Pflegekräfte unzufrieden macht. Dtsch Arztebl 108(17), A 946–8

Fandel-Meyer T (2017) Systematische Führungskräfteentwicklung gestalten. In: Prölß J, van Loo M (Hrsg.) Attraktiver Arbeitgeber Krankenhaus. 257–260. MWV Medizinisch Wissenschaftliche Verlagsgesellschaft Berlin

Frase H (2017) Kinderbetreuungsangebote. In: Prölß J, van Loo M (Hrsg.) Attraktiver Arbeitgeber Krankenhaus. 295–299. MWV Medizinisch Wissenschaftliche Verlagsgesellschaft Berlin

Fuß I, Nubling M, Hasselhorn HM, Schwappach D, Rieger MA (2008) Working conditions and work-family conflict in German hospital physicians: Psychosocial and organisational predictors and consequences. BMC

Public Health 8, 353. Online unter: https://www.ncbi.nlm.nih.gov/pmc/articles/PMC2577658/ (abgerufen am 13.03.2020)

Lukasczik M, Ahnert J, Ströbl V, Vogel H, Donath C, Enger I, Gräße E, Heyelmann L, Lux H, Maurer J, Özbe D, S Spieckenbaum S, Voigtländer E, Wildner M, Zapf A, Zellner A, Hollederer A (2018) Vereinbarkeit von Familie und Beruf bei Beschäftigten im Gesundheitswesen als Handlungsfeld der Versorgungsforschung. Gesundheitswesen 80(06), 511–521

Pantelmann N (2017) Flexibilisierung der Arbeitszeiten. In: Prölß J, van Loo M (Hrsg.) Attraktiver Arbeitgeber Krankenhaus. 303–312. MWV Medizinisch Wissenschaftliche Verlagsgesellschaft Berlin

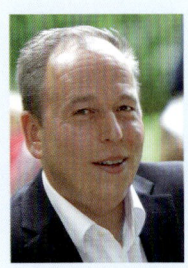

Michael van Loo

Michael van Loo absolvierte nach einer kommunalen Beamtenlaufbahn ein Betriebswirtschaftsstudium mit dem Schwerpunkt Personalmanagement. Nach seinen Tätigkeiten in den Personalverwaltungen der Stadtverwaltung in Leer (1989 bis 1991), bei der Landwirtschaftlichen Sozialversicherung Oldenburg-Bremen (bis 1995) und als Personalleiter und Verantwortlicher für die Öffentlichkeitsarbeit im Bethesda Krankenhaus Hamburg-Bergedorf übernahm er 2008 die Geschäftsbereichsleitung Personal, Recht & Organisation im Universitätsklinikum Hamburg-Eppendorf. Im Konzern mit seinen über 20 Tochter- und Enkeltochterunternehmen ist er für die Personalverwaltung und Personalpolitik für die über 13.000 Beschäftigten verantwortlich.

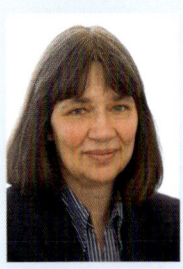

Ute Düvelius

1980–1990 Physiotherapeutin am Universitätsklinikum Hamburg-Eppendorf in der Kinder- und Jugendmedizin, 1990–1999 Lehrtätigkeit an der Berufsfachschule für Physiotherapie. Bis 2004 Leitung der Physiotherapie der Kinder- und Jugendmedizin; 2004–2013 Begleitung des Zentralisierungsprozesses der Physiotherapie am UKE (Poolbildung) als leitende Physiotherapeutin; seit 2013 Koordinatorin UKE INside, seit 2017 zusätzlich Leitung der Abteilung „Personalgewinnung und -bindung" im Geschäftsbereich Personal des UKE. 2018 Abschluss des Studiums „Gesundheitsökonomie (MA)".

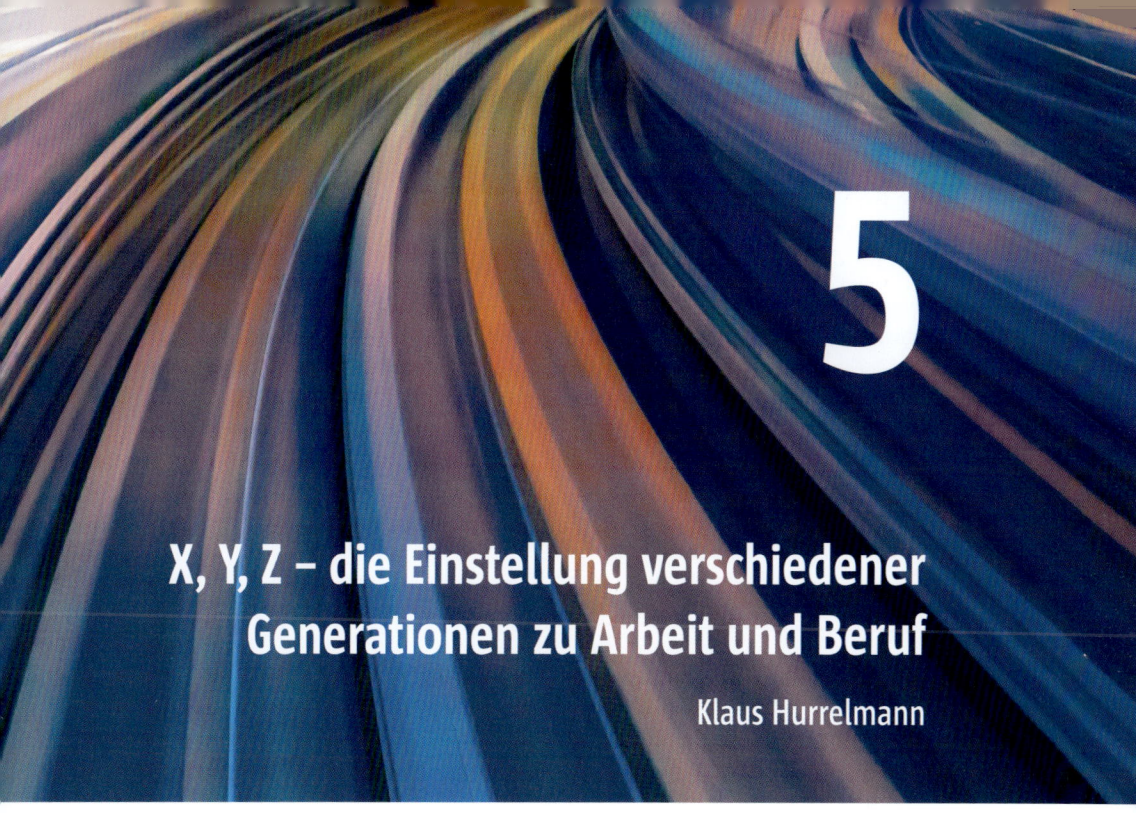

5

X, Y, Z – die Einstellung verschiedener Generationen zu Arbeit und Beruf

Klaus Hurrelmann

In jedem Unternehmen arbeiten Menschen aus verschiedenen Generationen zusammen. Das kann zu Spannungen führen. In diesem Beitrag wird die Frage erörtert, wie sich eine Generation von einer anderen abgrenzt, warum sich aus den unterschiedlichen Lebensbedingungen verschiedenartige Einstellungsprofile und Arbeitsorientierungen ableiten lassen und welche Herausforderungen für die Unternehmensführung sich hieraus ergeben. Zum Schluss wird auf die Besonderheiten von Institutionen und Unternehmen im Bereich der gesundheitlichen Versorgung verwiesen.

5.1   Abgrenzung von Generationen

Für die Ausprägung einer eigenen Persönlichkeit ist die Zeit von der Pubertät bis zu dem Zeitpunkt besonders wichtig, an dem ein Mensch weitgehend im Erwachsenenleben angekommen ist, also grob der Lebensabschnitt zwischen 12 und 25 Jahren. Das, was ein junger Mensch in dieser Phase erlebt – historische Ereignisse, politische, wirtschaftliche, kulturelle und technische Gegebenheiten – schreibt bestimmte Muster in seiner Persönlichkeit fest. Das gilt für die Angehörigen mehrerer aufeinander folgender Alterskohorten.

In der Nachkriegszeit hat Helmut Schelsky dieses Konzept empirisch umgesetzt. Er wählte für seine Befragungen die 1925 bis 1940 geborenen Jahrgänge aus, die ihre Jugendzeit überwiegend in der Zeit nach dem Zweiten Weltkrieg durchlebten. Diese jungen Leute fanden ein am Boden zerstörtes Land vor, das kulturell und politisch demoralisiert war. Die katastrophalen Verhältnisse schweißten sie zu einer pragmatischen und zupackenden Handlungsgemeinschaft zusammen, die sich in Gesellschaft, Wirtschaft und Kultur um den Wiederaufbau kümmerten. Schelsky nannte sie die „skeptische Generation" (Schelsky 1963).

In der Folge haben viele Sozialisationsforscher diesen Ansatz fortgeführt. Es hat sich eine pragmatische Definition von Generationen durchgesetzt, die jeweils Alterskohorten von 15 aufeinander folgenden Jahren zusammenfasst. Jede dieser Generationen ist durch kollektiv erlebte soziale, politische, technische und kulturelle Ereignisse geprägt, die Spuren in ihrem „Sozialcharakter" hinterlassen (Hurrelmann u. Albrecht 2014, 2020).

5.2   Die 1968er-Generation, etwa 1941 bis 1955 geboren

Kaum noch im Arbeitsalltag tätig ist die auf die Nachkriegsgeneration folgende Generation der „1968er". Etwa 1941 bis 1955 geboren, konnten sie sich nach den Aufbauerfolgen der skeptischen Generation in einer bereits wieder entspannten wirtschaftlichen Lage und einer funktionierenden Demokratie an die Auseinandersetzung mit der Generation ihrer Eltern machen, die den Nationalsozialismus unterstützt hatten. Diese Auseinandersetzung fiel sehr heftig aus und war von Aggression und Gewalt geprägt; sie symbolisiert bis heute eine „politische Revolution", die von der nachwachsenden Generation ausgeht. Einiges von dieser Mentalität hat sich auch im Berufsleben der 1968er niedergeschlagen.

Heute sind vier Generationen in den Unternehmen, die unter sehr unterschiedlichen Bedingungen groß geworden sind: Babyboomer, Generation X, Generation Y und Generation Z.

5.3   Die Babyboomer, etwa 1956 bis 1970 geboren

Sie fanden in ihrer Jugendzeit in beiden Teilen Deutschlands eine gute berufliche Ausgangslage vor. Sie bilden die zahlenmäßig stärksten Jahrgänge überhaupt. Sie wuchsen in einem geschützten Umfeld auf und erlebten zum ersten Mal nicht-autoritäre Familienverhältnisse. Sie entwickelten „postmaterialistische" Wertorientierungen und setzten sich politisch für eine gute Lebensqualität und eine saubere Umwelt ein. Sie sind die heute in Gesellschaft, Wirtschaft und Politik von ihrer Anzahl und von ihrem Einfluss her dominierende Generation. In einigen Unternehmen stellen sie fast die Hälfte der gesamten Belegschaft.

Weil die Babyboomer eine zahlenmäßig so starke Generation sind, haben sie sich von Anfang an auf Konkurrenz eingestellt und sind in der Lage, sich in Wettbewerbssituationen zu behaupten. Weil sie so gute Arbeitsbedingungen vorfanden, sind sie es gewohnt, schnell in Führungspositionen aufzusteigen. Sie genießen diese leitenden Rollen und nutzen sie für gestaltende Tätigkeiten. Viele von ihnen sind inzwischen jahrzehntelang in Führungspositionen und haben ihre berufliche Umwelt stark geprägt. Ihre Stärke ist es, auch in Durststrecken konzentriert und motiviert zu bleiben und die Arbeitsmoral in kritischen Zeiten aufrecht zu erhalten. Letztlich obsiegt bei ihnen ein Pflichtbewusstsein. Ihre Schwäche liegt darin, dass sie sich wenig Alternativen zu den Lösungen vorstellen können, die von ihnen eingeleitet und geprägt worden sind. In der Regel halten sie ihre Entscheidungen für alternativlos.

5.4 Die Generation X, 1971 bis 1985 geboren

Douglas Couplands Kultbuch über die Kinder der 1980er-Jahre hat der Generation ihren Namen gegeben (Hurrelmann u. Albrecht 2014, S. 23). Coupland beschreibt darin seine Generation, die auf dem Zenit an Wohlstand und Reichtum groß wurde, als orientierungslos und hedonistisch. Daher symbolisch das „X", das für Rätselhaftigkeit und Unsicherheit steht. Viele von ihnen haben „Null Bock" auf Arbeit, weil sie mithilfe der Fürsorge und Unterstützung ihrer Eltern jenseits von Statussymbolen und Konsumstandards gut durchs Leben kommen – eine Mentalität, die Wirtschaft und Unternehmen ebenso wie Eltern und Lehrer zur Verzweiflung bringen kann. Politisch interessiert sind sie auch deutlich weniger als die Babyboomer. In ihrer Jugend fällt 1989 die Berliner Mauer. Der sowjetische Ostblock löst sich auf, und Globalisierung, internationaler Wettbewerb und Neo-Liberalismus nehmen an Fahrt auf.

Trotz Anzeichen von wirtschaftlichen Problemen kommen am Ende praktisch noch alle jungen Leute in Ausbildungs- und Arbeitsplätze. Aber sie stehen von Anfang an im Schatten der mächtigen Babyboomer. Ihre Generation erfährt eine gute Ausbildung, kann ihre Individualität voll entfalten, genießt eine noch so gerade sichere Wohlstandsgesellschaft, zeigt aber deutliche Spuren der Unsicherheit und Unzufriedenheit.

5.5 Die Generation Y, 1985 bis 2000 geboren

Diese Generation hat politische Spannungen, Terroranschläge und globale Kriege und die Umweltkatastrophe von Fukushima im ersten Jahrzehnt des neuen Jahrtausends miterlebt und weiß intuitiv, wie unsicher das öffentliche Leben geworden ist. Sie hat erfahren, wie ungewiss der Übergang in den Beruf sein kann; die Jugendarbeitslosigkeit auf dem Höhepunkt der Weltwirtschaftskrise 2007 machte es 20 bis 30 Prozent von ihnen unmöglich, einen Ausbildungs- oder einen Arbeitsplatz zu erhalten (Hurrelmann u. Albrecht 2014).

Die Generation ist entsprechend flexibel orientiert, auf alle Eventualitäten eingerichtet und hält sich möglichst viele Optionen offen. Sie ist vom Jugendalter an, in der formativen Zeit ihrer Entwicklung, mit interaktiven digitalen Medien groß geworden und erschließt sich damit jeden Winkel der Welt. Sie ist weltweit vernetzt und nimmt jederzeit an jedem Ort alle wichtigen Informationen auf. In dieser Fähigkeit ist sie den älteren Generationen überlegen. Sie will diese für sie völlig selbstverständliche Form der Kommunikation in jedem Lebensbereich, auch im Beruf, einsetzen.

Diese Generation wird von ihren Eltern behütet und gefördert wie keine andere vor ihr, aber sie ahnt: Sie könnte die erste Generation seit dem Zweiten Weltkrieg sein, für die das Versprechen auf immer mehr Wohlstand nicht mehr gilt. Sie wohnt lange im Hotel Mama und schmiedet eine Allianz auf Gegenseitigkeit mit ihren Eltern.

Diese Eigenschaften haben den jungen Leuten in den USA das Etikett „Generation Why" eingebracht, womit die fragende und suchende Grundhaltung symbolisiert werden soll. Daraus ist die symbolische Bezeichnung „Generation Y" geworden, die sich inzwischen auch im Deutschen verbreitet hat.

Jugendstudien zeigen, wie diese Ausgangslage sie prägt: Abwarten, Improvisieren und Umdisponieren sind ihnen zur zweiten Haut geworden, denn so sind sie groß geworden. Sie warten auf die richtige Gelegenheit und die geeigneten Umstände, um sich einzubringen und aktiv zu werden. Bevor sie durchstarten fragen sie, wozu das gut sein soll und was es bringt. Sie fragen sich ständig nach dem Gewinn dessen, was sie tun. Damit meinen sie aber – für Ältere schwer nachvollziehbar – den Sinn dessen, was sie tun.

Sie haben in schnellem Wechsel Wirtschaftsboom, den Beinah-Kollaps des Weltfinanzsystems, Eurokrise und wieder kräftiges Wirtschaftswachstum erlebt. Sie haben daraus zweierlei gelernt: Nichts ist mehr sicher. Und: Es geht immer irgendwie weiter. Auf die Frage, wie ihr Leben in fünf Jahren aussehen soll, können die meisten deshalb nur mit Schulterzucken antworten. Sie gehen ohne Masterplan durch ihr Leben. Stattdessen haben sie immer Plan B, C und wohl auch D in der Hinterhand. Von außen scheint das manchmal ziellos und beliebig. Für die Generation Y ist es nur konsequent.

Sie kommen erstaunlich gut mit den Ungewissheiten des modernen Lebens zurecht. Sie haben die Welt ohnehin nie anders kennengelernt. Die Erkenntnis, dass die gesellschaftliche Ordnung nicht in Stein gemeißelt ist, macht sie zu Pragmatikern. Ein zu frühes Festlegen auf eine bestimmte Karriere empfinden sie als Risiko, später mit allem oder nichts dazustehen. Also sind sie tastend und vorsichtig. Ihre Lebensläufe sind offen geworden. Ausbildung, Beruf, Hochzeit, Kinder – früher hatte die Gesellschaft klar strukturierte Erwartungen an die Jugend. Heute muss jeder junge Mann und jede junge Frau immer wieder erneut jede biografische Entscheidung selbst fällen.

Sie sind digital geschickt und weltweit und flexibel vernetzt. Sie möchten, dass das Unternehmen im Internet sichtbar ist und sie sich an dieser Darstellung beteiligen können. Sie wünschen, dass sie digital kommunizieren können und leichten Zugang haben. Sie verlieren die Geduld mit altmodischen Kommunikationsformen. „Das macht man nun einmal so", den Standardspruch der Babyboomer in Leitungspositionen, lassen sie nicht gelten. Stattdessen fragen sie nach dem Warum, dem „Why". Die Frage nach dem Sinn ist zum Kompass ihres Lebens geworden. Das überträgt sich auf den Beruf.

Sie suchen jetzt und sofort Erfüllung in ihrem Job. Er soll Freude machen und persönliche Eigenarten aufnehmen. Man will Spuren hinterlassen, etwas bewirken. Selbstwirksamkeit ist eine der wichtigsten Sehnsüchte, die junge Leute heute antreibt. Arbeiten aus Pflicht ist nicht die Sache der Ypsiloner. Die Arbeitsatmosphäre soll angenehm und kollegial sein. Man ist Teamarbeit von der Schule und vom Studium gewohnt. Und man hat gelernt, in Projekten zu arbeiten, die irgendwann abgeschlossen sind. Man ist Computerspiele gewohnt, mit klarer Aufgabenstellung und Feedbacks.

Man ist bereit, hart zu arbeiten – aber bitte in Maßen. Ihnen geht es nicht darum, ihre Arbeitszeit möglichst stressfrei abzusitzen, um dann nach Dienstschluss ihr Leben zu genießen. Aber sie wollen beides: eine erfolgreiche Karriere und ein erfülltes Leben, die beide nicht zu kurz kommen. Ein Work-Life-Blending ist der Wunsch.

Es ist, als ob die Ypsiloner intuitiv eine Burn-out-Sperre in ihr Arbeitsethos eingebaut hätten. Allen ist klar, dass sie unter Umständen im Alter deutlich länger arbeiten müssen als ihre Eltern. Gleichzeitig nimmt das Pensum im Beruf zu. Wer sich da in jungen Jahren zu sehr verausgabt, wird kaum bis zum Rentenalter durchhalten.

Sie sind nicht gewohnt, dass Kritik an ihnen geübt wird. Sie sind in liebevollen Helikopter-Elternhäusern aufgewachsen, und die Eltern fanden und finden sie richtig gut. Konfliktfähigkeit und Resilienz sind gering. Von der Leitung erwarten sie deshalb eine gute Beratung und ein intensives persönliches Feedback wie von ihren Eltern – da sind sie verwöhnt, das macht sie zu äußerst anspruchsvollen Kandidaten.

Schließlich: Familienleben ist bei der Generation Y in. 70 Prozent sind überzeugt, ohne Familie könne man heute nicht glücklich werden. Für viele scheint sie eine Art sicherer Hafen in einer unsicheren Welt. Irgendwelche Konventionen interessieren sie nicht, sie wollen einfach nur leben, wie es ihnen am besten bekommt. Entsprechend sind die Familienkonzepte vielfältig.

5.6   Die Generation Z, nach 2000 geboren

Die Angehörigen dieser Generation sind heute noch unter 20 Jahre alt und befinden sich meist in Ausbildung und Studium. Aber einige treten jetzt in das berufliche Leben ein. Aus Jugendstudien lässt sich auch ablesen, mit welchen Vorstellungen und Erwartungen sie an das Berufsleben herangehen.

Sollten sich die wirtschaftlichen Bedingungen so günstig weiterentwickeln wie heute, kann eine Generationsgestalt erwartet werden, die sich wiederum deutlich von der Generation Y unterscheidet. Die McDonald's Ausbildungsstudie (2019) und die Shell Jugendstudie (2019) geben hierzu Hinweise: Eine selbstbewusste und entscheidungsfreudige junge Generation wächst heran, die sich auch politisch wieder stärker interessiert und einmischt. Auffällig ist das leidenschaftliche Engagement von fast 40 Prozent der jungen Leute für den Umweltschutz, das sich in der politischen Bewegung Fridays for Future niederschlägt. So ein Engagement, durch die schwedische Schülerin Greta Thunberg initiiert, hat es zuletzt in der 1968er Generation gegeben. Deshalb kann man diese Generation auch als „Generation Greta" bezeichnen (Hurrelmann u. Albrecht 2020).

Im Unterschied zur Generation Y findet die Generation Z hervorragende Perspektiven in Ausbildung und Beruf vor. Entsprechend steht sie nicht so stark unter Leistungsdruck wie die Vorgängergeneration. Es ist für sie nicht mehr ganz so wichtig wie für die Generation Y, einen möglichst ausgezeichneten Schulabschluss mit Bestnoten zu erreichen. Der Ausbildungs- und der Arbeitsmarkt haben sich deutlich verändert. Die jungen Leute müssen nicht mehr wie ihre Vorgänger als Bittsteller auftreten, sondern können wählen. Heute sind es die Firmen, die um ihre Gunst als künftige Mitarbeiterinnen und Mitarbeiter werben müssen. Die demografische Entwicklung spielt den jungen Leuten in die Hände. Sie spüren sehr genau, dass sie gebraucht werden.

Weil schon über 55 Prozent eines Jahrgangs Abitur oder Fachabitur machen, fällt immer häufiger die Entscheidung für ein Studium. Sie ist rational kalkuliert und von den Eltern angetrieben. Es gibt Umfragen, nach denen 70 Prozent der Eltern wünschen, dass ihr Kind das Abitur macht. Abitur heißt bei uns Hochschulreife, und genau so wird der Abschluss auch verstanden und umgesetzt. Soll die duale berufliche Ausbildung nicht ausbluten, muss sie für Abiturienten also sehr viel attraktiver als heute werden.

Die Ansprüche an das Berufsleben sind sehr hoch, wobei Geld, Status und Karriere deutlich an Gewicht verloren haben. Beruf heißt für die Einsteiger: Ich will etwas machen, das auf mich zugeschnitten ist. Wenn man nach einem Begriff sucht, dann ist „Erfüllung" der richtige. Das Geld muss stimmen. Natürlich. Aber mit Geld wird man heute kaum noch jemanden ködern (Shell Deutschland 2019). Wichtig sind immaterielle Aspekte. Der Beruf soll selbstbestimmt, sinnhaft und für die Gemeinschaft nützlich sein. Persönliche Wertschätzung ist ganz zentral; ein gutes Betriebsklima, Sicherheit, flache Hierarchien mit dem Versprechen, mitmischen zu können, Feedback werden gewünscht.

Angesichts der vielen Unsicherheiten und Irritationen fällt die weiterhin sehr enge Allianz mit den Eltern auf. Sie sind die Fürsorge für ihre Kinder gewohnt, sie sind die Vertrauten in allen wichtigen Entscheidungen der Vergangenheit gewesen, und sie sind es nun auch bei Entscheidungen über die Zukunft. Sie fühlen sich ihren Kindern bei der schwierig gewordenen und unübersichtlichen Statuspassage verbunden. Berufsorientierung, Berufswahl und Berufseinmündung werden immer mehr mit den Eltern abgestimmt oder sogar von ihnen federführend übernommen. Immer mehr Unternehmen und Hochschulen reagieren darauf und beziehen die Eltern mit in ihre Informations- und Kontaktprogramme ein.

Für die Gen Y galt noch: Sie will beim Arbeiten leben und beim Leben arbeiten. Die Generation Z fordert persönliche und familiäre Auszeiten. Arbeit ist ein zentraler Teil des Lebens, aber eben nur ein Teil. Die jungen Leute spüren, dass sie angesichts der Unübersichtlichkeit und Schnelligkeit des Lebens von Überforderung bedroht sind. Die Generation Z wünscht geregelte Strukturen am Arbeitsplatz und bei der Arbeitszeit, sie distanziert sich nach den Untersuchungen von Scholz vom breit angelegten Plan der Work-Life-Balance, wie er für die Ypsiloner typisch ist. Scholz sieht einen verstärkten Trend zur wieder einsetzenden Trennung von Beruf und Leben bzw. Familie (Scholz 2014).

Es zeichnen sich einige Schwächen ab, vor allem im Bildungsbereich. Viele Unternehmen berichten von unzureichenden Qualifikationen der Bewerberinnen und Bewerber, die sich bei ihnen für freie Ausbildungs- oder Arbeitsplätze vorstellen. Viele scheinen ihnen nicht „ausbildungsreif" zu sein, weil sie nicht die Mindestvoraussetzungen für den Einstieg in die berufliche Ausbildung mitbringen. Es werden Lücken im Schreiben und Lesen, im Umgang mit Texten und Medien beklagt, auch Defizite in mathematischen und wirtschaftlichen Grundkenntnissen und unzureichende Fähigkeiten in den Bereichen logisches Denken, Aufmerksamkeit und Selbstorganisation. Den Azubis von heute wird weiterhin attestiert, ihre Konfliktfähigkeit sei unterentwickelt. Auch das ist, wie gesagt, ein Schwachpunkt, der nicht den jungen Leuten, sondern deren Eltern anzukreiden ist. Mit ihrer starken Fürsorglichkeit verhindern sie, dass ihre Kinder lernen, Enttäuschungen, Belastungen und Rückschläge selbst zu meistern.

Die Generation Z hat ihre typischen Stärken: Der unbefangene und flexible Umgang mit der digitalen Welt ist ihr Kapital. Die junge kann die älteren Generationen mit ihrer Offenheit und Neugier anstecken. Außerdem lässt sich an ihnen der gesellschaftliche Wandel beobachten und erahnen, wohin die Zeitreise geht. Auch die formal hohe Ausbildung darf nicht übersehen werden. Vor den Betriebstoren stehen mehrheitlich gut vorbereitete junge Leute. Wenn man sie in den Betrieb bekommt und mittelfristig binden kann, dann gewinnt man sehr viel Qualität (Rump u. Eilers 2014; Zok et al. 2014).

5.7   Anforderungen an die Unternehmensleitungen

Die Unternehmensleitungen sollten bemüht sein, die Eigeninitiative und das Verantwortungsbewusstsein jeder der vier Generationen jeweils gezielt herauszufordern und so ihre jeweiligen Stärken und Schwächen zu kompensieren (Kring u. Hurrelmann 2019).

Folgende Liste von Empfehlungen lässt sich im Blick auf die Mentalität der Generationen Y und Z aufstellen:

1. **Selbstständigkeit anbieten, sodass man das tun kann, was man richtig gut kann.** Sachzwänge erklären, indem der Sinn der Arbeit diskutiert wird: Wozu arbeiten wir tagtäglich und mühen uns ab? Das Motto lautet: Du persönlich bist gemeint.

2. **Die digitale Intuition der jungen Generationen abschöpfen.** Dazu gehört es, sie sensibel zu umwerben, sie machen lassen und unbedingt für das Unternehmen gewinnen, um Innovation zu sichern und das Unternehmen in die Moderne zu führen. Dabei ist auf angemessene Bezahlung und Weiterbildungsmöglichkeiten zu achten.

3. **Unternehmens-Identität schärfen.** Dazu gehört, ein gutes Betriebsklima herzustellen, unterstützt durch Monitoring mit regelmäßigen Mitarbeiterbefragungen und Feedbackprozessen. Weiter gehören auf die Liste: Konfliktmanagement anbieten, partizipativen Führungsstil einschlagen, Wertschätzung und Respekt bezeugen.

4. **Flexible Arbeitsformen zulassen und fördern.** Also Projektarbeit anbieten, Herausforderungen und abwechslungsreiche Tätigkeiten anstreben, klare Teamstrukturen abstimmen und absichern, Neugier wecken, Motivation herstellen, bestehende Schwächen durch Förderung ausgleichen.

5. **Entwicklungsmöglichkeiten aufzeigen.** Es geht nicht um die „Kaminkarriere" nach oben, sondern um sachbezogene Mehrverantwortung im Sinne von Fach- und Projektführung.

6. **Sicherheit als Rückversicherung anbieten.** Das ist der beste Weg, um die Mitarbeiterinnen und Mitarbeiter mittel- und langfristig an das Unternehmen zu binden.

7. **Vereinbarkeit von Familie und Beruf sehr ernst nehmen.** Wichtig ist, zeitliche Flexibilität anzubieten, attraktive Arbeitszeit-, Teilzeit- und Jobsharing-Modelle vorzuhalten, insbesondere auch familienfreundliche Modelle für Mitarbeiter, die Angehörige pflegen. Wichtig ist auch, Möglichkeiten der Wiedereingliederung nach Pausen anzubieten.

8. **Angst vor Burn-out berücksichtigen.** Also vorsichtig mit den personalen Ressourcen der jungen Mitarbeiter umgehen und ihnen jederzeit Hilfe und Beratung anbieten.

Besonders zu empfehlen ist schließlich die Einleitung eines Generationen-Dialogs, in dem die Spannungen zwischen Alten und Jungen aufgegriffen und ihre Stärken und Schwächen thematisiert werden. In den meisten Unternehmen besetzen heute die zwischen 50 und 65 Jahre alten Babyboomer die tragenden Positionen. Die können hart, ausdauernd und strukturiert arbeiten. Aber sie können eben auch Blockierer für den Fortschritt sein, weil sie nicht digital groß geworden sind. Deshalb brauchen Unternehmen unbedingt auch die Neugier und die Ungeduld, das digitale Know-how und die internationale Offenheit der jungen Generationen (Klaffke 2014; Mangelsdorf 2015). Dem Generationenmix am Arbeitsplatz kommt deshalb eine große Bedeutung zu. Jede einzelne Generation hat nun einmal ihre Stärken und ihre Schwächen, die sich gegenseitig ausgleichen können, wenn es zu einer Zusammenarbeit kommt.

5.8 Besonderheiten von Unternehmen der gesundheitlichen Versorgung

Institutionen und Unternehmen im Bereich der gesundheitlichen Versorgung weisen einige Besonderheiten auf, die in diesem Zusammenhang von Bedeutung sind. Auf drei Besonderheiten soll abschließend gezielt hingewiesen werden:

- **Erstens**: Im Sinne der Organisationssoziologie handelt es sich bei den meisten Einrichtungen der gesundheitlichen Versorgung um *People Processing Organisations*, bei denen die professionellen beruflichen Kräfte auf die Arbeit am Menschen und die Wiederherstellung seiner körperlichen und psychischen Kapazitäten ausgerichtet sind. Deshalb sind hier Mitarbeiterinnen und Mitarbeiter gefragt, die sich auf andere Menschen einstellen können und mit ihnen sehr eng zusammenarbeiten. Durch die große Nähe zwischen dem professionellen Personal und den Patientinnen und Patienten kommt es strukturell immer wieder zu Situationen, in denen die Ressourcen und Kapazitäten des professionellen Personals voll ausgeschöpft werden. Die Gefahr von körperlicher und psychischer Überforderung („Burn-out") ist entsprechend groß. Wie dargestellt wurde, reagieren die Angehörigen der jüngeren Generationen hierauf besonders sensibel und neigen dazu, auf diese Herausforderungen mit einer kategorischen Begrenzung der Arbeitszeit zu reagieren. Das kann im Versorgungsalltag zu erheblichen Konflikten führen, etwa wenn Zusatzdienste vom Personal der älteren Generationen übernommen werden muss, weil die jüngeren die Dienste verweigern.
- **Zweitens**: Im Laufe die letzten beiden Jahrzehnte haben sich praktisch alle Berufe im Gesundheitssystem verweiblicht. Der Beruf des Assistenzpersonals und der Pflegenden wird zu rund 80 Prozent von Frauen ausgeübt. Inzwischen ist der Arztberuf hinzugekommen; im Studium befinden sich zu 60 bis 70 Prozent Frauen. Dadurch sind in den Institutionen und Unternehmen der gesundheitlichen Versorgung alle die Wünsche und Erwartungen stark ausgeprägt, die – wie oben dargestellt – von Frauen artikuliert werden. Dazu gehört ganz auffällig das Bestreben der jungen Mitarbeiterinnen, Beruf und Privatleben und zum gegebenen Zeitpunkt Beruf und Familiengründung miteinander in Einklang bringen zu können. Entsprechend stark ist der Wunsch nach solchen Arbeitsverträgen und beruflichen Positionen, bei denen im Falle der Geburt eines Kindes eine zeitliche Flexibilität möglich ist.

■ **Drittens:** Weil die Angehörigen der älteren Generation der Babyboomer überwiegend männlichen Geschlechtes sind und traditionelle berufliche Muster repräsentieren, ist der Kontrast zwischen den Vorstellungen von Betriebsklima und Arbeitsabläufen zwischen den Generationen in den gesundheitlichen Versorgungseinrichtungen besonders hoch. Die Chefärzte der Babyboomer-Generation sind strenge Hierarchien und klare Anordnungsstränge gewohnt und stoßen hiermit bei den Angehörigen der jüngeren Generationen auf große Irritation, wahlweise offene Ablehnung. Viele Angehörige in der Altersgruppe zwischen 50 und 65 Jahren können sich Alternativen zu der heutigen Gestaltung der ärztlichen Arbeitswelt gar nicht vorstellen, viel Angehörige der Generationen Y und Z weichen jeder Fremdbestimmung aus, wann immer sie es sich leisten können. Entsprechend ist das Potenzial für Generationenkonflikte in Einrichtungen der gesundheitlichen Versorgung besonders groß.

Literatur

Hurrelmann K, Albrecht E (2014) Die heimlichen Revolutionäre. Wie die Generation Y unsere Welt verändert. Beltz Weinheim

Hurrelmann K, Albrecht E (2020) Generation Greta. Was sie denkt, wie sie fühlt und warum das Klima erst der Anfang ist. Beltz Weinheim

Klaffke M (2014) Generationen-Management. Springer Gabler Wiesbaden

Kring W, Hurrelmann K (Hrsg.) (2019) Die Generation Z erfolgreich gewinnen, führen, binden. Kiehl Herne

Mangelsdorf M (2015) Von Babyboomer bis Generation Z. Der richtige Umgang mit unterschiedlichen Generationen im Unternehmen. Gabal Verlag Offenbach

McDonald's (2019) Die McDonald's Ausbildungsstudie 2019. Kinder der Einheit. Same same but (still) different. Eine Repräsentativbefragung junger Menschen im Alter von 15 bis unter 25 Jahren. Unter Mitarbeit von Renate Köcher, Michael Sommer und Klaus Hurrelmann

Rump J, Eilers S (2014) Personalrekrutierung und -entwicklung der Zukunft. In: Badura B, Ducki A, Schröder H, Klose J, Meyer M (Hrsg.) Fehlzeiten-Report. 195–200. Springer Berlin und Heidelberg

Schelsky H (1963) Die skeptische Generation. Eine Soziologie der deutschen Jugend. Diederich Düsseldorf

Scholz C (2014) Generation Z. Wie sie tickt, was sie verändert und warum sie uns alle ansteckt. Wiley-VCH Weinheim

Shell Deutschland (2019) Jugend 2019 – 18. Shell Jugendstudie. Unter Mitarbeit von Mathias Albert, Klaus Hurrelmann und Gudrun Quenzel

Zok K, Pigorsch M, Weihrauch H (2014) Babyboomer und Generation Y als Beschäftigte: Was eint, was trennt? In: Badura B, Ducki A, Schröder H, Klose J, Meyer M (Hrsg.) Fehlzeiten-Report. 47–59. Springer Berlin und Heidelberg

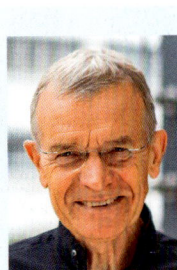

Prof. Dr. Dr. h.c. Klaus Hurrelmann

Klaus Hurrelmann studierte in Berkeley, Münster und Freiburg. Er ist Sozial-
wissenschaftler mit dem Schwerpunkt Jugend-, Bildungs- und Gesundheitsforschung. Er wurde 1975 zum Professor an der Universität Essen ernannt und
wechselte 1979 an die Universität Bielefeld. Seit 2009 arbeitet er als Senior
Professor of Public Health and Education an der Hertie School of Governance
in Berlin.

Hurrelmann leitete mehrere Familien-, Kinder- und Jugendstudien, zuletzt zur
Berufsorientierung von Jugendlichen und zum Finanzverhalten von jungen Erwachsenen. Er gehört seit 2002 dem Leitungsteam der Shell Jugendstudien an
und begründete die World Vision Kinderstudien.

Von 1986 bis 1998 leitete er den Sonderforschungsbereich „Prävention und
Intervention im Kindes- und Jugendalter" der Deutschen Forschungsgemein-
schaft und baute das „Collaboration Centre for Child and Adolescent Health
Promotion" im Auftrag der Weltgesundheitsorganisation (WHO) auf. Er war von
1980 bis 1983 erster Dekan der Fakultät für Pädagogik und von 1994 an Grün-
dungsdekan der ersten School of Public Health in Deutschland, der Fakultät für
Gesundheitswissenschaften, beides an der Universität Bielefeld.

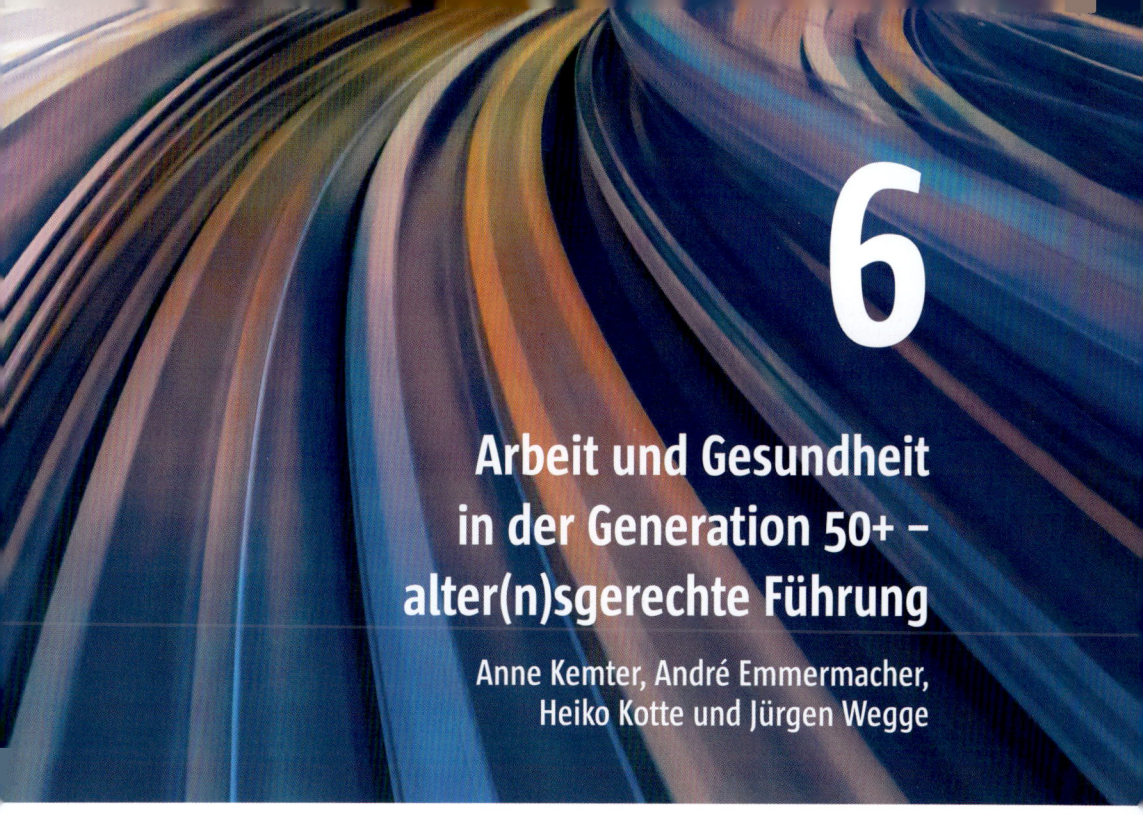

6

Arbeit und Gesundheit in der Generation 50+ – alter(n)sgerechte Führung

Anne Kemter, André Emmermacher,
Heiko Kotte und Jürgen Wegge

6.1 Zentrale Handlungsfelder im demografischen Wandel

Die deutsche Erwerbsbevölkerung altert und schrumpft. Gleichzeitig existiert eine starke Nachfrage nach qualifizierten Fachkräften auf dem deutschen Arbeitsmarkt. Die Leistung, die Arbeitsfähigkeit und die Gesundheit aller Arbeitnehmer (jung wie alt) sollten daher gefördert und bis ins hohe Alter aufrechterhalten werden, wobei die „älteren" Arbeitnehmer hier oft als eine mögliche „Reservegruppe" betrachtet werden. Der Anteil der 55- bis 65-jährigen Arbeitnehmer betrug im Jahre 2008 ca. 54 % und war im Jahr 2018 nach Angaben des statistischen Bundesamtes (2019) bereits auf 72 % angestiegen. Diese Entwicklungen verdeutlichen u.a., dass sowohl die Arbeitswissenschaften wie auch die Praktiker im Unternehmen sich mit den „Besonderheiten" der Arbeit von älteren Arbeitnehmern (50+) intensiver auseinandersetzen sollten. Die relevante Forschung belegt, dass sich Fähigkeiten und Bedürfnisse von älteren Mitarbeitenden in verschiedenen Aspekten von denen der jüngeren Kollegen unterscheiden, was zahlreiche Implikationen für die Arbeitsgestaltung hat (Schlick et al. 2013; Wegge u. Schmidt 2015; Wegge et al. 2018). Die altersbedingten Veränderungen führen zu zahlreichen Herausforderungen an die Personalarbeit in Unternehmen. Tabelle 1 gibt einen Überblick über typische altersbedingte Veränderungen sowie daraus resultierende Implikationen für das Personalmanagement und die Arbeitsorganisation.

Mit Blick auf die Gewinnung und Förderung von „reiferen" Arbeitnehmern haben Parker und Andrei (2019) kürzlich drei Metastrategien (3-I's) für Organisationen vorgeschlagen. Neben Maßnahmen zur Förderung der Beschäftigungsquote Älterer (im Sinne eines altersfreundlichen und altersinklusiven Arbeitsklimas „Include"), sollten

Tab. 1 Einige altersbedingte Veränderungen und daraus resultierende Implikationen für Personalmanagement und Arbeitsgestaltung (in Anlehnung an Wegge u. Schmidt 2015 sowie Wegge et al. 2018)

altersbedingte Veränderungen		Handlungsimplikationen
körperliche Leistungs-fähigkeit	↓ Muskelkraft ↓ Beweglichkeit ↓ 5 Sinne ↓ Ausdauer ↑ Regenerationszeit	■ präventive ergonomische Arbeits-platzgestaltung ■ Belastungen den körperlichen Ressourcen anpassen ■ ausreichende Beleuchtung ■ größere Schriftgröße ■ (Kurz-)Pausengestaltung, eigenes Tempo zulassen
geistige Leistungs-fähigkeit	↓ Reaktionsgeschwindigkeit/ Verarbeitung von Informationen ↓ Daueraufmerksamkeit ↓ Doppelbelastungen ↑ Urteilsfähigkeit	■ Schaffen/Vergrößern von individuel-len Handlungsspielräumen und Autonomie ■ systematisches Training der kognitiven Fähigkeiten ■ komplexe Aufgaben ■ wenig Zeitdruck
Arbeits-motivation	↑ wichtiger werdende Motive: Verantwortung und Autonomie, Wertschätzung, Arbeitsklima, Arbeits-platzsicherheit, Stabilität, Bedeutung der Tätigkeit ↓ Motive, die weniger relevant werden: Einkommen, Karrierechancen/Einfluss, Lernbereitschaft	■ Steigerung der Eigenverantwortung; Verantwortung für Aufgaben/ Projekte/Mitarbeitende übergeben ■ respektvollen Umgang fördern; Wertschätzung von Lebens- und Arbeitserfahrung ■ positive Rolle/Beitrag des Einzelnen im Team herausstellen ■ Austausch zwischen den Generatio-nen fördern
Lernfähig-keit	↓ Verarbeitung von Informationen → Informationsaufnahme	Anpassen der Weiterbildungsangebote: Aufbauen auf Vorwissen, eigenes Tempo erlauben
(soziale) Kompe-tenzen	↑ Selbststeuerung ↑ Zuverlässigkeit ↑ Kommunikationsfähigkeiten ↑ Verantwortungsbewusstsein	■ Steigerung der Eigenverantwortung und Autonomie ■ intergenerativen Austausch fördern und Schätzen von Erfahrungswissen ■ Verantwortung für Aufgaben/ Projekte/an reife Mitarbeitende übergeben (ohne Junge zu diskriminieren)
Gesundheit	↑ körperliche Beschwerden u.a. Lungenerkrankungen, Krebserkrankun-gen, Arthritis, Diabetes, kardiovaskuläre Erkrankungen, Angst und Depression	■ (Vorsorge-)Untersuchungen und Trainingsmöglichkeiten ■ Gesundheitsverhalten fördern; Ausgleich zum Beruf fördern

Interventionen umgesetzt werden, die dazu führen, dass individuelle Bedürfnisse älterer Mitarbeitender besser berücksichtigt werden können („**Individualize**"). Der konstruktive Umgang mit den Herausforderungen, welche die zunehmende Altersdiversität in Organisationen mit sich bringt (z.B. Förderung des Wissenstransfers zwischen jungen und älteren Mitarbeitenden) wird in der dritten und letzten Gruppe von Strategien („**Integrate**") thematisiert. Das vorliegende Kapitel fokussiert auf den dritten Bereich, die Herausforderungen der Altersdiversität in Organisationen.

Der höhere Anteil älterer Arbeitnehmer einerseits in Kombination mit kürzeren Schul- und Ausbildungszeiten andererseits führen zu größeren Altersspannen in vielen Arbeitsteams und Organisationen. Altersdiverse Teams können sowohl Vor- als auch Nachteile haben, wobei die Nachteile im Arbeitsalltag nach den Ergebnissen der Forschung häufiger sichtbar werden (Wegge u. Schmidt 2015; Wegge u. Meyer 2020). Neuere Forschungsergebnisse haben eine Vielzahl von Faktoren identifiziert, die für den Erfolg bzw. Misserfolg altersdiverser Teams in der betrieblichen Praxis relevant sind. Dies sind z.B. die Salienz (gedankliche Auffälligkeit) von Altersunterschieden, Altersvorurteile, die Aufgabenkomplexität, das Teamklima und die Wertschätzung von Altersheterogenität (Wegge et al. 2008; Wegge u. Schmidt 2009; Wegge et al. 2012a). Diese Variablen können von einer Führungskraft mehr oder weniger geschickt durch alter(n)sgerechte Führung beeinflusst werden.

Im Folgenden wird zunächst genauer erläutert, was unter alter(n)sgerechter Führung zu verstehen ist und wie die Qualität der alter(n)sgerechten Führung gemessen werden kann. Im zweiten Schritt fasst der Beitrag neue Befunde zum Zusammenhang zwischen alter(n)sgerechter Führung und Präsentismus zusammen (krank zur Arbeit zu gehen). Dies ist nach Einschätzung der Autoren relevant, weil die Gefahr der „Selbstausbeutung" in der Zukunft aus verschiedenen Gründen wächst und daher zu fragen ist, was man dagegen als Führungskraft tun kann. Weil auch hier alter(n)sgerechte Führung positive Wirkungen zeigt, werden im nächsten Abschnitt die hierzu entwickelten und in der Praxis erprobten Trainings genauer vorgestellt. Das Kapitel schließt mit einem kurzen Resümee aus Sicht der Praxis und einem eher wissenschaftlich fundierten Ausblick.

6.2   Alter(n)sgerechte Führung

Alter(n)sgerechte Führung bedeutet, dass das Führungsverhalten **an das individuelle Alter** der Mitarbeitenden optimal angepasst wird, um die Arbeitsmotivation, die Arbeitsfähigkeit und die Gesundheit der Mitarbeitenden optimal zu fördern. Wichtig ist dabei, dass die Führungskraft **vorurteilsfrei und mit Einfühlungsvermögen** agiert.

6.2.1   Was ist alter(n)sgerechte Führung?

Erste Untersuchungen zur alter(n)sgerechten Führung sind eng mit dem Konzept der Arbeitsfähigkeit verbunden. Tuomi et al. (1997) zeigten, dass die Arbeitsfähigkeit von über 50-Jährigen durch ein verbessertes Führungsverhalten und ergonomische Rahmenbedingungen aufrechterhalten werden kann. Basierend auf dieser Studie umfasst alter(n)sgerechte Führung die folgenden vier Merkmale:

- eine aufgeschlossene und vorurteilsfreie Einstellung
- Offenheit und Kooperationsbereitschaft
- eine altersbezogene Kommunikationsfähigkeit und
- das Angebot altersgerechter Arbeitsabläufe (vgl. auch Ilmarinen u. Tempel 2002)

Wegge et al. (2012b) haben dieses Konzept erweitert, indem sie allgemeine Prinzipien bei der Führung von altersdiversen *Teams* und Besonderheiten für die Behandlung von *jüngeren* Mitarbeitenden definiert und in mehreren Studien in Kombination mit den Fragen zur Führung älterer Arbeitnehmer gemessen haben.

6.2.2 Fragebogen zur Messung alter(n)sgerechter Führung

Zur Messung des optimalen Führungsverhaltens in altersdiversen Teams wurde von Wegge et al. (2012b) der Fragebogen zur Messung des alter(n)sgerechten Führens – kurz FAF 16 – entwickelt. Die Fragebogenkonstruktion basiert u. a. auf den Ergebnissen des iga-Barometers 2010, bei dem Arbeitstätige zum Umgang ihrer Führungskraft mit älteren und jüngeren Arbeitnehmern im Arbeitsalltag befragt wurden. Zudem wurden Erkenntnisse zur motivations- und entwicklungspsychologischen Veränderung über die Lebensarbeitsspanne bei der Skalenentwicklung im FAF 16 berücksichtigt.

Die erste Subskala thematisiert die Prinzipien zur Gestaltung der Zusammenarbeit von jungen und älteren Mitarbeitenden im *Team* sowie einen fairen Umgang mit allen Mitarbeitenden unabhängig vom Alter. Die erfassten Verhaltensweisen zielen darauf ab, das Bewusstsein von Altersunterschieden im Team zu reduzieren. Gleichzeitig wird die Fairness gegenüber allen Altersgruppen und die Wertschätzung von Altersunterschieden betont.

Tab. 2   Items des FAF 16 (4) und deren theoretischer Hintergrund (nach Wegge et al. 2012b; Dabbagh 2017)

Item	Erklärung/Begründung
allgemeine Prinzipien altersgemischter Teamarbeit	
Meine direkte Führungskraft fördert die Zusammenarbeit von jüngeren und älteren Mitarbeitern.	Zusammenarbeit kann Konflikte im Team reduzieren sowie Wissensaustausch und soziale Unterstützung fördern.
Meine direkte Führungskraft behandelt sowohl jüngere als auch ältere Mitarbeiter fair.	Jüngere und ältere Mitarbeitende erleben häufig Altersdiskriminierung.
Meine direkte Führungskraft fördert ein positives Miteinander jüngerer und älterer Mitarbeiter.	Ein positives Teamklima führt zu einer schnelleren Lösung von emotionalen Konflikten.
Meine direkte Führungskraft sorgt dafür, dass Altersunterschiede in unserem Bereich kein Thema sind.	Eine Reduktion des Bewusstseins von Altersunterschieden verhindert Konflikte im Team

Item	Erklärung/Begründung
Besonderheiten im Umgang mit älteren Mitarbeitenden	
Meine direkte Führungskraft geht bei der Arbeitsplanung auf die Stärken und Schwächen älterer Mitarbeiter ein.	Die geistigen und körperlichen Fähigkeiten unterscheiden sich bei älteren Arbeitnehmer/innen stärker. Eine individuelle Betrachtung ist notwendig.
Meine direkte Führungskraft gibt älteren Mitarbeitern viel Spielraum bei der Organisation ihrer einzelnen Teilarbeitsaufgaben.	Erstens steigt das Autonomiebedürfnis mit dem Alter. Zweitens haben Ältere durch den Handlungsspielraum die Möglichkeit, altersbedingte Leistungseinschränkungen zu kompensieren.
Meine direkte Führungskraft fördert die Weitergabe von Berufserfahrung älterer Mitarbeiter an ihre jüngeren Kollegen.	Generativität ist wichtig für ältere Mitarbeitende. Die Wissensweitergabe ermöglicht positive Emotionen und vermittelt Wertschätzung ihrer Erfahrung.
Meine direkte Führungskraft schätzt die Leistung älterer Mitarbeiter wert.	Ältere erleben häufig weniger Wertschätzung. Wertschätzung ist für ältere aber ein wichtiges affektives Motiv.
Besonderheiten im Umgang mit jüngeren Mitarbeitenden	
Meine Führungskraft gibt jüngeren Mitarbeitern die Unterstützung, die sie brauchen.	Jüngere erleben, dass Ältere mehr Unterstützung bekommen. Unterstützung ist für den Kompetenzaufbau hilfreich.
Meine Führungskraft gibt jüngeren Mitarbeitern regelmäßig Rückmeldung über ihre erbrachten Arbeitsleistungen.	Jüngere erleben, dass Ältere mehr Lob bekommen. Feedback über die eigene Leistung kann Entwicklungsmöglichkeiten aufzeigen.
Meine Führungskraft bietet jüngeren Mitarbeitern Möglichkeiten, ihre berufliche Weiterentwicklung voranzutreiben.	Berufliche Weiterentwicklung ist jüngeren Mitarbeitenden wichtiger als älteren.
Meine Führungskraft erteilt jüngeren Mitarbeitern abwechslungsreiche Arbeitsaufgaben.	Aufgabenvielfalt unterstützt die Entwicklung von Fähigkeiten.
Besonderheiten im Umgang mit Mitarbeitenden mittleren Alters	
Meine direkte Führungskraft gibt Mitarbeitern mittleren Alters die Möglichkeit, zeitlich oder auch räumlich flexibel zu arbeiten, um zusätzliche Aufgaben wie Kinderbetreuung oder Pflege von Angehörigen zu bewältigen.	Mitarbeitende mittleren Alters befinden sich in der Rush Hour des Lebens und brauchen Handlungsspielräume, um private Herausforderungen bewältigen zu können.
Meine direkte Führungskraft gewährt Mitarbeitern mittleren Alters berufliche Freistellungen, wenn diese aufgrund familiärer Verpflichtungen erforderlich sind.	Mitarbeitende mittleren Alters befinden sich in der Rush Hour des Lebens und brauchen Freistellungen, um private Herausforderungen bewältigen zu können
Meine direkte Führungskraft unterstützt Mitarbeiter mittleren Alters beim beruflichen Wiedereinstieg, wenn aufgrund von Elternzeit, Sabbatjahr oder beruflichem Auslandsaufenthalt pausiert wurde.	Ein Ausstieg aus der Organisation aufgrund einer persönlichen oder beruflichen Weiterentwicklung fällt in diese Lebensphase. Eine Rückkehr in die Organisation sollte unterstützt werden.
Meine direkte Führungskraft berücksichtigt die Kompetenzen der Mitarbeiter mittleren Alters bei der Delegation von Führungsaufgaben und Verantwortung.	Mitarbeitende mittleren Alters wollen sich in dieser Lebensphase beruflich selbstverwirklichen.

Die zweite Subskala beschreibt optimales Führungsverhalten gegenüber älteren Mitarbeitenden (ab 50 Jahre), also das altersgerechte Führen. Bei Älteren spielen soziale Bedürfnisse z.B. der Wunsch nach Weitergabe des eigenen Wissens (Generativitätsmotiv) sowie die Wertschätzung der eigenen Leistung eine bedeutende Rolle. Handlungsspielraum und Autonomie ermöglichen eine Anwendung des Erfahrungswissens und die Kompensation möglicher körperlicher Defizite, wie reduzierte Kraft und Ausdauer (vgl. SOK Modell Baltes).

Die dritte Subskala betrachtet die spezifischen Bedürfnisse *jüngerer* Mitarbeitender (18 bis 30 Jahre). So werden jüngere Mitarbeitende oft diskriminiert, indem ihnen keine anspruchsvollen und abwechslungsreichen Arbeitsaufgaben übertragen werden. Gerade diese sind jedoch förderlich für die Weiterentwicklung von Organisations- und Führungskompetenzen. Letztere spielen im Zusammenhang mit dem Wunsch nach beruflicher Weiterentwicklung und Karriere eine besondere Rolle. Führungskräfte sollten in der Folge jüngeren Mitarbeitenden regelmäßig Feedback und Unterstützung anbieten sowie anspruchsvolle Aufgaben übertragen.

Das ursprüngliche Modell des FAF 16 wurde inzwischen – durch die Anregung von Praktikern – um eine **vierte Subskala** erweitert, die die Besonderheiten im Umgang mit Mitarbeitenden *mittleren Alters* in den Vordergrund stellt (Dabbagh 2017; Kügler 2017). Arbeitnehmer zwischen 31 und 49 Jahren müssen verschiedene Anforderungen aus dem Berufs- und Privatleben, z.B. beruflicher Aufstieg, Kinder, Pflege von Angehörigen, gleichzeitig bewältigen. Aus dieser Doppelbelastung ergibt sich u.a. ein besonders hoher Bedarf von zeitlicher und räumlicher Flexibilität. Gleichzeitig haben berufliche Entwicklungschancen in dieser Lebensphase eine enorme Bedeutung. Zur Ergänzung dieser neuen Subskala wurden auf Basis von psychometrischen Itemanalysen vier weniger relevante Fragen aus den drei bestehenden Skalen gekürzt.

Die im neuen FAF 16 (4)[1] verwendete 5-stufige Antwortskala ermöglicht eine differenzierte Bewertung der einzelnen Aspekte des alter(n)sgerechten Führungsverhaltens. Eine Untersuchung in einem großen Technologieunternehmen zeigt für die drei ursprünglichen Subskalen sowie die neu ergänzte Skala Besonderheiten im Umgang mit Mitarbeitenden mittleren Alters eine sehr gute Reliabilität ($88 \leq \alpha \leq . 92$; Kügler 2017).

Die im FAF 16 (4) postulierte vierfaktorielle Struktur der alter(n)sgerechten Führung wurde von Kügler (2017) mithilfe einer größeren Feldstudie (N = 825) in einer explorativen Faktorenanalyse überprüft und mittels einer konfirmatorischen Faktorenanalyse mit einem ein-, und dreifaktoriellen Modell verglichen. Im Vergleich der Modelle zeigte sich, dass das einfaktorielle Modell eine wesentlich schlechtere Modellgüte hatte. Das vierfaktorielle Modell erwies sich als ebenbürtig im Vergleich zum dreifaktoriellen Modell. Die Autoren des FAF 16 (4) empfehlen daher, zu einer besseren Diagnostik des alter(n)sgerechten Führens und zur Klärung relevanter Praxisfragen die neue, vierfaktorielle Version zu verwenden, in der auch die Besonderheiten der mittleren Altersgruppe beachtet sind.

---

1 Der FAF 16 (4) ist die Weiterentwicklung des FAF 16 in der nur 3 Subskalen (Gestaltung der Zusammenarbeit von Jüngeren und Älteren; Führungsverhalten ggü. Jüngeren und Führungsverhalten ggü. Älteren) erfasst wurden. Dieser FAF 16 wurde um die 4. Subskala Führungsverhalten ggü. Mitarbeitenden mittleren Alters ergänzt. In der Folge entstand die neue Bezeichnung FAF 16 (4).

6.3 Alter(n)sgrechte Führung und Präsentismus

In neueren Studien konnte die positive Wirkung von alter(n)sgerechter Führung auf Arbeitszufriedenheit ($r = .57$, $p < .01$) und Gesundheit ($r = .61$, $p < .01$) repliziert werden (Kemter et al. 2019). Kann eine dem Altern gerecht werdende Führung aber auch Problemen der „schönen, neuen Arbeitswelt" begegnen, in der Arbeitnehmer mehr Handlungs- bzw. Selbststeuerungsspielräume erhalten? Die Gewährung von mehr Autonomie ist im FAF 16 (4) auch ein wichtiges Prinzip der Führung älterer Arbeitnehmer. In der schon erwähnten Studie von Kügler (2017) wurde untersucht, wie der Zusammenhang zwischen alter(n)sgerechter Führung und Präsentismus ausfällt.

> **Präsentismus** beschreibt das Verhalten, trotz Krankheit zur Arbeit zu gehen (Johns 2010).

Wie erwartet, konnte ein negativer Zusammenhang zwischen alter(n)sgerechter Führung und Präsentismus ($r = -.25$) gefunden werden (Kügler 2017). Dieses Ergebnis betont die Bedeutung von alter(n)sgerechter Führung für die Effizienz von Unternehmen. Wer alter(n)sgerecht führt, fördert damit die Reduktion von Präsentismus. Dies fördert die Gesundheit von Mitarbeitenden und den wirtschaftlichen Erfolg des Unternehmens, da Präsentismus z.B. mit deutlich höheren Verlusten als Absentismus einhergeht (die durch die Abwesenheit und medizinische Behandlung eines/r Mitarbeitenden verursacht werden; Collins et al. 2005). Analysen der Daten von Kügler (2017) ermöglichen zudem weitere Rückschlüsse auf Mediatoren (zugrundeliegende Wirkmechanismen) und Moderatoren (beeinflussende Rahmenbedingungen), die für den Zusammenhang zwischen alter(n)sgerechter Führung und Präsentismus relevant sind.

6.3.1 Mediatoren des Zusammenhangs zwischen alter(n)sgerechter Führung und Präsentismus

> **Mediation**
>
> Mediation nimmt Kausalität an. Mit einer Regressionsanalyse können keine Aussagen zur Kausalität und Einflussrichtung getroffen werden. Eine Mediatorenanalye ist dennoch sinnvoll, da eine Kausalwirkung von alter(n)sgerechter Führung auf Präsentismus angenommen werden kann.

Der Einfluss der alter(n)sgerechten Führung auf den Präsentismus wird durch verschiedene Variablen aus dem sozialen und organisationalen Bereich mediiert, d.h. vermittelt (Kügler 2017). Es wurde z.B. gefunden, dass das ebenfalls erfasste, mitarbeiterorientierte Führungsverhalten ein Mediator zwischen alter(n)sgerechter Führung und Präsentismus ist. Die alter(n)sgerechte Führung erhöht demnach das Erleben einer mitarbeiterorientierten Führung und dies reduziert Präsentismus. Zudem zeigte sich, dass die alter(n)sgerechte Führung zu einer Reduktion des belastenden Sozialklimas führte, was ebenfalls erklären kann, warum der Präsentismus bei alter(n)sgerechter Führung geringer ist. Diese Mediationseffekte sind zu erwarten, da alter(n)sgerechtes Führen darauf abzielt, auf individuelle Bedürfnisse einzugehen und ein positives, wertschätzendes Klima im Team zu fördern. Weitere Variablen, die nach den Ergebnissen für den positiven Zusammenhang verantwortlich sein könnten, sind der Tätigkeitsspielraum, die Arbeitsinhalte, die Information und Mitsprache der Mitarbeitenden, die Wertschätzung und erlebte Arbeitsplatzsicherheit. Die alter(n)sgerechte Führung ist mit diesen Merkmalen signifikant positiv korreliert und positive Ausprägungen dieser Variablen gehen mit geringerem Präsentismusverhalten einher. Diese Befunde zeigen, dass alter(n)sgerechtes Führungsverhalten auf verschiedenen Wegen Präsentismus reduzieren kann und – in diesem Sinne – auch für problematische Aspekte der zukünftigen Arbeit eine gute Intervention sein dürfte.

6.3.2 Moderatoren des Zusammenhangs von alter(n)sgerechter Führung und Präsentismus

Wirkt „gute Führung" auf alle Mitarbeitenden gleich förderlich? Diese Frage wurde von Kügler (2017) mit Blick auf das Persönlichkeitsmerkmal „Core-Self Evaluation" (CSE) untersucht. CSE beschreibt nach Judge et al. (1997) grundlegende und unbewusste Annahmen über die eigene Person und basiert auf Selbstwert, Selbstwirksamkeit, Kontrollüberzeugungen und Neurotizismus. Es konnte nun empirisch gezeigt werden, dass eine Reduktion des Präsentismusverhaltens durch die alter(n)sgerechte Führung primär bei Mitarbeitenden auftrat, die mittlere bzw. unterdurchschnittliche CSE-Werte hatten. Dieses Befundmuster beruht auch darauf, dass Personen mit hohen CSE-Werten, auch ohne alter(n)sgerechte Führung schon wenig Präsentismus zeigen. Weitere Detailanalysen ergaben, dass dieser Moderatoreneffekt durch Unterschiede im Tätigkeitsspielraum, der sozialen Unterstützung, der erlebten Wertschätzung und der subjektiven Erholungsfähigkeit vermittelt ist. Bei mittleren oder geringen CSE-Werten fördert die alter(n)sgerechte Führung das Erleben von Tätigkeitsspielraum, sozialer Unterstützung, Wertschätzung und Erholungsfähigkeit. Auch diese noch neuen Befunde zeigen, wie alter(n)sgerechte Führung – offensichtlich eher bei Personen mit mittleren und geringen CSE – einen gesundheitsförderlichen Einfluss haben kann.

6.4 Trainings zur alter(n)sgerechter Führung

6.4.1 ADIGU- und TED-Training

Alter(n)sgerechte Führung ist trainierbar. Im Rahmen des DFG-geförderten Forschungsprojektes Altersheterogenität von Arbeitsgruppen als Determinanten von Innovation, Gruppenleistung und Gesundheit – kurz ADIGU – wurde ein Führungskräftetraining für die öffentliche Verwaltung (ADIGU-Training) entwickelt, das nachfolgend im DFG-Projekt GATE auf ein produzierendes Großunternehmen (TED-Training) angepasst wurde. In diesen Trainings werden Führungskompetenzen in den Themengebieten demografischer Wandel, Teamarbeit und Arbeitsfähigkeit gelehrt bzw. weiterentwickelt. Das zweieinhalbtägige Training ist modular aufgebaut und besteht neben einem Einführungsmodul aus fünf Modulen (s. Abb. 1). Die teilnehmenden Führungskräfte setzen sich in den ersten zwei Tagen aktiv mit den Themen

Einführung: demografischer Wandel	▪ Sensibilisieren für die Auswirkung der demografischen Veränderung in Organisation und eigener Belegschaft	**Methoden innerhalb der Module:**
Modul 1: Alter und Altern	▪ Altersbedingte Veränderungen kennenlernen	▪ Präsentation
Modul 2: Führung von Personen verschiedenen Alters	▪ Facetten alter(n)sgerechter Führung ▪ Werkzeuge Kommunikation und Wertschätzung	▪ Diskussion ▪ Gruppenarbeit ▪ Rollenspiel
Modul 3: Teamarbeit und organisationale Veränderungen	▪ Erfolgsfaktoren von Teamarbeit ▪ Umgang mit (Widerstand bei) Veränderung	▪ Simulation ▪ Fallstudie ▪ Expertenvorträge
Modul 4: Altersdiversität als Ressource	▪ Chancen und Risiken von Altersdiversität ▪ Wertschätzung von Altersheterogenität bei der Teamarbeit	**Anzahl:** 3 bis 4 Module **Dauer:** 2 Tage
Modul 5: Alters- und alternsgerechtes Arbeiten	▪ Kriterien guter Arbeitsgestaltung und –organisation, insbes. Rotation und Pausengestaltung	
Transferworkshop: Review	▪ Wiederholung zentraler Inhalte ▪ Reflexion der Umsetzung	**Methoden:** insbes. Fallberatung **Dauer:** 0,5 Tage

Abb. 1   TED-Training in Anlehnung an Wegge und Jungmann (2015b)

Altern und Alter, Führung verschiedener Altersgruppen, Teamarbeit und organisationale Veränderung auseinander und entwickeln gemeinsam aktiv Strategien, um das Gelernte in ihren Alltag zu integrieren. Die einzelnen Module umfassen Elemente der Verhaltensänderung (z.B. Training bestimmter Fertigkeiten) sowie Elemente zur Einstellungsänderung (z.B. Sensibilisierung, Wissensvermittlung). Ziel des Transferworkshops ist die Reflexion und die Verankerung des Gelernten (Wegge u. Jungmann 2015a u. b).

Die positiven Ergebnisse der in Verwaltung und Produktion erprobten Trainings belegen, dass die Einstellungen und Verhaltensweisen von Führungskräften von altersgemischten Teams erfolgreich verbessert werden können und der Trainingserfolg nicht an eine bestimmte Branche gebunden ist (Jungmann et al. 2020; Wegge u. Jungmann 2015a u. b). Das Konzept der alter(n)sgerechten Führung wurde allerdings zunächst nur in sehr großen Betrieben erprobt, sodass unklar war, ob eine Übertragbarkeit des Trainings auf klein- und mittelständische Unternehmen (KMU) gegeben ist.

6.4.2   Adaption des ADIGU- und TED-Trainings für KU und KMU

Die spezifischen Bedarfe von KU und KMU bei der Organisation und Förderung von altersdiverser Teamarbeit wurden im Projekt „**K**ommunikation und **F**ührung in **A**ltersgemischten Teams: Dialogische Analyse und potenzielle Interventionen in KMU" (kurz KFA) ermittelt. Im Rahmen von mehreren Mitarbeitenden-Workshops in KU und KMU in Sachsen wurden das ADIGU- und das TED-Training intensiv mit Experten diskutiert. Die unzureichende zeitliche und teilweise örtliche Mitarbeiterverfügbarkeit, die Trainingskosten sowie die längere Mitarbeiterfreistellung für die Trainingsteilnahme konnten als wichtige Hindernisse für eine Trainingsteilnahme identifiziert werden. Gleichzeitig wurde deutlich, dass Führungskräfte in KU und KMU grundlegende Führungsinstrumente, insbesondere bedürfnisorientierte Gesprächstechniken, teilweise nicht kennen bzw. nicht nutzen. Diese fehlenden Kenntnisse erschweren aber eine Vermittlung der Themenkomplexe der alter(n)sgerechten Führung. Die identifizierten organisationalen und inhaltlichen Anpassungsnotwendigkeiten wurden dann in einen mehrstufigen Prozess umgesetzt.

Die Trainingsinhalte wurden im Folgeprojekt „Förderung der Gesundheit durch alter(n)sgerechte Führung in sächsischen KMU und Kleinstunternehmen" (GaF) auf einen Trainingstag komprimiert. Ein neuentwickelter örtlich und zeitlich flexibler einstündiger Online-Selbstlernkurs, der dem Training vorgelagert war, diente einer Kurzeinführung in die zu vermittelnden Themenkomplexe, um den Trainingstag inhaltlich zu entlasten und eine praktische Wissensanwendung zu ermöglichen. Die Modulinhalte wurden zusammengefasst und konkrete Führungsinstrumente z.B. zur bedürfnisorientieren Gesprächsführung als Trainingsinhalte ergänzt. Als Anwendungsbeispiele wurden KU- und KMU-typische Konfliktsituationen beschrieben. Die methodische und didaktische Vielfalt der Ausgangstrainings blieb erhalten, indem Soziogramme, Kurzreferate, Wissensquiz, Gruppenarbeiten bzw. -diskussionen im Plenum oder in der Kleingruppe sowie dyadische Übungen des Gelernten unter Betreuung des/der Trainers/in zum Einsatz kamen. Der halbtägige Transferworkshop wurde ebenfalls erhalten, musste jedoch aufgrund der zeitlichen Rahmenbedingungen bereits vier Wochen nach dem Training durchgeführt werden. Die Transferzeit wurde jedoch mit konkreten Transferaufgaben zur Anwendung des gelernten Wissens angereichert. Die teilnehmenden Führungskräfte erhielten während der Transferzeit einmal pro Woche eine SMS zur Erinnerung an die Transferaufgaben.

Zur Überprüfung des neu entwickelten **Kurztrainings** wurden elf Intensiv- und elf Transferworkshops sachsenweit durchgeführt. Die Drop-Out-Rate im Trainingsverlauf bestätigte erneut die knappen zeitlichen Ressourcen in KU und KMU. Am Online-Selbstlernkurs nahmen noch 74 Führungskräfte aus unterschiedlichen Branchen teil, beim Führungskräftetraining betrug die Teilnehmerzahl noch 68. Das Transfertraining absolvierten 47 Führungskräfte. Im Rahmen der Trainings und des Transferworkshops wurden typische Fragen und Probleme bei der Wissensanwendung gesammelt.

Die Trainingsevaluation erfolgte mittels fragebogenbasierter Vor- und Nachhermessung im Anschluss sowie vier und 10 Wochen nach dem Training. Die Evaluationsergebnisse zeigen, dass die Teilnehmenden im Durchschnitt zufrieden mit den Trainings waren, auch mit Blick auf die Inhalte und die Organisation der Trainings. Weitere Ergebnisse belegen einen subjektiven Wissenszuwachs für die Wertschätzung von Altersheterogenität, ergonomische Arbeitsgestaltung, Altersvorurteile sowie für Aspekte der gesprächsorientierten Gesprächsführung. Am stärksten ist der Effekt für den Themenkomplex der Altersvorurteile. Neben einem subjektiven Wissenszuwachs konnte mit einer objektiven Testung eine signifikante Steigerung des Wissens nachgewiesen werden. Dieser Effekt war vier Wochen nach dem Training sowie drei Monate nach dem Training nachweisbar. Bei den Führungskräften konnte weiterhin die Einstellung gegenüber altersdiversen Teams verbessert werden. Die Fähigkeiten zum alter(n)sgerechten Führen konnten durch das Training ebenfalls gesteigert werden (Selbstbild Führungskräfte).

6.4.3   Das neue Online-Training

Die Trainingsinhalte des Kurztrainings wurden im Projekt GaF in das Format eines Online-Trainings umgesetzt. Das Online-Training besteht aus vier Kursen, die (wie die Präsenztrainings) modular aufgebaut sind. Diese behandeln die Themenkomplexe:

- Führung gemischter Teams
- Vorurteile und Wertschätzung der Verschiedenheit
- gemeinsam effektive Ziele definieren sowie
- alter(n)sgerechte Arbeitsgestaltung und Führung

Die Themenkomplexe generieren sich meist aus zwei Subthemen. Jedes Thema besteht aus einem Wissensmodul mit Anwendungsteil. Im Anschluss an den Anwendungsteil bzw. das Anwendungsmodul erhalten die teilnehmenden Führungskräfte Transferaufgaben, um das vermittelte Wissen im Berufsalltag umzusetzen. In der Transferzeit aufgetretene Probleme können mithilfe der FAQs (Antworten auf häufige Fragen in der Praxis) im Reflexionsteil beantwortet werden. Die erfassten FAQs basieren auf den Fragen und Problemen der Führungskräfte, die am anderthalbtägigen Präsenztraining teilgenommen haben. Das Online-Training nutzt wie die Präsenztrainings eine Vielzahl methodischer und didaktischer Zugänge, um ein interaktives Lernen zu ermöglichen. Bilder mit Hotspots, Audiodateien, Videos und Simulationen werden zur Wissensvermittlung genutzt. Die Themen der prospektiven Arbeitsgestaltung werden dabei in mithilfe von anwendungsorientierten Simulationsvideos aufgegriffen, in denen ergonomisch hinderliche Rahmenbedingungen und Verhaltensweisen identifiziert werden sollen. Im Anschluss an absolvierte Anwendungs- und Selbstreflexionsaufgaben enthalten die Teilnehmer ein sofortiges Feedback. Alle teilnehmenden Führungskräfte werden von Lernbegleiter Mario, einem digitalen Avatar, durch das gesamte Training geführt. Das Training kann am PC oder mit einer App auf einem mobilen Endgerät absolviert werden. Bei einer Trainingszeit von zwei Stunden pro Woche beträgt der Bearbeitungszeitraum des gesamten Trainings ca. sechs Wochen. Das neu entwickelte Online-Training wird aktuell in einem weiteren Forschungs- und Transferprojekt mit fragebogenbasierter Nacherhebung evaluiert. Zur Messung der Trainingseffekte wird eine Wartekontrollgruppe eingesetzt. Die ersten Ergebnisse werden im Herbst 2020 erwartet, sodass Organisationen Ende 2020 auf das dann optimierte, finale Online-Training zugreifen können.

6.5   Reflexion: Alter(n)sgerechte Führung aus Sicht der Praxis

Die zunehmende Heterogenität der Belegschaften stellt Betriebe wie auch Krankenkassen, die Organisationen bei der betrieblichen Gesundheitsförderung unterstützen, vor neue Herausforderungen: Der demografische Wandel stellt die Altersstruktur in Unternehmen auf den Kopf und gleichzeitig kommen immer mehr Mitarbeitende aus unterschiedlichen Nationalitäten und Kulturkreisen in deutsche Betriebe. Die Diversität im Unternehmen aktiv zu managen und das Miteinander in der Belegschaft zu fördern, wird künftig eine Hauptaufgabe der Führungskräfte in den Unternehmen sein. In KMU und Kleinstunternehmen bestehen andere strukturelle Voraussetzungen für eine erfolgreiche Bewältigung dieser Herausforderungen. Daher bekommt die Rolle der Führungskraft in kleineren Unternehmen eine ganz besondere Bedeutung. Die moderne Arbeitswelt verändert hierbei alle Strukturen. Digitale Prozesse erhöhen Geschwindigkeit und Druck, Hierarchien verflachen und fordern mehr Selbstverantwortung.

Führungskräfte können ihre Beschäftigten durch gesundheitsgerechtes Führen aktiv beim anstehenden Wandel begleiten. Sie besitzen einen erheblichen Einfluss auf die Arbeitszufriedenheit, die Motivation und die Gesundheit der unterstellten Beschäftigten. Führungskräfte können als Vorbilder, als Gestaltende der Arbeitsbedingungen – hinsichtlich Arbeitsorganisation, Zeit- und Leistungsdruck, Entscheidungs- und Handlungsspielräume, Konflikt- und Problembewältigung, soziale Unterstützung – sowie durch wertschätzendes Verhalten Einfluss auf die Gesundheit der Beschäftigten nehmen.

Die Aufgaben einer Führungskraft sind vielfältig:

- Fähigkeiten und Kompetenzen der Mitarbeitenden nutzen
- eindeutige Ziele vorgeben
- Anforderungen klar formulieren
- regelmäßig Mitarbeitergespräche führen
- Arbeitsplätze mit geeigneten Mitarbeitenden besetzen
- deren Aus- und Weiterbildung planen

Wie die hier dargestellten Ansätze und Trainings belegen, arbeitet gute Führung nach salutogenen Prinzipien (Transparenz, Vermittlung von Sinn u. a.), fördert Mitarbeitende, bietet soziale Unterstützung und Anerkennung, ist team-, mitarbeiter- und ressourcenorientiert. Führungskräfte führen ihre Mitarbeitenden gesund und alter(n)sgerecht, indem sie Mitarbeitende motivieren, unterstützen, eigenverantwortliches Arbeiten fördern bzw. Altersvorurteile und -diskriminierung verhindern. Das gelingt am besten, indem sie das Wohl der Mitarbeitenden im Blick behalten, ihnen zur Seite stehen, konstruktive Rückmeldungen geben und die (alters-)individuellen Bedürfnisse berücksichtigen. Die positive Wirkung der alter(n)sgerechten Führung auf die Mitarbeitendengesundheit ist dabei ein positiver Nebeneffekt.

Führungskräfte sind allerdings nicht immer in ihrer Führungskompetenz ausgebildet bzw. verfügen nicht immer über ausreichendes Wissen zu den Zusammenhängen zwischen eigenem Verhalten und der Motivation und Gesundheit ihrer Mitarbeitenden. Um diese Herausforderungen zu meistern, werden insbesondere für die Vielzahl der kleinen Unternehmen kompakte und nutzerfreundliche sowie digital verfügbare Unterstützungsmodule zur Befähigung der Führungskräfte für eine gesundheits- und alter(n)sgerechte Mitarbeiterführung dringend benötigt. Hierfür sind weitere kluge und praxiserprobte Modelle gemeinsam mit Wissenschaftlern, Nutzern und Praktikern zu entwickeln. Dabei ist es nicht nur wichtig, Führungskräfte in ihrer Verantwortlichkeit für die Beschäftigten zu befähigen, sondern auch auf ihre eigene Gesundheit zu achten, da sie eine enorme Vorbildfunktion haben. Prinzipien der alter(n)sgerechten Führung sollten für die Führungskraft selbst daher ebenso gelten!

6.6 Fazit und Ausblick

Um den Herausforderungen des demografischen Wandels präventiv zu begegnen und altersgemischte Teamarbeit effektiv und gesundheitsförderlich zu gestalten, ist alter(n)sgerechte Führung ein effektiver und innovativer Ansatz. Alter(n)sgerechte Führung kann mithilfe des FAF 16 (4) gemessen werden. Die auf Anregung von Praktikern ergänzte Subskala für die Besonderheiten im Umgang mit Mitarbeitenden mittleren Alters trägt zur inhaltlichen Vervollständigung des Konstruktes alter(n)sgerechte Führung bei. Der Fragebogen sollte Gegenstand weiterer Forschung sein, da nach Aussage mehrerer Führungskräfte verschiedene dort beschriebene Verhaltensweisen, z.B. Gewährung eines Sabbatjahres, nicht von Führungskräften der unteren Führungsebene – insbesondere in KU und KMU – gezeigt werden können. Ein weiterer Ansatz zur Weiterentwicklung des Konstruktes wäre eine stärkere simulationsbasierte Fundierung des Verfahrens. In Anlehnung an den Situational Judgement Test könnten erfolgskritische Situationen des alter(n)sgerechten Führens aus der Praxis abgeleitet und beschrieben werden, aus denen eine Antwort ausgewählt werden muss (forced-choice). Dies könnte eine objektivere Messung der alter(n)sgerechten Führung ermöglichen, die weniger stark durch eine verzerrte Selbstwahrnehmung oder durch sozial erwünschte Antworten beeinflusst wird.

Alter(n)sgerechte Führung steht klar in einem positiven Zusammenhang mit Mitarbeitergesundheit, Arbeitszufriedenheit und Innovationsleistung im Unternehmen. Zusätzlich reduziert alter(n)sgerechte Führung den Präsentismus. Dieser Zusammenhang wird durch eine Vielzahl Mediatoren z.B. Tätigkeitsspielraum vermittelt und durch Persönlichkeitsmerkmale der Geführten (z.B. CSE) moderiert, was bei der Anwendung zu beachten ist. Die Vielzahl positiver Resultate verdeutlicht die enormen Chancen, die ein alter(n)sgerechtes Führungsverhalten für Unternehmen und insbesondere KU und KMU hat. Gerade KU und KMU sollten mehr über das Konstrukt sowie über die Vorteile von alter(n)sgerechter Führung informiert werden. Alter(n)sgerechtes Führungsverhalten kann mithilfe der vorgestellten Trainings entwickelt und ausgebaut werden. Die Wirksamkeit für die entwickelten Präsenztrainings ist durch verschiedene Untersuchungen belegt. Die Wirksamkeit des Online-Trainings wird aktuell überprüft und das Training im Anschluss einer weiten Zielgruppe zugänglich gemacht.

Literatur

Collins, J.J., Baase, C.M., Sharda, C.E., Ozminkowski, R.J., Nicholson, S., Billotti, G.M., et al. (2005). The assessment of chronic health conditions on work performance, absence, and total economic impact for employers. Journal of Occupational and Environmental Medicine, 47, 547–557.

Dabbagh, A. (2017). Alter(n)sgerechte Führung von Mitarbeitern mittleren Alters (unveröffentliche Bachelorarbeit). Technische Universität Chemnitz.

Ilmarinen, J. & Tempel, J. (2002). Arbeitsfähigkeit 2010: Was können wir tun, damit Sie gesund bleiben? Hamburg: VSA-Verlag.

Johns, G. (2010). Presenteeism in the workplace: A review and research agenda. Journal of Organizational Behavior, 31, 519–542.

Judge, T.A., Locke, E.A. & Durham, C.C. (1997). The dispositional causes of job satisfaction: A core evaluations approach. Research in Organizational Behavior, 19, 151–188.

Jungmann, F., Wegge, J., Liebermann, S.C., Ries, B.C., & Schmidt, K.-H. (2020). Improving Team Functioning and Performance in Age-Diverse Teams: Evaluation of a Leadership. Work, Aging and Retirement, (early online, 1–20). https:/doi:10.1093/workar/waaa003.

Kemter, A., Winkler, R., Kotte, H. Müller, H., & Wegge J. (2019, September). Förderung der Gesundheit durch alter(n)sgerechte Führung in mittleren und kleinen sächsischen Unternehmen. AOW Tagung. Braunschweig.

Kügler, J. (2017). Zu viel des Guten: Fördert alter(n)sgerechte Führung Präsentismus? (unveröffentlichte Masterarbeit) Technische Universität Dresden.

Parker, S.K. & Andrei, D.M. (2019). Include, Individualize, and Integrate: Organizational Meta-strategies for Mature Workers. Work, Aging and Retirement, 20, 20, 1–7 h.

Schlick, C.M., Frieling, E. & Wegge, J. (2013). Age-differentiated work systems. Berlin: Springer.

Statistisches Bundesamt (2019). Statistisches Jahrbuch 2019. Wiesbaden: Statistisches Bundesamt.

Tuomi, K., Ilmarinen, J., Martikainen, R., Aalto, L. & Klockars, M. (1997). Aging, work, life-style and work ability among Finnish municipal workers in 1981–1992. Scandinavian Journal of Work, Environment and Health, 23(1), 58–65.

Wegge, J., Emmermacher, A., Döbler, A., Fritzsche, L., Kügler, J. & Nowak, J. (2018). Arbeitsfähigkeit, Arbeitsmotivation und Führung älterer Mitarbeiter: Stand der Forschung und neue Entwicklungen. In: F. Knieps & H. Pfaff (Hrsg.), BKK Gesundheitsreport 2018: Arbeit und Gesundheit Generation 50+ (S. 190–201). Berlin: MWV.

Wegge, J., Jungmann, F., Liebermann, S., Shemla, M., Ries, B.C., Diestel, S. & Schmidt, K.-H. (2012a). What makes age diverse teams effective? Results from a six-year research program, Work, 41, 5145–5151.

Wegge, J. & Jungmann, F. (2015a). Altersgemischte Teamarbeit. Ein Training für die bessere Zusammenarbeit von Jung und Alt in Arbeitsgruppen. Zeitschrift für betriebliche Prävention und Unfallversicherung (BPUVZ), 127, 116–120.

Wegge, J. & Jungmann, F. (2015b) Erfolgsfaktoren der Zusammenarbeit von Jung und Alt in einem Team. Informationsdienst Altersfragen, 42, 3–9.

Wegge, J. & Schmidt K.-H. (2009). The impact of age diversity in teams on group performance and health. In: A. Antoniou, C.L. Cooper, G.P. Chrousus, C.D. Spielberger & M.W. Eysenck. (Eds.), Handbook of managerial behaviour and occupational health (79–94). Cheltenham Glos, UK: Edward Elgar Publishing.

Wegge, J., & Schmidt, K.-H. (2015). Diversity Management: Chancen, Probleme und ein Training zur Förderung generationsübergreifender Zusammenarbeit. Göttingen: Hogrefe.

Wegge, J., Schmidt, K.-H., Piecha, A., Ellwart, T., Jungmann, F., & Liebermann, S.C. (2012b). Führung im demografischen Wandel. Report Psychologie, 37(9), 344–354.

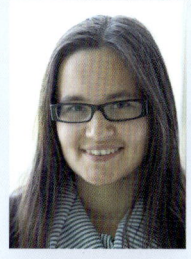

Anne Kemter, M.Sc. Psychologie

Anne Kemter arbeitet seit 2016 als wissenschaftliche Mitarbeiterin an der Professur für Arbeits- und Organisationspsychologie der TU Dresden. Sie befasst sich mit den Schwerpunkten altern(s)gerechte Führung, Kompetenzdiagnostik und Gesundheit bei der Arbeit. Parallel war sie von Februar 2018 bis Juli 2019 am Fraunhofer IMW tätig. Themen waren hier Kompetenzmodellierung und Arbeitsgestaltung.

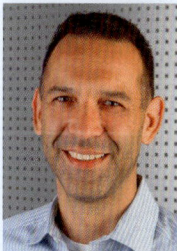

Dr. André Emmermacher

André Emmermacher studierte Psychologie und Weiterbildungsmanagement an der TU Berlin. Nach seiner Promotion arbeitete er als Gesundheitsmanager und später Personalleiter an verschiedenen Standorten der Siemens AG. Derzeit ist er Personalleiter der Region Nord-Ost der Siemens Gas and Power GmbH & Co. KG und beschäftigt sich neben der operativen Personalarbeit intensiv mit den Themen Gesundheitsmanagement und New Ways of Working.

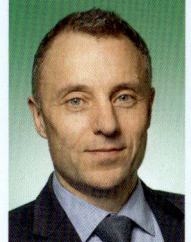

Heiko Kotte

Heiko Kotte studierte Sportwissenschaft/Freizeit- und Breitensport in Leipzig. Nach seinem Studium 1994 arbeitete er in der Gesundheitsberatung der AOK Dresden/Sachsen. Ab 2008 verantwortete er die betriebliche Gesundheitsförderung der AOK PLUS, wo er als Bereichsleiter seit 2014 Verantwortung für das Gesamtportfolio der Gesundheitsförderung in Sachsen und Thüringen trägt.

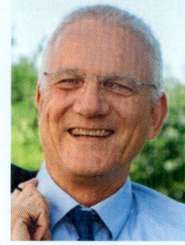

Prof. Dr. Jürgen Wegge

Jürgen Wegge ist seit 2007 Professor für Arbeits- und Organisationspsychologie an der TU Dresden. Seine Arbeitsschwerpunkte sind Führung, demografischer Wandel, Arbeit und Gesundheit sowie Diversity. Er ist Mitglied im Board mehrerer Zeitschriften und Mit-Herausgeber der Zeitung für Personalforschung. Seit 2016 ist er Vorsitzender des Centrums für Demografie und Diversität der TU Dresden.

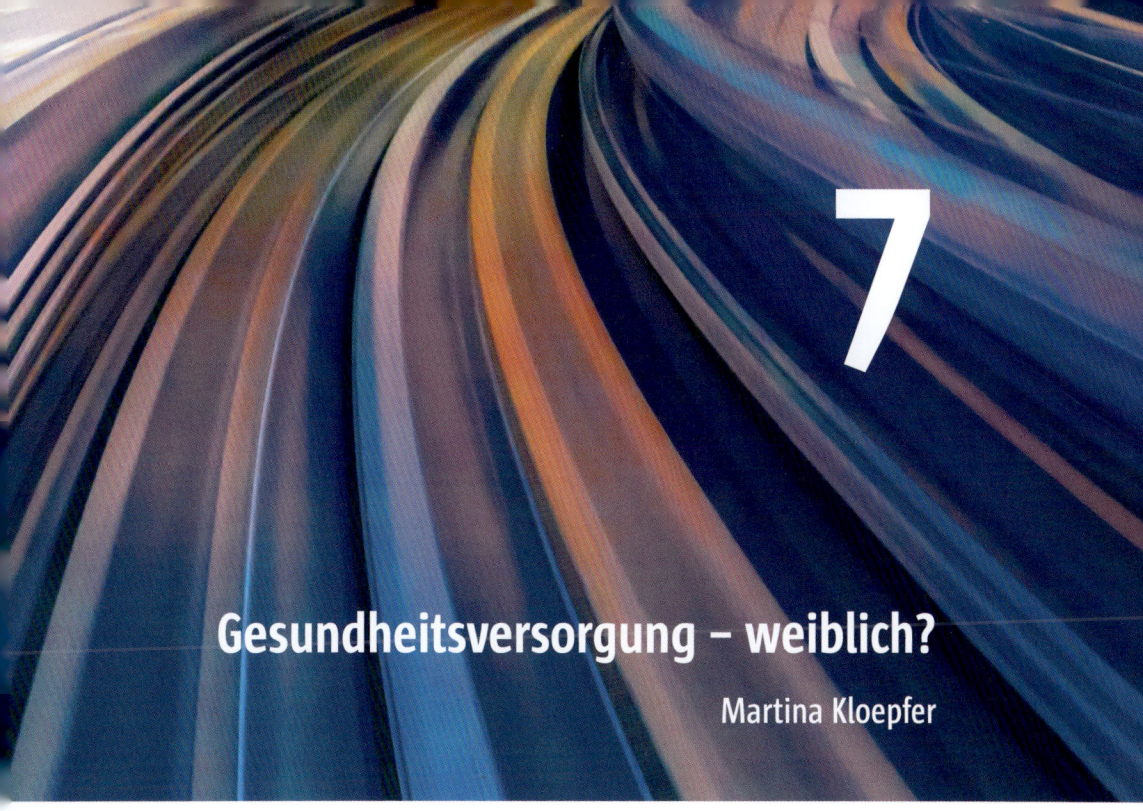

7

Gesundheitsversorgung – weiblich?

Martina Kloepfer

Ärztemangel und Pflegenotstand sind fester Bestandteil der Schlagzeilen im deutschen Gesundheitssystem. Auf die Ressource Frau im ärztlichen Bereich zurückzugreifen und hier verstärkt Strukturveränderungen anzuregen, bleibt dagegen in der öffentlichen Diskussion eher unterrepräsentiert.

Der Pflegenotstand v.a. in Krankenhäusern ist längst Realität und führt zur offensiven Anwerbung von Kräften aus dem Ausland, wie 2019 aus Mexiko, begleitet von Programmen zur Integration und zum Spracherwerb. Eine Akademisierung und eine immer wieder diskutierte höhere Bezahlung versprechen, das Image einer bloßen „Hilfstätigkeit" der traditionell weiblich besetzten nicht-ärztlichen Gesundheitsberufe aufzupolieren und auch für mehr junge – auch männliche – Schulabgänger interessant zu machen.

Der Bereich Soziales und Gesundheit wird ungebrochen von jungen Frauen, wenn man sie nach ihren Berufswünschen fragt, bevorzugt, d.h. das medizinische und pflegerische Personal wird zunehmend auch in Zukunft auf Strukturen und Arbeitsmodelle angewiesen sein, die Kinder nicht zum Hindernis oder gar „Betriebsunfall" werden lassen und eine möglichst adäquate Ausübung des Berufs auch nach Familiengründung erlauben.

7.1 „Feminisierung in der Medizin"

Von einer „Feminisierung" in der Medizin wird seit ca. zehn Jahren gesprochen und sorgt bei jenen für Widerstand, die eine Benachteiligung des männlichen Nachwuchses in der Ärzteschaft befürchten, ebenso wie eine vermeintlich schlechtere Versorgung aufgrund eines höheren Frauenanteils.

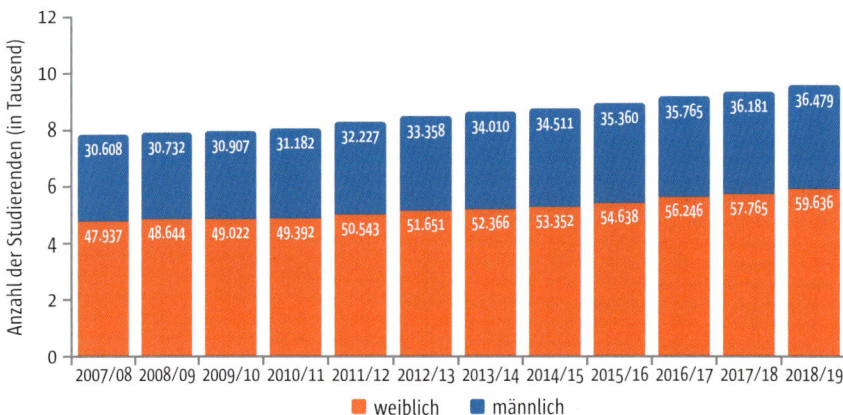

Abb. 1   Anzahl der Studierenden im Fach Humanmedizin in Deutschland nach Geschlecht von 2007/08 bis 2018/19 (Statistisches Bundesamt 2019; Statista 2020)

Tatsächlich steigt die Anzahl weiblicher Medizinstudierender kontinuierlich an und liegt inzwischen bei über 60 Prozent (s. Abb. 1).

Zu Beginn einer medizinischen Laufbahn kann also durchaus von einer „Feminisierung" gesprochen werden. Eine ähnliche Entwicklung ist auch im europäischen Ausland zu beobachten; aber auch jenseits von Europa.

7.2   Vergleich der Laufbahn von Ärztinnen und Ärzten

Für Absolventinnen eines Medizinstudiums scheinen die Stufen auf der Karriereleiter im Vergleich zu ihren männlichen Kollegen höher. Die sog. „Feminisierung" der Medizin relativiert sich angesichts der vom Deutschen Ärztinnenbund erhobenen Zahlen zur Verteilung der Spitzenposten zwischen Männern und Frauen im Bereich der klinischen Medizin. Die 2016 erstmals veröffentlichte Dokumentation Medical Women on Top (MWoT) verzeichnete lediglich 10 Prozent Frauen in Führungspositionen in deutschen Universitätskliniken, 2019 stieg der Anteil auf 13 Prozent. Der Frauenanteil in den Dekanaten von 35 Medizinischen Fakultäten in Deutschland liegt dagegen bei null Prozent. Die Autorinnen kommen daher zum Schluss: „Setzt man einen linearen Anstieg voraus, würde 2051 Parität zwischen Männern und Frauen erreicht sein" (Deutscher Ärztinnenbund 2019).

Die Zahlen der Bundesärztekammer bestätigen das Bild. Im gesamten stationären Bereich sind rund 47 Prozent Ärztinnen tätig, aber auch hier nur zu knapp 14 Prozent in leitender Funktion. Besonders auffällig erscheint das unausgewogene Verhältnis bei Fachrichtungen, in denen der Frauenanteil besonders hoch ist. So ist in der stationären Kinder- und Jugendmedizin 59 Prozent des ärztlichen Personals weiblich, aber nur 18 Prozent der leitenden Posten sind mit Frauen besetzt. Von 3.641 Ärztinnen sind lediglich 3,1 Prozent in leitender Funktion; von 2.522 stationär tätigen Ärzten sind es immerhin 24 Prozent (s. Abb. 2).

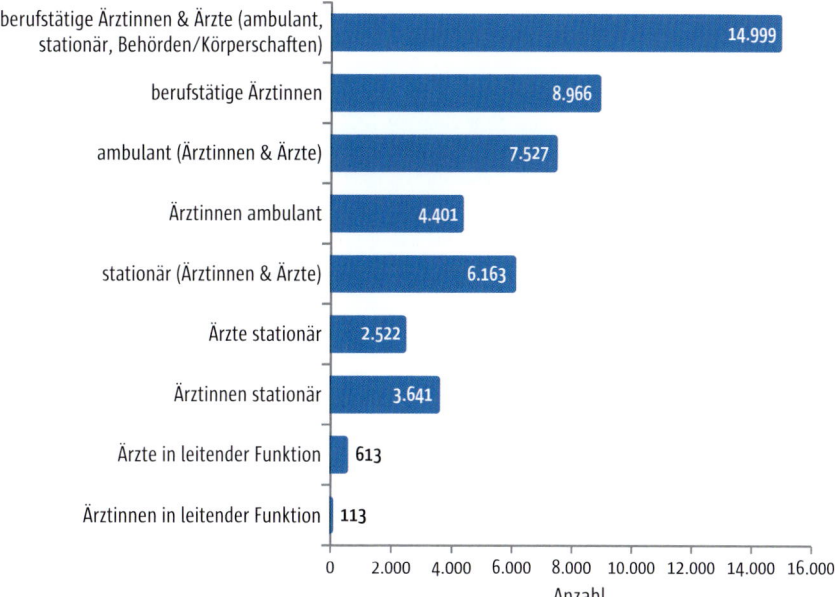

Abb. 2 Verteilung der Ärzte und Ärztinnen im Fachgebiet der Kinder- und Jugendmedizin im ambulanten und stationären Bereich (Bundesärztekammer 2018)

In Fachrichtungen, wie z.B. der Anästhesiologie, die von Ärztinnen gleichfalls deutlich bevorzugt werden, verhält es sich ähnlich. Hier sind zwar 42,7 Prozent der Ärztinnen stationär tätig, aber nur 13,8 Prozent in leitender Funktion.

In der Chirurgie sind Ärztinnen insgesamt mit 21 Prozent zwar unterrepräsentiert, aber mit 7,3 Prozent in Führung fällt das Verhältnis zwischen den stationär tätigen Ärztinnen (22,7 Prozent) und ihrem Anteil in leitender Funktion mit 5,6 Prozent günstiger als in den Fachrichtungen Kinder- und Jugendmedizin bzw. Anästhesiologie aus.

Für den Aufstieg in eine leitende Funktion bedarf es einer fortlaufenden Qualifizierung, und hier geht die Schere zwischen Ärztinnen und Ärzten rasch weit auseinander. Karriere und Familiengründung beanspruchen in etwa die gleiche Lebensphase bei Männern und Frauen; für letztere gilt allerdings ein begrenztes biologisches Zeitfenster.

Es fällt auf, dass Ärztinnen in Fachrichtungen wie Dermatologie oder Kinder- und Jugendmedizin vermehrt im ambulanten Bereich tätig sind. Hier lassen sich Arbeitszeiten individueller und zuverlässiger planen. (s. Abb. 2).

Laut einer 2014 veröffentlichten Umfrage des Hartmannbundes (Hartmannbund 2014), ist es für Medizinerinnen keineswegs selbstverständlich, eine medizinische Karriere und eine Familie zu verbinden. Von 2.772 Befragten waren 21 Prozent bereits als Ärztin tätig und 72 Prozent befanden sich noch im Studium. Bereits zu Beginn ihrer Laufbahn als Ärztin schätzen Frauen ihre Chancen deutlich schlechter ein:

„Glauben Sie, dass Sie die gleichen Chancen haben werden, Ihre Karriereziele zu erreichen, wie Ihre männlichen Kollegen?"

■ nein: 66,04%
■ vielleicht: 20,23%
■ ja: 13,01%

Anders als ihre Kommilitonen müssen sich angehende Ärztinnen oft schon während ihres Studiums die Frage nach Kind oder Karriere beantworten.

„Müssten Sie nach Ihrer Einschätzung auf Kinder/Familie verzichten, um Ihre Karriereziele erreichen zu können"

■ habe schon verzichtet: 3,32%
■ ja: 44,69%
■ nein: 51,01%

Die jährlich veröffentlichten Statistiken der Bundesärztekammer zur Verteilung der Ärzteschaft bestätigen die Umfrage und zeichnen ein differenziertes Bild zu den Gründen. Um die Zahlen derjenigen Ärzte und Ärztinnen, die in den Ruhestand gehen, bereinigt, wird deutlich, dass die meisten Ärztinnen ihrer Berufstätigkeit zugunsten von „Elternzeit" und „Haushalt" nicht mehr nachgehen (s. Abb. 3). Diese Ärztinnen fehlen in Zeiten von Ärztemangel – und angesichts der hohen Kosten eines Medizinstudiums ist diese Drop-out-Quote ein volkswirtschaftlicher „Luxus".

Für die Schwierigkeit, Familie und Beruf zu vereinbaren, machen Medizinerinnen laut Umfrage des Hartmannbundes v.a. strukturelle Probleme verantwortlich und damit zugrunde liegende Rollenmuster und hierarchische Strukturen (s. Abb. 4).

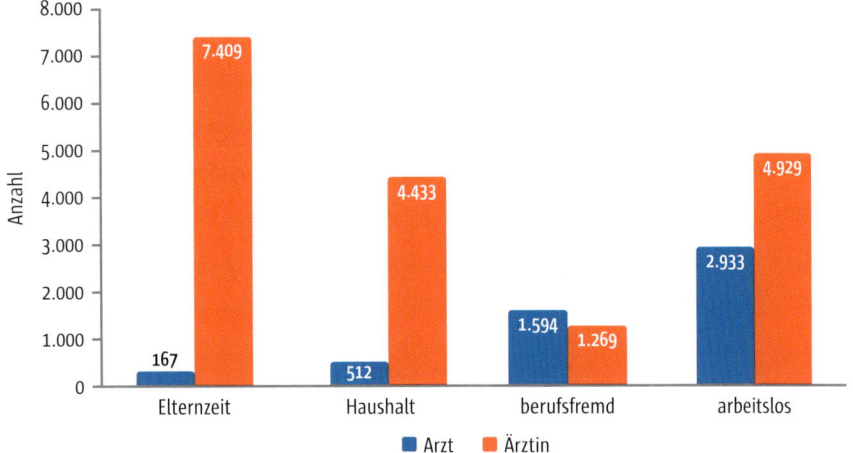

Abb. 3   Ärzte und Ärztinnen ohne ärztliche Tätigkeit nach den Kategorien: Elternzeit, Haushalt, berufsfremd und arbeitslos (Bundesärztekammer 2018)

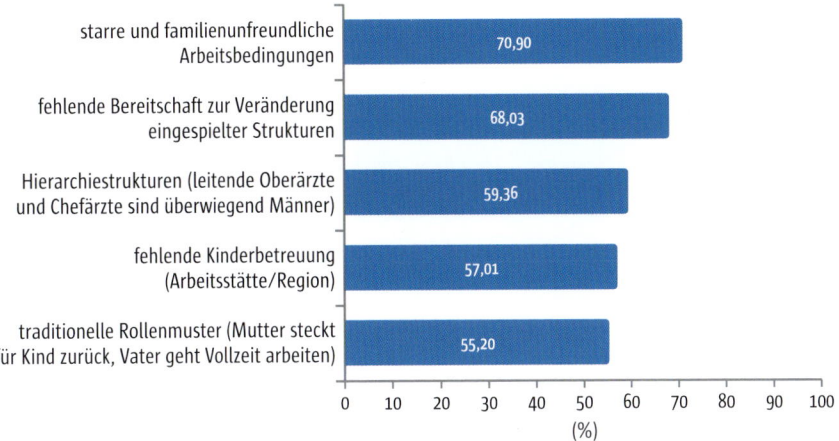

Abb. 4   Antworten auf die Frage „Welche Gründe könnten eine Rolle spielen, dass es bei diesem Thema noch Nachholbedarf gibt? Umfrage Hartmannbund, Mai 2014: Haben Frauen faire Chancen im Arztberuf

Die Einschätzung der befragten Ärztinnen, dass Teilzeitmodelle hauptsächlich für Frauen gelten und zeitlich begrenzt als Teil der beruflichen Laufbahn einer weiblichen Karriere nicht förderlich sind, erscheint vor diesem Hintergrund realistisch (s. Tab. 1).

Die 2013 durchgeführte Onlinebefragung „Traumberuf Ärztin – eine Illusion" von ca. 1.500 Medizinstudierenden der medizinischen Fakultät in Münster unter der Leitung von Bettina Pfleiderer zeigt das gleiche Bild: Die vergleichsweise hohe Drop-out-Quote unter jungen Ärztinnen ist neben der Schwierigkeit, Familie und Beruf in Einklang

Tab. 1   Umfrage Hartmannbund, Mai 2014: Haben Frauen faire Chancen im Arztberuf

	Ja	Nein	Vielleicht
Thema Teilzeit v.a. für Frauen eine Herausforderung am Arbeitsplatz?	91,76%	6,76%	
Ärztin in Teilzeit eine Option?	86,45% (phasen-weise)	7,55%	(5,46% bereits zutreffend)
Erreichbarkeit der Karriereziele in Teilzeit?	34,90%	25,51%	38,98%
Gleiche Chancen, die Karriereziele zu erreichen wie männliche Kollegen?	13,10%	66,04%	20,23%
Angestrebte Karrierestufe	Fachärztin (angestellt o. niedergelassen) 50,79%	Oberärztin 36,09%	Chefärztin 4,52% Chefärztin + student. Lehre/Forschung 7,95%

zu bringen, auch den Strukturen selbst und den daraus resultierenden Konsequenzen geschuldet: „Idealistische Erwartungen der Studentinnen scheinen schon während des Studiums enttäuscht zu werden? Bewirkt das in Kombination mit männlichen starren Hierarchiestrukturen, fehlender Planbarkeit der Weiterbildung zum Facharzt (Familie) ein vermehrten Rückzug aus der Medizin von Frauen?" (Prof. Dr. Dr. Bettina Pfleiderer, 2. Bundeskongress Gender-Gesundheit März 2014)

Die Erhebung des Verbundvorhabens „TransferGenderMed", das Erkenntnisse verschiedener Teilvorhaben zu Karriereverläufen in der Medizin bündelt und daraus Beratungs- und Handlungsempfehlungen für Krankenhäuser generiert, zeigt, dass das Denken in traditionellen Mustern und die damit verbundenen Strukturen im Alltag noch tief verankert sind: „[...] Ärztinnen [sind] in Bezug auf Karrierechancen besonders benachteiligt, wenn ein Kind vorhanden ist. Bei Ärzten mit Kind war nur ein Fünftel der Partnerinnen voll berufstätig, während dieser Anteil bei Ärztinnen mit Kind 90% betrug" (TransferGenderMed 2016, S. 10). Strukturelle Gründe und die daraus resultierende Arbeitsorganisation im Klinikalltag machen den weiteren Karriereweg für Frauen besonders steinig: „Im Krankenhaus bzw. während der Weiterbildung zeichnen sich Diskriminierungspraxen ab, die das Dilemma für Ärztinnen in erheblichem Maße mit erzeugen, sich zwischen Familiengründung andererseits entscheiden zu müssen. Zudem erleben Ärztinnen auch ohne Kind – nur aufgrund ihres ‚weiblich'- bzw. ‚Frau'-Seins – einen erschwerten Berufszugang" (ebd., S. 10). „Old-Boy's-Netzwerke" sorgten in Teilen immer noch für ein geschlossenes System, zu dem Frauen nur schwer Zugang haben (ebd., S. 28).

Diese strukturelle Hürde wird auch durch die Untersuchung von Thomas Bierbaum in seiner Dissertation bestätigt. In der Verbleibstudie des Biomedical Exchange Programms (https://www.bmep.education) der Jahre 1979–2010 wurden 645 Teilnehmer befragt, 32 Prozent davon weiblich und 67,5 Prozent männlich. Unabhängig vom Geschlecht, rechnen sich die Teilnehmer die besten Karrierechancen in den USA aus, Frauen sehen dagegen in Deutschland kaum Möglichkeiten für ihr berufliches Weiterkommen (Bierbaum 2015) (s. Tab. 2).

Nach den Beweggründen zum Lebensmittelpunkt befragt, nennen Frauen v.a. „keine Aussicht auf eine akademische Karriere in einem chirurgischen Fach in Deutschland – besonders mit Kindern" zu haben und rechnen sich in den USA eine höhere Chance aus, mit Familie Karriere zu machen als in Deutschland: „Außerdem antizipiere ich, dass ich Probleme mit dem eher autoritären Führungsstil an deutschen Universitäten habe" (Bierbaum 2015).

Tab. 2   Einschätzung der Befragten im Hinblick auf ihre Karrierechancen (Bierbaum 2015, S. 68)

	USA	Deutschland	Europa
Frauen	57,4%	5,2%	7,1%
Männer	57,4%	11,7%	2,0%
Gesamt	57,4%	10,0%	3,4%

7.3 Lösungsansätze

Um dem Ärztemangel und damit auch dem Ärztinnenmangel v.a. in Krankenhäusern zu begegnen, bedarf es neuer Denkansätze, die über ein Nice-to-have hinausgehen und gewachsene Strukturen auf den Prüfstand stellen.

Möglichkeiten, die es erlauben, Familie und Beruf bzw. Karriere in Einklang zu bringen, sollten an erster Stelle stehen, zumal das Thema Weiterbildung eng damit verknüpft ist. Für Ärztinnen (mit Kind) gestaltet sich dieser notwendige weitere Schritt als schwierig.

7.3.1 Familienfreundlichkeit zahlt sich aus

Die Herausforderung, eine Balance zwischen Familie und Beruf zu finden, wird qua Biologie auch in Zukunft eher von Frauen zu bewältigen sein; aber für die gegenwärtige junge und die nachfolgende Ärztegenerationen wird diese Balance zunehmend auch ein Thema für Männer.

Im Unterschied zu den meisten anderen Wirtschaftsbetrieben gilt es, die besonderen Bedingungen in einem 24/7/365 Krankenhausbetrieb zu berücksichtigen und hier Wege für eine kompatible Kinderbetreuung anzubieten. Laut TransferGenderMed sind hierzu verschiedene Betreuungsangebote erforderlich. Neben einer „Regelbetreuung" gilt es, auf „Komplementärangebote" z.B. im Zuge einer Fortbildung zurückgreifen zu können oder auf eine „Notfallbetreuung" oder „Ferienbetreuung", wenn die Kita ausfällt oder lange Sommerferien die Planung erschweren. Die Möglichkeiten können durch „Babysitterbörsen" oder „Kinderbetreuungsagenturen" erweitert werden (TransferGenderMed 2016, S. 5).

Einige Krankenhäuser bieten Eltern bereits eine umfassende Unterstützung an, wie z.B. die Charité in Berlin. Neben Kindertagesstätten an den verschiedenen Standorten oder in deren Nähe, gibt eine Ferienbetreuung bis zu einem Alter von 12 Jahren Sicherheit, dass der Nachwuchs untergebracht ist. Eine Notfallversorgung wird den besonderen Bedingungen eines Klinikalltags gerecht; denn hier werden Kinder nicht nur bei plötzlichen Dienstplanänderungen betreut, sondern auch wenn sie krank sind. Mit fünf ehrenamtlichen „Väterbeauftragten" wird dem sich verändernden Gesellschafts- und Familienbild Rechnung getragen und (werdenden) Vätern eine Anlaufstelle angeboten.

Auch Vivantes, ein kommunaler Krankenhauskonzern, wirbt auf seiner Webseite mit der bereits 2011 erworbenen Zertifizierung „berufundfamilie", die von der Hertie-Stiftung für familienfreundliche Personalpolitik vergeben wird. Betriebseigene Kinderbetreuung, flexible Arbeitszeitmodelle und ein Eltern-Kind-Büro gehören dazu. Inwieweit dieses Angebot und der zugrunde liegende Strukturwandel insgesamt mit der Teilhabe von Ärztinnen in der Führung korreliert, lässt sich mit Einschränkungen aus dem weiblichen Anteil der auf den jeweiligen Webseiten als „Experten" ausgewiesenen ärztlichen Führungskräfte schließen. Vivantes weist 143 „Experten" aus, bestehend aus Oberärzten und -ärztinnen sowie Chefärztinnen und -ärzten. Mit 25 Chefärztinnen und einer Oberärztin liegt die Quote bei 18,8 Prozent und damit um rund 4 Prozent über der Quote im Landesdurchschnitt.

Die Charité kann unter 85 ärztlichen „Experten", mit 21 Klinikdirektorinnen oder Leiterinnen von Fachabteilungen aufwarten und erreicht damit eine Quote von immerhin 24,4 Prozent.

Abhängig von der Größe und den finanziellen Kapazitäten einer Klinik müssen familienfreundliche Konzepte an das jeweilige Haus angepasst werden; denn nicht jede Klinik wird sich eine eigene Kindertagesstätte und umfangreiche Betreuung auf ihrem Gelände leisten können.

Am Beispiel der Unfallklinik Murnau, die beim Thema Familienfreundlichkeit als Vorreiter gelten kann, lässt sich veranschaulichen, dass sich die Investition in Unterstützung und Angebote für Eltern lohnen kann. Seit 1977 wird eine Kindertagesstätte auf dem Krankenhausgelände unterhalten, die zwischen 05:30 bis 21:30 Uhr an 365 Tagen im Jahr eine Betreuung anbietet, und inzwischen auch einen Hort für Schulkinder. Kinder von Mitarbeiterinnen und Mitarbeitern der Klinik werden ab der achten Lebenswoche bis zu einem Alter von 10 Jahren von geschultem Personal betreut: „Wegen des Schichtbetriebes verbringen die Kinder nicht nur Wach-, sondern je nach Alter, Bedarf und Betreuungszeit, auch Schlafenszeiten in der Kita. Dies erfordert besondere Bedingungen in der räumlichen und organisatorischen Gestaltung der Tagesabläufe." Eine Investition, die sich laut der Studie „Betriebswirtschaftliche Effekte familienfördernder Maßnahmen" von 2008 rechnet (Dobner 2008). In Summe kommt die Studie zu dem Ergebnis, dass eine ausreichende Kinderbetreuung zu weniger Fluktuation des pflegerischen und ärztlichen Personals führt, was entsprechend die Kosten für Personalakquise, Überbrückung von Elternzeiten, Wiedereingliederung und Einarbeitungszeit reduzierte. Für das Jahr 2007 wurde eine Kosten-Nutzendifferenz von knapp 137.000 € errechnet.

- Kosteneinsparung durch Reputationsgewinn und Personalakquise 701.528 €
- Kosten der Kindertagesstätte 564.808 €
- Kosten-Nutzendifferenz 136.720 €

Bei der Vergabe des Deutschlandtest-Siegels „Top Karrierechancen in Krankenhäusern" 2019 an die Unfallklinik Murnau durch das Magazin Focus wird u.a. auch die „Unterstützung der Vereinbarkeit von Familie und Beruf" berücksichtigt. Eine wichtige Auszeichnung beim Wettbewerb um medizinisches Personal.

Geregelte und planbare Arbeitszeiten, eine möglichst schnelle, ggf. IT-gestützte Kommunikation auf Augenhöhe und die bessere Vereinbarkeit von Familie und Beruf ist nicht nur für Ärztinnen interessant, sondern auch für junge Ärzte – und wichtiger als der Verdienst: „Die Vereinbarkeit von Beruf, Familie und Freizeit steht bei jungen Ärztinnen und Ärzten ganz oben auf der Prioritätenliste" (Görgen 2019).

Beschlussprotokoll des 122. Deutschen Ärztetages, 28.–31. Mai 2019, S. 24

Der 122. Deutsche Ärztetag 2019 erkennt an, dass Vereinbarkeit nicht nur bedeutet, Kinderbetreuung und Arbeitszeiten zu organisieren, sondern auch ausreichend Zeit für eine gelebte Partnerschaft, für soziale Kontakte, Hobbys, Ehrenamt und Erholung umfasst. Eine stetige Vernachlässigung dieser so elementaren

Lebensbereiche gefährdet die seelische und körperliche Gesundheit der Mitarbeiterinnen und Mitarbeiter und selbstständiger Ärztinnen und Ärzte.

Auch Mitarbeiter in Teilzeit müssen hinsichtlich ihrer beruflichen Karriere und Weiterbildung als gleichwertige Mitarbeiter angesehen werden.

7.3.2 Strukturelle Lösungen

Weiterbildung

Parallel zu diesen Ansätzen, den Arztberuf für Frauen attraktiv zu halten, bzw. zu ermöglichen, im weiteren Karriereverlauf das eigene Potenzial überhaupt ausschöpfen zu können, stellt sich die Frage nach der Kompatibilität zwischen Weiterbildung und einer voraussichtlichen oder schon eingetretenen Schwangerschaft. Vor allem in der Chirurgie ein Problem, dem sich das 2014 beendete Projekt FamSurg als Teilvorhaben des TransferGenderMed-Projektes gewidmet hat (http://www.famsurg.de).

Mutterschutz bzw. der Schutz des Ungeborenen scheinen unvereinbar mit den heutigen Bedingungen im OP. Nicht selten folgt der Bekanntgabe der Schwangerschaft ein sofortiges Tätigkeitsverbot seitens des Arbeitgebers, was einem Berufsverbot gleichkommt. Statt pauschal sämtliche Tätigkeiten im OP-Umfeld zu verbieten, sollte unter Berücksichtigung der Sicherheitsstandards und der Freiwilligkeit der Betreffenden detailliert ausgelotet werden, welche Tätigkeiten auch weiterhin ausgeübt werden können, mit dem Vorteil: „Schwangere Kolleginnen können ihre Weiterbildung weiterführen (Unterstützung bei der Karriereplanung, Planungssicherheit) und bleiben aus Sicht des Arbeitgebers als Arbeitskraft (mit Einschränkungen entsprechend der Gefährdungsbeurteilungen) erhalten" (TranferGenderMed 2016, S. 34).

Für die Weiterbildung empfehlen sich ein strukturierteres Vorgehen und eine Ablösung des „Learning-by-Doing", das allgemein durch die Weiterbildungsordnung der Bundesärztekammer und der Landesärztekammern geregelt ist. Ein verbindliches klinikinternes Curriculum könnte die Lerninhalte eindeutiger definieren und den Ablauf insgesamt planbarer gestalten (TranferGenderMed 2016, S. 37–39). IT-Lösungen, wie die im Rahmen des FamSurg-Projekts entwickelte ROTA-Softwarelösung, können bei der Organisation unterstützen, aber auch Teil der Ausbildung sein, indem einige Module über Lernportale abgeleistet werden können.

Mentoring- oder Tandemprogramme für Ärztinnen und Ärzte können zusätzlich einen wertvollen Beitrag zur Karriere bilden.

Kommunikation auf Augenhöhe

TransferGenderMed empfiehlt außerdem, beide Geschlechter in der Außen- und Innenkommunikation ausgewogen darzustellen, um Männer und Frauen gleichermaßen zu adressieren und eine höhere Identifikation auch mit dem weiblichen ärztlichen Personal zu erzielen. Statt z.B. in der Stellenausschreibung einen „Assistenzarzt m/w" zu suchen, wird mit der Präzisierung, dass nach einem Assistenzarzt bzw. einer

Assistenzärztin gesucht wird, sprachlich Gleichwertigkeit hergestellt (TranferGenderMed 2016, S. 27). Unter der Prämisse, dass nicht nur das Denken auf die Sprache wirkt, sondern umgekehrt, auch die Sprache auf das Denken, bleibt zu hoffen, dass sich auch über diesen Weg hierarchisch geprägte Kommunikationsformen ändern. Auch die Wahl der Bilder kann nach dem Prinzip des Nudgings überkommene Rollenmuster verändern.

7.4 Pflegeberufe

Das Bundesministerium für Gesundheit geht bei einer kontinuierlichen Entwicklung der Pflegefälle bis zum Jahr 2025 von rund 110.000 fehlenden Pflegerinnen und Pflegern in der Alten- und Krankenpflege aus (https://www.bundesgesundheitsministerium.de/themen/pflege/pflegekraefte/beschaeftigte.html#c3331).

Mit dieser Prognose stellt sich die Frage, inwieweit die gewohnte (gute) Versorgung von Patienten und Patientinnen künftig gewährleistet bleibt und wie sich dieser Mangel auch auf die Arbeit der Ärzteschaft auswirkt.

Abgesehen von der täglichen Arbeitsbelastung nach ihrer Zufriedenheit am Arbeitsplatz befragt, gaben Pflegekräfte bereits 2011 an, dass eine bessere Entlohnung, dicht gefolgt von der Möglichkeit, Familie und Beruf zu vereinbaren, eine große Rolle spielen, in enger Verbindung zur Wertschätzung ihrer Arbeit (Buxel 2011).

Die Anerkennung von Pflege als einem wesentlichen Bestandteil einer qualitativ guten Versorgung ließ lange auf sich warten. Gründe dürften in der „Feminisierung" v.a. der Pflege zu finden sein und der damit historisch gewachsenen geringeren Wertschätzung dieser traditionell „weiblichen" Arbeit. Eine Entwicklung in Richtung „Maskulinisierung" der nicht-ärztlichen Gesundheitsberufe, die zu 80 Prozent von Frauen ausgeübt werden, wäre wohl eine Sensation. 2013 sahen 27 Prozent der Schülerinnen, ihre berufliche Zukunft als Ärztin, aber nur 16 Prozent in der Krankenpflege und lediglich 4 Prozent der Schüler konnten sich vorstellen, zum Pfleger ausgebildet zu werden (Otto Brenner Stiftung 2019; McDonald's Ausbildungsstudie 2013).

Mit dem 2019 in Kraft getretenen Pflegepersonal-Stärkungsgesetz, das die Bedingungen für Pflegekräfte in Krankenhäusern zu verbessern sucht, sind die Pflegekosten nun nicht mehr Teil der Fallpauschalen und damit einzusparender „Kostenfaktor". Abhängig von den tatsächlichen Kosten des Krankenhauses werden sie nun gesondert finanziert, womit ein hoher Pflegeaufwand entsprechend vergütet wird.

Auch wird mit dem Pflegeberufegesetz, das seit 2017 in Kraft getreten ist, der Versuch unternommen, den Pflegeberuf attraktiver zu gestalten und aufzuwerten. Alten- und Krankenpflege wird ab 2020 in der Ausbildung zusammengeführt und mit der Berufsbezeichnung: „Pflegefachfrau" bzw. „Pflegefachmann" abgeschlossen. Mit einer künftigen Akademisierung der Pflegeberufe würde eine zusätzliche Aufwertung erreicht und eine Anpassung an die Standards in der EU. Um mit der Zusammenlegung der Ausbildungswege nicht potenzielle Fachkräfte für die Altenpflege an die Krankenpflege zu „verlieren", ist eine tarifvertragliche Regelung wie in der Krankenpflege dringend geboten.

7.5 Fazit

Um dem Ärztemangel und Pflegenotstand umfassend zu begegnen, wird ein grundlegender Strukturwandel unumgänglich sein. In einer traditionell „weiblichen" Pflege und einer zunehmend weiblicher werdenden Ärzteschaft sind Ansätze notwendig, die Modelle für die Betreuung von Kindern bieten, die auch eine Vollzeittätigkeit zulassen und „Familie" nicht automatisch an Frauen delegieren, die ihr berufliches Potenzial aktuell häufig nicht ausschöpfen können.

Eine solche Investition kann sich, wie am Beispiel der Unfallklinik Murnau gezeigt, durchaus lohnen, wenn die Personalbindung gelingt und die mit einer hohen Fluktuation verbundenen Kosten sinken.

Auch Jobsharing-Modelle in Führungspositionen, wie sie im Universitätsklinikum Würzburg im Fachbereich der Allgemeinmedizin geschaffen wurden, weisen in Richtung neuer Strukturen.

Jüngere Ärztinnen und Ärzte legen Wert auf eine flache und effiziente Kommunikation auf Augenhöhe, was auch den Mitarbeitern und Mitarbeiterinnen aus der Pflege zugute kommen würde (http://www.pflege-wandert-aus.de). Hier ließe sich u.a. verstärkt auf eine digitale Unterstützung zurückgreifen, die gleichzeitig Aufgaben in der Organisation und Dokumentation erleichtern würde, während der gezielte Einsatz von Robotik ein Beitrag wäre, das Pflegepersonal bei physischen Arbeiten zu entlasten.

Zum notwendigen Strukturwandel wird wesentlich die Selbstverwaltung im deutschen Gesundheitswesen beitragen (müssen). Die Entscheidungen der Gremien hängen nicht unwesentlich auch hier von einer geschlechterparitätischen Besetzung ab. Dass hier noch Nachholbedarf besteht, zeigt der Antrag, in dem Bündnis 90/Die Grünen 2018 in dem ein „Mindestanteil von 40 Prozent Frauen in Selbstverwaltungsorganen der Vertragsärzteschaft und der Sozialversicherung" gefordert wird (Drucksache 19/4855).

Literatur

Bierbaum T (2015) Potenzialorientierte Karriereförderung wissenschaftlichen Nachwuchses in den Life Sciences im interkulturellen Spannungsfeld am Beispiel des BMEP. Dissertation. Medizinische Hochschule Hannover

Otto Brenner Stiftung (2019) Berufswünsche und Zukunftsvorstellungen von Jugendlichen. Ergebnisse aus der wissenschaftlichen Begleitung eines Modellprojektes zur Berufsorientierung. Eine Studie der Stiftung Neue Länder in der Otto Brenner Stiftung Frankfurt am Main. URL: https://www.otto-brenner-stiftung.de/fileadmin/user_data/stiftung/01_Die_Stiftung/04_Stiftung_Neue_Laender/02_Publikationen/SNL_08_Jugend_LR.PDF (abgerufen am 24.03.2020)

Bundesagentur für Arbeit (2019) Arbeitsmarktsituation im Pflegebereich. URL: https://statistik.arbeitsagentur.de/Statischer-Content/Arbeitsmarktberichte/Berufe/generische-Publikationen/Altenpflege.pdf (abgerufen am 24.03.2020)

Bundesärztekammer (2018) Ärztestatistik zum 31. Dezember 2018. URL: https://www.bundesaerztekammer.de/fileadmin/user_upload/downloads/pdf-Ordner/Statistik2018/Stat18AbbTab.pdf (abgerufen am 27.03.2020)

Bündnis 90/Die Grünen (2018) Antrag: Mehr Frauen in Führungspositionen zur Organisation des Gesundheitswesens. URL: https://dipbt.bundestag.de/doc/btd/19/048/1904855.pdf (abgerufen am 24.03.2020)

Buxel H (2011) Krankenhäuser: Was Pflegekräfte unzufrieden macht. Dtsch Arztebl 108(17), A-946/B-778/C-778

Deutscher Ärztinnenbund (2019) Medical Women on Top. Dokumentation des Anteils von Frauen in Führungs-positionen in 15 Fächern der deutschen Universitätsmedizin. URL: https://www.aerztinnenbund.de/downloads/6/MWoT_update_2019.pdf (abgerufen am 24.03.2020)

Dobner P (2008) Rechnerische Darstellung der Kosten-Nutzen Gegenüberstellung am Beispiel der Unfallklinik Murnau auf Basis der Studie „Betriebswirtschaftliche Effekte familienfördernder Maßnahmen" der Prognos AG.

Freyschmidt J (2017) Wir brauchen eine Männerquote für Ärzte. Frankfurter Allgemeine Zeitung. 06.03.2017. URL: https://www.faz.net/aktuell/karriere-hochschule/campus/zuviel-feminismus-brauchen-aerzte-eine-maen-nerquote-14906675.html#void (abgerufen am 24.03.2020)

Görgen J (2019) Klinikalltag: Was erwarten und wünschen sich Assistenzärzte wirklich? URL: https://www.prak-tischarzt.de/blog/junge-aerzte-wuensche-realitaet/ (abgerufen am 24.03.2020)

Hartmannbund (2014) Haben Frauen faire Chancen im Arztberuf? Hartmannbund-Umfrage. URL: https://www.hartmannbund.de/fileadmin/user_upload/Downloads/Umfragen/2014-05-12_UmfrageChancengleich-heit.pdf (abgerufen am 24.03.2020)

McDonald's Ausbildungsstudie (2013) Umfrage unter jungen Erwachsenen zu Berufswünschen nach Geschlecht 2013. URL: https://de.statista.com/statistik/daten/studie/321979/umfrage/umfrage-unter-jungen-erwachs-enen-zu-berufswuenschen-nach-geschlecht/ (abgerufen am 24.03.2020)

Statistisches Bundesamt (2019) Studierende an Hochschulen – Wintersemester 2018/2019. URL: https://www.destatis.de/DE/Themen/Gesellschaft-Umwelt/Bildung-Forschung-Kultur/Hochschulen/Publikationen/Downloads-Hochschulen/studierende-hochschulen-endg-2110410197004.pdf?__blob=publicationFile (abgerufen am 27.03.2020)

Statista (2020) Anzahl der Studierenden im Fach Humanmedizin in Deutschland nach Geschlecht in den Wintersemestern von 2007/2008 bis 2018/2019. URL: https://de.statista.com/statistik/daten/studie/200758/umfrage/entwicklung-der-anzahl-der-medizinstudenten/ (abgerufen am 27.03.2020)

TransferGenderMed (2016) Handlungsempfehlungen für die Klinik der Zukunft: So kann Gendergerechtigkeit und Familienfreundlichkeit im Klinikalltag gelingen.

Weblinks

https://www.bmep.education
https://www.vivantes.de/vivantes-experten/
https://www.charite.de/service/finder/klinik_experten_finden/
https://www.bgu-murnau.de/beruf-karriere/kindertagesstaette/
http://www.famsurg.de
https://www.hebammenverband.de/presse/uebersicht/23102007/
http://www.pflege-wandert-aus.de

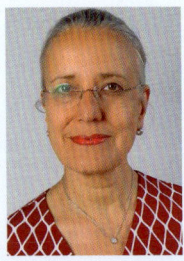

Dr. Martina Kloepfer

Martina Kloepfer hat Biochemie an der Freien Universität Berlin studiert und ihre Promotion in Literaturwissenschaft an der Technischen Universität Berlin abgeschlossen. Sie arbeitet seit 20 Jahren als Trainerin für Auftritte auf dem Podium und in den Medien. 2013 rief sie den Bundeskongress Gender-Gesundheit ins Leben, der 2019 in einer Kooperation mit dem BMC-Kongress seine Fortsetzung fand. Aus dem Bundeskongress für Gender-Gesundheit ging das Institut für Gender-Gesundheit hervor, das sie 2016 mitgegründet hat und dem sie als Vorstand vorsteht.

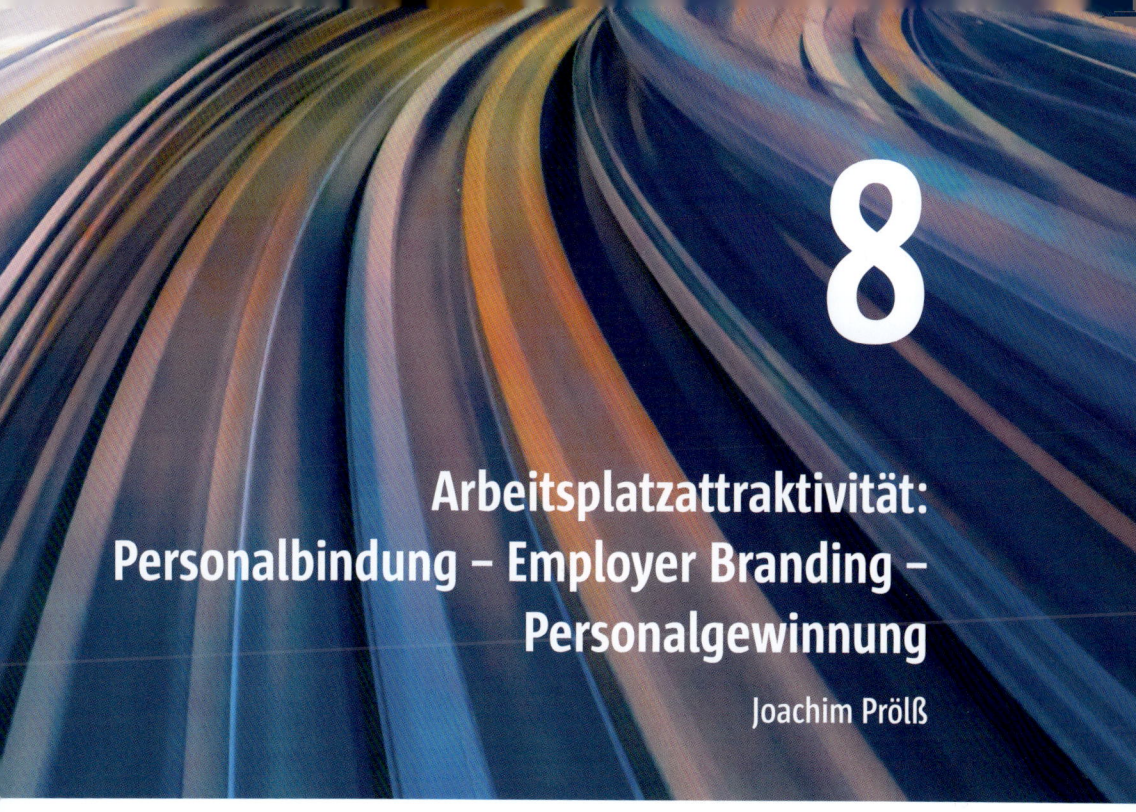

Arbeitsplatzattraktivität: Personalbindung – Employer Branding – Personalgewinnung

Joachim Prölß

Der Arbeitsmarkt der Gesundheitsversorgung ist von einer extrem hohen Dynamik geprägt, mit großen Anforderungen an kontinuierlicher Veränderung und ständiger Anpassung. Die Personalmanager, aber natürlich auch die gesamten Führungsebenen, sind gefordert wie noch nie. Ein Arbeitgebermarkt ist nicht mehr erkennbar, die Beschäftigten haben das Ruder übernommen und bestimmen fast überall in Deutschland den Markt. Hierbei sind nahezu alle Berufsgruppen betroffen, auch wenn es lokale Unterschiede gibt. In manchen ländlichen Regionen werden Ärzte beinahe mit Gold aufgewogen, in den Metropolen sind es vor allem die Pflegefachkräfte, die händeringend gesucht werden. Und ein Zenit ist überhaupt nicht in Sicht. Politik, Beratungsgesellschaften oder wissenschaftliche Institute überschlagen sich mit düsteren Prophezeiungen, wie schlimm es in den nächsten Jahren werden wird. Der aktuellen Politik kann man zugutehalten, die Probleme wirklich angehen zu wollen. Insbesondere werden für die Pflege zahlreiche Vorhaben auf den Weg gebracht, die vor allem zur Attraktivitätssteigerung der Pflegeberufe führen sollen. Im Fokus sind Arbeitsbedingungen und Bezahlung, aber auch die gesellschaftliche Anerkennung soll sich verändern. Ob all diese Aktivitäten ihr Ziel erreichen, scheint nicht sicher. Den Unternehmen bleibt nichts anderes übrig, ihr Profil als Arbeitgeber im Wettbewerb zu schärfen, für herausragende Arbeitsbedingungen zu sorgen und dieses auch konsequent nach außen zu kommunizieren. Im Sinne „Wahre Schönheit kommt von innen", kann dieser Prozess nur von innen nach außen erfolgen. Bunte Versprechen werden ins Leere laufen. Die Arbeitgeber müssen im Unternehmen eine ehrliche und konsequente Beschäftigten-orientierte Personalpolitik vorantreiben, auf denen weitere Konzepte zur Mitarbeiterbindung, Mitarbeitergewinnung und Employer Branding aufsetzen.

8.1 Voraussetzung für eine zeitgemäße Personalpolitik

In der Gesundheitsversorgung liegt es auf der Hand, dass sich die Patienten, Klienten oder Kunden im Mittelpunkt des Geschehens befinden. Hier steht die Beziehungsarbeit, die Arbeit mit den Anvertrauten, sehr stark im Vordergrund. In fast allen Leitbildern dieser Organisationen heißt es auch wörtlich, dass dieser Mensch im Mittelpunkt steht. Eine Personalpolitik, die den Mitarbeiter im Mittelpunkt sieht, hat es nicht leicht, die Mitte ist ja schon besetzt. Dennoch und vielleicht sogar besonders in diesen sozialen Einrichtungen muss eine Personalpolitik auf den Beziehungsaspekt fokussiert werden.

Klaus Olfert formuliert es eindeutig:

> „Die Personalpolitik umfasst alle Grundsätze und Entscheidungen, die sich auf die wechselseitigen Beziehungen zwischen Vorgesetzten und Mitarbeitern, zwischen Mitarbeitern untereinander und zwischen den Mitarbeitern und ihrer Arbeit beziehen." (Olfert 2008)

Er leitet daraus drei wesentliche Kernfelder ab:

- die Steigerung der Leistungsfähigkeit der Mitarbeiter
- die Steigerung der Leistungsbereitschaft der Mitarbeiter und
- die Steigerung der Leistungsmöglichkeit der Mitarbeiter

Diese korrespondieren mit den Themen Personalentwicklung, Führung und Arbeitsplatzgestaltung. Zauner verwendet einen ähnlichen Ansatz. Er versteht Personalpolitik als die Summe aller Handlungen und Entscheidungen, die aufbauend auf einen konkreten Gestaltungswillen darauf zielen, über Auswahl, Einsatz, Entlohnung und Qualifikation von Personal auf eine Organisation oder eine organisationale Subeinheit einzuwirken (Zauner 1999). Dabei betont er, dass Personalpolitik und Personalführung eng zusammengehören. Die besondere Bedeutung des Beziehungsaspektes bei der Personalpolitik muss alle Führungshierarchien erfassen. In den komplexen Organisationen des Gesundheitswesens sind es aber vor allem die Führungskräfte vor Ort, die entscheidend sind, dass Grundsätze einer am Mitarbeiter orientierten Personalpolitik auch in die Praxis umgesetzt werden. Hat sich beispielsweise eine Klinikleitung dazu bekannt, Arbeitszeiten familienfreundlich zu gestalten, müssen Personaloberärzte und Stationsleitungen durch eine individualisierte und angepasste Dienstplanung diese auch umsetzen.

Entscheidend für die Verfolgung der Beschäftigten-orientierten Personalpolitik in der Organisation ist die zu schaffende Struktur und Organisation, die sich nachhaltig der Ausgestaltung der Handlungsfelder und der resultierenden Maßnahmen annimmt. Zur Organisation der Personalpolitik existieren in der Gesundheitsversorgung nur wenige, in der freien Wirtschaft hingegen langjährig etablierte Modelle. Betrachtet man beispielsweise Produktions- und Personal-intensive DAX-Unternehmen, so finden sich dort regelmäßig Arbeitsdirektoren und Personal-Vorstandspositionen in der höchsten Hierarchieebene. In deren Verantwortung, samt ihrer nachgeordneten Strukturen, liegt die Verfolgung sämtlicher personalpolitischer Themen des Unternehmens. Krankenhäuser oder andere Unternehmen der Gesundheitsversorgung in Deutschland, mit wenigen Ausnahmen, sprechen dem Thema Personal diesbezüglich nicht diese angemessene Bedeutung zu. Personalbereiche sind dort in aller Regel als klassische Personalabteilungen des (kaufmännischen) Geschäftsführers organisiert. Meistens liegen in dessen Verantwortung andere große Schwerpunktthemen wie das Management von Finanzen und Controlling. Neben fehlendem Wissen ist es vor allem ein Ressourcenthema, wenn dann personalpolitische Themen nicht bedeutsam entwickelt werden. Die Basis für erfolgreiche Personalarbeit liegt in der verantwortlichen Verortung in der obersten Führungsebene mit entsprechender Ausstattung von Ressourcen.

8.2 Beschäftigten-orientierte Personalpolitik als Basis für Bindung

Der gesteigerten Komplexität von Beschäftigtenorientierung muss durch eine mehrdimensionale Betrachtung und Beachtung sämtlicher den Personaleinsatz beeinflussenden Umstände Rechnung getragen werden. Der finnische Soziologe Juhani Ilmarinen stellte schon 2001 vor dem Hintergrund des demografischen Wandels in seinem „Haus der Arbeitsfähigkeit" den Einfluss und die Bedeutung der Wechselwirkung zwischen den individuellen, den im Unternehmen vorherrschenden und den von außen wirkenden Umständen auf die Arbeitsfähigkeit der Beschäftigten dar (s. Abb. 1, Haus der Arbeitsfähigkeit in Anlehnung an Ilmarinen) (Ilmarinen u. Tempel 2002).

Gesundheit und Leistungsfähigkeit ist in dem Modell der elementare Baustein zur Erreichung der Arbeitsfähigkeit. Durch physische und psychische Gesundheit der Mitarbeiter sind diese erst in der Lage, die Arbeitsleistung dem Arbeitgeber zur Verfügung zu stellen. Die anderen Bauteile des „Hauses" stehen aber in einer engen Wechselbeziehung und machen deutlich, dass eine Beschäftigten-orientierte Personalpolitik einen ganzheitlichen Ansatz verfolgen muss.

Der Aspekt der Führung muss an dieser Stelle noch einmal besonders hervorgehoben werden. Der Zusammenhang zwischen „guter", zeitgemäßer partizipativer Führung und Arbeitszufriedenheit wird mittlerweile niemand mehr infrage stellen. Derweil ist aber auch der direkte Zusammenhang zwischen dem Verhalten des Vorgesetzten – als starker Trigger für Unternehmenskultur – und dem Einfluss auf die Gesundheit der Mitarbeiter belegt. Der AOK Fehlzeiten-Report 2016 pointiert sehr deutlich: Es

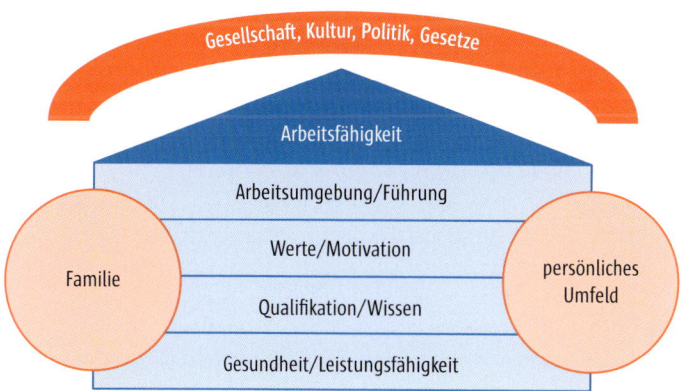

Abb. 1   Haus der Arbeitsfähigkeit in Anlehnung an Ilmarinen

gibt einen klaren Zusammenhang zwischen der Art und Weise, wie Beschäftigte ihre Arbeit erleben und ihrer Gesundheit (vgl. Badura 2016).

Die personalpolitische Ausrichtung eines Unternehmens orientiert sich an der grundsätzlichen Unternehmenspolitik. Das klare Bekenntnis zu einer Personalpolitik, die den besonderen Wert des Mitarbeiters für die Organisation sieht, muss also unternehmerisch verankert und auch gewollt sein. Hierbei gibt es zahlreiche Einflussfaktoren, beispielsweise durch Zielausrichtung, Trägerstruktur, ob es sich um ein Profit- oder Non-Profit-Unternehmen handelt und im besonderen Maße auch durch die Akteure auf der Top-Management-Ebene. Die gesellschaftlichen Erwartungen an die Organisation spielen dabei ebenfalls eine Rolle. Beispielsweise beim Produkt Krankenhausbehandlung – oder klarer ausgedrückt „Heilen" – gibt es für den Patienten und Angehörigen eindeutige Erwartungen an die Dienstleistung und der mit ihr verbundenen Beziehungsgestaltung, insbesondere durch Ärzte und Pflegende. Hierbei hat das Management die Verantwortung, betriebliche und personelle Ressourcen zur Verfügung zu stellen, damit die Mitarbeiter in die Lage versetzt werden, die Behandlungs- und Beziehungsarbeit überhaupt leisten zu können.

Die externen Einflussfaktoren auf die Personalarbeit ändern sich aktuell rasant, vor allem aber die Menschen selbst und damit auch die Bedeutung von Arbeit und Karriere in unserer Gesellschaft. Sprach man bisher nur von einer Work-Life-Balance, beschreibt der umfassendere Begriff „Life-Domain-Balance", dass es neben Arbeit und Privatleben mehr Lebensbereiche und viel komplexere Zusammenhänge gibt, wie Partnerschaft, Familie, Hobbys, gemeinnützige Arbeit oder die Gesundheit. Darüber hinaus muss Personalpolitik auch berücksichtigen, dass sich noch nie so viele Generationen auf dem Arbeitsmarkt gleichzeitig bewegt haben, wie in diesen Jahren. Die Bandbreite ist enorm: Eine Nachkriegsgeneration bereitet sich gerade auf den Sprung in die Rente vor, während die Generation Z dabei ist, den Arbeitsalltag aufzumischen. Die Einstellungen, Erwartungen und Wünsche der Generationen an die Life-Domain-Balance sind extrem unterschiedlich. Diese Zuschreibungen zu den einzelnen Generationen sind zwar teilweise plakativ, aber sie beschreiben sehr gut, dass es nicht eine Personalpolitik geben kann. Daraus resultiert die unbedingte Notwendigkeit des generationengerechten Führungshandelns.

Wie aber entsteht nun aus einer konsequenten Personalpolitik die eigentliche Bindung? Grundlage für die Umsetzung der Unternehmenspolitik sind festzulegende Ziele. Diese Ziele werden in aller Regel klassisch top-down erarbeitet und in die Unternehmenshierarchie eingespeist. Hierbei stellt sich die klassische Frage, wie es gelingen kann, dass die Mitarbeiter sich hier mitgenommen fühlen? Darüber hinaus ist es sehr erfolgversprechend, wenn die Mitarbeiter die Unternehmensziele zu ihren eigenen Zielen machen. Eine strukturierte Beteiligung bei der Zielfindung ist ein wesentlicher unternehmenspolitischer Pfeiler und führt zu einer nicht zu unterschätzenden Bindungskraft.

Aus den bisherigen Beschreibungen ergeben sich Prinzipien einer erfolgreichen Personalpolitik (s. Abb. 2). Die Messung von Erfolg und Wirksamkeit muss hier besonders herausgestellt werden, diese steht in einem direkten Zusammenhang zur Messbarkeit von hergeleiteten Zielen. Aber besonders Partizipation und Empowerment der Beschäftigten ist ein essenzieller Faktor für Bindung und Attraktivität. Zu einer starken und strukturierten Personalpolitik gehört darüber hinaus eine interne Kom-

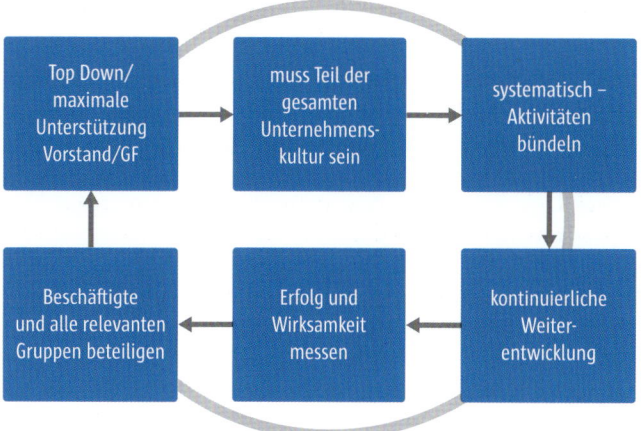

Abb. 2   Prinzipien der Personalpolitik

munikationsstrategie, die alle Formen der Kommunikation „spielen" kann: Foren, Sprechstunden, Intranet, Print, Informationsveranstaltungen, Gehaltsbeilage, Mitarbeiterjahresgespräche, etc.

8.3   Wie können die Mitarbeiter nun konkret gebunden werden?

Personalpolitik, gemeinsame Ziele, Organisationsstrukturen sind alles wichtige „basics", aber gibt es auch richtige Zauberformeln für Bindung und Arbeitgeberattraktivität? Betrachtet man die Beliebtheit-Rankings gibt es diese Unternehmen in Deutschland, die eine hohe Bindungskraft besitzen. Was ist deren Geheimrezept? Die Beschäftigten selber geben den größten Teil der Antwort. In unzähligen Befragungen kann nachgelesen werden, was Arbeitnehmer attraktiv finden bzw. was eindeutig abgelehnt wird.

Holger Buxel hat beispielsweise in einer großen Befragung bei Ärzten in Krankenhäusern herausgefunden, dass die Faktoren „hohe Arbeitsbelastung", „unzureichende Arbeitszeitgestaltung" und „schlechte Führung" maßgeblich verantwortlich sind für Unzufriedenheit und zur Abkehr vom Arbeitgeber führen (Buxel 2013). Für den Pflegedienst in Krankenhäusern standen in einer ähnlichen Befragung andere Punkte im Vordergrund: „Bezahlung", „Zeit für den Patienten/Menschen", „Wertschätzung der Arbeit im Unternehmen" und „Vereinbarkeitsthemen" (Buxel 2011). Nur aus diesen zwei Beispielen können wir ableiten, dass die Gründe aus Sicht der Beschäftigten sehr unterschiedlich sind und auch auseinanderdriften können. Hinzu kommen zahlreiche Faktoren, die durch den Arbeitgeber nicht beeinflussbar sind, wie z.B. die geografische Lage. Für das eigene Unternehmen ist es daher mehr als sinnvoll, regelmäßige Befragungen durchzuführen, um spezifisch für die Berufsgruppen ein Stimmungsbild zu bekommen, was im Unternehmen gut läuft, was bindet und was abschreckt.

Im Universitätsklinikum Hamburg-Eppendorf wurden durch die Entwicklung einer konsequenten Personalpolitik, mit starker Rückkopplung zu den Beschäftigten, vier entscheidende Handlungsfelder herauskristallisiert, die eine hohe Ausprägung für Zufriedenheit und Bindung haben:

- Führung und Qualifizierung
- Gesundheit der Mitarbeiter
- Vereinbarkeit von Beruf, Familie, Freizeit
- Arbeitsbedingungen/Arbeitsbelastung

An diesen Themen wird im UKE konsequent mit einer strukturierten Programmatik, für die das Unternehmen auch ein umfassendes Budget zur Verfügung stellt, gearbeitet. Das Konzept setzt auf partizipative Arbeitsgruppen, in der vielfältige Themen (von Führungsqualifikation über Kinderbetreuung bis zur Entwicklung neuer Arbeitsformen) schnell umgesetzt werden. Für die Umsetzung und interne Vermarktung wurde auch ein Label (s. Abb. 3) entwickelt, mit dem ins Unternehmen signalisiert wird: Hier geht es um dich!

In einem hinterlegten Kennzahlensystem wird fortlaufend geprüft, ob die Maßnahmen mit den Zielen Bindung und Zufriedenheit im Einklang sind. Jährliche Befragungen zur Führung und Unternehmenskultur (Puls-Befragung) geben Auskunft über den grundsätzlichen Kurs. In Abbildung 4 ist die Aufbaustruktur dargestellt.

Für Personalbindung gibt es nicht *das* Geheimrezept. Die Unternehmen müssen ihre Hausaufgaben machen, Analyse betreiben und mit den Beschäftigten in einem engen Dialog stehen. Ob das eigene Unternehmen attraktiv genug ist und Mitarbeiter bindet, entscheiden nicht die Führungskräfte. Es gibt hierzu auch zwei ganz wesentliche Kennzahlen: Die Fluktuationshöhe mit der daraus abgeleiteten Analyse und die

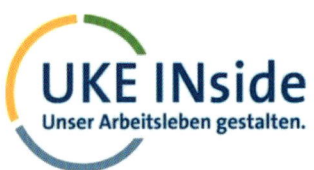

Abb. 3   Label von UKE INside

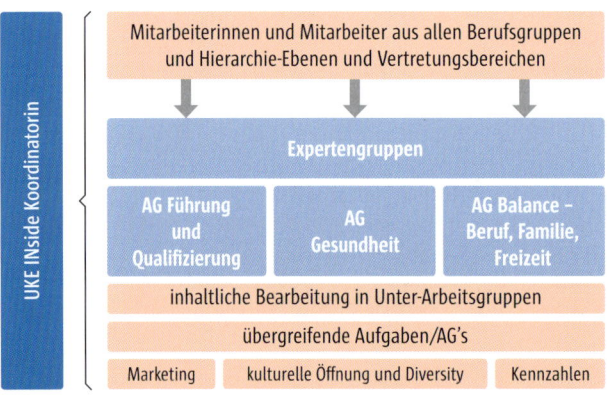

Abb. 4   Struktur von UKE INside

Bewertung der Attraktivität von außerhalb. Die eigenen Beschäftigten und zahlreiche Auszeichnungen und Rankings geben jedem Unternehmen eine wertvolle Standortbestimmung, ob man ein attraktiver Arbeitgeber ist.

8.4 Employer Branding als Belohnung, ein attraktiver Arbeitgeber zu sein

Die vorherigen Ausführungen sollten verdeutlichen, dass eine Markenbildung als guter und attraktiver Arbeitgeber nur gelingen kann, wenn das „Produkt" auch wirklich Strahl- und Leuchtkraft entfalten kann. Auf dieser Basis kann mit viel Kreativität die Marke entwickelt und weiter auf den Weg gebracht werden.

Die Unternehmensmarke und die Arbeitgebermarke stehen dabei selbstverständlich in einem engen, nicht zu trennenden Zusammenhang. In diesem Beitrag wurde klar auf die Bedeutung der Employer Brand fokussiert. Der Einfluss, der von außen wahrgenommenen Qualität des Unternehmens der Gesundheitsversorgung (= „Marke") auf die Attraktivität als Arbeitgeber, ist aber sehr groß. Und hier, nur als kleiner Exkurs, sei erwähnt, dass es eine gegenseitige Beeinflussung von Qualität und Mitarbeiterzufriedenheit gibt. Das Picker Institut hat beispielsweise in den Analysen aus Berichtsdaten von Krankenhäusern, die sowohl eine Patienten- als auch eine standardisierte Mitarbeiterbefragung durchgeführt haben, einen signifikanten Zusammenhang abgeleitet. Je besser Ärzte und Pflegende die Bedingungen der Patientenversorgung einschätzen, desto höher bewerten die Patienten die Qualität der Interaktion zu den Behandlern (Picker Institut 2013).

> „Eine Arbeitgebermarke (Employer Brand) ist das in den Köpfen der potentiellen, aktuellen und ehemaligen Mitarbeiter fest verankerte, unverwechselbare Vorstellungsbild von einem Unternehmen als Arbeitgeber." (Stotz und Wedel-Klein 2014).

An dieser Definition wird sichtbar, dass Employer Branding eine deutliche Verbindung zwischen der Innen- und Außensicht des Unternehmens hat. Die Arbeitgebermarke speist sich fast ausschließlich aus dem Unternehmen heraus. Kriegler beschreibt die Zielsetzung der Arbeitgebermarkenbildung sehr prägnant:

> „Deren Ziel ist hauptsächlich die Ausprägung einer gemeinsamen Identität und eines Werteverständnisses, das Zusammenhalt, Loyalität und Bindung und ein ‚marktorientiertes‘ Verhalten der Mitarbeiter und Führungskräfte erzeugt." (Kriegler 2017)

Die Entwicklung der Arbeitgebermarke muss auf einer strategischen Unternehmensentscheidung basieren und natürlich nicht zufällig und schon gar nicht willkürlich „passieren". Der Fachkräftemangel ist hier der große Treiber: Die Arbeitgeber sind gefordert, besser zu sein als die Mitbewerber und das klar nach außen zu kommunizieren. Employer Branding greift den Wettbewerbsgedanken auf. Hierfür muss klar herausgearbeitet werden, was die Marke genau beinhaltet und bestenfalls, was sie so einzigartig macht.

Wolf Reiner Kriegler beschreibt sehr anschaulich und bildhaft, dass der Weg zur Arbeitgebermarke wie das „Pflanzen eines Baumes ist" (Kriegler 2019): Die Wurzelarbeit ist das Herausarbeiten der Arbeitgeberpositionierung (Employer Value Proposition EVP). Hier werden die Werte und die Identität des Unternehmens verständlich beschrieben. Dieser Schritt setzt voraus, dass intensiv mit allen Mitarbeitergruppen und allen Hierarchieebenen gesprochen wird. Je besser und strukturierter diese Phase angegangen wird, desto prägnanter und differenzierter wird die Positionierung herausgearbeitet und damit auch von den Mitarbeitern später getragen.

Der Stamm des Baumes entspricht dann nach Kriegler der Implementierungsphase und zwar sowohl innerhalb der Organisation als auch außerhalb für den nun beginnenden Weg des „Brandings". Hierzu gehören u.a. Kommunikationsprozesse, aber auch die Prüfung und Weiterentwicklung von Prozessen und Strukturen als kontinuierlicher Abgleich, ob die Positionierung nach innen noch passt.

Die Blätter des Baumes stehen für die nun folgenden vielfältigen Maßnahmen in der operativen Phase. Hier sind den Aktionen keine Grenzen gesetzt. In der Fortsetzung der Bildsprache des Employer Branding-Baumes hat das Wachstum kein definiertes Ende, sondern es ist eher ein zyklischer Regelkreis, in dem immer wieder geprüft werden muss, ob die Arbeitgeberpositionierung und die entworfenen Maßnahmen noch (zusammen-)passen und ggf. weiter- oder auch neuentwickelt werden müssen.

Im UKE wurde mit Unterstützung der Employer Branding-Akademie (DEBA) sehr strukturiert der Prozess zur Markenbildung durchlaufen. Das genaue Herausarbeiten, was das eigene Unternehmen so einzigartig macht, ist ein wichtiges Fundament für die Employer Branding-Strategie. Für die Beschreibung der Arbeitgeberpositionierung hat die DEBA dem UKE drei Fragen gestellt. Für die Beantwortung wurden zahlreiche Beschäftigte aller Hierarchieebenen mit einbezogen.

1. Was ist euer Anker?
   - Stärkung der Unternehmenskultur und -identität, Glaubwürdigkeit darstellen
2. Was ist euer Differenziator?
   - sorgt für Unterscheidbarkeit am Arbeitsmarkt, Erhöhung von Aufmerksamkeit und Wiedererkennung
3. Was ist euer Treiber?
   - Was fördert die Veränderung in der Organisation, was sichert die Zukunftsperspektive?

Im UKE konnte nach vielen Diskussionen und Schleifen die Employer Value Proposition in Form von sog. Spirit-Sätzen beschrieben werden:

- **Anker**: Ein komprimierter Kosmos
- **Differenziator**: Hier pulsiert alles
- **Treiber**: Völlig neu denken

Der daraus resultierende Claim fasste dieses Bild zusammen: Am Puls der Zeit.

Solch ein Prozess fällt nicht über Nacht vom Himmel. Notwendig sind Zeit und Ressource, Know-how von außen und – es sei noch einmal betont– die intensive Einbindung der Mitarbeiter. Nur damit wird sichergestellt, dass die Arbeitgebermarke, die Unternehmenskultur und die Unternehmensidentität als stimmig wahrgenommen werden.

8.5 Erst die Arbeit, dann das Vergnügen: Personalgewinnung ohne Grenzen

Unternehmen, die sich fundiert mit den Fragen auseinandergesetzt haben – was macht uns so einzigartig und attraktiv, was bindet meine Beschäftigten, wie zeige ich meinen Beschäftigten Anerkennung und Wichtigkeit – können bei der Personalgewinnung ihre volle Kreativität entfalten. Grundsätzlich sind hier keine Grenzen zu setzen, außer der immerwährende Abgleich zur eigenen Arbeitgeberpositionierung und zur Unternehmenskultur.

Personalgewinnungskonzepte müssen darüber hinaus natürlich auch auf fundierte Personalbedarfsberechnungen aufsetzen und auch die zukünftige Personalentwicklung mit einbeziehen. Fragen nach den notwendigen Qualifikationen, nach quantitativen Entwicklungen und ggf. örtlichen Anforderungen sind zu beachten. Dieser Bereich ist ein wichtiger Baustein des Personalmanagements bzw. des Personalcontrollings. Zum Abschluss dieses Beitrages möchte ich mich aber auf die Vielfalt zeitgemäßer Personalgewinnungsaktivitäten konzentrieren und auf einige wichtige Felder hinweisen.

8.5.1 Interne Optionen der Personalgewinnung:

Vor allem große Unternehmen sollten hier alle Möglichkeiten ausschöpfen:

- Nutzen Sie einen internen Stellenmarkt?
- Fördern Sie interne Versetzungen?
- Rekrutieren Sie Ihren Führungsnachwuchs aus den eigenen Reihen?
- Wenden Sie strukturierte PE-Konzepte an?
- Wie entdecken Sie Ihre Fach- und Führungstalente?

Die interne Kommunikation mit ihren Beschäftigten ist hier besonders wichtig: Newsletter, Mitarbeiterzeitung, interne Jobbörsen, interne Jobberatung, Angebote der Potenzialanalyse, Mitarbeiterjahresgespräche, etc.

Ihre Mitarbeiter sind die besten Markenbotschafter. Aktivieren Sie Ihre Beschäftigten durch Mitarbeiterempfehlungsprogramme und machen Sie sie zum Partner der Recruiter. Prämienzahlungen sollte man sich hier gut überlegen. Beschäftigte sollten den eigenen Arbeitgeber aus Überzeugung empfehlen. Geld- oder Sachprämien wirken aus meiner Sicht hilflos und erinnern eher an die Gewinnung von Zeitungsabonnenten. Wie wäre es mit Wertschätzung und Anerkennung? Laden Sie Anwerbenden und Geworbenen zu einem gemeinsamen Event ein und lassen Sie die Geschäftsführung persönlich Danke sagen.

8.5.2 Online- und Offline-Stellenausschreibungen

Hier ist der Markt sehr in Bewegung und zeigt sich sehr berufsgruppenspezifisch. Die klassische Stellenanzeige in Tages- und Fachzeitungen verliert an Bedeutung. Aber prüfen Sie Ihre spezielle Anforderung. Und holen Sie sich Fachleute ins Team, die ein fundiertes Wissen mitbringen. Im World Wide Web gibt es von Google Ads bis

Xing eine Vielzahl von Möglichkeiten, die strukturiert für die eigenen Bedarfe analysiert werden müssen. Und seien Sie besonders kreativ und vermeiden Sie langatmige Textbeschreibungen.

8.5.3 Karriereseite im Internetauftritt

Die besten Bewertungen finden sich häufig auf den Karriereportalen der attraktiven Arbeitgeber. Im Gesundheitssektor gibt es hier viel Nachholbedarf und es wird oftmals zu wenig Zeit und Geld investiert. Die Karriereseite ist eine perfekte Möglichkeit der Präsentation nach außen. Hier können Sie zeigen, was im Unternehmen leuchtet und es darf und muss nach außen strahlen. Inhalt und Außendarstellung müssen zeitgemäß sein und die einzelnen Zielgruppen ansprechen. Nehmen Sie sich Zeit und schauen, was Ihre Mitbewerber machen. Ihr Auftritt muss in Ihr Unternehmen passen, aber durch die Transparenz im System war es noch nie so einfach wie jetzt, der Konkurrenz über die Schulter zu schauen.

8.5.4 Optimierung des Recruiting-Prozesses

Die Hauptfaktoren sind Einfachheit, Schnelligkeit, Zugewandtheit und Verbindlichkeit. Im Recruiting-Prozess müssen Ihre besten Mitarbeiter sitzen. Die klassische Personalverwaltung kommt hier an die Grenzen. Die Recruiter müssen auch zur Zielgruppe passen. Schärfen Sie Ihre Abläufe und seien Sie 100 Prozent kundenorientiert.

8.5.5 Ausbildung fördern

Die beste Möglichkeit der Gewinnung von Fachkräften funktioniert über die eigene Ausbildung. Nutzen Sie alle Möglichkeiten und erweitern Sie Ihre Ausbildungszahlen und Ihr Portfolio. Investieren Sie in neue Ausbildungsberufe. Und bieten Sie Qualität – nur zufriedene Auszubildende bleiben im Unternehmen. Und öffnen Sie sich konsequent jungen Menschen, die sich für eine Ausbildung interessieren. Das reicht vom „Girls' and Boys' Day", über Praktika bis zu einer guten PJ-Organisation. Über die Freiwilligendienste (FSJ und BFD) können Gesundheitseinrichtungen nicht nur wertvolle Unterstützung erhalten, sondern auch sehr gut neue und engagierte Auszubildende gewinnen. Gehen Sie aktiv auf die Schulen zu: Das UKE veranstaltet beispielsweise einmal im Jahr einen Talentcampus, zu dem hunderte zukünftige Schulabgänger zu einem Markt der Möglichkeiten eingeladen werden.

8.5.6 Kongresse und Messen

Viele Fachkongresse und spezifische Jobmessen bieten den Arbeitnehmern eine Plattform, sich über potenzielle Arbeitgeber zu informieren. Sondieren Sie strukturiert und fundiert Ihren Markt und stellen Sie für Ihren Auftritt ein Kongress- und Messeteam zusammen. Investieren Sie in einen professionellen Auftritt, aber vor allem müssen Sie engagierte und begeisterte Mitarbeiter mitnehmen. Ein besseres „Testimonial" werden Sie nicht finden.

8.5.7 Kampagnen und Aktionen

Auf der Basis Ihres Selbstverständnisses müssen Sie auch immer wieder Akzente in Form von Kampagnen und besonderen Events setzen. Kampagnen können das ganz große Rad drehen, im Sinne einer umfassenden Außendarstellung des Unternehmens und der Arbeitgebermarke. Aber auch bestimmte Problemstellungen können in Form einer kompakten Kampagne angegangen werden, zum Beispiel wenn Sie ein neues Fachgebiet eröffnen und hierfür sehr gezielt neue Mitarbeiter gewinnen müssen. Auch hier gilt wieder: Seien Sie professionell, strukturiert und versuchen Sie, den Erfolg zu messen, in dem Sie sich Ziele und Kennzahlen setzen.

Mit gezielten Aktionen können Sie auch indirekt für neue Mitarbeiter werben. Veranstalten Sie einen Sponsorenlauf und setzen Sie dabei gezielt auf Ihre Stakeholder. Veranstalten Sie Konzerte oder gründen Sie eine Gesundheitsakademie, in der Sie Ihre Expertise nach außen tragen. Hier zeigt sich beispielhaft, wie Sie die Unternehmensmarke mit der Arbeitgebermarke immer wieder aktiv verknüpfen können.

8.6 Take Home Messages

Der Beitrag kann dieses unglaublich große Feld des Personalmanagements nur im Ansatz beleuchten. Das Thema Fachkräftesicherung hat einen sehr hohen Stellenwert eingenommen und ist nicht selten zum bestimmenden Erfolgs- und Wachstumsfaktor für die Unternehmen in der Gesundheitsversorgung geworden. Dieser Beitrag soll deutlich machen, dass die Unternehmen nicht auf die Hilfe von außen warten dürfen. Ein engagierter und attraktiver Arbeitgeber zu sein, ist Aufgabe des Top-Managements gemeinsam mit allen Führungsebenen. Und diese Aufgaben beginnen im Inneren der Organisationen. Der Schlüssel ist die konsequente Entwicklung der Unternehmens- und Führungskultur, in der die Beschäftigten nicht nur in den Weihnachtsansprachen in den Mittelpunkt gerückt werden.

Literatur

Badura B, Ducki A, Schröder H, Klose J, Meyer M (2016) Fehlzeiten-Report 2016: Unternehmenskultur und Gesundheit-Herausforderungen und Chancen, Springer-Verlag Berlin

Buxel H (2011) Was Pflegekräfte unzufrieden macht. Dtsch Arztebl 108(17): A 946–8

Buxel H (2013) Arbeitsplatz Krankenhaus: Was Ärzte zufriedener macht. Dt. Ärzteblatt 110(11): A-494/B-440/C-440

Ilmarinen J, Tempel J (2002) Arbeitsfähigkeit 2010: was können wir tun, damit Sie gesund bleiben? VSA-Verlag Hamburg

Kriegler WR (2017) Employer Branding: Die Arbeitgebermarke als Spiegel von Identität und Kultur. In: Prölß J, van Loo M: Attraktiver Arbeitgeber Krankenhaus. MWV Medizinisch Wissenschaftliche Verlagsgesellschaft mbH & Co. KG, S. 179–199

Kriegler WR (2019) Arbeitgebermarke: Ihr Fels in der Brandung des Fachkräftemangels. In: Prölß J, Lux V, Bechtel P: Pflegemanagement. MWV Medizinisch Wissenschaftliche Verlagsgesellschaft mbH & Co. KG, S. 239–242

Olfert K (2008) Lexikon Personalwirtschaft. Friedrich Kiehl Verlag GmbH Herne

Picker Institut (2013) Picker Report 2013. Zentrale Faktoren der Patienten- und Mitarbeiterzufriedenheit (Kurzversion). Online unter: http://www.forum-gesundheitspolitik.de/dossier/PDF/picker_kurz.pdf (abgerufen am 01.04.2020)

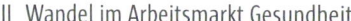

Stotz W, Wedel-Klein A (2014) Employer branding: mit Strategie zum bevorzugten Arbeitgeber. De Gruyter Oldenbourg Verlag Berlin

Xing Statista (2015) Kompass neue Arbeitswelt. Die große XING Arbeitnehmerstudie 2015.

Zauner A (1999) Personalpolitik als systemische Intervention. In: Elsik W, Mayrhofer W (Hrsg.) Strategische Personalpolitik. Rainer Hampp Verlag München und Mering, S. 165ff.

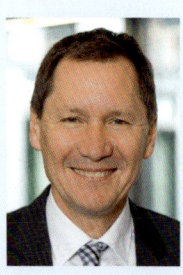

Joachim Prölß

Seit 2010 Direktor für Patienten- und Pflegemanagement sowie Personalvorstand des Universitätsklinikums Hamburg-Eppendorf; zuvor Leitender Pflegedirektor der Kliniken der Stadt Köln gGmbH; Ausbildung Gesundheits- und Krankenpflege, Fachkrankenpfleger für Anästhesie- und Intensivpflege, Diplom-Studium Pflegemanagement an der Katholischen Hochschule Köln und Master-Studium Sozial- und Gesundheitsmanagement an der TU Kaiserlautern.

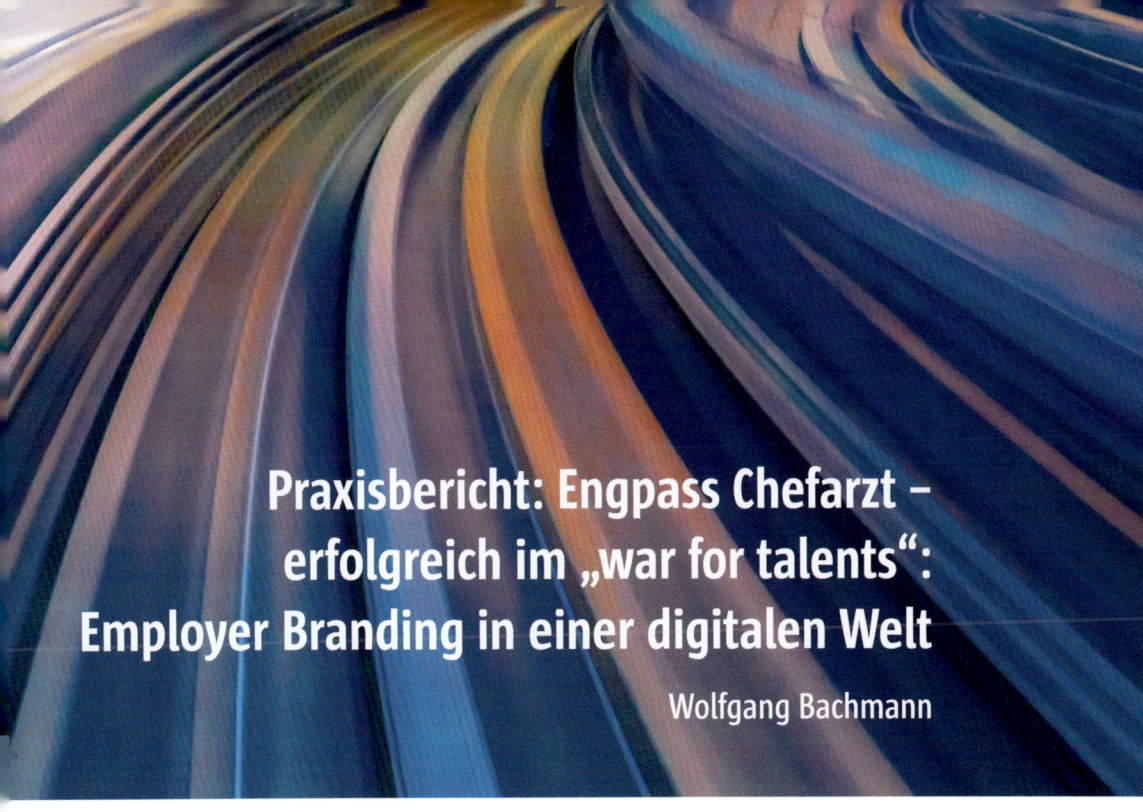

Praxisbericht: Engpass Chefarzt – erfolgreich im „war for talents": Employer Branding in einer digitalen Welt

Wolfgang Bachmann

Unbesetzte Chefarzt-Stellen – wie ist das möglich? Extrem hohe Kosten für Anzeigen, Headhunter, Job-Portale und Employer Branding-Programm – viele HR-Verantwortliche in den Kliniken stellen sich derzeit die Frage „Was mache ich nur falsch?". Der „war for talents" hat noch nicht richtig begonnen und schon sind die Hilferufe der HR-Verantwortlichen unüberhörbar. Haben Oberärzte keine Lust mehr auf Karriere, sind Chefarzt-Positionen nicht mehr gefragt? Oder liegt es an der Art und Weise, wie derzeit Chefarzt-Stellen ausgeschrieben werden, entsprechen analoge oder digitale Stellen-Anzeigen oder Karriereseiten nicht oder nicht mehr den Bedürfnissen potenzieller Bewerber? Mit diesen beiden Fragen beschäftigt sich dieser Beitrag etwas intensiver und macht sich dabei auf die Suche nach Antworten auf die akuten Herausforderungen. Der Autor hat dazu im Rahmen einer telefonischen Umfrage unter Personalverantwortlichen in Krankenhäusern nach Antworten gesucht und diese den Antworten, die in Interviews mit Ober-, ltd. Ober- und Chefärzten gegeben wurden, gegenübergestellt.

Das „magische" Dreieck der Kliniken: Attraktive Produktmarke in Kombination mit einer präsenten Unternehmens- und einer starken Arbeitgebermarke

Die erfolgreichen Anbieter von medizinischen Dienstleistungen, wie z.B. Kliniken, haben in den letzten Jahren drei entscheidende Weichenstellungen vorgenommen. Erstens: Sie haben sich spezialisiert, ihr Angebot qualitativ aufgerüstet und die Kliniken zu relevanten und überzeugenden Produktmarken entwickelt. Zweitens: Sie haben die Prozesse optimiert. Drittens: Sie haben ihr Unternehmen kundenorientiert aufgestellt und ihre Klinik zu einer präsenten und attraktiven Unternehmensmarke weiterentwickelt.

Jetzt stehen sie vor der nächsten großen Herausforderung: Die Entwicklung ihres Unternehmens zu einer präsenten, relevanten und strahlenden Arbeitgeber-Marke. Dabei geht es um mehr als glänzende analoge oder digitale Stellenanzeigen, um mehr als aufwendig erstellte Karriere-Portale oder ein aufsehenerregendes Employer Branding-Programm. Es geht zunächst um eine Frage der Haltung, des Selbstverständnisses mit dem man sich der Herausforderung des „war for talents" nähert.

Die High Potential-Ärzte sind anspruchsvoller geworden.

Sie kennen ihren Wert. Sie wissen, dass sie gesucht werden. Sie wollen umworben werden. Und sie kennen ihre Optionen außerhalb der Kliniken und auf der internationalen Bühne. Die digitale Welt schafft Transparenz und die Besten nutzen diese Transparenz. Die Besten sind wählerisch, sie schauen genauer hin, wollen hinter die geschmückten Kulissen, hinter die schöngefärbten Fassaden blicken. Sie kennen den Unterschied zwischen Schein und Sein und leiten daraus die Verpflichtung ab, dreimal zu prüfen, ob das, was wie Gold glänzt, auch Gold ist. Die High Potential-Ärzte sind kritischer geworden, sie durchschauen die Kosmetik-Programme der typischen Employer Branding-Aktivitäten.

Sich erfolgreich bewegen im Haifisch-Becken des „war for talents"

Im zukünftigen Wettbewerb um die besten Bewerber, werden die gewinnen, die für die High Potential-Ärzte besonders relevant und attraktiv sind. Neben den Häusern und deren Abteilungen, die per se eine hohe Anziehungskraft haben, werden Arbeitgeber mit hoher Präsenz in der analogen und digitalen Welt, mit einem hohen Anspruch an die eigenen Rekrutierungsinstrumente und -prozesse punkten.

Wer die Besten der besten Bewerber erreichen will, benötigt einen hochprofessionellen und schnellen bzw. zeitoptimierten Rekrutierungsprozess – ist doch der Rekrutierungsprozess der erste Kontakt, sozusagen die Visitenkarte des Unternehmens.

> Der Rekrutierungsprozess und die eingesetzten Rekrutierungsinstrumente repräsentieren den Qualitätsanspruch des Unternehmens. Für jeden Bewerber ist die Qualität dieses Prozesses sozusagen der erste Praxisabgleich zwischen Marketingversprechen und Realität.

Rekrutierung endet nicht mit der Unterschrift unter dem Vertrag, sondern mit der Beendigung der Probezeit, deshalb legen attraktive Kliniken größten Wert auf einen umfassenden Onboarding-Prozess. Spätestens hier wird deutlich, wie wichtig die enge Verzahnung von HR- und Ärzte-Team ist.

Die Leistungen von „Headhuntern" werden sehr kontrovers diskutiert (notwendiges Übel, reiner „Durchlauferhitzer"). Immer mehr Personalverantwortliche berichten

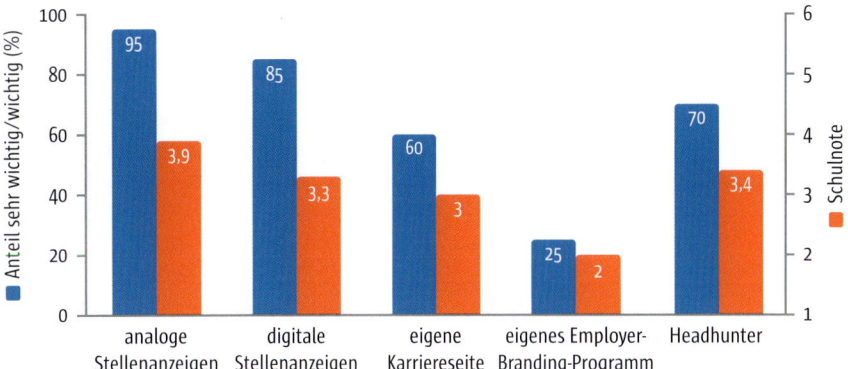

Abb. 1   Antworten auf die Frage: „Welche Möglichkeiten haben Sie in der jüngeren Vergangenheit für die Rekrutierung von Chefärzten genutzt, wie bewerten Sie den Erfolg dieser Möglichkeiten?"

von Masse statt Klasse. Einig sind sie sich auch in der Beurteilung der Ergebnisse. Nur etwa ein Drittel der Aufträge würden mit guter Qualität erfüllt.

Empfehlungen von Chefärzten und Seniorexperten werden ebenfalls zunehmend kritisch gesehen (Fluch und Segen), da mit dem Charakter der Empfehlung verbunden ist, Überprüfungen weniger kritisch – und zwar sowohl von Arbeitgeber- als auch von Arbeitnehmerseite – zu handhaben.

Die Umfrage des Autors unter Kliniken mit offenen Chefarzt-Stellen[1] hat die in Abbildung 1 dargestellten Ergebnisse gebracht.

In der Praxis haben sich derzeit drei unterschiedliche bevorzugte Rekrutierungskategorien herauskristallisiert.

Recruiting 1.0 – Kliniken, die primär „analog" denken und handeln

Zu dieser Gruppe zählen Kliniken, die sich in der analogen Welt zuhause fühlen. Ihre Stellenanzeigen werden v.a. in den Print-Medien veröffentlicht. Um ein optimales Kosten-/Nutzen-Verhältnis zu erreichen, konzentrieren sie sich auf die führenden Print-Medien bzw. die mit den größten Erfolgsaussichten. Sie haben gelernt, dass sie dann die besten Bewerbungen erhalten, wenn gut strukturierte Texte möglichst exakt die tatsächlichen Anforderungen der Stelle wiedergeben. Auch die Gestaltung der Stellenanzeigen haben sie optimiert: Ihre Anzeigen fallen auf, sind klar strukturiert, lösen Emotionen aus und fordern zum Handeln auf. Die Zahl der Kliniken, die sich selbst zu dieser Kategorie zählt, nimmt ab.

---

1 Telefonische Befragung unter Personalverantwortlichen in Kliniken aller Bereiche und Versorgungsgrade (Grund- und Regelversorgung, Maximal- und Fachversorgung, Akut und Reha) sowie aller Trägerarten (Kommunal, Konfessionell, Privat), n = 82, 07-09/2019, abgeschlossene Recruitingmaßnahmen

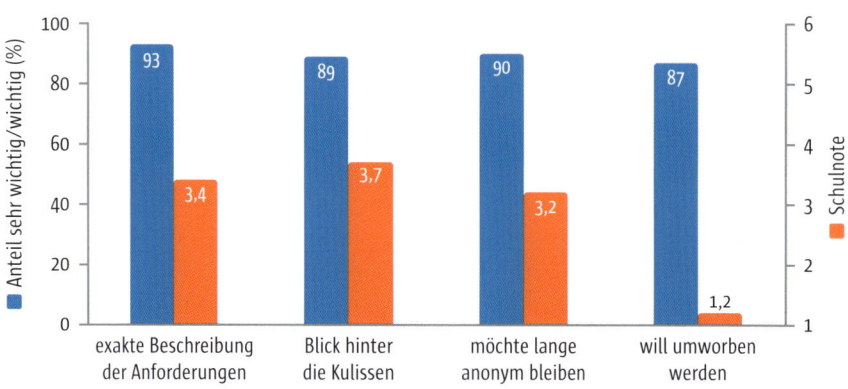

Abb. 2   Antworten auf die Frage: „Was ist Ihnen als (Ltd.) Ober-/Chefarzt wichtig bei der Bewerbung um eine Chefarzt-Stelle, welche Erfahrungen (in Schulnoten) haben Sie bislang damit gemacht?"

Recruiting 2.0 – Kliniken, die „digital" denken und handeln

Als immer weniger Bewerbungen auf Printanzeigen eingingen, haben diese Kliniken ihre Stellenanzeigen auch in den digitalen Ausgaben der führenden Print-Medien veröffentlicht. Schnell haben sie festgestellt, dass die Nutzer der digitalen Medien andere Lesegewohnheiten haben und sie haben daher Text und Gestaltung für die digitale Welt optimiert. Mehr und mehr nutzen sie auch die speziellen Angebote der auf ihre Zielgruppen zugeschnitten Online-Jobbörsen. Die meisten Kliniken befinden sich derzeit auf dem Weg in diese Kategorie oder sind bereits dort angekommen, wobei insbesondere in den Bereichen des E-Recruitings nach eigener Einschätzung Skills fehlen. Die Folge: Unausgeschöpfte Potenziale im Bereich des E-Recruitings.

Recruiting 3.0 – Kliniken, die Erfahrungen mit Employer Branding-Programmen gemacht haben

Perfekte Stellenanzeigen für Print und Online sowie die Nutzung der Leistungen von Online-Jobbörsen war diesen Kliniken nicht genug. Sie bauten eine erfolgverspre-chende Karriereseite auf ihrer Homepage auf und erweiterten ihre Rekrutierungs-maßnahmen auf Facebook und Co. Abschluss ihrer Rekrutierungs-Offensive war die Entwicklung und Etablierung eines umfassenden Employer Branding-Programms. Mit großem Engagement und finanziellem Aufwand haben sie erfolgreich eine star-ke Arbeitgebermarke im Markt etabliert. Diese Kategorie wird gern von konzernorien-tierten Strukturen genutzt. Nicht selten wird Employer Branding in den Konzern-zentralen entwickelt. In den lokalen Klinikstandorten können Widersprüche zu den zentral entwickelten Programmen u.U. schmerzlich deutlich werden, da die lokalen Gegebenheiten (noch) zu weit von den Markenversprechungen entfernt sind.

Wie „ticken" High Potential-Ärzte

Die High Potential-Ärzte haben eine hohe digitale Affinität. Sie erwarten einen vollständigen, einfachen und zeitsparenden digitalen Bewerbungsprozess.

Besonders wichtig ist ihnen einerseits der „Perfect Match" – d.h. die maximale Sicherheit, dass ihr Erwartungsprofil mit dem Anforderungsprofil der Stelle so weit wie nur möglich übereinstimmt und andererseits sie solange wie nur möglich im Bewerbungsprozess anonym bleiben können.

Die Umfrage[2] des Autors unter Ober- und Chefärzten, die sich in den vergangenen Monaten für eine offene Chefarzt-Stelle interessierten, hat die in Abbildung 2 dargestellten Ergebnisse gebracht.

Fazit: Tausende von offenen Stellen müssen nicht sein! Game-Changer sind gefordert!

Wer die Kosten der Kliniken für Recruiting und die Anzahl der offenen Chefarzt-Stellen drastisch senken will, der muss sich mit vollkommen neuen Recruiting-Ansätzen beschäftigen. Recruiting-Ansätze der Kategorie 4.0. Deshalb sind Game-Changer gefordert. Anbieter, die über den Tellerrand der derzeitigen Angebote hinausschauen, die neue Spielregeln definieren, die vorhandene innovative Technologien und die in anderen Branchen und Anwendungsgebieten bereits erfolgreich getesteten Formate, wie z.B. Infotainment nutzen.

Recruting 1.0, 2.0 und 3.0 ist an Grenzen gestoßen: Zu wenige potenzielle Bewerber fühlen sich aktiviert, die Kosten der Recruiting-Maßnahmen steigen ins Unermessliche. Jetzt ist der Mut zum Experimentieren gefordert. Jetzt gilt es, innovative Verfahren zu entwickeln und zuzulassen. Innovative Verfahren, die dem Bedürfnis der potenziellen Bewerber entsprechen: Dem Bedürfnis nach möglichst langer Anonymität, nach spannenden Bewegtbild-Inszenierungen statt nichtssagender Hochglanzbroschüren, nach Live-Inszenierungen, die einen realen Blick hinter die Kulissen ermöglichen. Jedes innovative Verfahren wird sofort im Keim erstickt, wenn die erste Frage lautet „In welchem Krankenhaus wird dieses Verfahren bereits mit Erfolg eingesetzt?" Zu Lösungen der Kategorie 4.0 kommen wir nur durch eine gemeinsame Anstrengung von Anbietern innovativer Recruiting-Lösungen und HR-Verantwortlichen mit der Lust auf neue zukunftsweisende Recruiting-Lösungen.

Recruiting 4.0 basiert auf einem Infotainment-Ansatz, baut auf individuellen Recruiting-Boosting-Strategien auf. Recruiting 4.0 schafft den Übergang von Plattform- zu Ecosystemen.

---

2 Persönliche, qualitative Interviews 09-11/2019, n = 61; Teilnehmer: Angestellte Ober-, ltd. Ober- und Chefärzte (alle Versorgungs- und Trägerarten)

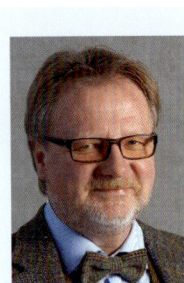

Wolfgang Bachmann

Nach 20 Jahren als Banker, Coach und Trainer, leitender Strategie- und Personalberater bei den Volks- und Raiffeisenbanken bzw. deren Verband, wechselte er 1998 sowohl die Beschäftigungsform als auch die Branche. Er gründete die VR Consult AG, deren Geschäftsfelder der Auf- und Ausbau von vernetzten Versorgungsstrukturen sowie die Entwicklung von Präventionssoftware sind. Er ist Mehrheitsaktionär dieses Unternehmens.

Seit 2003 ist Wolfgang Bachmann zusätzlich zur Unternehmerfunktion in der VR Consult AG in unterschiedlichen Leitungsfunktionen der Ärztegenossenschaft Gesundheitsnetz Süd eG (GNS), derzeit als Vorstand, tätig. In dieser Eigenschaft baut er seit 2018 das Startup Jofodo AG auf und führt die Gesellschaft als CEO. Jofodo versteht sich als Game-Changer im Ärzterecruiting.

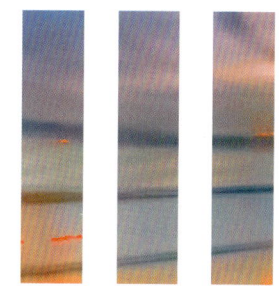

Interprofessionelle
Zusammenarbeit

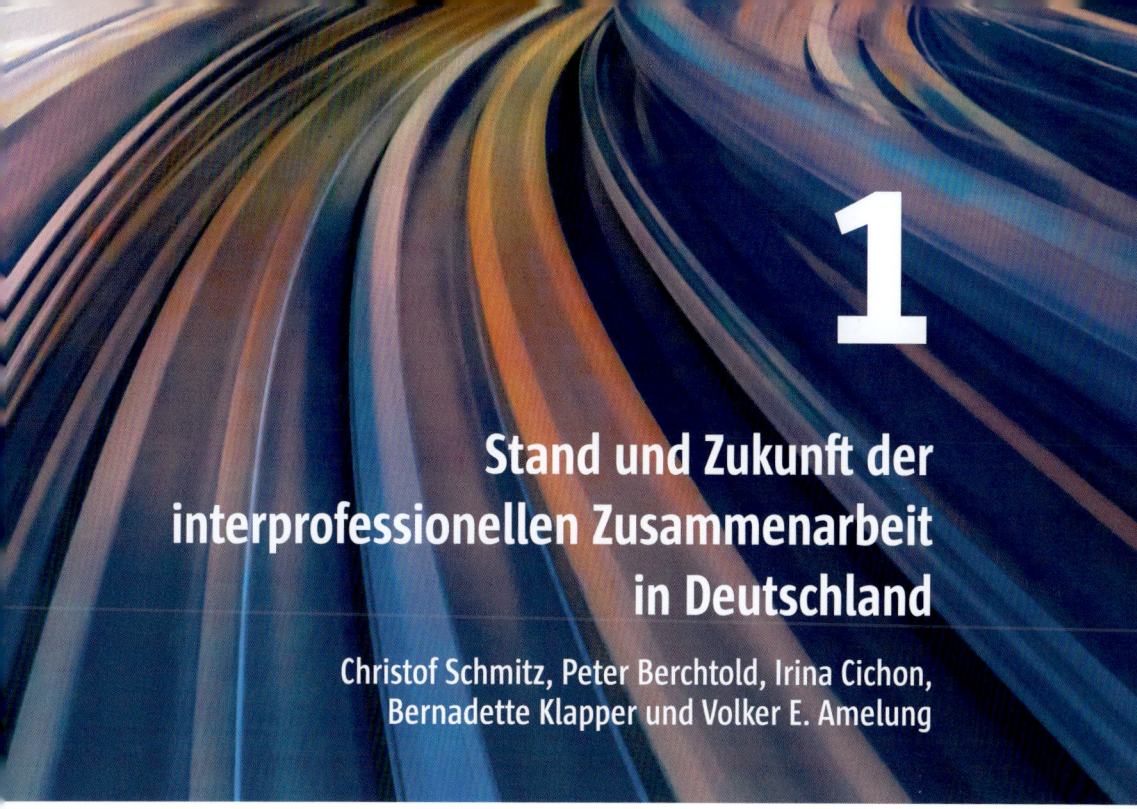

1

Stand und Zukunft der interprofessionellen Zusammenarbeit in Deutschland

Christof Schmitz, Peter Berchtold, Irina Cichon, Bernadette Klapper und Volker E. Amelung

1.1 Hintergrund

In der Gesundheitsversorgung kommt dem Zusammenspiel der zahlreichen Fachleute unterschiedlichster beruflicher Provenienz enorme Bedeutung zu. Die Qualität der Versorgung und die Sicherheit der Patienten hängen vielfach von der gelingenden interdisziplinären wie interprofessionellen Zusammenarbeit (IPZ) ab. In bestimmten, meist schwerwiegenderen Fällen braucht es ein ganzes Netz an medizinischen und ergänzenden Kräften, um einen guten Verlauf ermöglichen zu können. Dabei ist davon auszugehen, dass Koordination im Sinne von Austausch von Informationen nicht ausreicht, sondern Kooperation, also ein Interagieren zugunsten gemeinsamer Verständnisse, nötig ist (WHO 2010; DeKeyser et al. 2016).

Die Forderung nach verstärkter IPZ beschäftigt die Experten seit Jahren, gar Jahrzehnten, national wie international. Doch, so unbestritten die Notwendigkeit verstärkter IPZ gesehen wird und funktionierende, interprofessionelle Teams als wichtiger Teil der Zukunft des Gesundheitssystems betrachtet werden (WHO 2010; Frenk et al. 2010), so sehr hinkt die praktische Umsetzung diesem Anspruch hinterher. Darum finden sich, ungeachtet der allgemeinen Zustimmung und den jahrelangen Bestrebungen, IPZ in Praxis wie Bildung zu befördern, nur begrenzt erfolgreiche Implementierungen und Nachweise nachhaltiger positiver Outcomes (Zwarenstein et al. 2009; Martin et al. 2010; Reeves et al. 2017). Um die Dynamik dieser Kluft zwischen allgemeiner Zustimmung und begrenzter Implementierung besser verstehen zu können, ist ein Blick auf die grundlegende professionelle und kulturelle Konfiguration des Systems hilfreich. Dabei zeigt sich, dass diese Konfiguration einen „Normalfall" begünstigt, gegenüber dem sich IPZ jeweils erst behaupten muss. Vor diesem Hintergrund nehmen wir eine Einschätzung von Reformanstrengungen und neuen Versorgungsmodellen in Deutschland vor und zeigen die wichtige Rolle von Aus- und Weiterbildungsformen für eine zukünftig verbesserte IPZ. Abschließend werden Handlungsempfehlungen für die Gesundheitspolitik präsentiert.

1.2 Die theoretische Fundierung: ein professionelles System

Leistungserbringung im Gesundheitssystem erfolgt arbeitsteilig. Dabei orientiert sich die Arbeitsteilung wesentlich an medizinischen Fachdisziplinen und der Vielfalt der Gesundheitsberufe, d.h. sie ist, das ist von elementarer Bedeutung, grundlegend professionell konstituiert. Darin liegen eine große Stärke und Leistungsfähigkeit, gleichzeitig aber auch eine Schwäche – und die hat mit Kooperation zu tun.

Jede Arbeitsteilung erzeugt Koordinationsbedarf, also mindestens die Notwendigkeit, Informationen zu teilen, die die jeweils nachfolgende Stelle benötigt, um effektiv tätig sein zu können. Exemplarisch seien der Arztbrief zur Überweisung einer Patientin an Spezialisten oder die Information des ambulanten Pflegedienstes über aktuelle Veränderungen an den Hausarzt der betroffenen Person genannt. Koordination ist aber noch nicht Kooperation. Von Kooperation ist erst dann zu sprechen, wenn spezifische Anstrengungen der wechselseitigen Bezugnahme unternommen werden. Kooperation ist mit Aufwand verbunden und muss sich entsprechend „behaupten" können. Idealerweise erfolgt diese „Behauptung" dadurch, dass spezifische Probleme durch Kooperation besser gelöst werden können. Solche Probleme können sowohl in der Komplexität einer Erkrankung oder einer Patientensituation, wie auch in Erwartungshaltungen von Beteiligten begründet liegen. Gerade diese Gemengelage aus sachlichen wie sozialen Einschätzungen macht den Begriff und das Phänomen, das er zu bezeichnen sucht, so vielschichtig (SAMW 2017). In der Folge erweisen sich Entwicklung und Implementierung entsprechender Problemlösungsformen als entsprechend anspruchsvoll.

Nimmt man Kooperation also nicht als pure Selbstverständlichkeit, sondern als voraussetzungsvolles und insofern erklärungsbedürftiges soziales Phänomen, richtet sich die Aufmerksamkeit auf die Identifikation jener Probleme im arbeitsteilig-professionellen System, für die Kooperation eine Lösung darstellt.

1.2.1 Zwei Kulturen

Die Arbeitsteilung des Gesundheitssystems differenziert grundsätzlich und basal Behandlung und Betreuung (Glouberman u. Mintzberg 2001; Mintzberg 2017; Baecker 2017). Behandlung umfasst diagnostische und therapeutische Interventionen in hochgradiger Spezialisierung und wird wesentlich, aber nicht nur, durch Ärzte erbracht. Betreuung umfasst pflegerische und therapeutische Unterstützung, die heute, aufgefächert in eine Vielzahl von Formen (stationäre und ambulante Pflege, Reha, Langzeitpflege, etc.), durch verschiedenste Gesundheitsberufe wahrgenommen wird. Der Junge, der am Blinddarm operiert worden ist (Behandlung), muss einige Tage im Bett bleiben und gepflegt werden (Betreuung), bevor er entlassen werden kann. Die ältere Dame, die ein neues Hüftgelenk erhielt (Behandlung), braucht pfle-

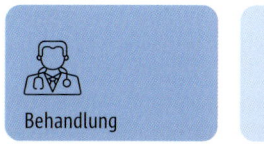
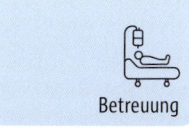

Abb. 1   Die beiden Kulturen des Kerngeschäfts (Glouberman u. Mintzberg 2001)

gerische wie therapeutische Unterstützung (Betreuung), um buchstäblich auf die Beine zu kommen. Aus dieser Differenzierung von heilender Intervention und betreuender Unterstützung haben sich zwei Kulturen des Kerngeschäfts entwickelt, die bei aller Gemeinsamkeit der Aufgaben weitreichend unterschiedlichen Orientierungen folgen (s. Abb. 1); eine Unterscheidung, die sämtliche Bereiche des Gesundheitssystems (z.B. Sektoren, Felder wie Prävention etc.) durchzieht.

Das immer wieder voraussetzungsreiche Zusammenspiel der beiden Kulturen und ihrer Gesundheitsberufe ist seit vielen Jahren Thema. Bereits Florence Nightingale hatte in ihren „Notes on Hospitals" (1863) darauf hingewiesen, dass sie kein Krankenhaus kennen würde, das nicht von der Auseinandersetzung zwischen den beiden Kulturen gekennzeichnet wäre. Und sie führte an, das sei von Vorteil – nämlich für die Patienten. Denn, bestünden keine Auseinandersetzungen zwischen den Kulturen, wären für Patienten nachteilige Einseitigkeiten die Folge. Das von Nightingale beschriebene Prinzip der Friktion bleibt aufrecht:

"For the last Hundred years the general hospital has been the key battleground for the various forces arrayed in the division of labour in health care. There seems no reason this should change now." (Dingwall et al. 1988)

Auch heute können, wenn auch in neuer Ausprägung, solche Auseinandersetzungen beobachtet werden und IPZ spielt darin eine wichtige Rolle.

1.2.2 Asymmetrien

Das grundlegende Koordinationsprinzip der arbeitsteiligen Leistungserbringung im Gesundheitssystem ist die „standardisation of skills" (Glouberman u. Mintzberg 2001). Ausbildung und Training der verschiedenen Experten sorgen dafür, dass in der täglichen Praxis selbstverständlich, jederzeit und routiniert Kompetenzen kombiniert und aneinandergereiht werden können. Der Chirurg darf darauf vertrauen, dass die Pflege auf der Station weiß, was mit der Patientin im Anschluss an die Operation geschehen soll. Die Hausärztin weiß, warum und wozu sie Physiotherapie verschreibt. Das ganze System der Leistungserbringung baut darauf auf, dass sich die Kompetenzen der verschiedenen Fachpersonen ergänzen und ineinandergreifen. Man muss nicht streiten, wer das Skalpell führt und wer auf der Station das Fieber misst. Es ist aufgrund der Aus- und Weiterbildung (und damit in Verbindung stehenden Regularien) klar, wer wofür zuständig ist.

Die Professionen stehen sich dabei nicht gleichwertig gegenüber, sondern befinden sich in einem historisch gewachsenen, strukturell-hierarchischen Zusammenhang. Es ist die Ärzteschaft, die verordnet, es ist vor allem die Ärzteschaft, die befundet, es ist die Ärzteschaft, die Auslöser und Garant der Verrechenbarkeit der Leistung ist, und es ist die Ärzteschaft, die die juristische Verantwortung beansprucht (auch wenn die rechtliche Realität komplexer ist). Und es ist die Ärzteschaft, die viel besser verdient als die anderen Gruppen. Unser modernes Gesundheitssystem orientiert sich grundsätzlich an der ärztlichen Diagnostik und der damit in Verbindung gesehenen Befundungskompetenz. Das verschafft den Ärzten eine strukturell hervorgehobene Rolle und stellt eine außerordentliche Machtposition dar. Legitimiert wird diese über das Wissen, das zur Problemlösung benötigt wird und die damit einhergehende Verantwortung. Kritisiert wird diese Doppelung von Wissen und Macht als „medical hegemony" (Coombs u. Ersser 2004). Es liegt auf der Hand, dass diese strukturelle Asymmetrie für die Kooperation in der Praxis folgenreich ist und sich z.B. in hierarchisch orientierter Weisungsbefugnis ausdrückt. Damit einher gehen Prestige- und Statusunterschiede, die in der Interaktion nur mit hohen persönlichen Aufwendungen der Beteiligten überwunden werden können.

1.2.3 Vier Kulturen

Koordination und Kooperation in der Leistungserbringung finden in einem immer auch regulierten und bewirtschafteten Kontext statt. Zwei weitere Kulturen, nämlich die des Managements und der Gemeinschaft, sind darum zu ergänzen, denn erst mit ihnen kann von einer „vollständigen" medizinischen Handlung gesprochen werden (Baecker 2017) (s. Abb. 2).

Die Leistungen, die in der Krankenbehandlung erbracht werden, müssen organisiert und verrechnet werden. Dazu werden sie im Rahmen teils wissenschaftlich fundierter, teils zwischen den einschlägigen Akteuren des Systems verhandelter und gesetzlich regulierter Klassifizierungen codiert. Nur das, was in dieses System von Krankheits- wie Behandlungsdefinitionen und den tariflichen Zuordnungen passt, kann vergütet werden. Medizinische Handlungen sind keine einfachen Transfers zwischen ebenbürtigen Vertragspartnern, wie der Kauf einer Schokolade im Supermarkt. Sie sind Resultate höchst voraussetzungsvoller Abstimmungsprozesse und Regularien sowie fortlaufender Organisierungsprozesse.

Ohne Befund keine Behandlung, ohne Befundung keine gesundheitssystemische Relevanz (Fuchs 2006). Was befundet werden kann (und natürlich auch: wer befunden kann), ist immer wieder eine Frage der Aushandlung: Gehören homöopathische

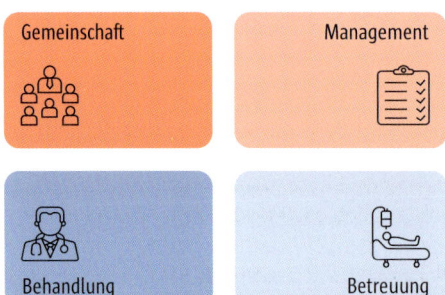

Abb. 2   Die vier Kulturen der Gesundheitsversorgung (Glouberman u. Mintzberg 2001; Baecker 2017)

Globuli in den Leistungskatalog? Dürfen Psychologen nur in Delegation von Psychiatern arbeiten oder selber abrechnen? Eindeutig ist, dass in der Klärung dieser Fragestellungen vielfältige Interessen aufeinandertreffen: Leistungserbringer, Krankenversicherer, Politik oder Industrie bringen ihre Interessen ein und versuchen diese durchzusetzen. Im Kern geht es um einen politischen Prozess, der als Arena einer gesellschaftlichen Abstimmung über Leistungen und deren Preise dient. All diese Prozesse der Abstimmung von Leistungen mit den gesellschaftlichen Erwartungen sind Bestandteil einer Kultur der Gemeinschaft (Baecker 2017).

Medizinische Leistungen sind vielfach organisatorisch wie technisch voraussetzungsvoll. Die Fülle der Aktivitäten zur Ermöglichung medizinischer Leistungen – von der Organisierung ihrer Durchführung, der Bereitstellung von Instrumenten und Apparaturen bis hin zur Verrechnung – umfasst das, was wir gemeinhin mit Management bezeichnen. Das trifft vergleichsweise begrenzt auf die einfache Hausarztpraxis und in viel größerem Umfang auf Organisationen wie die Krankenhäuser zu. Diese müssen umfangreiche und teure Infrastruktur und Supportleistungen zur Verfügung stellen, was wiederum Prozesse der Planung, der Bereitstellung und Optimierung von Leistungen vervielfacht. Mit dem medizinischen Fortschritt ist daher auch eine Kultur des Managements in der Gesundheitsversorgung gewachsen.

Alle Handlungen der Leistungserbringung sind also stets von den vier Kulturen geprägt: Behandlung, Betreuung, Management und Gemeinschaft. Diese vierfache Prägung kennzeichnet das System der Gesundheitsversorgung und hat konkrete Auswirkungen: Der Hausarzt hat keine Zeit für die Patientin, weil die Krankenkasse nicht bereit ist, mehr Zeitaufwand zu entschädigen; die Radiologin befundet im 10-Minuten-Rhythmus, um den an sie gestellten Effizienzanforderungen gerecht zu werden; das Management macht Druck, um die Zahl behandelter Patienten zu steigern; die Pflege verlangt Bettenschließungen, weil Personal fehlt; die Politik wird unruhiger, weil sie nicht weiß, wie mit dem unaufhaltbaren Kostenanstieg umzugehen ist usw. Die Wechselwirkungen der vier Kulturen und ihrer Logiken sind für den Alltag – auch den der Kooperation – in hohem Maße prägend. Mit anderen Worten: jede Situation in der konkreten Praxis der Leistungserbringung – im Krankenhaus, in der Arzt- oder therapeutischen Praxis, auf der Visite, im OP, beim Informationsaustausch über den Status einer Patientin, im Konsil – ist strukturell und kulturell mehrfach determiniert. Erst vor diesem Hintergrund wird verstehbar, welchen Aufwand Veränderungen des Systems der Leistungserbringung bedeuten – auch in Hinblick auf interprofessionelle Kooperation.

1.2.4 Normalfall und Abweichung in der Gesundheitsversorgung

Mit dem professionell konfigurierten System und seinem Koordinationsprinzip „standardisation of skills" (Glouberman u. Mintzberg 2001) lassen sich zunächst ohne großen Abstimmungsaufwand die wesentlichen Kompetenzen aneinanderreihen. Der Rücken schmerzt, also verschreibt der Hausarzt Physiotherapie. Mehr an Abstimmung passiert nicht und braucht es in vielen Fällen auch nicht. Das ist also der „Normalfall" des Systems: eine lose Koppelung von Kompetenzen, basierend auf ärztlicher (Einzel-)Entscheidungsfähigkeit (SAMW 2020). Die grundlegende Stärke dieses professionellen Systems besteht darin, dass sich ein medizinischer Akteur von der Annahme leiten lassen darf, dass alle Beteiligten wissen, was zu tun ist – und dass es keiner besonderen Abstimmungsbemühungen bedarf. Im Normalfall ist daher keine tiefergehende Kooperation erforderlich. Diese Routine entlastet ungemein und sichert eine Grundfunktionalität. Das System erweist sich in dieser Hinsicht als effizient und leistungsfähig.

Das ändert sich allerdings dann, wenn die Problemstellungen komplexer werden und den Normalfall zu überfordern beginnen. Dann droht die Stärke in eine Schwäche umzukippen – und zwar, weil der Normalfall überdehnt wird. Immer noch macht dann jeder das, wofür er sich professionell zuständig fühlt, aber ohne in hinreichende Verständigung mit anderen zu treten. Das ist suboptimal und kann auch problematisch für die Behandlung und Betreuung der Patienten werden, weil wichtige Signale übersehen oder potenzielle Nebenwirkungen falsch eingeschätzt werden oder Optionen gar nicht erst in den Blick geraten. Die Beispiele dafür sind zahlreich: der ältere, pflegebedürftige Patient wird ohne Klärung der häuslichen Situation entlassen, kurze Zeit später stürzt er, was eine neue Krankenhauseinweisung erforderlich macht usw.

Eine Überforderung des Normalfalls tritt dann auf, wenn statt enger Routinen einzelner Akteure neue, gemeinsame und verschiedene professionelle Akteure beteiligende Verständnisse erforderlich werden (WHO 2010). In diesen Situationen müssen die Akteure vom gewohnten Normalfall abweichen, um den zusätzlichen Verständigungsanforderungen zwischen den Berufen gerecht zu werden. Das ist vor allem dann der Fall, wenn 1) Krankheiten über eine einzelne medizinische Kategorie hinausreichen, 2) eine Mehrzahl an Spezialisten und Expertinnen nötig ist, 3) für den Behandlungserfolg zusätzlich zu den biomedizinischen psychosoziale Dimensionen wichtig werden, und 4) hochgradig iterative Behandlungsverläufe gegeben sind. In all diesen Fällen steigt der Koordinations- und Synchronisierungsbedarf der Krankenbehandlung rapide an und ruft nach kooperativen Lösungen. Genau darin liegen die Probleme, für die Kooperation eine Lösung darstellt. Sie bedeuten „Abweichungen" vom „Normalfall". Gelingende IPZ stellt also eine (positive) „Abweichung" dar – und muss ihren Aufwand behaupten und zwar in allen vier Kulturen.

1.3   Interprofessionelle Kooperation: der Status Quo in Deutschland

Der medizinische Fortschritt auf der einen und die demografische Entwicklung auf der anderen Seite bringen es mit sich, dass der beschriebene „Normalfall" in der Gesundheitsversorgung immer häufiger unter Druck gerät und die „Abweichung" IPZ zunehmend zu einer wichtigen Voraussetzung für eine qualitativ hochwertige effiziente Gesundheitsversorgung wird. Dies ist heute weitgehend anerkannt und wird von hochrangigen gesundheitspolitischen Gremien (SVR 2007, 2009, 2014) sowie von Berufsverbänden, Patientenorganisationen, Krankenkassen und anderen Akteuren gefordert. So bemängelt der Sachverständigenrat zur Begutachtung der Entwicklung im Gesundheitswesen (SVR) in nahezu jedem seiner Gutachten eine unzureichende sektorenübergreifende Versorgung, defizitäre interprofessionelle und flexible Versorgungsstrukturen sowie eine mäßige Kooperation der Gesundheitsberufe.

1.3.1 Viele Reformanstrengungen

Aktuell sind in Deutschland zahlreiche Bestrebungen zu beobachten, um neue Versorgungsmodelle und -formen zu realisieren. Ihre Ziele sind die Überwindung von sektoralen Grenzen, eine bessere Koordination von Gesundheitsleistungen, mehr IPZ sowie Patientenbeteiligung. Die Reformansätze umfassen Netzwerkbildungen, Modelle zur integrierten Versorgung, strukturierte und Disease-Management-Programme oder Medizinische Versorgungszentren. Diese Reformbestrebungen haben bislang größtenteils medizinische Behandlungsprozesse und ärztliches Handeln im Fokus und erfassen nur unzureichend Pflege oder therapeutische Aufgaben (Schaeffer u. Hämel 2016; Kuhlmey et al. 2014; Ewers 2012).

Aufgabenorientierte und teambasierte Formen der Kooperation konnten sich in einigen Versorgungsbereichen in Deutschland durchsetzen, so in der Rehabilitation, der Geriatrie und der Palliativversorgung (Schäffer u. Hämel 2016). Da die Umsetzung dieser „Abweichungen" mit einigen Herausforderungen und einer konsequenten Überwindung der traditionellen Routinen, Zuständigkeiten und Domänenansprüchen verbunden ist, gestalten sich Reformbemühungen und Veränderungsprozesse vielfach sehr mühsam und schwierig. Eine berufsübergreifende Kooperation aller an den Versorgungsprozessen beteiligten Berufsgruppen auf Augenhöhe benötigt eine konsequente Veränderung der in Deutschland immer noch verankerten traditionellen hierarchischen Formen.

Der 2016 in Kraft getretene Innovationsfonds hat die qualitative Weiterentwicklung der Versorgungsstrukturen zum Ziel. Der Schwerpunkt soll dabei auf Vorhaben liegen, *„die eine Verbesserung der sektorenübergreifenden Versorgung zum Ziel haben und hinreichendes Potenzial aufweisen, dauerhaft in die Versorgung aufgenommen zu werden"* (§ 92a Absatz 1 SGB V). Explizit hervorgehoben werden Ansätze zur Optimierung der Zusammenarbeit innerhalb und zwischen verschiedenen Versorgungsbereichen, Versorgungseinrichtungen und Berufsgruppen sowie interdisziplinäre und fachübergreifende Versorgungsmodelle. Eine Analyse der 349 geförderten Projekte zeigt deutlich, dass IPZ eine wesentliche Rolle spielt, auch wenn diese nicht immer explizit adressiert wird, sowohl bei den Projekten der neuen Versorgungsformen, wie auch bei der Versorgungsforschung.

1.3.2 Neue Versorgungsmodelle

Parallel dazu werden Anstrengungen zur Einführung multiprofessioneller Versorgungsmodelle in der Primärversorgung nach internationalen Vorbildern unternommen. Das Modell lokaler, regional ausgerichteter Gesundheitszentren der Primär- und Langzeitversorgung bietet gerade für strukturschwache und ländliche Regionen eine Chance, die Gesundheitsversorgung in Zukunft zu sichern und neue Maßstäbe in der Qualität der Versorgung und gleichzeitig der interprofessionellen Kooperation durch eine gemeinsame Vision, gemeinsame Entscheidungsfindung, geteilte Verantwortung sowie klare Kommunikationsstrukturen und Zuständigkeiten im Team zu erarbeiten und zu etablieren (Klapper 2017). Dieses Modell wird aktuell von der Robert Bosch Stiftung in den Förderprogrammen „PORT" und „supPORT" (Infokasten PORT) gefördert.

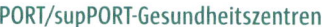
PORT/supPORT-Gesundheitszentren

Mit dem Programm PORT – Patientenorientierte Zentren zur Primär- und Langzeit-versorgung fördert die Robert Bosch Stiftung die Einführung und (Weiter-)Ent-wicklung von lokalen, inhaltlich umfassenden und exzellenten Gesundheitszent-ren in Deutschland, die die Primär- und Langzeitversorgung in einer Region ab-decken können. Die supPORT-Initiativen zeichnen sich durch Umsetzung eines oder mehrerer der PORT-Merkmale aus.

PORT-Merkmale

- Abstimmung des Leistungsangebots auf den regionalen Bedarf und Popula-tionsorientierung
- Einschließen von Prävention und Gesundheitsförderung
- Umsetzung einer patientenzentrierten, koordinierten, kontinuierlichen Ver-sorgung
- Unterstützung von Patienten im Umgang mit ihrer Erkrankung
- multiprofessionelles Teamwork aus Gesundheits-, Sozial- und anderen Berufen auf Augenhöhe
- Nutzen der Möglichkeiten digitaler Anwendungen
- gute kommunale Einbindung

In den letzten Jahren ist in Deutschland ein weiterer Trend zu verzeichnen: Das Mo-dell eines Gesundheitscampus gilt als ein innovativer Ansatz für bessere Kooperation und Patientenorientierung in der Gesundheitsversorgung, der von einzelnen Sekto-ren und deren Vergütungssystemen unabhängig ist. Als ausgewählte Beispiele kön-nen die Campusmodelle Brandenburg, Göttingen oder Nordrhein-Westfalen, Bosch Health Campus oder Berliner Bildungscampus von der Charité und Vivantes genannt werden. Häufig bietet ein Gesundheitscampus eine bedarfsorientierte Gesundheits-versorgung der Bevölkerung an und fasst verschiedene Ausbildungs- und Forschungs-einrichtungen funktional und organisatorisch zusammen. Dabei wird angestrebt, allgemeine, berufspraktische und wissenschaftliche Qualifikationsziele mit For-schung und regionaler Entwicklungsplanung im Gesundheitswesen zu verbinden. Umfassende Versorgung aus einer Hand anzubieten, gelingt leichter, wenn die dar-an Beteiligten in räumlicher Nähe zusammenarbeiten, ihre Prozesse aufeinander abgestimmt haben und über kurze Wege mit intelligenten Hilfsmitteln kommuni-zieren können, anstatt vereinzelt um den Patienten herum zu agieren und immer wieder für den Fluss der Informationen sorgen zu müssen (Klapper 2017).

1.3.3 Neue Aus- und Weiterbildungsformen

Um die umfänglichen Aufgaben für Personen mit komplexeren Versorgungsbedarfen erfolgreich zu bewältigen, benötigt jede Berufsgruppe über Fachkenntnisse hinaus ein bestimmtes Set von Fähigkeiten und Kompetenzen (Klapper 2017). Zunehmend wichtiger wird es, das „gesamte große Bild" mit den Aufgaben aller Beteiligten gut zu kennen und einen Überblick über die Kompetenzen und Zuständigkeiten der je-weils anderen Berufsgruppen zu behalten. Seit Jahren wird deswegen eine engere

Verknüpfung von Versorgung und Bildung sowie eine interprofessionelle Öffnung des Ausbildungssystems gefordert und in vielen Ländern intensiv diskutiert (Schaeffer u. Hämel 2016; Sottas et al. 2013) Dieses Thema ist auf der Agenda von wissenschafts- und bildungspolitischen Gremien angekommen: Teamarbeit und der dafür notwendige Aufbau von kooperativen Kompetenzen und Fähigkeiten werden verstärkt gefordert (Wissenschaftsrat 2014; Hochschulrektorenkonferenz 2017; Walkenhorst et al. 2015).

In Deutschland ist in den letzten Jahren die Entwicklung von interprofessionellen Ansätzen im Medizinstudium sowie in Ausbildungen und Studiengängen der Pflege- und Therapieberufe spürbar vorangetrieben worden. Bei der Konzeption interprofessioneller Lernangebote kamen unterschiedliche Ideen und Möglichkeiten zum Einsatz, sei es bei der konkreten inhaltlichen Ausgestaltung (interprofessionelle Kommunikation und Teamarbeit, Rollen der Gesundheitsberufe oder berufsspezifische Aufgabenfelder und Kompetenzen, Schnittstellenmanagement etc.), der Auswahl des methodisch-didaktischen Zugangs, der Teilnehmerzusammensetzung oder des Lehrkräfteeinsatzes (Cichon u. Klapper 2017). Diese zahlreichen Initiativen zeigen, dass interprofessionelle Lehre im Zusammenspiel der unterschiedlichsten Gesundheitsberufe trotz etlicher Hürden systemischer, struktureller und operativer Natur, grundsätzlich umgesetzt werden kann (Nock 2020 i.E.).

Das Thema wird zudem aktiv von den Studierenden und Auszubildenden im Gesundheitsbereich aufgegriffen. Die Vertretungen der Bundesarbeitsgemeinschaft Junge Pflege im Deutschen Berufsverband für Pflegeberufe e.V., des Bundesverbandes der Pharmaziestudierenden in Deutschland e.V. und die Bundesvertretung der Medizinstudierenden in Deutschland e.V. fordern in einer gemeinsamen Stellungnahme zum interprofessionellen Arbeiten im Gesundheitswesen der Zukunft, bereits in Ausbildung und Studium der Gesundheitsberufe auf interprofessionelle Lehr- und Lernkonzepte zu setzen (BVMD et al. 2018).

Mit dem Masterplan Medizinstudium 2020 wird aktuell auf höchster politischer Ebene darüber abgestimmt, ob Interprofessionalität zukünftig obligatorischer Bestandteil der Medizincurricula sein soll und damit früher oder später auch in der Ausbildung anderer Gesundheitsberufe eine verpflichtende Rolle spielen wird (BMG 2017). Die interprofessionelle Öffnung des Gesundheitswesens und seines Ausbildungssystems ist nicht allein von der Medizin abhängig. Die Fachgesellschaften und berufspolitischen Vertretungen von Pflege, Physiotherapie, Ergotherapie, Logopädie und Hebammenkunde müssen ihren professionellen Geltungsanspruch unter Beweis stellen und die Chance ergreifen, frühzeitig und proaktiv an der Entwicklung interprofessioneller Ausbildung und Lehre mitzuwirken (Nock 2020 i.E.).

1.3.4 Neue Forschungsfelder

Studien und Forschungsarbeiten zu den Effekten einer interprofessionellen Versorgung, zu interprofessionellem Lernen und den zu erwartenden Outcomes sind bislang in Deutschland noch übersichtlich (Nock 2020 i.E.; Walkenhorst et al. 2015; Ewers 2012). Es besteht dringender Nachholbedarf an Grundlagenforschung, den verschiedene Initiativen in den letzten Jahren vermehrt aufgreifen. Das deutsche Netzwerk Versorgungsforschung e.V. hat 2018 eine Arbeitsgruppe „Zusammenarbeit in der Gesundheitsversorgung" ins Leben gerufen, um die Arbeitsteilung und Kooperation der Gesundheitsberufe als Themenfeld der Versorgungsforschung zu etablieren. Neben den ärztlichen Berufsgruppen stellt die Arbeitsgruppe die nicht-medizinischen Gesundheitsberufe stärker als bisher in den Fokus der Versorgungsforschung.

Trotz vieler Hinweise auf positive Effekte des interprofessionellen Lernens und interprofessioneller Kooperation liegen nur wenig wissenschaftlich fundierte Erkenntnisse zur interprofessionellen Zusammenarbeit und deren Voraussetzungen in der vorausgehenden beruflichen Bildung vor (Walkenhorst et al. 2015). Zudem mangelt es bislang an speziell ausgebildetem Nachwuchs, der auf wissenschaftlicher Basis im Kontext interprofessioneller Lehre und Forschung arbeitet und das Themenfeld wissenschaftlich fundiert weiterentwickeln kann. Deswegen wurde als hochschulische Qualifizierungs- und Forschungsmaßnahme das Graduiertenkolleg ILEGRA (Interprofessionelle Lehre in den Gesundheitsberufen) an der Universität Osnabrück und der Ludwig-Maximilians-Universität München gegründet. Es soll maßgebliche Beiträge zur nachhaltigen, wissenschaftlich fundierten Weiterentwicklung der interprofessionellen Lehre und zur Verbesserung der Versorgungssituation leisten. Im Idealfall soll ILEGRA zu verallgemeinerbaren Aussagen im Hinblick auf eine integrierte Theorie gelungener Zusammenarbeit im Gesundheitswesen führen. Mit dem Auslaufen des Kollegs im Jahr 2022 sollen Ergebnisse vorliegen.

Auch innerhalb der im Rahmen des Förderprogramms „Operation Team" der Robert Bosch Stiftung und weiterer IPZ-Initiativen entstandenen Netzwerke sind, sowohl projektintern als auch standortübergreifend, erste Bemühungen um öffentliche Gelder der Forschungsförderung zu verzeichnen. In diesem Zusammenhang wird darauf hingewiesen, dass bei den klassischen Förderinstitutionen (DFG, BMBF, BMG) für das Thema Interprofessionalität noch kein passender Förderschwerpunkt bestünde (Nock 2020 i.E.). Interprofessionalität erscheint aktuell in Deutschland als ein veritables, bislang jedoch unterbelichtetes Forschungsfeld mit hoher Transferqualität und großem Anwendungsnutzen (Nock 2020 i.E.). Der Ausbau dieses Forschungsfeldes wird vor allem davon abhängen, inwieweit die öffentlichen Auftraggeber zukünftig Grundlagen- und Begleitforschung ermöglichen.

1.4   Fazit – Handlungsempfehlung für die Gesundheitspolitik

IPZ bedarf flankierender Maßnahmen, um sich im Gesundheitssystem weiter etablieren zu können. Zwei deutlich erkennbare Entwicklungen in unserem Gesundheitssystem gefährden die Umsetzung.

1. Erstens ist IPZ für die genannten Problemstellungen zwar überlegen und als sinnvoll akzeptiert, aber zumindest in der Einführungsphase eben auch ressourcenintensiv. Gerade vor dem Hintergrund nahezu flächendeckender Personalengpässe wird es ausgesprochen herausfordernd sein, die notwendigen Kapazitäten zur Verfügung zu stellen, auch wenn perspektivisch Prozesse hierdurch effizierter und somit ressourcenschonender werden.

2. Und zweitens, je größer der wirtschaftliche Druck ist, desto schwieriger lassen sich Konzepte umsetzen, die derzeit noch wenig unmittelbare und klar messbare Nutzennachweise erbringen können, auch wenn jeder von deren Sinnhaftigkeit überzeugt ist.

1.4.1 Leistungsanspruch als Oberziel

Zu den direkten und weitestgehenden Maßnahmen gehört die Definition eines gesetzlich verankerten „Leistungsanspruchs der Versicherten" auf interprofessionelle Kooperation, d.h. dass kooperationsrelevante Leistungen nur auf Grundlage eines multiprofessionellen Assesments vergütet werden. Jeder gesetzlich Versicherte sollte entsprechend einer klaren Definition und Abgrenzung einen Anspruch auf interprofessionelle Kooperation zwischen den Leitungserbringern haben, die sich wiederum auf deren Vergütung niederschlägt. Insbesondere bei pauschalierten Vergütungsmodellen, wie beispielsweise dem DRG-System im stationären Sektor, sind diesbezügliche Rahmenbedingungen (z.B. verpflichtende Tumorboards) zu formulieren. Vergütungssysteme, die darauf ausgerichtet sind, eine definierte Leistung mit einem Minimum an Aufwand zu erzielen, müssen angepasst werden, um IPZ nicht zu behindern.

1.4.2 „Verrechnung" zwischen Gesundheits- und Sozialversorgung

Es müssen Mechanismen etabliert werden, die die Verrechnung von Kosten- und Nutzeneffekten zwischen den unterschiedlichen Sozialgesetzbüchern ermöglichen. Ist die aktuelle Logik darauf ausgerichtet, Effekte nur in einem Sozialgesetzbuch zu honorieren, werden übergreifende Effekte „verrechenbar" gemacht, d.h. Mehrausgaben in einem Sektor (z.B. SGB V) mit Einsparungen in einem anderen Sektor (z.B. SGB IX) kombiniert betrachtet. Dies gilt insbesondere im Zusammenspiel zwischen Gesundheits- und Sozialversorgung. An die Stelle von Silodenken zwischen Sektoren und Berufsgruppen tritt populationsorientierte Gesamtbetrachtung.

1.4.3 „Value" als Orientierung

IPZ setzt darüber hinaus voraus, dass die Themen Delegation und auch Substitution neu diskutiert werden, damit Neukonfigurationen der Arbeit möglich werden. Nicht die Leistung Einzelner oder einer Profession sollten im Vordergrund stehen, sondern der Gesamt-Nutzen („Value") für die Patienten. Prinzipien wie beispielsweise diejenigen von „Value Based Health Care" müssen die Grundlage für die Gesundheitssystemgestaltung darstellen. Voraussetzungen hierfür sind, neben der bereits dargestellten Vergütungslogik, der Zugang und die Nutzung einer gemeinsamen Informationsbasis, idealerweise einer sektoren- und berufsfeldübergreifenden elektronischen Patientenakte.

Vor allem sind Rahmenbedingungen zu schaffen, die kurzfristigen Mehraufwand honorieren, der gesamthaft und langfristig jedoch zu mehr „Value" in der Versorgung einer Population führt, da interprofessionelle Kooperation als Investition in höhere Outcomes zu verstehen ist.

1.4.4 Schlüsselfaktor Ausbildung

Wesentlichen Einfluss auf die Förderung interprofessioneller Kooperation hat auch die Gestaltung der Ausbildung. In der Ausbildung der unterschiedlichen Professionen und der Gestaltung der Curricula ist die interprofessionelle Kooperation fest zu verankern, und sie muss für Absolventen eine Normalität darstellen. Die im Kapitel 1.3.3 erwähnten Beispiele könnten hier als Referenz dienen.

1.4.5 Vergütungssysteme als Motoren

Damit sich IPZ behaupten kann, müssen neben flankierenden regulatorischen Maßnahmen auch förderliche finanzielle Vergütungsformen entwickelt bzw. Fehlanreize minimiert werden. Denn die heutigen Vergütungsformen der ärztlichen, therapeutischen, pflegerischen, stationären, ambulanten und weiteren Leistungen sind aufgrund ihrer unterschiedlichen Grundlagen, Historien und Ziele widersprüchlich, uneinheitlich, fragmentierend und in der Konsequenz deshalb der interprofessionellen Kooperation eher hinderlich. Hinzu kommt, dass IPZ im Sinne der Abweichung vom Normalfall mit erheblichem (Energie-)Aufwand verbunden sein kann. Dieser Zusatzaufwand an Energie kann durch zusätzliche finanzielle Ressourcen gestützt (z.B. via extra-budgetären Einzelleistungsvergütungen) und durch passende Vergütungsformen gefördert werden.

Reformen der Leistungsvergütung haben verschiedene Hürden zu überwinden und sind für alle Akteure mit erheblichem Aufwand und Ungewissheiten verbunden:

1. Erstens rechtliche, weil wichtige Rahmenbedingungen für kohärentere Vergütungsmodelle nicht geregelt sind.
2. Zweitens sind kulturelle Hürden auszuräumen, weil die traditionellen Vergütungssysteme auf die einzelnen Leistungserbringer-Gruppen (Ärzte, Akutkrankenhäuser, Pflege etc.) zugeschnitten sind.
3. Drittens sind betriebswirtschaftliche Hürden zu nehmen, weil der Umgang mit den früheren Vergütungsformen eingespielte Routine ist.

Allen Akteuren muss der Kern des Lösungsansatzes einleuchten, dass – egal wer eine medizinische, pflegerische oder andere Leistung erbringt, ob Arzt, Pflegefachperson, Apotheker oder Physiotherapeutin – neben der eigentlichen Leistung auch das vergütet wird, was für den Patienten oder die Patientin im Zentrum steht: die Qualität und das Ergebnis oder – in einem Wort – das Outcome der Behandlung und Betreuung. Konkret orientiert man sich an sogenannten „Patient-Reported Outcome Measures" (PROMs) und „Patient-Reported Experience Measures" (PREMs), d.h. Indikatoren, die Orientierung für die Kooperation zwischen den Berufen und für förderliche Vergütungsformen bieten.

1.4.6 Patientenorientierte Indikatoren als Orientierungspunkt

Bis noch vor einigen Jahren existierten nur sehr begrenzte, in der Praxis erprobte Möglichkeiten, Qualität und Outcome von medizinischen und pflegerischen Leistungen in Geldwerte und damit in Vergütung zu übersetzen. Und dies, obwohl schon seit Längerem viel in Qualitätsindikatoren investiert wurde und diese wissenschaftlich evaluiert worden sind. Der exakten Bestimmbarkeit von Leistungen und Preisen konnte lange kein annähernd ausreichendes Bewertungssystem zu Qualität und Outcome gegenübergestellt werden. Hinzu kam, dass die traditionellen Modelle der Qualitätsbemessung ungeachtet des ganzen Behandlungs- und Betreuungsprozesses meist einzelne Leistungen bzw. Leistungserbringer fokussieren, statt Kooperation zu fördern.

Mittlerweile stehen jedoch international verschiedene Initiativen und Erfahrungen zur Verfügung. Eine dieser Initiativen, die in diversen europäischen Ländern intensiv vorangetrieben wird, ist das „International Consortium for Health Outcomes Measurement (ICHOM)". Das Konsortium wurde ursprünglich vom Karolinska Institut in Schweden, der Harvard University und der Boston Consulting Group aus den USA gegründet. ICHOM hatte sich damals zum Ziel gesetzt, für 50% der wichtigsten Krankheiten sogenannte Standard-Sets – d.h. Sets von Performance-Kriterien – zu erarbeiten. Heute sind 28 solcher Standard-Sets verfügbar.

1.4.7 Veränderungen durch die Digitalisierung

In verschiedenen Entwicklungsszenarien spielen digitale Tools zur Dokumentation und Vernetzung eine große Rolle. Auf der einen Seite geht es darum, Informationsasymmetrien abzubauen, indem alle beteiligten Akteure zum gleichen Zeitpunkt über die gleichen Informationen verfügen. Es wird quasi sektoren- und berufsfeldübergreifend auf einer Plattform gearbeitet. Dies kann auch einen Beitrag zum Hierarchieabbau leisten. Darüber hinaus unterstützt die Digitalisierung die interprofessionelle Kooperation in logistischer Hinsicht. Virtuelle Meetings beispielsweise, gerade bei Akteuren, die in sehr unterschiedlichen Settings arbeiten (z.B. urbane und ländliche Regionen), vereinfachen die Kooperation und verringern den Aufwand und damit die Kosten von interprofessioneller Kooperation.

Literatur

Baecker D (2017) Polykontexturalität des Krankenhauses. In: Brandhorst A, Hildebrandt H, Luthe E-W (Hrsg.) Integration und Kooperation – Das unvollendete Projekt des Gesundheitssystems. Springer Heidelberg

Bundesministerium für Gesundheit, Bundesministerium für Bildung und Forschung (2017) Beschlusstext zum Masterplan Medizinstudium 2020. URL: https://www.bmbf.de/files/2017-03-31_Masterplan%20Beschlusstext.pdf (Zugriff am 20.03.2020)

BVMD et al. (2018) Gemeinsame Stellungnahme zum interprofessionellen Arbeiten im Gesundheitswesen der Zukunft. URL: https://www.bvmd.de/fileadmin/user_upload/2018-09_Gemeinsame_Stellungnahme_ Interprofessionellen_Arbeiten_im_Gesundheitswesen_der_Zukunft_.pdf (Zugriff am 20.03.2020)

Cichon I, Klapper B (2018) Interprofessionelle Ausbildungsansätze in der Medizin. Bundesgesundheitsblatt – Gesundheitsforschung – Gesundheitsschutz 61, 195–200

Coombs M, Ersser SJ (2004) Medical hegemony in decision-making – a barrier to interdisciplinary working in intensive care? J Adv Nurs 46(3). 245–52. URL: http://www.ncbi.nlm.nih.gov/pubmed/15066102

DeKeyser Ganz F, Engelberg R, Torres N, Curtis JR (2016) Development of a Model of Interprofessional Shared Clinical Decision Making in the ICU: A Mixed-Methods Study. Critical Care Medicine 44(4), 680–689

Ewers M (2012) Interprofessionalität als Schlüssel zum Erfolg. Public HealthForum 20(4), 10–11. doi:10.1016/j. phf.2012.09.009

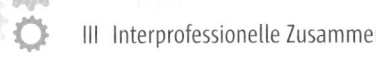
Frenk J, Chen L, Bhutta ZA, Cohen J, Crisp N, Evans T (2010) Health professionals for a new century: transforming education to strengthen health systems in an interdependent world. The Lancet Commissions 376(9756), 1923–1958

Fuchs P (2006) Das Gesundheitssystem ist niemals verschnupft. In: Bauch J (Hrsg.) Gesundheit als System. Systemtheoretische Beobachtungen des Gesundheitswesens. Hartung-Gorre-Verlag, Konstanzer Schriften zur Sozialwissenschaft, Konstanz

Glouberman S, Mintzberg H (2001) Managing the Care of Health and the Cure of Disease – Part I: Differentiation. Health Care Manage Rev 26(1), 58–71

Hochschulrektorenkonferenz (2017) Handreichung Interprofessionelles Lehren und Lernen in hochschulisch qualifizierten Gesundheitsfachberufen und der Medizin. Impulspapier des Runden Tisches Medizin und Gesundheitswissenschaften des Projekt nexus der HRK. URL: https://www.hrk-nexus.de/fileadmin/redaktion/hrk-nexus/07-Downloads/07-01_RT_Med_Ges/Impulspapier-Lang_mit_Links.pdf (Zugriff am 20.03.2020)

Klapper B (2017) Zusammenarbeit für den Patienten – noch keine Selbstverständlichkeit. G + G Wissenschaft 17, 16–22

Kuhlmey A, Höppner K, Schaefer D (2014) Neue Aufgabenzuschnitte, Arbeitsteilungen und Ko-Operationsformen. In: Schaeffer D, Wingenfeld K (Hrsg.) Handbuch Pflegewissenschaft. Studienausgabe. 661–679. Beltz Juventa Weinheim

Martin JS, Ummenhofer W, Manser T, Spirig R (2010) Interprofessional collaboration among nurses and physicians: making a difference in patient outcome. Swiss Med Wkly 140, w13062. https://doi.org/10.4414/smw.2010.13062

Mintzberg H (2017) Managing the Myths of Health Care. Berett-Koehler Oakland

Nightingale F (1863) Notes on Hospitals. Longman Green London

Nock L (2020 i.E.) Interprofessionell Lehren und Lernen. Entwicklung und Perspektiven. Robert Bosch Stiftung Stuttgart

Reeves S, Perrier L, Goldman J, Freeth D, Zwarenstein M (2017) Interprofessional education: effects on professional practice and healthcare outcomes (update) (Review). The Cochrane Library Issue 3 doi: 10.1002/14651858.CD000072.pub3

Sachverständigenrat zur Begutachtung der Entwicklung im Gesundheitswesen (SVR) (2007) Kooperation und Verantwortung – Voraussetzungen einer zielorientierten Gesundheitsversorgung. URL: https://www.svr-gesundheit.de/fileadmin/user_upload/Gutachten/2007/Kurzfassung_2007.pdf (Zugriff am 20.03.2020)

Sachverständigenrat zur Begutachtung der Entwicklung im Gesundheitswesen (SVR) (2009) Koordination und Integration – Gesundheitsversorgung in einer Gesellschaft des längeren Lebens. Sondergutachten 2009. Kurzfassung. URL: https://www.svr-gesundheit.de/fileadmin/user_upload/Gutachten/2009/Kurzfassung-2009.pdf (Zugriff am 20.03.2020)

Sachverständigenrat zur Begutachtung der Entwicklung im Gesundheitswesen (SVR) (2014) Bedarfsgerechte Versorgung – Perspektiven für ländliche Regionen und ausgewählte Leistungsbereiche. URL: https://www.svr-gesundheit.de/fileadmin/user_upload/Aktuelles/2014/SVR-Gutachten_2014_Kurzfassung_01.pdf (Zugriff am 20.03.2020)

Schweizerische Akademie der Medizinischen Wissenschaften SAMW (2017) Die Praxis gelingender interprofessioneller Zusammenarbeit. Swiss Academies Reports 12 (2)

Schweizerische Akademie der Medizinischen Wissenschaften SAMW (2020) Gelingende interprofessionelle Zusammenarbeit. Swiss Academies Reports. doi.org/10.5281/zenodo.3355205

Schaeffer D, Hämel K (2016) Kooperative Versorgungsmodelle. Eine international vergleichende Betrachtung. In: Jungbaer-Gans M, Kriwy P (Hrsg.) Handbuch Gesundheitssoziologie. 1–18. Springer VS Wiesbaden

Sottas B, Höppner H, Kickbusch J, Pelikan J, Probst J (2013) Umrisse einer neuen Gesundheitspolitik. Careum Working Paper 7. Careum Stiftung Zürich

Walkenhorst U, Mahler C, Aistleithner R, Hahn EG, Kaap-Fröhlich S, Karstens S, Reiber K, Stock-Schröer B, Sottas B (2015) Positionspapier GMA-Ausschuss – „Interprofessionelle Ausbildung in den Gesundheitsberufen". GMS Z Med Ausbild 32(2), Doc22. URL: https://www.egms.de/static/de/journals/zma/2015-32/zma000964.shtml (Zugriff am 01.04.2020)

Wissenschaftsrat (2014) Empfehlungen zur Weiterentwicklung des Medizinstudiums in Deutschland auf Grundlage einer Bestandsaufnahme der humanmedizinischen Modellstudiengänge. URL: https://www.wissenschaftsrat.de/download/archiv/4017-14.pdf (Zugriff am 01.04.2020)

World Health Organization (WHO) (2010) Framework for Action on Interprofessional Education & Collaborative Practice. Genf

Zwarenstein M, Goldman J, Reeves S (2009) Interprofessional Collaboration: Effects of Practice-Based Interventions on Professional Practice and Healthcare Outcomes (Review). Cochrane Database of Systematic Reviews

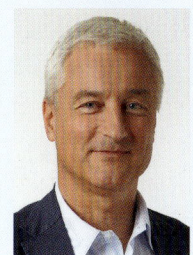

Dr. Christof Schmitz

Betriebswirt und Soziologe. Co-Leiter des College für Management im Gesundheitswesen (college M) in Bern mit den Geschäftsfeldern Weiterbildung (interprofessionelle Management-/Führungstrainings), Forschung und Entwicklung (Interprofessionalität in Gesundheitsinstitutionen, Koordination und Integration der Gesundheitsversorgung) und Beratung (Strategie und Change von Gesundheitsorganisationen). Studiengangleiter Universität Bern CAS „Leadership in Health Care Organisations", CAS „Managing Medicine", Dozent an diversen Weiterbildungsinstitutionen.

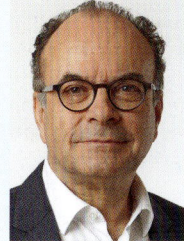

PD Dr. Peter Berchtold

Facharzt Innere Medizin. Co-Leiter des College für Management im Gesundheitswesen (college M) in Bern mit den Geschäftsfeldern Weiterbildung (interprofessionelle Management-/Führungstrainings), Forschung und Entwicklung (Interprofessionalität in Gesundheitsinstitutionen, Koordination und Integration der Gesundheitsversorgung) und Beratung (Strategie und Change von Gesundheitsorganisationen).

Lehrbeauftragter an der Universität Bern (Medizinische Fakultät) und am Institut für Sozial- und Präventivmedizin (ISPM). Studienleiter des CAS „Leadership in Health Care Organisations" und CAS „Managing Medicine" der Universität Bern. Co-Leiter der Arbeitsgruppe „Interprofessionalität" der SAMW und Präsident des fmc, dem Schweizer Forum für Integrierte Versorgung.

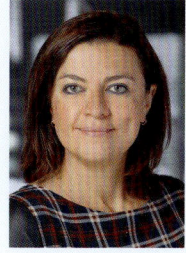

Irina Cichon

Irina Cichon ist Kommunikationswissenschaftlerin mit Abschlüssen der Universitäten Karlsruhe und Twer (Russische Föderation). Nach einer Referententätigkeit in einem internationalen Logistik-Unternehmen trat sie 2007 in die Robert Bosch Stiftung ein. Im Themenbereich „Gesundheit" verantwortet sie Förderprojekte zur Kooperation der Gesundheitsberufe und zum interprofessionellen Lernen.

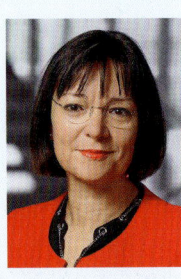

Dr. Bernadette Klapper

Bernadette Klapper ist Krankenschwester und Soziologin mit Abschlüssen der Universitäten Hamburg und Bordeaux. Sie war wissenschaftliche Mitarbeiterin am Institut für Pflegewissenschaft an der Universität Bielefeld und trat 2003 in die Robert Bosch Stiftung als Projektleiterin für den Förderschwerpunkt „Leben im Alter" ein. Zwischen 2009 und 2012 war sie als Therapiemanagerin und Leiterin „Klinische Produkte und Dienstleistungen Europa" (Telemedizinsparte) für die Robert Bosch Healthcare GmbH tätig. 2012 wechselte sie erneut in die Robert Bosch Stiftung und ist seit 2016 Bereichsleiterin „Gesundheit".

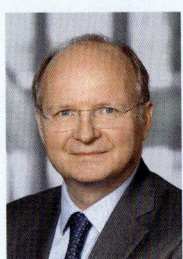

Prof. Dr. Volker E. Amelung

Volker E. Amelung studierte an der Hochschule St. Gallen und an der Universität Paris-Dauphine Betriebswirtschaftslehre. Nach der Promotion arbeitete er an der Hochschule für Wirtschaft und Politik in Hamburg und war über mehrere Jahre Gastwissenschaftler an der Columbia University in New York. Volker Eric Amelung wurde 2001 zum Universitätsprofessor an der Medizinischen Hochschule Hannover für Gesundheitsmanagement und Gesundheitssystemforschung berufen. Diverse Lehraufträge führten ihn seitdem unter anderem nach Wien (Medizinische Universität und Wirtschaftsuniversität), an die Columbia University (New York/NY), an die TiasNimbas Business School (NL), an die Fachhochschule Kärnten, an die European Business School (EBS) sowie an die TU Braunschweig. Seit 2007 ist er als Vorstandsvorsitzender des Bundesverbandes Managed Care e.V. tätig. Im Jahr 2011 gründete er das inav – privates Institut für angewandte Versorgungsforschung GmbH in Berlin.

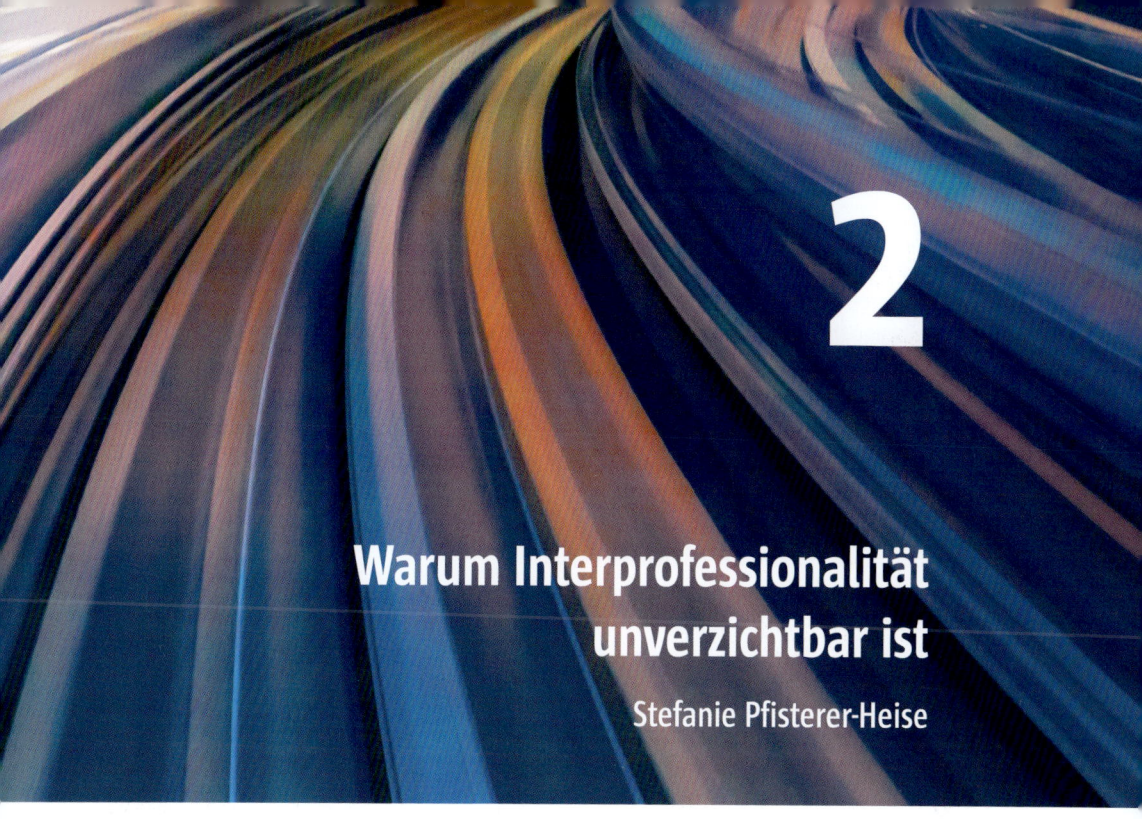

2

Warum Interprofessionalität unverzichtbar ist

Stefanie Pfisterer-Heise

Eine gelingende Zusammenarbeit verschiedener Berufsgruppen ist für eine qualitativ hochwertige Gesundheitsversorgung unverzichtbar. Die Patientensicherheit und -zufriedenheit nehmen zu (Canadian Health Services Research Foundation 2006; Mickan 2005). Patientinnen und Patienten berichten von einer höheren Akzeptanz der Behandlung und verbesserten Gesundheitsergebnissen (Mickan 2005). Aufseiten der Mitarbeitenden verbessern sich die Arbeitszufriedenheit und das Wohlbefinden (Mickan 2005). Die Anzahl der Fehler, die Mitarbeitenden unterlaufen, sinkt (Morey et al. 2002). Nicht zuletzt kann eine gelingende Zusammenarbeit den Zugang und die Koordination der unterschiedlichen Gesundheitsangebote verbessern helfen. Die Zahl der unvorhergesehenen Krankenhauseinweisungen sinkt ebenso wie die Länge des Krankenhausaufenthaltes (Mickan 2005).

In Zeiten enormen Kostendrucks, eines fragmentierten Gesundheitssystems, komplexer werdender Gesundheitsprobleme und insbesondere eines akuten Mangels an Mitarbeitenden in den Gesundheitsberufen bedarf es nachhaltiger Lösungen.

> „The World Health Organization and its partners recognize interprofessional collaboration in education and practice as an innovative strategy that will play an important role in mitigating the global health workforce crisis." (WHO 2010, S. 7)

Vor diesem Hintergrund wurden in den vergangenen Jahren zahlreiche politische Positionspapiere und Lernangebote für eine verbesserte Zusammenarbeit der Gesundheitsberufe vorgelegt. Interprofessionelle Kompetenzrahmen sind ebenso entstanden wie interprofessionelle Lernformate und interprofessionelle Studiengänge. „Interprofessionell" scheint zu einem unverzichtbaren Schlagwort geworden zu sein.

Das vorliegende Kapitel will einen Überblick über den Forschungsstand zu „Interprofessiona-lität" in der Gesundheitsversorgung geben und davon ausgehend verdeutlichen, warum eine Konzentration auf interprofessionelle Lernformate und damit auf die interprofessionellen Kom-petenzen jeder und jedes einzelnen Mitarbeitenden in der Gesundheitsversorgung nicht aus-reichend für eine gelingende Zusammenarbeit der beteiligten Berufsgruppen ist. Ausgehend von „Integration" als dem Schlüsselmerkmal von Interprofessionalität, werden zusätzliche strukturelle Änderungen, insbesondere in der stationären Versorgung, vorgeschlagen und dis-kutiert. Im Folgenden schlägt das Kapitel eine Brücke zum Begriff der Transprofessionalität, die die Einbeziehung von nicht-professionellen Stakeholdern als wesentliches Merkmal beinhaltet.

2.1   Was ist Interprofessionalität?

Zur Zusammenarbeit verschiedener Berufsgruppen im Gesundheitsbereich existieren zahlreiche Definitionen und Konzeptualisierungen. Erschwerend für eine allgemein akzeptierte Definition von Interprofessionalität im Gesundheitsbereich kommt die Verwendung verschiedener Begriffe und Wortverbindungen wie Interprofessionalität beziehungsweise Interdisziplinarität, interprofessionelle beziehungsweise interdis-ziplinäre Zusammenarbeit, interprofessionelle beziehungsweise interdisziplinäre Teamarbeit, etc. hinzu.

Bei allen unterschiedlichen Begrifflichkeiten lassen sich in der Literatur zwei Haupt-strömungen unterscheiden: Einerseits wird Interprofessionalität beziehungsweise interprofessionelle Zusammenarbeit im allgemeinen Sinn für alle möglichen Formen berufsgruppenübergreifender Kooperation im Gesundheitsbereich genutzt, anderer-seits als eine spezifische Form von Zusammenarbeit verschiedener Berufsgruppen verwendet, die durch das Schlüsselelement **Integration** gekennzeichnet ist.

Dem allgemeinen Sinn folgend definiert beispielsweise die Weltgesundheitsorgani-sation (2010, S. 7) in ihrem Framework for Action on Interprofessional Education & Collaborative Practice:

> „Collaborative practice happens when multiple health workers from different professional backgrounds work together with patients, families, carers and communities to deliver the highest quality of care."

Ebenso als Oberbegriff definiert Antoni (2010, S. 19):

> „Interprofessionelle Zusammenarbeit kann auch im Gesundheitsbereich sehr unterschiedlich ausgeprägt sein und vom Austausch von Ideen, gegenseitiger Unterstützung bis zur gemein-samen Aufgabenbearbeitung reichen und unterschiedliche Intensitäten und wechselseitige Abhängigkeit der Zusammenarbeit implizieren, wie dies analog aus der Forschungskoopera-tion bekannt ist."

Im Gegensatz dazu unterscheiden zum Beispiel Körner und Bengel (2004) zwischen multidisziplinärer und interdisziplinärer Teamarbeit in der Gesundheitsversorgung. Sie folgen damit der in der Literatur zu Forschungsprojekten gängigen Differenzie-rung in Multidisziplinarität und Interdisziplinarität, deren hauptsächliches Unterscheidungsmerkmal der Integrationsgrad ist (Klein 2010). Analog dazu formulieren Körner und Bengel für den Gesundheitsbereich (2004, S. 349):

> *„Die multidisziplinäre Behandlung ist demnach die Summe aller Disziplinen (additive Leistungserbringung). Das interdisziplinäre Teammodell zeichnet sich durch die Integration der Leistungen respektive die synergetische/integrative Behandlung aus."*

Dass „Integration", im Sinne der Verbindung einer Vielheit zu einer Einheit, das Schlüsselmerkmal von Interprofessionalität ist, verdeutlicht auch die folgende Definition in einem Grundlagen-Artikel zu Interprofessionalität:

> *„Interprofessionality is defined as the development of a cohesive practice between professionals from different disciplines. It is the process by which professionals reflect on and develop ways of practicing that provides an* **integrated and cohesive answer** *to the needs of the client/family/population." (D'Amour u. Oandasan 2005, S. 9; Hervorhebung durch Autorin)*

2.2 Welche Voraussetzungen benötigt Interprofessionalität?

Interprofessionalität in ihrem spezifischen Verständnis bedeutet also die Entwicklung einer integrierten und kohäsiven Gesundheitsversorgung, die den Bedürfnissen von Patientinnen und Patienten gerecht wird. Doch wie kann eine solche Antwort gelingen, das heißt welche Voraussetzungen benötigt Interprofessionalität?

2.2.1 Interprofessionelle Kompetenzen als Voraussetzung für Interprofessionalität

Die Weltgesundheitsorganisation (2010) beantwortet diese Frage in ihrem Framework for Action on Interprofessional Education & Collaborative Practice wie folgt: Durch interprofessionelle Ausbildung werden die Mitarbeitenden in den Gesundheitsberufen auf die Praxis der Zusammenarbeit vorbereitet (s. Abb. 1). Das Ergebnis ist eine (interprofessionelle) Zusammenarbeit der verschiedenen Berufsgruppen, die wiederum zu einer optimalen Gesundheitsversorgung führt (s. Abb. 2).

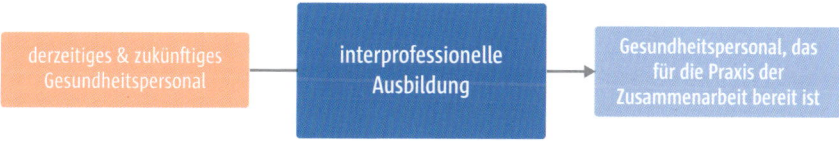

Abb. 1 Interprofessionelle Ausbildung (übersetzt und adaptiert nach WHO 2010, S. 12)

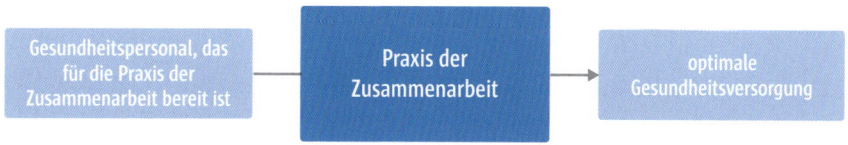

Abb. 2 Praxis der Zusammenarbeit (übersetzt und adaptiert nach WHO 2010, S. 12)

Entsprechend sind in den letzten Jahren zahlreiche interprofessionelle Kompetenzrahmen entstanden. Der Fokus liegt dabei stets auf der Kompetenzentwicklung des Individuums (Karam et al. 2018), das heißt jeder und jedes einzelnen Mitarbeitenden im Gesundheitsbereich mit seinen beziehungsweise ihren individuellen Merkmalen, Fähigkeiten und Motivationen (Karam et al. 2018).

So legte beispielsweise die Weltgesundheitsorganisation (2010) einen Katalog mit den folgenden sechs interprofessionellen Lerndomänen vor:

- Teamarbeit
- Rollen und Verantwortlichkeiten
- Kommunikation
- Lernen und kritische Reflexion
- Beziehung mit und Erkennen der Bedürfnisse des Patientinnen und Patienten sowie
- ethische Praxis

Etwa zur selben Zeit erschienen interprofessionelle Kompetenzrahmen weiterer Organisationen wie der Canadian Interprofessional Health Collaborative (2010) oder des US-amerikanischen Interprofessional Education Collaborative Expert Panel (2011). In Deutschland förderte die Robert Bosch Stiftung unter dem Titel „Operation Team" 17 regionale Kooperationsprojekte zum gemeinsamen Lernen, darunter das Projekt Gesund & Human des Universitären Herz- und Gefäßzentrums UKE Hamburg, dessen Ziel in interprofessionellen Visitensimulationen bei Patientinnen und Patienten mit kardiologischen Erkrankungen bestand.

Bei der Betrachtung der vorliegenden Kompetenzrahmen fällt positiv auf, dass bestimmte Kernkompetenzen wie Kommunikation, patientenzentrierte Versorgung und Teamarbeit in vielen Modellen genannt (Reeves 2012) und dann auch praktisch vermittelt werden. Ebenso auffällig ist, dass durch die Konzentration auf die Entwicklung interprofessioneller Lerndomänen das Gelingen interprofessioneller Zusammenarbeit weitgehend auf das einzelne Mitglied des interprofessionellen Behandlungsteams „abgewälzt" wurde und wird. Überspitzt gesagt: Im Falle, dass der Lernende die Lernziele in den einzelnen Domänen erreicht hat, wird Interprofessionalität wohl gelingen.

2.2.2 Rahmenbedingungen von Interprofessionalität

Dabei zeigt die Forschung, dass weitere internale und externale Faktoren, das heißt innerhalb und außerhalb des interprofessionellen Behandlungsteams, die Zusammenarbeit beeinflussen (Mulvale 2016). Entsprechend existieren zahlreiche Modelle, die über eine Kompetenzverbesserung bei den einzelnen Mitarbeitenden auf weitere Rahmenbedingungen von Interprofessionalität in der Gesundheitsversorgung eingehen.

So führen San Martín-Rodríguez et al. (2005) unter anderem systemische Determinanten wie Machtunterschiede und unterschiedliche Arbeitsstile, organisationale Determinanten wie Führung und ein Klima der Offenheit sowie interaktionale Determinanten wie Vertrauen und gegenseitigen Respekt für eine gelingende Zusam-

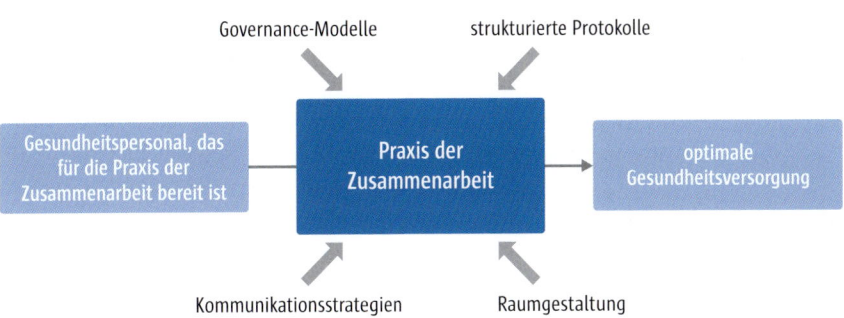

Abb. 3   Beispiele für Mechanismen, die die Zusammenarbeit auf der Praxisebene prägen (übersetzt und adaptiert nach WHO 2010, S. 29)

menarbeit an. Antoni (2010) nennt als Kontextbedingungen für die Effektivität von interprofessioneller Teamarbeit im Gesundheitsbereich unter anderem ein adäquates Belohnungs-, Trainings- und Informationssystem, die Teamgestaltung inklusive Aufgabenstruktur, Zusammensetzung, Ziele und Normen sowie die Teamprozesse inklusive Führung, Monitoring und Unterstützung. Ein aktuelles systematisches Review (Mulvale 2016) identifiziert den Makro-Faktor Governance, zwei Meso-Faktoren, nämlich Informationssysteme und Organisationskultur, 13 Mikro-Faktoren darunter die Teamgröße und Teammeetings sowie die beiden individuellen Faktoren Überzeugung von interprofessioneller Behandlung und Flexibilität als wesentliche Faktoren für interprofessionelle Zusammenarbeit. Und auch die Weltgesundheitsorganisation (2010) ergänzt ihr ursprüngliches Modell zu den Voraussetzungen von Interprofessionalität um Faktoren der Arbeitskultur wie Kommunikationsstrategien, Faktoren der institutionellen Unterstützung wie Governance-Modelle sowie Umgebungsfaktoren wie die Raumgestaltung (s. Abb. 3).

Interprofessionelle Kompetenzen sind eine notwendige, aber nicht hinreichende Voraussetzung für Interprofessionalität.

2.3   Integration als Schlüsselmerkmal von Interprofessionalität

Der vorliegende theoretische Abriss soll verdeutlichen, dass eine Konzentration auf die Verbesserung interprofessioneller Kompetenzen bei den einzelnen Mitarbeitenden zwar ein notwendiger, jedoch bei Weitem nicht hinreichender Schritt für Interprofessionalität im Gesundheitswesen ist. Bei der Vielzahl der theoretisch abgeleiteten Rahmenbedingungen von Interprofessionalität stellt sich gleichzeitig die Frage, welche (strukturellen) Veränderungen bestmöglich bei der Implementierung von Interprofessionalität helfen können. Zu ihrer Beantwortung greift das vorliegende Kapitel auf das Schlüsselelement sowohl von „Interprofessionalität" im Gesundheitsweisen als auch von „Interdisziplinarität" in Forschungsprojekten zurück – **die Integration** und entwirft Lösungsansätze über die derzeitigen interprofessionellen Kompetenzrahmen hinaus.

2.3.1 Räumliche Integration

Die räumliche Nähe aller Teammitglieder ist auch im Gesundheitsbereich signifikant assoziiert mit dem Erfolg von Teamarbeit (Choi u. Pak 2007). Zahlreiche interprofessionelle Lernformate weisen entsprechend darauf hin, wie wichtig die persönliche Begegnung und Nähe von Mitgliedern verschiedener Berufsgruppen für Interprofessionalität ist. Dass eine Begegnung verschiedener Professionen in gemeinsamen Lernumgebungen allenfalls ein Tropfen auf den heißen Stein der Integration sein kann, berichtet in einem Interview der folgende Teilnehmer beziehungsweise die folgende Teilnehmerin:

> *"I think it's a comfort zone thing and I think you'd see it at grade 6 dances where all the girls are on one side and all of the guys are on the other. And we just all kind of sat at tables and I guess naturally like there's that divide because if you go with people you know you sit with them." (Prentice et al. 2015)*

Entsprechend besteht die Aufgabe von Gesundheitsorganisationen darin, die räumliche Nähe der verschiedenen Professionen im Gesundheitsbereich stärker zu fördern, um auf diese Weise formelle und informelle Treffen zu begünstigen (San Martín-Rodríguez et al. 2005).

Eine verbesserte räumliche Integration der Professionen kann zum Beispiel durch folgende Maßnahmen erreicht werden:

- *die **flächendeckende Durchführung von interprofessionellen Visiten und gemeinsamen Besprechungen**, die strukturell verankert und durch die Leitung gefördert werden (Antoni 2010)*
- *die **Einrichtung von gemeinsamen Zimmern für Ärztinnen und Ärzte sowie Pflegekräfte** (WHO 2010) in Krankenhäusern, um so zur Verbesserung der interprofessionellen Kommunikation sowie zur Stärkung des interprofessionellen Teams – im Gegensatz zur Zugehörigkeit zur eigenen Berufsgruppe – beizutragen. **Insbesondere sollten diese gemeinsamen Räume keine Hierarchien widerspiegeln** (WHO 2010, S. 29).*

2.3.2 Kommunikative Integration

Die Übergabe von Patienteninformationen erlebten 27 % der Pflegekräfte und 37 % der Ärztinnen und Ärzte in Deutschland 2014 als unstrukturiert (Picker Institut Deutschland gGmbH 2014). Eine spontane interprofessionelle Kommunikation ist überdies selten und unpersönlich (Rice et al. 2010) und kommunizieren ärztliche und pflegende Kolleginnen und Kollegen miteinander, führt dies nicht selten zu Frustrationen auf beiden Seiten (Foronda et al. 2016).

Unter anderem sind Ärztinnen und Ärzte bezüglich der Kommunikation von Pflegenden von folgenden Faktoren frustriert:

- einem unlogischen inhaltlichen Aufbau aufseiten der Pflegenden
- der fehlenden Vorbereitung, Fragen zu beantworten sowie
- dem Einschluss überflüssiger oder irrelevanter Informationen

Umgekehrt sind Pflegende hinsichtlich des ärztlichen Kommunikationsstils von Folgendem frustriert:

- der Unaufmerksamkeit der ärztlichen Kolleginnen und Kollegen sowie
- einer scheinbar fehlenden Bereitschaft, Behandlungsziele zu diskutieren

Pflegende würden gern eine Empfehlung abgeben, vermeiden dies jedoch aufgrund fehlender Autorität. Sie sind unsicher, wie viele Details sie nennen sollen und haben Angst, falsche Angaben zu machen oder bloßgestellt zu werden.

*Für eine **verbesserte kommunikative Integration** lassen sich die folgenden zwei Maßnahmen ableiten:*

- *die **Entwicklung und Einführung interprofessioneller Kommunikationstrainings**, die über die von der WHO vorgeschlagenen Inhalte in der Lerndomäne „Kommunikation", zum Beispiel dem Ausdrücken der eigenen Meinung gegenüber Kolleginnen und Kollegen (WHO 2010), hinausgehen und **insbesondere die verschiedenen Kommunikationsstile in typischen Situationen durchspielen und reflektieren***
- *die **flächendeckende Implementierung von strukturierenden Kommunikationskonzepten wie SBAR** (Situation, Background, Assessment, Recommendation) (Wacogne u. Diwakar 2010), die den Fokus aller an der Gesundheitsversorgung beteiligten Berufsgruppen auf die zu übermittelnden beziehungsweise übermittelten Inhalte lenken*

2.3.3 Methodische Integration

Disziplinäre Probleme zwischen der Medizin auf der einen und den Sozialwissenschaften auf der anderen Seite scheinen ein nicht seltenes Phänomen zu sein. So berichten beispielsweise Stokols et al. (2003) in einem Forschungsprojekt von „Zusammenstößen" zwischen Medizinern und Sozialwissenschaftlern an allen drei teilnehmenden Forschungszentren. Als Hauptgrund vermuten sie

> "the widely divergent 'worldviews' associated with medical and biological sciences, on the one hand, and the social and behavioral science on the other ..." (Stokols et al. 2003, S. 32)

Für die Pflege(Wissenschaft), als einer Disziplin zwischen den Sozialwissenschaften und der Medizin (Kalkas 1986), stellt sich – nicht nur bezüglich möglicher „kultureller Probleme" in Zusammenarbeit mit der Medizin – die Gretchenfrage, wohin sie sich verorten will. (Diese Frage spiegelt sich unter anderem auch bei den [neu gegründeten] Pflege-Studiengängen wider: Während beispielsweise die Universität Tübingen den Studiengang Pflege als Bachelor of Science an der Medizinischen Fakultät angelegt hat, ist das Institut für Pflegewissenschaft an der Universität Wien der Fakultät für Sozialwissenschaften zugeordnet). Gleichzeitig rückbesinnt sich die Medizin vielerorts verstärkt auf ihre geisteswissenschaftlichen Wurzeln. So bietet beispielsweise die Universität Würzburg seit dem Sommersemester 2010 wieder ein Philosophicum als Wahlfach an, während am US-amerikanischen Penn State College of Medicine Medizin-Studierende im Kurs „Jazz and the Art of Medicine" Jazz-Musik als eine Metapher für improvisierte Kommunikation mit Patientinnen und Patienten zu nutzen lernen.

> *Für eine verbesserte methodische Integration und damit die Minimierung von „Zusammenstößen" zwischen den unterschiedlichen Weltsichten von Medizin und Pflegewissenschaften kommen die folgenden Maßnahmen in Betracht:*
> - *die Entwicklung interprofessioneller Lernformate, die eine Reflexion zur eigenen Professionalisierung und den damit verbundenen eigenen „Weltsichten" beinhalten*
> - *die gemeinsame Orientierung der Pflege und der Medizin an empirisch nachgewiesener Wirksamkeit des professionellen Handelns (Robert Bosch Stiftung 2018)*
> - *die verstärkte Integration medizinethischer und geisteswissenschaftlicher Ausbildungsinhalte in das Medizinstudium, wie dies bereits an vielen Einrichtungen geschieht*

2.3.4 „Stimmliche" Integration der Professionen

Hierarchien zwischen den an der Gesundheitsversorgung beteiligten Berufsgruppen sind Interprofessionalität nicht zuträglich (Bell et al. 2014). Entsprechend definieren zahlreiche Kompetenzrahmen wie das Canadian Interprofessional Health Collaborative Framework (CIHC) das Ziel von Interprofessionalität als eine „Partnerschaft" zwischen einem Team von Mitarbeitenden in den Gesundheitsberufen. Auch in Deutschland sprechen sich immer mehr Beteiligte für eine Zusammenarbeit „auf Augenhöhe" (Hommel 2019) zwischen Ärztinnen und Ärzten sowie Pflegenden aus, die insbesondere auch zu einer „Verantwortungspartnerschaft" (Robert Bosch Stiftung 2011, S. 32) führen soll.

Um jedoch Verantwortung ausüben zu können, müssen Aufgabenprofile neu gestaltet und mit mehr Verantwortung und Selbstbestimmung, passend zur beruflichen Qualifikation, ausgestattet werden.

> *„Dies schließt die Zuerkennung einer beruflichen Autonomie ein, die Kompetenzen selbstständig einsetzt und die Qualität verantwortet." (Robert Bosch Stiftung 2018, S. 18)*

Weiterhin kann eine Führung auf Augenhöhe durch eine pflegerische und eine ärztliche Leitung, die gemeinsam beispielsweise die Verantwortung für Qualitätssicherungsmaßnahmen tragen, zu gelingender Interprofessionalität führen (Antoni 2010).

Das Idealziel solcher Maßnahmen besteht dabei in einer Arbeitsumgebung, in der die verschiedenen Gesundheitsprofessionen über Autonomie für ihren jeweiligen Tätigkeitsbereich verfügen, diese aber mit der Expertise der anderen Teammitglieder ausbalancieren (Canadian Nurses Association 2019).

Bei allen Bestrebungen ist eine vollständige „Partnerschaft" im Sinne einer gleichberechtigten und gleichverantwortlichen Interprofessionalität jedoch nicht für alle

Situationen und Konstellationen durchsetzbar und auch nicht anzustreben. Teams benötigen insbesondere in Notfallsituationen klare Rollenverteilungen und Hierarchien. „Partnerschaft" kann und muss hier aber – bei allen Hierarchieunterschieden – immer eine Integration aller Stimmen im Sinne ihres Anhörens und Durchdenkens beinhalten. Ein wichtiges Konzept aus der Sozialpsychologie ist in diesem Zusammenhang die Wahrnehmung von prozeduraler Fairness. Diese ist bei einer Zielbestimmung erwartungsgemäß dann am höchsten, wenn Menschen Gelegenheit haben, ihre Stimme vor der Zielbestimmung einzubringen. Aber auch wenn erst nach der Zielsetzung die Möglichkeit eingeräumt wird, die eigene Stimme einzubringen, wird dies als fairer erlebt als gar keine Stimme zu haben (Lind et al. 1990). Das Angehörtwerden besitzt entsprechend für alle Mitarbeitenden eine besondere Relevanz und führt, nicht zuletzt zum Beispiel in Form von Programmen wie „Speak Up", auch zu einer verbesserten Patientensicherheit.

> *Für eine **verbesserte Integration der verschiedenen professionellen „Stimmen"** im Gesundheitsbereich empfehlen sich die folgenden Maßnahmen:*
> - *die bereits begonnene **Akademisierung der Pflege- und Gesundheitsberufe**, die ein Handeln auf Augenhöhe erleichtert*
> - *die **Implementierung einer Führung auf Augenhöhe** durch eine pflegerische und eine ärztliche Leitung*
> - *die **Zuerkennung einer beruflichen Autonomie**, zum Beispiel für die Pflege, inklusive **gesetzlichen Regelungen für die sich daraus ergebenden Änderungen im Haftungsrecht**, die der Kooperation der Gesundheitsberufe Rechnung tragen (Robert Bosch Stiftung 2011, S. 25)*
> - *die **Anhörung der Stimmen aller Mitarbeitenden im Sinne einer prozeduralen Fairness***

2.4 Integration von Praxisakteuren als Schlüsselmerkmal von Transprofessionalität

Transprofessionalität wird analog zur Transdisziplinarität einerseits definiert als eine so stark integrierte Zusammenarbeit der einzelnen Disziplinen beziehungsweise Professionen im Gesundheitsbereich, dass die traditionellen Grenzen der Disziplinen überschritten werden (Soskolne 2010). Transprofessionell agierende Teams arbeiten damit im Vergleich zu multiprofessionellen Teams am anderen Ende des Kontinuums von Integration (Thylefors et al. 2005). Andererseits kann Transprofessionalität analog zur Transdisziplinarität definiert werden als eine Form von Zusammenarbeit, die nicht-professionelle Stakeholder einbezieht.

> *„Neben Theoriewissen wird Erfahrungswissen eine eigenständige Bedeutung gegeben, das vor allem von Praxisinvolvierten eingebracht werden soll. Dabei werden die Praxisakteure nicht einfach nur konsultiert oder als Gegenstand der Forschung berücksichtigt, sondern stellen gestaltende, im transdisziplinären Prozess involvierte Akteure dar."* (Dubielzig u. Schaltegger 2004, S. 9)

Transprofessionalität beinhaltet in diesem Verständnis also insbesondere eine „Zusammenarbeit" mit Patientinnen und Patienten, wie diese auch im Konzept der „Patientenbeteiligung" angelegt ist. Das vorliegende Kapitel stützt sich auf letztere Definition, will aber dabei aufzeigen, dass die Integration von Patientinnen und Patienten in das interprofessionelle Behandlungsteam auch zur Überschreitung von traditionellen Perspektiven führen kann.

2.4.1 Wissensintegration

Patientinnen und Patienten sind Expertinnen beziehungsweise Experten für ihr Leben und ihre Gesundheit und damit eine wichtige Ressource (Muir Gray 2002). Als von einer bestimmten Erkrankung Betroffene können sie wichtige Erkenntnisse darüber beisteuern, welche Behandlungsziele für Menschen mit dieser Erkrankung von besonderer Bedeutung sind. Entsprechend werden zum Beispiel in der Dermatologie sogenannte Core Outcome Sets (COSs) entwickelt, an deren Festlegung auch Patientinnen und Patienten beteiligt sind (Schmitt et al. 2015).

Einen Schritt weiter in der Wissensintegration von Patientinnen und Patienten in den Forschungsprozess geht zum Beispiel das US-amerikanische ABOUT Netzwerk, das auf die Erforschung von genetisch bedingtem Krebs spezialisiert ist. ABOUT hat einen siebenstufigen Prozess zur Identifizierung, Priorisierung, zum Design und zur Durchführung von Forschung entwickelt, im Rahmen dessen Patientinnen und Patienten unter anderem die Möglichkeit haben, eigene Forschungsideen einzureichen (ABOUT Network 2019). Diese sogenannte partizipative Forschung wird in vielen Ländern bereits durch Rahmenkonzepte wie das kanadische SPOR, Strategy for Patient-Oriented Research, unterstützt (Canadian Institutes of Health Research 2014).

Um Patientinnen und Patienten auf ihre Tätigkeit als Forschende vorzubereiten, hat zum Beispiel die Deutsche Rheuma-Liga einen zweitägigen Trainingskurs entwickelt, in dem die Teilnehmerinnen und Teilnehmer zu sogenannten „Forschungspartnern" ausgebildet werden (Wieck et al. 2016). Allgemeines Wissen zum Beispiel über menschliche Organsysteme und bestimmte Erkrankungen vermitteln Initiativen wie die Patienten-Universität an der Medizinischen Hochschule Hannover, deren Ziel in der Erhöhung der Gesundheitskompetenz sowie der Stärkung der Autonomie aller Interessierten besteht.

Dass Patientinnen und Patienten, zum Beispiel als „aktive letzte Hürde" bei der Vermeidung von Fehlern (Schwappach 2013, S. 2), auch einen konkreten Beitrag im Behandlungsprozess leisten können, macht sich das Aktionsbündnis Patientensicherheit mit seiner Broschüre „Sicher im Krankenhaus" zunutze, in der Patientinnen und Patienten gezielt dazu aufgefordert werden, sicherheitsrelevante Bedenken zu äußern, zum Beispiel:

> *„Sagen Sie uns, wenn Sie das Gefühl haben, dass Sie bei der Austeilung der Medikamente ein Medikament bekommen haben, das Sie nicht kennen." (Aktionsbündnis Patientensicherheit 2016)*

> *Für eine verbesserte Wissensintegration empfehlen sich so die folgenden Maßnahmen:*
> - *der strukturierte Einbezug von Patientinnen und Patienten in Forschungsprojekte, um auf diese Weise zum Beispiel zu neuen, für Patientinnen und Patienten relevanten Fragestellungen zu gelangen*
> - *der strukturierte Einbezug von Patientinnen und Patienten durch Wissensvermittlung und aktives Befragen in den Behandlungsprozess, um dadurch zum Beispiel die Patientensicherheit zu verbessern*

2.4.2 Kommunikative Integration

Im Rahmen der Wissensintegration spielt auch die Kommunikation eine wichtige Rolle. Dies insbesondere, da mehr als die Hälfte der Deutschen (54,3 Prozent) nur über eine unzureichende Gesundheitskompetenz verfügt und damit unter anderem Schwierigkeiten hat, gesundheitsrelevante Informationen zu verstehen und einzuschätzen (Schaeffer et al. 2016).

Eine Aufgabe von Mitarbeitenden in den Gesundheitsberufen besteht entsprechend darin, die jeweilige Gesundheitskompetenz von Patientinnen und Patienten zu eruieren und sich kommunikativ darauf einzustellen. Entsprechend gehören Kommunikationstrainings mit sogenannten Simulationspatientinnen und -patienten an vielen Universitäten zum Ausbildungsprogramm, in denen sich auch die Vermittlung allgemeiner Kommunikationsregeln empfiehlt, wie zum Beispiel Wissen abzufragen, nächste Schritte zu erklären, Alltagssprache zu verwenden (Schmidt-Kaehler et al. 2017).

Eine darüber hinausgehende strukturelle Änderung in Richtung einer kommunikativen Integration von Gesundheitsprofis und Patientinnen und Patienten entwickelte die britische Academy of Medical Royal Colleges (2018) mit dem Programm „Please, write to me", welches Ärztinnen und Ärzte dazu motivieren soll, Entlassbriefe des Krankenhauses direkt an den jeweiligen Patienten beziehungsweise die jeweilige Patientin zu senden und zwar in einer für Patientinnen und Patienten verständlichen Sprache. Dazu gibt die Academy praktische Formulierungshilfen wie:

> *"Avoid stigmatising words and comments that may offend some people. For example 'You have diabetes' is more palatable than 'You are a diabetic'. Some medical terms can be easily misinterpreted. For example, 'chronic' is often taken to mean 'really bad' rather than 'long-standing'." (Academy of the Medical Royal Colleges 2018, S. 8)*

Analog zur Implementierung von Kommunikationsmethoden wie SBAR im interprofessionellen Team empfiehlt sich auch im transprofessionellen Team, das heißt im Umgang mit Patientinnen und Patienten, der Einsatz von strukturierter Kommunikation. Bei flächendeckendem Einsatz kann sie für ein „kommunikatives Gerüst" sorgen, auf das sich Mitarbeitende in den Gesundheitsberufen sowie Patientinnen und Patienten einstellen und sich dann gemeinsam daran entlang arbeiten können. So sollen zum Beispiel mithilfe des Ask Me 3™-Modells in jedem ärztlichen und pflegerischen Gespräch wiederkehrend die folgenden drei Fragen beantwortet werden (Institute for Healthcare Improvement o.D., Österreichische Plattform Gesundheitskompetenz 2018):

1. Was ist mein wichtigstes Gesundheitsproblem?
2. Was kann ich dagegen tun?
3. Warum soll ich das tun? Warum ist das wichtig?

> *Für eine verbesserte kommunikative Integration von Patientinnen und Patienten empfehlen sich die folgenden Maßnahmen:*
> - *die Entwicklung innovativer Maßnahmen für eine verbesserte kommunikative Integration von Patientinnen und Patienten in den Behandlungsprozess, wie zum Beispiel Entlassbriefe in Alltagssprache*
> - *die flächendeckende Implementierung von strukturierenden Kommunikationsmethoden wie Ask Me 3™ im Gespräch mit Patientinnen und Patienten*

2.4.3 „Stimmliche" Integration von Patientinnen und Patienten

Die Gesundheitsversorgung durchläuft epochale Veränderungen. Der demografische Wandel verbunden mit einer prognostizierten Zunahme chronisch kranker Patientinnen und Patienten sowie der Fortschritt der Medizin, der häufig gleichwertige Behandlungsoptionen ermöglicht, verlangen eine aktivere Rolle von Patientinnen und Patienten. Juristisch hat das Patientenrechtegesetz die Rolle von Patientinnen und Patienten gestärkt und sie „auf Augenhöhe" mit den Behandelnden gestellt (Bundesministerium für Gesundheit 2014). Nicht zuletzt wünschen sich viele Patientinnen und Patienten einen verstärkten Einbezug in ihre Behandlung.

Zahlreiche internationale und nationale Initiativen tragen dieser veränderten Rollenverteilung vom paternalistischen zum partizipativen Behandlungsmodell Rechnung und beziehen Patientinnen und Patienten bereits in ihre Definition von Interprofessionalität (im Verständnis des vorliegenden Kapitels „Transprofessionalität") ein. So definiert beispielsweise das Canadian Interprofessional Health Collaborative Framework Interprofessionalität als:

> „A partnership between a team of health providers and a client in a participatory, collaborative and coordinated approach to shared decision-making around health and social issues."
> (Canadian Interprofessional Health Collaborative Framework 2010, S. 11)

Wie eine solche Partnerschaft konkret bei der Behandlungsentscheidung umgesetzt werden kann, darauf geht die sogenannte Partizipative Entscheidungsfindung (PEF) ein, die definiert wird als

> „Interaktionsprozess mit dem Ziel, unter gleichberechtigter aktiver Beteiligung von Patient und Arzt auf Basis geteilter Information zu einer gemeinsam verantworteten Übereinkunft zu kommen." (Härter 2004, S. 90)

Ein Gespräch zur partizipativen Entscheidungsfindung gliedert sich dabei in drei Phasen:

- den sogenannten Team Talk
- den Option Talk sowie
- den Decision Talk

Die entsprechenden Gesprächsaufforderungen können lauten (Elwyn et al. 2017, S. 5, eigene Übersetzung):

- Lassen Sie uns als Team zusammenarbeiten, um eine Entscheidung zu treffen, die am besten zu Ihnen passt.
- Lassen Sie uns die möglichen Optionen vergleichen.
- Erzählen Sie mir bitte, was Ihnen bezüglich dieser Entscheidung am wichtigsten erscheint.

Die Partizipative Entscheidungsfindung ist damit vor allem gekennzeichnet vom Respekt gegenüber den Meinungen, Lebensumständen und Entscheidungen von Patientinnen und Patienten, der sich kommunikativ in einer Erzählaufforderung ausdrückt. Für den **täglichen** Umgang mit Patientinnen und Patienten empfiehlt das US-amerikanische Institute for Healthcare Improvement diesbezüglich die Implementierung der Frage „Was ist Ihnen wichtig?" (englisch: What matters to you?) als ein sogenanntes Always-Event (McNally 2018), um auf diese Weise von den Bedürfnissen von Patientinnen und Patienten zu erfahren. Dabei geht es nicht darum, die Wünsche von Patientinnen und Patienten unmittelbar und unabhängig von den medizinischen Erfordernissen im Sinne der Erbringung einer Dienstleistung zu befriedigen. Eine gelebte medizinische Partnerschaft erfordert jedoch das Interesse aller Behandelnden – auch an der Stimme von Patientinnen und Patienten. Die Anerkennung von Kommunikation mit Patientinnen und Patienten als der häufigsten Intervention in der Medizin (Picker gGmbH 2016) kann – insbesondere in Form einer besseren Vergütung von Kommunikation in der Gesundheitsversorgung – einen wichtigen Beitrag dazu leisten.

》》》 *Für eine verbesserte Integration der „Stimmen" von Patientinnen und Patienten in das transprofessionelle Team empfehlen sich davon ausgehend die folgenden Maßnahmen:*

- *die Aufklärung von Patientinnen und Patienten über ihre gestärkten Rechte und die damit verbundene veränderte Rolle in einer verständlichen, nicht-akademischen Sprache*
- *die Entwicklung eines Bewusstseins bei allen Mitarbeitenden in den Gesundheitsberufen über die Doppelrolle von Patientinnen und Patienten als erkrankte Menschen und gleichberechtigte Partner*
- *die damit verbundene verstärkte Entwicklung einer Gesprächskultur, die ein Gleichgewicht zwischen Patientenaufklärung und -edukation sowie Fragen zu den Bedürfnissen und Erwartungen von Patientinnen und Patienten herstellt*
- *die flächendeckende Schulung von Mitarbeitenden in den Gesundheitsberufen in Partizipativer Entscheidungsfindung*
- *die verstärkte Anerkennung von Kommunikation als der häufigsten Intervention in der Medizin auch in Bezug auf die Vergütung*
- *die Entwicklung eines politischen Positionspapiers, wie Transprofessionalität im Sinne einer umfassenden Patientenbeteiligung im deutschen Gesundheitswesen umgesetzt werden soll*

Literatur

ABOUT Network (2019) Identifying & Prioritizing Research Questions. URL: https://www.aboutnetwork.org/ABOUT-research/GAP360-process.php (abgerufen am 16.01.2020)

Academy of the Medical Royal Colleges (2018) Please, write to me. Writing outpatient clinic letters to patients. Guidance. URL: https://www.aomrc.org.uk/wp-content/uploads/2018/09/Please_write_to_me_Guidance_010918.pdf (abgerufen am 16.01.2020)

Aktionsbündnis Patientensicherheit (2016) Sicher im Krankenhaus, 2. Aufl. URL: https://www.aps-ev.de/wp-content/uploads/2016/09/APS_SICHER_IM_KRANKENHAUS_2016.pdf (abgerufen am 16.01.2020)

Antoni CH (2010) Interprofessionelle Teamarbeit im Gesundheitsbereich. ZEFQ 104, 18–24. doi:10.1016/j.zefq.2009.12.027

Bell AV, Michaelc B, Arenson C (2014) The (stalled) progress of interprofessional collaboration: The role of gender. Journal of Interprofessional Care 28(2), 98–102. Doi: 10.3109/13561820.2013.851073

Bundesministerium für Gesundheit (2014) Patientenrechtegesetz. Begriffe A-Z. URL: https://www.bundesgesundheitsministerium.de/service/begriffe-von-a-z/p/patientenrechtegesetz.html (abgerufen am 16.01.2020)

Canadian Health Services Research Foundation (2006) Teamwork in healthcare: Promoting effective teamwork in healthcare in Canada. URL: https://www.cfhi-fcass.ca/Migrated/PDF/teamwork-synthesis-report_e.pdf (abgerufen am 1. Januar 2020)

Canadian Institutes of Health Research (2014) Strategy for Patient-Oriented Research SPOR. Putting Patients First. URL: https://cihr-irsc.gc.ca/e/documents/spor_framework-en.pdf (abgerufen am 16.01.2020)

Canadian Interprofessional Health Collaborative (2010) A National Interprofessional Competency Framework. URL: http://ipcontherun.ca/wp-content/uploads/2014/06/National-Framework.pdf (abgerufen am 16.01.2020)

Canadian Nurses Association (2019) Position Statement Interprofessional Collaboration. URL: https://www.cna-aiic.ca/-/media/cna/page-content/pdf-en/interprofessional-collaboration-ps-2019.pdf?la=en&hash=E840030B51F6AF43CAF6285363481594A01828ED (abgerufen am 16.01.2020)

Choi BCK, Pak AWP (2007) Multidisciplinarity, interdisciplinarity, and transdisciplinarity in health research, services, education and policy: 2. Promoters, barriers and strategies of enhancement. Clin Invest Med 30(6), 224–232. URL: https://cimonline.ca/index.php/cim/article/view/2950/1067 (abgerufen am 16.01.2020)

D'Amour D, Oandasan I (2005) Interprofessionality as the field of interprofessional practice and interprofessional education: An emerging concept. Journal of Interprofessional Care Supplement 1, 8–20. DOI: 10.1080/13561820500081604

Dubielzig F, Schaltegger S (2004) Methoden transdisziplinärer Forschung und Lehre. Ein zusammenfassender Überblick. URL: http://www2.leuphana.de/umanagement/csm/content/nama/downloads/download_publikationen/49-8downloadversion.pdf (abgerufen am 16.01.2020)

Elwyn G, Durand MA, Song J, Aarts J, Barr PJ, Berger Z et al. (2017) A three-talk model for shared decision making: multistage consultation process. BMJ 359. doi:10.1136/bmj.j4891

Foronda C, MacWilliams B, McArthur E (2016) Interprofessional communication in healthcare: An integrative review. Nurse Education in Practice 19, 36–40. http://dx.doi.org/10.1016/j.nepr.2016.04.005

Härter M (2004) Editorial Partizipative Entscheidungsfindung (Shared Decision Making) – ein von Patienten, Ärzten und der Gesundheitspolitik geforderter Ansatz setzt sich durch. Zeitschrift für Ärztliche Fortbildung und Qualität im Gesundheitswesen: ZaeFQ 98, 89–92

Hommel T (2019) „Zusammenarbeit darf kein Glücksfall sein!" Ärztezeitung 08.03.2019. URL: https://www.aerztezeitung.de/Kooperationen/Zusammenarbeit-darf-kein-Gluecksfall-sein-313972.html (abgerufen am 16.01.2020)

Institute for Healthcare Improvement (o.D.) Ask Me 3: Good Questions for Your Good Health. URL: http://www.ihi.org/resources/Pages/Tools/Ask-Me-3-Good-Questions-for-Your-Good-Health.aspx (abgerufen am 16.01.2020)

Interprofessional Education Collaborative Expert Panel (2011) Core competencies for interprofessional collaborative practice: Report of an expert panel. URL: https://www.aacom.org/docs/default-source/insideome/ccrpt05-10-11.pdf?sfvrsn=77937f97_2 (abgerufen am 30.12.2019)

Kalkas H (1986) Nursing – a Discipline between Social and Medical Sciences. Vård I Norden 6, 337–363

Karam M, Brault I, Van Durme T, Macq J (2018) Comparing interprofessional and interorganizational collaboration in healthcare: A systematic review of the qualitative research. International Journal of Nursing Studies 79, 70–83. https://doi.org/10.1016/j.ijnurstu.2017.11.002

Klein JT (2010) A taxonomy of interdisciplinarity. In: Frodeman R, Klein JT, Mitcham C, Holbrook JB (Hrsg.) The Oxford handbook of interdisciplinarity, 1. Aufl. 15–30. Oxford University Press Oxford

Körner M, Bengel J (2004) Teamarbeit und Teamerfolg bei multi- und interdisziplinären Teams in der medizinischen Rehabilitation. Rehabilitation 43, 348–357. DOI 10.1055/s-2004-828533

Lind EA, Kanfer A, Earley PC (1990) Voice, Control, and Procedural Justice: Instrumental and Noninstrumental Concerns in Fairness Judgments. Journal of Personality and Social Psychology, 59(5), 952–959

McNally D (2018) Asking „What Matters to You?" Should Be an Always Event. URL: http://www.ihi.org/communities/blogs/why-asking-what-matters-to-you-should-be-an-always-event (abgerufen am 16.01.2020)

Mickan SM (2005) Evaluating the effectiveness of health care teams. Australian Health Review 29(2), 211–217

Morey JC, Simon R, Jay GD, Wears RL, Salisbury M, Dukes KA, Berns SD (2002) Error Reduction and Performance Improvement in the Emergency Department through Formal Teamwork Training: Evaluation Results of the MedTeams Project. HSR: Health Services Research 37(6), 1553–1581

Muir Gray JA (2002) The Resourceful Patient. eRosetta Press Oxford

Mulvale G, Embrett M, Razavi SD (2016) „Gearing Up" to improve interprofessional collaboration in primary care: a systematic review and conceptual framework. BMC Family Practice 17(83). DOI 10.1186/s12875-016-0492-1

Österreichische Plattform Gesundheitskompetenz (2018) Ask Me 3. URL: https://oepgk.at/ask-me-3/ (abgerufen am 16.01.2020)

Picker Institut Deutschland gGmbH (2014) Picker Report 2014. Neue Perspektiven. Wie die Erfahrungen von Patienten und Mitarbeitern Qualität und Sicherheit im Krankenhaus verbessern. URL: http://loewenstern.vl-pr.de/wp-content/uploads/2015/12/PICKER_REPORT.pdf (abgerufen am 30.12.2019)

Picker Institut Deutschland gGmbH (2016) Picker Report 2016. Vertrauen braucht gute Verständigung. Erfolgreiche Kommunikation mit Kindern, Eltern und erwachsenen Patienten. URL: https://www.bmcev.de/wp-content/uploads/2016/11/Picker-Report_2016.pdf (abgerufen am 16.01.2020)

Prentice D, Engel J, Taplay K, Stobbe K (2015) Interprofessional Collaboration. The Experience of Nursing and Medical Students' Interprofessional Education. Global Qualitative Nursing Research 2. Doi: 10.1177/2333393614560566

Reeves S (2012) The rise and rise of interprofessional competence. Journal of Interprofessional Care 26, 253–255. DOI: 10.3109/13561820.2012.695542

Rice K, Zwarenstein M, Gottlib Conn L, Kenaszchuk C, Russell A, Reeves S (2010) An intervention to improve interprofessional collaboration and communications: A comparative qualitative study. Journal of Interprofessional Care 24(4), 350–361. DOI: 10.3109/13561820903550713

Robert Bosch Stiftung (2011) Memorandum Kooperation der Gesundheitsberufe. Qualität und Sicherstellung der zukünftigen Gesundheitsversorgung. URL: https://www.bosch-stiftung.de/sites/default/files/publications/pdf_import/Memorandum_Kooperation_der_Gesundheitsberufe.pdf (abgerufen am 16.01.2020)

Robert Bosch Stiftung (2018) Mit Eliten pflegen. URL: https://www.bosch-stiftung.de/sites/default/files/publications/pdf/2018-02/RBS_Broschuere_360Grad_Pflege_Manifest_WEB_ES.pdf (abgerufen am 16.01.2020)

San Martín-Rodríguez L, Beaulieu MD, D'Amour D, Ferrada-Videla M (2005) The determinants of successful collaboration: A review of theoretical and empirical studies. Journal of Interprofessional Care 19 Supplement 1, 132–147. DOI: 10.1080/13561820500082677

Schaeffer D, Vogt D, Berens E, Hurrelmann K (2016) Gesundheitskompetenz der Bevölkerung in Deutschland. Ergebnisbericht. URL: https://www.uni-bielefeld.de/gesundhw/ag6/downloads/Ergebnisbericht_HLS-GER.pdf (abgerufen am 16.01.2020)

Schmidt-Kaehler S, Vogt D, Berens E, Horn A, Schaeffer D (2017) Gesundheitskompetenz. Verständlich informieren und beraten. URL: https://www.uni-bielefeld.de/gesundhw/ag6/downloads/Material-_und_Methodensammlung.pdf (abgerufen am 16.01.2020)

Schmitt J, Apfelbacher C, Spuls PI, Thomas KS, Simpson EL, Furue M, Chalmers J, Williams HC (2015) The Harmonizing Outcome Measures for Eczema (HOME) Roadmap: A Methodological Framework to Develop

Core Sets of Outcome Measurements in Dermatology. Journal of Investigative Dermatology 135, 24–30. doi:10.1038/jid.2014.320

Schwappach D (2013). Patienten als wachsame Partner: Patientenbeteiligung in der Patientensicherheit. Vortrag auf dem Anästhesiekongress SIGA/FISA am 20. April 2013, Luzern. URL: https://siga-fsia.ch/files/Bilder___Praesentationen/Galerie/2013/SIGA_Kongress_2013/Patienten_als_wachsame_Partner-_Schwappach_SIGA_2013.pdf (abgerufen am 16.01.2020)

Soskolne C (2000) Transdisciplinary approaches for public health. Epidemiology 11, 122

Stokols D, Fuqua J, Gress J, Harvey R, Phillips K, Baezconde-Garbanati L, Unger J, Palmer P, Clark MA, Colby SM, Morgan G, Trochim W (2003) Evaluating transdisciplinary science. Nicotine & Tobacco Research 5, Supplement 1, 21–39. DOI: 10.1080/14622200310001625555

Thylefors I, Persson O, Hellström D (2005) Team types, perceived efficiency and team climate in Swedish cross-professional teamwork. Journal of Interprofessional Care 19(2), 102–114. DOI: 10.1080/13561820400024159

Wacogne I, Diwakar V (2010) Handover and note-keeping: the SBAR approach. Clinical Risk 16, 173–175. DOI: 10.1258/cr.2010.010043

Wieck D, Böhm P, Clausen J (2016) Patientenbeteiligung an Forschungsprojekten: Die Forschungspartner der Deutschen Rheuma-Liga. Zeitschrift für Rheumatologie 2, 236. DOI 10.1007/s00393-016-0075-5

World Health Organization (2010) Framework for Action on Interprofessional Education & Collaborative Practice. URL: https://apps.who.int/iris/bitstream/handle/10665/70185/WHO_HRH_HPN_10.3_eng.pdf?sequence=1 (abgerufen am 16.01.2020)

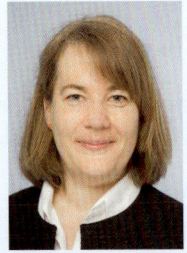

Stefanie Pfisterer-Heise, M.Sc., Dipl.-Sprachw.

Über zehn Jahre entwickelte die Psychologin, Sprachwissenschaftlerin und PR-Fachfrau Kommunikationskonzepte und -strategien. Ab 2017 arbeitete sie als wissenschaftliche Mitarbeiterin am Universitätsklinikum Hamburg-Eppendorf im Projekt KOMPAS, Entwicklung und Erprobung eines komplexen interprofessionellen Trainingsprogramms zur Verbesserung der Patientensicherheit. Seit Mai 2020 ist sie für die AG Auswahlverfahren am UKE tätig.

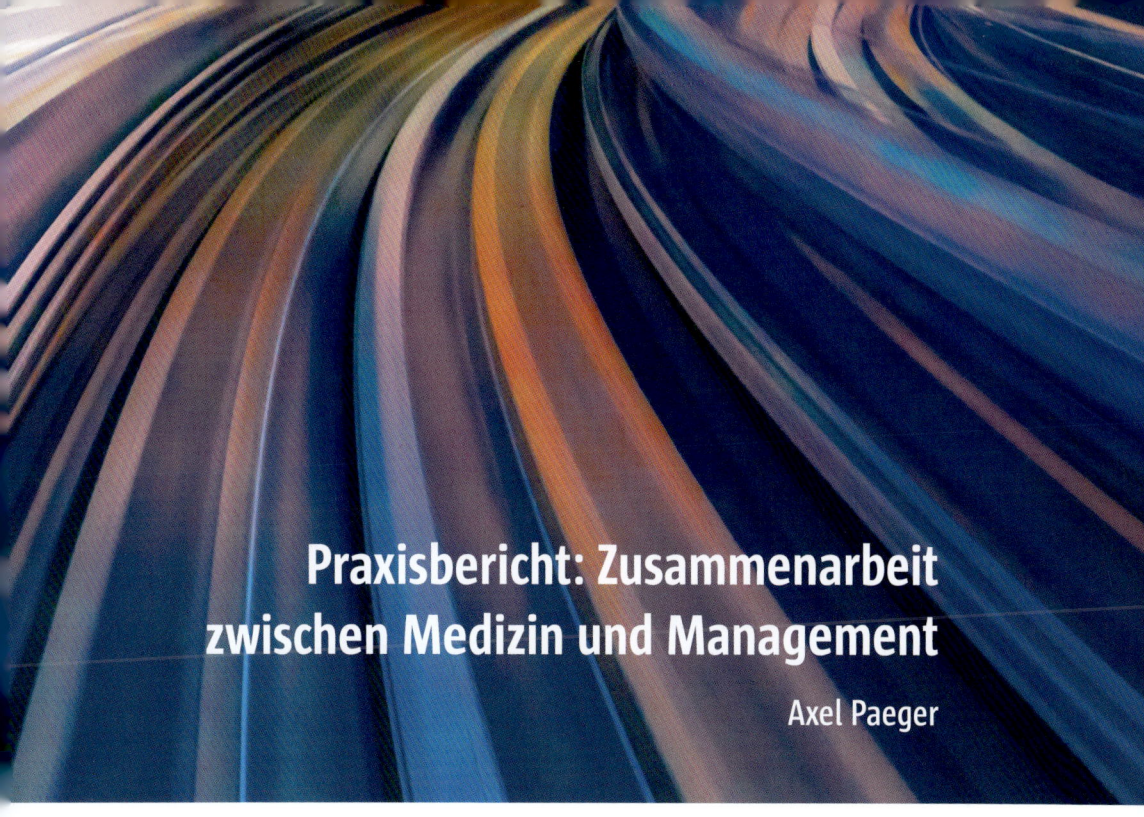

Praxisbericht: Zusammenarbeit zwischen Medizin und Management

Axel Paeger

Leitungsstruktur im zukunftsfähigen Krankenhaus

Die Führungsfähigkeit der überwiegenden Mehrheit deutscher Krankenhäuser leidet an einer althergebrachten Führungsstruktur. Dies verdeutlicht das folgende Beispiel aus dem Alltag eines öffentlichen Klinikums.

> Auf einer Station der Zweiten Abteilung für Innere Medizin steht drei Assistenzärzten ein kleines, schmales Arztzimmer zur Verfügung. Es gibt einen langen Schreibtisch, an dem bis zu zwei Ärzte beengt Platz nehmen können und ein Diktiergerät, das sich drei Ärzte teilen. Ein großer Teil der Schreibtischfläche ist mit Stapeln von Akten entlassener Patienten gefüllt, deren Arztbriefe trotz ständiger Mahnung aus der Verwaltung noch nicht diktiert sind.
>
> Die drei Ärzte haben häufig gemeinsam „Leerlauf" auf Station, wenn sie auf den Chef warten. Obwohl der Untersuchungsraum frei ist, kann nur einer der Ärzte die freie Zeit zum Diktat von Arztbriefen nutzen, weil es nur ein Diktiergerät gibt. Die Ärzte beantragen deshalb ein zweites Diktiergerät für ihre Station, der Chefarzt unterstützt den Antrag und zeichnet ihn ab. Es dauert drei Wochen, bis der Antrag beantwortet aus der Verwaltung zurückkommt: *„Für das laufende Jahr sind alle für Diktiergeräte zur Verfügung stehenden Mittel ausgeschöpft. Ihr Antrag war deshalb ablehnend zu bescheiden."*
>
> Die drei Ärzte blockieren sich weiterhin gegenseitig das Diktiergerät, weil eine Ausgabe in Höhe von 120 Euro nicht die Genehmigung der Verwaltung fand. In

den drei Wochen, in denen der Antrag zur Bearbeitung in der Verwaltung weilte, erfolgten seitens der drei Ärzte ohne Genehmigungsvorbehalt der Verwaltung Ausgaben in Höhe von weit über 5.000 Euro durch die Anordnung mehrerer Computertomografien.

Das einfache Beispiel aus diesem Klinikum offenbart die fehlerhafte Justierung der Management- und Entscheidungsstrukturen im Krankenhaus. Die Verwaltung behält sich beim Kauf von Büroartikeln wie Bleistiften und Diktiergeräten die Zustimmung vor, kann aber medizinische Entscheidungen, die den weit überwiegenden Anteil der klinischen Kosten darstellen, nicht beeinflussen. Es wird deutlich, dass das so praktizierte Triumvirat aus Verwaltung, Ärzteschaft und Pflege wenig Sinn macht.

Ein Verwaltungsdirektor, häufig Jurist oder Betriebswirt, soll betriebswirtschaftlich führen, ein Ärztlicher Direktor medizinisch und eine Pflegedienstleitung pflegerisch. In der Praxis hat aber fast jede Entscheidung einen inhaltlichen („medizinischen" bzw. „pflegerischen") und finanziellen („verwalterischen") Aspekt. Die inhaltliche Sinnhaftigkeit und/oder Notwendigkeit können nur Chefarzt oder leitende Pflegekraft beurteilen. Das bedeutet für den Chefarzt einer Klinik oder Abteilung, dass er ökonomische Verantwortung übernehmen muss, wenn sinnvolles Wirtschaften im Krankenhaus ermöglicht werden soll.

Die Grundeinsicht, dass im operativen Alltag fast jede finanziell relevante Entscheidung im Krankenhaus eine medizinische Entscheidung ist, bedeutet umfangreiche Befugnisse für leitende Ärzte (Schwing 2001b). Schuld an einer Kostenmisere kann dann aber auch nicht mehr die Verwaltung sein. Im Gegenzug wird der Chefarzt, ebenso wie die Pflegeleitung, zum Abteilungsleiter, dessen Vorgesetzter nicht mehr das althergebrachte Dreiergremium ist, sondern ein Krankenhausdirektor in einer Person (vgl. Schwing 2001a).

Richtig ist: Der leitende Arzt wird dabei ein Stück weit zum Manager – aber andererseits: Es gibt für die genannten Entscheidungen keinen besser qualifizierten Manager. Im Entgeltsystem der Diagnosis Related Groups (DRGs) wird dem leitenden Arzt – seit der Pflegekostenausgliederung noch expliziter – durch den festgelegten fallbezogenen Erlös eine Richtgröße an die Hand gegeben, welchen finanziellen Betrag er für Diagnostik und Therapie zur Verfügung hat, um ein optimales (nicht: maximales) medizinisches Ergebnis zu erlangen.

Managementinstrumente für eine zukunftsfähige Leitungsstruktur

Fallkostenkalkulation

Die Methodik der Gesamtkostenkalkulation für einen „Musterfall" (s. Abb. 1) ermöglicht die Planung der Kosten zur Erbringung der Leistungen im Zusammenhang mit einer DRG. Die Leistungen „im Musterfall" lassen sich einem klinischen Pfad (Paeger et al. 2002) entnehmen. Beispielhaft setzt sich hier die ärztliche Personalleistung auf Station aus einer täglichen ärztlichen Grundleistung, einer Zusatzleistung an einem bestimmten Tag sowie einer Aufnahmepauschale zusammen. Mithilfe eines durch-

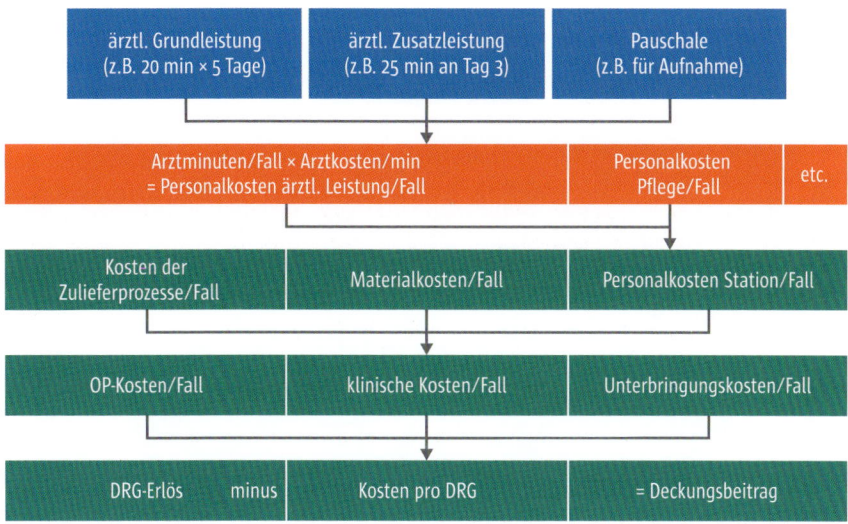

Abb. 1   Gesamtkostenkalkulation entlang eines Clinical Pathway

schnittlichen Kostensatzes eines Arztes pro Zeiteinheit ergeben sich die Kosten der ärztlichen Leistung pro Fall. Addiert man andere Personalkosten wie die der Pflege, welche sich analog errechnen, so erhält man die Personalkosten auf Station pro Fall.

Die Sachkosten (medizinischer Bedarf) sind parallel zu kalkulieren und hinzuzurechnen, ebenso wie die Kosten von Zulieferprozessen, also zum Beispiel Labor- oder Röntgenleistungen. Im Sinne einer Mischkalkulation ist zu berücksichtigen, dass nicht alle Patienten mit demselben Aufwand auskommen (Risikostreuung) und dass mögliche Komplikationen die Kosten steigern können. Im Ergebnis erhält man die Kosten für die klinischen Leistungen pro Fall, denen aber noch die errechneten Operationskosten und eine Hotelkomponente hinzuzurechnen sind. Deren Bestimmung erfordert eigene Kalkulationen. Schließlich erhält man die Kosten pro Fall für eine bestimmte DRG-Indikation, die ins Verhältnis zum DRG-Erlös zu setzen ist.

Deckungsbeitragsrechnung

Die Deckungsbeitragsrechnung (s. Abb. 2) stellt den Erlösen aus DRG-Vergütungen (Paeger 2003) die durch medizinische Leistungen verursachten Kosten entgegen. Ziel des leitenden Arztes muss es sein, in seinem „Profit Center" einen zuvor definierten Erlösüberschuss, Deckungsbeitrag genannt, zu erwirtschaften, der benötigt wird, um Kosten zu decken, die außerhalb seines Entscheidungs- und Verantwortungsbereiches liegen (Gemeinkosten v.a. im Bereich Verwaltung). Auch im nicht gewinnorientierten Krankenhaus ist die „Profit Contribution" (Deckungsbeitrag) notwendig, um über- oder nebengeordnete Bereiche zu finanzieren (Paeger 1998).

Ein Chefarzt hat die Möglichkeit, seine ökonomische Verantwortung an leitende Oberärzte weiter zu delegieren.

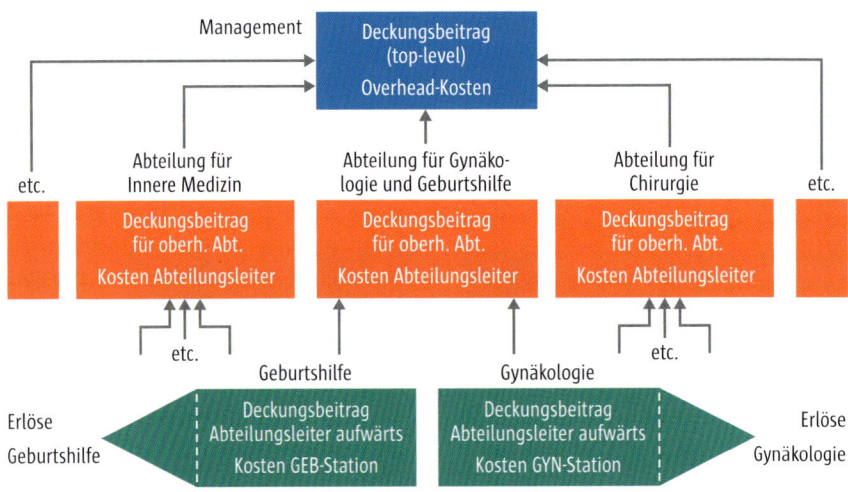

Abb. 2 Deckungsbeitragsrechnung

In Abbildung 2 ist dies am Beispiel einer Klinik für Gynäkologie und Geburtshilfe dargestellt. Der Gesamterlös aus den DRG-Vergütungen setzt sich aus den Teilerlösen der geburtshilflichen sowie der gynäkologischen Stationen zusammen. Die zuständigen Oberärzte erbringen Leistungen für DRG-Indikationen (Paeger 2003), die sie zu einem großen Teil nach dem zuvor dargestellten Fallkostenmodell (vgl. Abb. 1) errechnen konnten.

Die Kosten werden mit den Teilerlösen ins Verhältnis gesetzt. Deckungsbeiträge der Unterabteilungen für Geburtshilfe und Gynäkologie sind notwendig, um Gemeinkosten auf höherer Ebene abzudecken. Die nächsthöhere Ebene ist die Chefarztebene. Auch sie muss von der Summe der von unten hoch gerichteten Deckungsbeiträge abzüglich der eigenen Kosten, wie zum Beispiel für einen eigenen Controller in der Abteilung, ein Plus übrig behalten. Damit sind wiederum die Gemeinkosten der Krankenhausdirektion abzudecken, auf deren Ebene z.B. eine zentrale Leistungsabrechnung mit den Kostenträgern oder eine Personalabteilung für alle Mitarbeitenden angesiedelt sind, sowie ggf. Rücklagen für Ersatzinvestitionen in Geräte zu bilden.

Bleibt kein Deckungsbeitrag, der für die Abdeckung der Gemeinkosten ausreicht, so hat die Klinik oder Abteilung ein Problem und sollte die Gründe dafür erforschen. Eine wichtige Frage könnte sein, ob an anderen Krankenhäusern dieselbe Indikationsleistung kostengünstiger erbracht werden kann. Ist dies der Fall und liegt der Grund in unterschiedlichen Voraussetzungen, so stellt sich die strategische Frage nach Investitionen oder einem Rückzug aus diesem Indikationsbereich.

Spätestens dann, wenn sich Erlöse in der Hierarchie nach unten nicht mehr weiter aufteilen lassen (beispielsweise existieren keine Teilerlöse für die Funktionsunterabteilung EKG), stößt das Deckungsbeitrags- oder Profit-Center-Modell an seine Praktikabilitätsgrenzen. Einen Ausweg bietet dann die interne Budgetierung, die dem Cost-Center-Modell entspricht. Ihr weiterer Vorteil liegt in einer Vereinfachung und besseren Verständlichkeit für die betroffenen Ärzte mit Steuerungsfunktion.

Interne Budgetierung

Die Richtung der Betrachtung läuft bei der internen Budgetierung (vgl. Abb. 3) von oben nach unten. Gemäß vorgegebenen Erlösen (Paeger 2001b) ist ein Gesamthaushalt vorhanden bzw. gibt sich das Krankenhaus einen kalkulierten Gesamthaushalt (Paeger 1998). Abzüglich der Allgemeinkosten auf Verwaltungsebene verbleiben Kostenbudgets für die verschiedenen Kliniken oder klinischen Abteilungen. Wiederum abzüglich der Kosten auf Chefarztebene (z.B. Chefarztgehalt) ergeben sich vom Chefarzt aufzuteilende Kostenbudgets für Unterabteilungen oder Stationen.

> Im Beispiel (s. Abb. 3) setzt der Chefarzt für Gynäkologie und Geburtshilfe je ein Kostenbudget für die Geburtshilfe und die Gynäkologie fest. Anders als beim zuvor geschilderten Deckungsbeitragsmodell kann bei der Budgetierung der Kosten eine fortlaufende Aufteilung in unendlich kleine Einheiten erfolgen. Sinnvoll mag es sein, dass die zuständigen Funktionsoberärzte Kostenbudgets für unterschiedliche Formen von Diagnostik und Therapie, in unserem Beispiel für die Sonografie oder für Operationen, festlegen.

Die Höhe der Deckungsbeiträge bzw. Kostenbudgets ist für jede Abteilung oder Unterabteilung zwischen den Beteiligten a priori zu vereinbaren. Die auf der jeweiligen Ebene leitenden Ärzte unterbreiten dazu einen Vorschlag, der sich an den zu erwar-

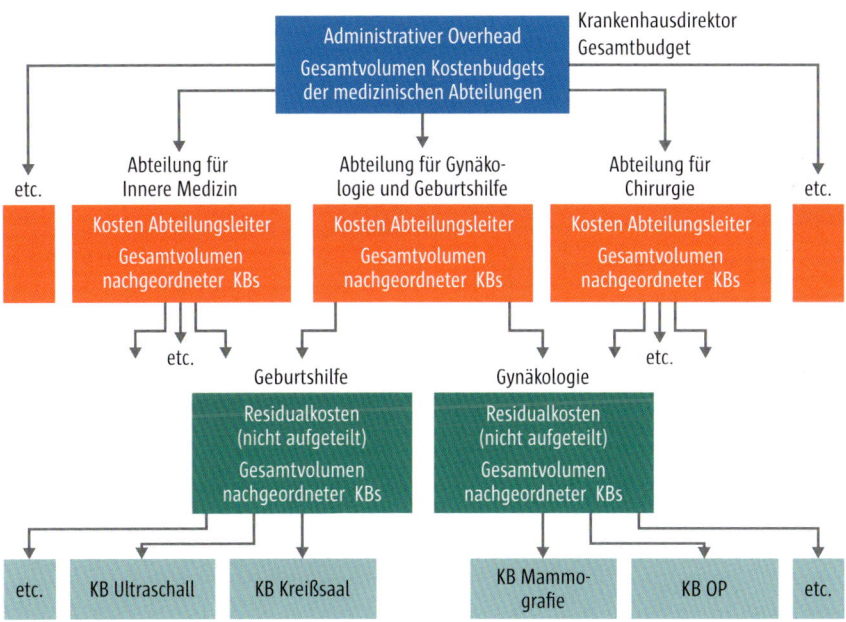

KB = Kostenbudget

Abb. 3   Interne Budgetierung

tenden Erlösen orientieren muss. Quersubventionen innerhalb einer chefärztlichen Abteilung sind möglich, müssen aber so vom Chefarzt bewusst gewollt werden. Einer Unterdeckung in einem Teilbereich muss eine entsprechende Überdeckung in einem anderen Teilbereich gegenüberstehen. Quersubventionen zwischen Chefarztabteilungen bleiben die Ausnahme. Finden sie doch statt, so sind sie meist durch eine strategische Zielsetzung der Krankenhausdirektion begründet. Der Arzt in Leitungs- und Steuerungsfunktion muss sich regelmäßig und zeitnah über die Ist-Zahlen informieren können, hier liegt eine Bringschuld der Klinikumsdirektion vor.

Nicht erst am Jahresende, sondern regelmäßig im Verlaufszeitraum sollten Beurteilungsgespräche zwischen den Beteiligten stattfinden. Abweichungen des Ist vom Soll bedürfen der Analyse und Ursachenforschung, ggf. werden Maßnahmen zur Gegensteuerung eingeleitet, wie z.B. die Verminderung von doppelt angeforderten Laboruntersuchungen durch bessere Organisation der Patientenakte. Das Qualitätsmanagement hilft bei der Optimierung der kritischen Prozesse (Paeger 1997) und führt gleichzeitig zur Steigerung der Arbeits- und der Patientenzufriedenheit (Schneeweiss et al. 2000).

Zusammenfassung

Eine konsequente Umsetzung der beschriebenen Führungsinstrumente ermöglicht medizinischen und pflegerischen Führungskräften mehr Kompetenz, Entscheidungen in ihren Verantwortungsbereichen selbst zu treffen. Im Gegenzug untersteht die Gesamtorganisation einschließlich empowerter Chefärzte und Pflegeleitung einem Krankenhausdirektor als Einzelperson. Das alte Triumvirat ist obsolet.

Eine solche Führungsstruktur eliminiert unnötige Mehraufwände und Ineffizienzen in der Führung von Krankenhäusern. Abläufe werden optimiert und sind nicht mehr von unbeteiligten Dritten abhängig. Klinika erreichen so ein Mehr an Qualität und Effizienz in Medizin und Management.

Literatur

Paeger A (1997) Quality Improvement in Germany. Jt Comm J Qual Improv 23, 39–46

Paeger A (1998) Managed Care aus Sicht der Leistungsanbieter. In: Haake D, Kugler J, Lippert H (Hrsg.) Der leitende Arzt in der Krankenhausorganisation. Spitta Verlag Balingen

Paeger A (1999a) Perspektiven und Tipps zur Anpassung an künftige Veränderungen der Versorgungs- und Entgeltstrukturen im deutschen Gesundheitswesen. In: Hellmann W (Hrsg.) Der Arzt mit Managementkompetenz – Ideenbörse zur Übernahme von Leitungsaufgaben im Krankenhaus VII.1. 83–98. Kohlhammer Verlag Stuttgart

Paeger A (1999b) Auswirkungen von Managed-Care-Ansätzen auf Krankenhäuser in Deutschland. In: Braun GE (Hrsg.) Handbuch Krankenhausmanagement – Bausteine für eine moderne Krankenhausführung. 131–144. Schäffer Poeschel Verlag Stuttgart

Paeger A (2001a) Netzwerkorientierte Versorgungssysteme in der Schweiz. In: Hellmann W (Hrsg.) Management von Gesundheitsnetzen – Theoretische und praktische Grundlagen für ein neues Berufsfeld 2.7. 217–223. Kohlhammer Verlag Stuttgart

Paeger A (2001b) Entwicklung neuer Versorgungsstrukturen in Deutschland – Stand und Perspektiven. In: Burk R, Hellmann W (Hrsg.) Krankenhausmanagement für Ärztinnen und Ärzte, Teil II: 2.1. ecomed Verlag Landsberg/Lech

Paeger A, Zimmer O, Budde A (2002) Implementierung von Indikationspfaden in deutschen Krankenhäusern – Zielsetzungen, praktische Erarbeitung, Ergebnisse. In: Hellmann W (Hrsg.) Klinische Pfade – Konzepte, Umsetzung, Erfahrungen. 130–160. ecomed Verlag Landsberg/Lech

Paeger A (2003) Innovative Vergütungssysteme und Konsequenzen aus deren Implementierung. In: Henke KD. Berliner Symposium, TU Berlin

Schwing C (2001a) Alle Macht den Krankenkassen? „Der Heiligenschein der Gemeinnützigkeit ist dahin". klinikmanagement aktuell 1, 18–21

Schwing C (2001b) Tiefe Sinnkrise der medizinischen Profession. klinikmanagement aktuell 3, 34–37

Schneeweiss S, Sangha O, Manstetten A, Schlottmann N, Liebetrau M, Hartmann H, Walter B, Schultz W, Paeger A, Euler R, Eichenlaub A, Leber WD, Rauh G (2000) Identifikation von medizinischen Indikatoren für Ergebnisqualität in der internistischen Krankenhausversorgung: Ergebnisse der QMK-Pilotstudie. Gesundh ökon Qual manag 5(6), 173–182

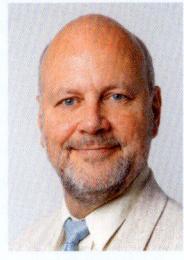

Dr. med. Axel Paeger

Axel Paeger ist seit 2003 CEO und Vorsitzender des Vorstandes der AMEOS Gruppe, Zürich. Er ist Gründer und Verwaltungsrat der AMEOS Gruppe. Davor war er u.a. Hauptgeschäftsführer der Asklepios Kliniken GmbH, Manager eines großen US-Verbundnetzes und Board Member der Pacific Health Corporation, Kalifornien.

AMEOS zählt zu den bedeutenden Gesundheitsdienstleistern im deutschsprachigen Raum mit aktuell 94 Einrichtungen in den Bereichen Krankenhäuser, Pflege und Eingliederung.

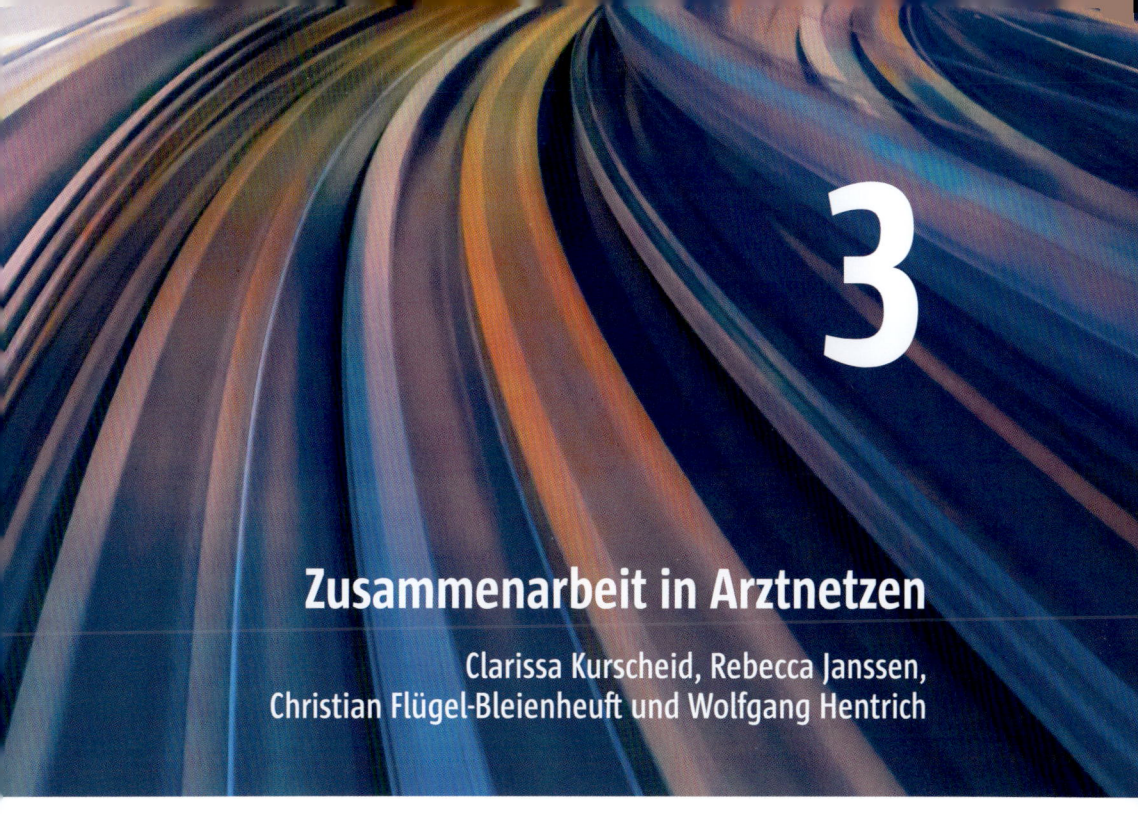

3

Zusammenarbeit in Arztnetzen

Clarissa Kurscheid, Rebecca Janssen,
Christian Flügel-Bleienheuft und Wolfgang Hentrich

3.1   Stand der interprofessionellen Zusammenarbeit in Deutschland

In der deutschen Versorgungslandschaft haben sich seit der Möglichkeit der Anerkennung der Ärztenetze durch den § 87b SGB V über 70 Ärztenetze zertifizieren lassen. Die vernetzten Akteure nutzen dabei ihre professionell aufgebauten Strukturen und haben so die Möglichkeit, gemeinsam Qualitäts- und Wirtschaftlichkeitsreserven auszuschöpfen und sich eine Versorgung zu erarbeiten, die über die Sektoren hinweg eine erfolgsbezogene Patientenbehandlung garantiert. Dabei zeigt sich in der Umsetzung der Vernetzungsoptionen und Rahmenbedingungen eine erhöhte Relevanz einer abgestimmten und interdisziplinären Versorgungssteuerung. Hierzu bieten bereits vorhandene Strukturen und Modelle effektive Ansatzpunkte mit hohem Umsetzungspotenzial. Die betrachteten Netzwerke unterscheiden sich dabei in ihrer Rechtsform, ihren internen Organisationsstrukturen, ihrer strukturellen und finanziellen Koordinationskompetenz und ihrem Reifegrad. Sie alle sind in der regionalen Gesundheitsversorgung engagiert.

Zudem haben sie beispielhafte Konzepte entwickelt, die über die Regelversorgung hinausgehen und probieren so Lösungen aus, die im Hinblick auf den konstatierten Ärztemangel Wege aufzeigen, wie eine gesteuerte Versorgung mittels Delegation ärztlicher Leistungen und effektivem Einsatz umgebender Gesundheitsfachberufe zu einem Mehrwert in der Versorgung führen. Desweiteren gibt es unterschiedliche Treiber, die ein kordiniertes und abgestimmtes Versorgungsmanagement fordern. Diese sind in Abbildung 1 aufgeführt.

Nachfolgend werden Wege aufgezeigt, welche Strukturen und Kooperationsformen Ärztenetze aufgebaut haben, wie Netzwerke erfolgreich geführt und geleitet werden

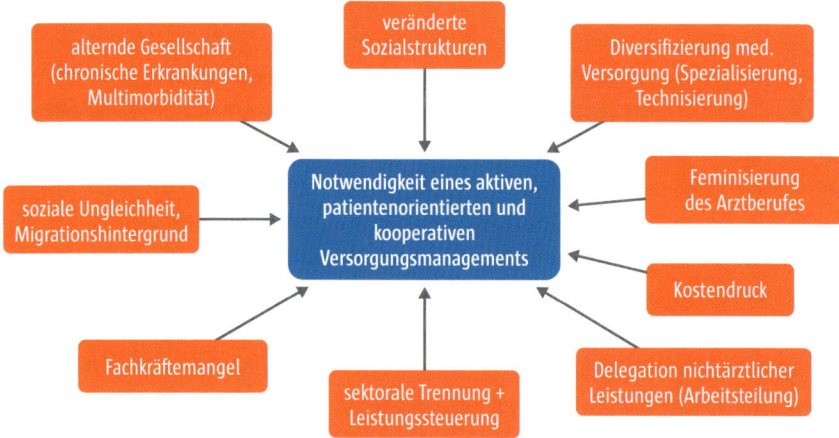

Abb. 1   Treiber für das kooperative Versorgungsmanagement

und welche Möglichkeiten sie im Rahmen ihres kooperativen Handelns entwickeln, um mittelfristig eine moderne Gesundheitsversorgung zu gewährleisten.

> *Netze verwenden telemedizinische Anwendungen und erproben digitale Platt-formen zum Austausch patientenrelevanter Informationen und zur internen Kommunikation.*

3.2   Wie sieht die Arztnetz-Landschaft aus?

Die Versorgung in kooperativen interdisziplinären Arztnetzen hat durch die gesetzlichen Bestimmungen der letzten Jahre an Zuspruch gewonnen. Die sozialrechtlichen Handlungsformen bestehen u.a. über die integrierten Versorgungsstrukturen nach § 140 SGB V. Zusätzlich wurden mit dem GKV-Versorgungsstrukturgesetz und § 87b SGB V Praxisnetze weiter gefördert und eine gewisse Basisfinanzierung festgelegt. Dabei kann die Kassenärztliche Vereinigung einem Praxisnetz ein eigenes Honorarbudget oder Honorarvolumen als Teil der Gesamtvergütung zuweisen. Die entstandene Unabhängigkeit der Praxisnetze verfolgt das Ziel, die Qualität und das Ergebnis in der Versorgung rund um Patienten stärker in den Mittelpunkt zu stellen. Dafür erstellte die kassenärztliche Bundesvereinigung eine Rahmenvorgabe mit definierten Qualitätsanforderungen und Versorgungszielen wie bspw. Patientenzentrierung, kooperative Berufsausübung, verbesserte Effizienz und Prozessoptimierung sowie Strukturanforderungen an Netzgröße, Rechtsform und Managementstrukturen.

Die Netzwerke unterscheiden sich sowohl in Organisationstyp und Rechtsform als auch in Kooperations- und Integrationstiefen:

- Im Hinblick auf die Kooperationsform und Integration der Leistungserstellung (Integrationstiefe und -breite) von Netzwerken können diese in horizontale, vertikale und laterale bzw. diagonale Integration aufgeteilt werden. Erstere

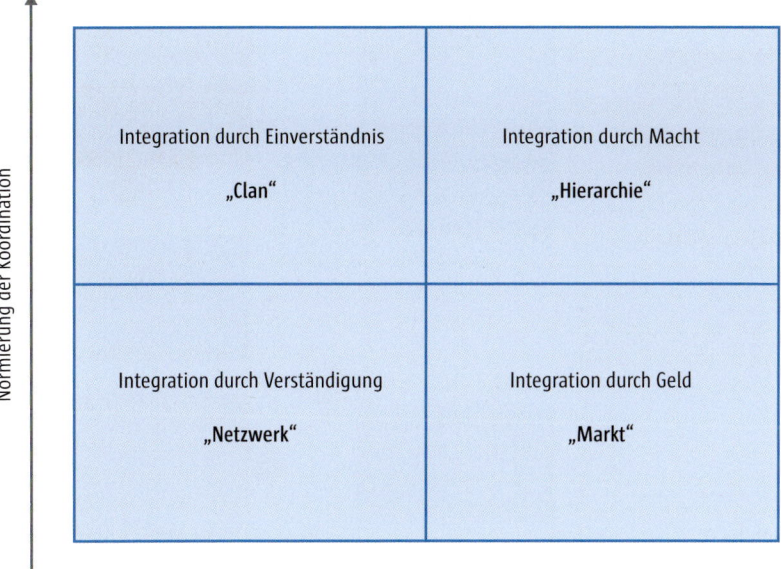

Abb. 2   Kooperations- und Integrationstiefen in verschiedenen Clustern (modifiziert nach Pfaff et al. 2009)

sind auf der gleichen Wertschöpfungsstufe aktiv und identifizieren und optimieren dabei Prozesse innerhalb ihrer Versorgungskette (Kurscheid u. Balke 2019).

- Innerhalb des Quadrantenmodells nach Pfaff et al (2009) werden die Typologien „Netzwerk", „Clan", „Hierarchie" und „Markt" unterschieden. Innerhalb des Modells weisen Netzwerke eine geringere Entsprachlichung der Koordination sowie Normierung der Koordination und somit einen hohen Grad an Kommunikation, Teamfähigkeit und Bestrebung der Subkulturenbildung im Gesundheitswesen auf (s. Abb. 2).

- Es existieren vier Netzwerksubtypen: Regionale Netzwerke, Projektnetzwerke, strategische Netzwerke und virtuelle Netzwerke (Sydow 1999) sind in allen Qualitätsnetzen in Abhängigkeit von den regionalen Anforderungen und Aufgaben nachweisbar.

- Damit Netze arbeitsfähig sind weisen sie in der Regel festgelegte Governancestrukturen auf. Diese können sich aber in Abhängigkeit der Netzwerkstrukturen unterschiedlich gestalten. Ein Prototyp der Gestaltung zeigt sich in Abbildung 3. In diesem steht ein Kernteam, welches in der Regel durch Geschäftsführung und Vorstand gebildet wird, im Zentrum. Dies wird in Abhängigkeit von Rechtsform etc. durch unterschiedliche Beiräte begleitet.

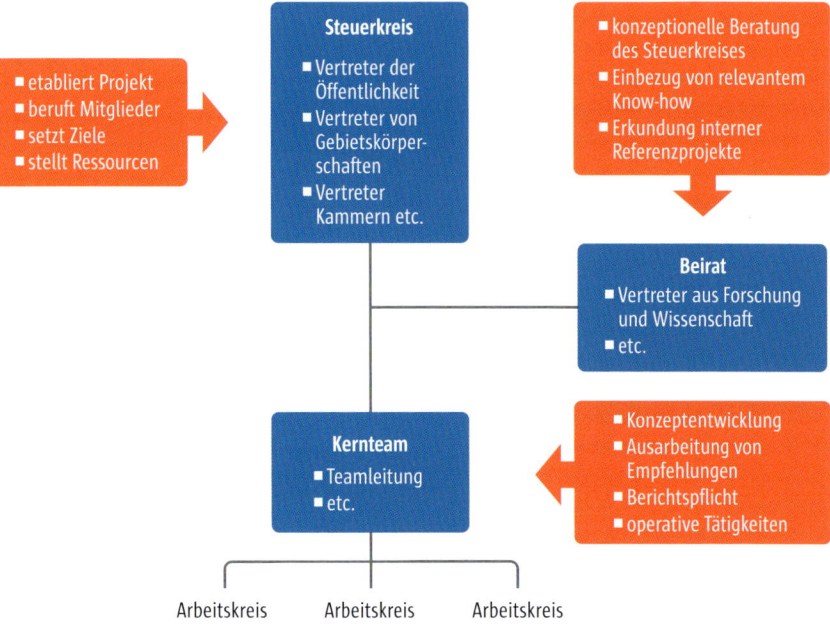

Abb. 3   Governance-Strukturen in Netzwerken

3.3   Substitution und Delegation nach § 95 SGB V

Nach § 95 SGB V

- sind in einem medizinischen Versorgungszentrum Angehörige unterschiedlicher Berufsgruppen, die an der vertragsärztlichen Versorgung teilnehmen, tätig. Es ist auch eine kooperative Leitung möglich.
- können MVZ auch von nach § 87b Absatz 2 Satz 3 anerkannten Praxisnetzen gegründet werden.

Aufgrund der gesetzlichen Rahmenvorgaben fallen ärztliche Leistungen generell unter den Arztvorbehalt und erfordern das Tätigwerden eines Arztes sobald die Aufgabe oder das Vorliegen gesundheitlicher Gefährdungen ärztliche Fachkenntnisse (Facharztstandard) erforderlich machen.

Substitution und Delegation ärztlicher Leistungen werden häufig zusammen genannt. Im Sinne der Arbeitsteilung sollen bei Delegations- und Substitutionsmodellen ärztliche Leistungen, die traditionell vom Arzt erbracht werden, an andere Gesundheitsberufe übertragen werden. Ziel ist, den Arzt zu entlasten. Somit können Leistungen, die nicht höchstpersönlich vom Arzt erbracht werden müssen, von (nicht-)ärztlichen Mitarbeitern erfolgen, wobei der Arzt stets die Auswahl-, Anleitungs- und Überwachungspflicht erfüllen muss. Gleichzeitig eröffnet es dem Arzt die Möglichkeit, sich auf die Tätigkeiten zu konzentrieren, für die seine ärztlichen Fachkenntnisse unerlässlich sind (Hildebrandt et al. 2016).

Substitution (aus dem Lateinischen: „ersetzen") wird als *„die Ersetzung ärztlichen Handelns durch qualifiziertes nicht-ärztliches Handeln verstanden"*. Im Gegensatz dazu bedeutet **Delegation** (aus dem Lateinischen: „beauftragen, übertragen, anvertrauen") *„die dokumentierte und durch einen Arzt einseitig angeordnete Erledigung ärztlicher Leistungen durch nicht-ärztliches und theoretisch wie praktisch hinreichend qualifiziertes Personal seiner Wahl unter beibehaltener Aufsicht und Kontrolle eines Arztes"* (Gröschl 2015).

Hierbei ist vor allem hervorzuheben, dass sich Substitution und Delegation in der haftungsrechtlichen Konsequenz für die beteiligten Gesundheitsberufe unterscheiden. Bei der Delegation verbleibt die haftungsrechtliche Verantwortung bei dem Arzt, während bei der Substitution diese gemeinsam mit der Übertragung der Tätigkeiten und Aufgaben an das nicht-ärztliche Fachpersonal weitergegeben wird (Gröschl 2015).

Die unklaren gesetzlichen Verhältnisse bedingen, dass verschiedene Modelle arztersetzender Tätigkeiten in Vereinbarungen zwischen den Gesundheitsinstitutionen in ihren Aufgaben und Pflichten zusätzlich konkretisiert werden müssen. Durch die Stellungnahme der Bundesärztekammer (BÄK) und Kassenärztlichen Bundesvereinigung (KBV) zu *„Möglichkeiten und Grenzen der Delegation ärztlicher Leistungen"* wurde 2008 für die Übertragung ärztlicher Tätigkeiten an nicht-ärztliche Fachkräfte ein Rahmen geschaffen. Hier werden allgemeine und im Einzelfall delegierfähige Leistungen von nicht-delegierbaren Tätigkeiten abgegrenzt. Zu letzteren gehören die Anamnese, Therapieentscheidung, Indikations- und Diagnosestellung. Außerdem gelten die Untersuchung, Aufklärung und Beratung der Patienten sowie das Durchführen invasiver Therapien als höchstpersönliche Leistungen der Ärzte (BÄK u. KBV 2008).

Ein exemplarisches Ärztenetz-Projekt ist das Projekt „RubiN – Regional ununterbrochen betreut im Netz". Ziel des Innovationsfondsprojektes ist, die Versorgung von geriatrischen Patienten durch Case Manager zu koordinieren und die Patienten somit bei einer selbstständigen Lebensweise in ihrem häuslichen Umfeld zu unterstützen. Dabei werden 3.200 Patienten aus den fünf Praxisnetzen pleXxon GbR (Ammerland), Praxisnetz Herzogtum Lauenburg e.V., Leipziger Gesundheitsnetz e.V., Ärztenetz Lippe GmbH und Gesundheitsregion Siegerland GbR mit 1.600 regulär versorgten geriatrischen Patienten verglichen. Die ambulanten und stationären Risiken des Altersprozesses der 3.200 Patienten über 70 Jahren werden dafür von insgesamt rund 20 Case Managern dokumentiert. Im Rahmen der Delegation übernehmen die ausgebildeten Fallmanager Aufgaben von Einschätzung des individuellen Unterstützungsbedarfs über Hilfe bei der Beantragung eines Pflegegrades oder Hilfsmittels bis zu Zugang zu sozialen Angeboten und Koordination der Versorgung in enger Zusammenarbeit mit den behandelnden Hausärzten.

Sollte diese Delegationsform die Versorgungssituation sowie die Selbstständigkeit der geriatrischen Patienten verbessern können (Gegenstand einer wissenschaftlichen Begleitstudie) soll im Erfolgsfall das Modell in eine dauerhaft regional vernetzte Organisationsform umgewandelt werden (https://www.rubin-netzwerk.de/).

Weiterhin stellen einige Arztnetze mittlerweile ihre eigenen Versorgungsassistentinnen in der Hausarztpraxis (VERAH) bzw. Entlastende Versorgungsassistentinnen (EVA) ein. Die Delegationsmodelle, die zwischen 2005 und 2007 bzw. 2009 und 2010 entwickelt und nun bundesweit ausgeweitet wurden, zielen darauf ab, die Netzärzte zu unterstützen und zu entlasten sowie dabei ein vertrautes Umfeld für die Patienten und Patientinnen zu schaffen und die hausärztliche Versorgung insgesamt zu stärken. Mit der Anbindung an ein Arztnetz übernimmt die VERAH bzw. EVA eine Schnittstellenaufgabe zwischen den Netzärzten, den Patienten und anderen Beteiligten (z.B. Fachärzte, ambulante Pflegedienste).

Beispiele

- Zwei speziell fortgebildete MFA übernehmen im **Praxisnetz Paderborn** zum einen das Schreiben von EKGs bei Patienten im Altenheim, um so frühzeitig gefährliche Arzneimittelnebenwirkungen zu erkennen, oder auch die weitere Kommunikation mit dem Altenheim und die Leitung eines MFA-Zirkels mit Fortbildungsangeboten (https://www.praxisnetz-pb.de/).
- Ähnlich dazu helfen beim **Regionalen Versorgungskonzept Lippe (RVL)** speziell geschulte „Gesundheitshelfer" den geriatrischen Patienten als auch chronisch Kranken während ihrer oftmals komplexen Behandlungs- und Versorgungsverläufe. Durch die Unterstützung in den vielschichtigen Prozessen und Strukturen, die die Patienten durchlaufen, sowie den engen Kontakt zu Haus- und Fachärzten will das Versorgungskonzept „sektorenübergreifend" die Versorgung dieser Patienten verbessern (http://www.casemanagement-lippe.de/).
- Insbesondere auch im Rahmen der Wundversorgung wird die Delegation ärztlicher Tätigkeiten an nicht-ärztliche Mitarbeiter wahrgenommen. Das **Praxisnetz Herzogtum-Lauenburg e.V. (PNHL)** hat seit 2017 eine eigene Wund- und Casemanagement-Gesellschaft. Sechs Netz-Wundmanagerinnen sind in die Koordination der Versorgung integriert und unterstützen sowohl im ambulanten Bereich als auch bei der Überleitung aus dem Krankenhaus. Mit ihren Fachkenntnissen können sie von den Ärzten hinzugezogen werden, um so gemeinsam die Diagnostik und Therapie der Wundversorgung zu begleiten (https://pnhl.de/fuer-patienten/wundversorgung-im-pnhl/).
- Ebenso findet sich im „**SoMa-WL – Souveränes, ärztlich gesteuertes, industrieunabhängiges und E-Health gestütztes Wundmanagement in Westfalen-Lippe**" der MuM Medizin und Mehr eG ein ärztlich gesteuertes Wundkonzept. Die netzeigenen Wundexpertinnen sind für Hausbesuche zuständig und entlasten den Arzt von weiten, zeitumfassenden Anfahrtswegen. Die Steuerung obliegt weiterhin dem Arzt, der unter Einsatz der elektronischen Visite – kurz elVi® auch per Livestream hinzugeschaltet werden kann (https://mum-buende.de/soma_wl.html).

Die beschriebenen interprofessionellen Versorgungsprojekte werden entweder als IV-Vertrag nach § 140 SGB V oder als Projekt des Innovationsfonds umgesetzt. Damit derartige Projekte keine Insellösung bleiben und Eingang in die Regelversorgung

finden, gilt es, die Rahmenbedingungen entsprechend anzupassen. Dies betrifft juristische Aspekte zur Delegation und Abgrenzung zur Substitution, haftungsrechtliche Fragen und die Etablierung einer adäquaten Vergütungssystematik. Schließlich ist auch die Bereitschaft der ausführenden Akteure zu einer Entwicklung der interprofessionellen Kooperation auf Augenhöhe eine elementare Voraussetzung.

3.4 Finanzierung und Haftung

Die existierenden Finanzierungssystematiken (EBM, DRG-System etc.) bilden kein vernetztes, multiprofessionelles Arbeiten ab. Bleibt man bei der bisherigen Systematik, so könnte eine multiprofessionelle Versorgung inhaltlich durch verschiedene Praxen und diverse Firmen unter einem „gemeinsamen Dach" stattfinden und die Abrechnung würde jeweils separat erfolgen. Dies würde jedoch einen sehr hohen Verwaltungsaufwand generieren und es besteht die Gefahr, dass derartige Kooperationen sich dem Verdacht der Zuweisung gegen Entgelt aussetzen. Als Alternative sollte die interprofessionelle Versorgung über eine „Team-Komplex-Pauschale" erfolgen. Diese würde aus den verschiedenen Finanzierungstöpfen – SGB V, SGB XI, kommunal etc. – in Abhängigkeit von den Aufgabenfeldern gespeist. Diese Finanzierung ist an das Outcome gekoppelt, auch wenn die Messung der dazugehörenden Parameter nicht trivial ist. Darüber hinaus können Bonuszahlungen bei nachgewiesenen Effizienzsteigerungen vereinbart werden (AdA e.V. 2018).

Neue an die Versorgungsrealität angepasste Finanzierungssystematiken müssen zudem auch ihre juristische Rahmung finden. Dies gilt ebenso für die Verantwortlichkeiten und die Frage nach der Haftung. Im Berufsrecht aller Gesundheitsberufe sind Vorgaben für eine interdisziplinäre Kooperation festzulegen.

3.5 Stellung von Arztnetzen und interne Organisation

Eine effektive Umsetzung multiprofessioneller Versorgung im Team bedingt eine Veränderung der Haltung der Leistungserbringer von einer anbieterorientierten hin zu einer patientenorientierten Sichtweise.

In unserem sektorierten Gesundheitswesen gibt es bislang niemanden, der für den Aufbau, die Steuerung und den Erhalt der Multiprofessionalität verantwortlich ist. Hieraus ergibt sich für Arztnetze, die sich als Plattform aller Versorger einer regionalen Gesundheitsversorgung verstehen, eine gute Chance, die Rolle dieses strukturellen Knüpfpunktes einzunehmen.

Eines der Ziele muss es sein, die multiprofessionelle Versorgung als selbstverständlich für jeden einzelnen Akteur zu implementieren.

Die Leitung der multiprofessionellen Teams sollte in Abhängigkeit von Qualifikation und nicht nach Status eingerichtet werden. Im Team selbst sind flache Organisationsstrukturen anstelle einer streng hierarchischen Struktur zu etablieren. Der notwendige Teambildungsprozess wird durch regelmäßige und standardisierte Fallbesprechungen gefördert. Regelmäßige Fortbildungen, extern und im Team, sind ebenso förderlich.

Im Idealfall sind sich alle Beteiligten der Verantwortung für eine qualitativ hochwertige Versorgung bewusst. Die multiprofessionelle Versorgung ist durch ein gesichertes Qualitätsmanagement zu begleiten.

3.6   Neue Berufe in Arztnetzen

Abschließend ist die Frage zu diskutieren, welche Berufe über die genannten hinaus die Anforderungen für eine moderne Gesundheitsversorgung der Bevölkerung erfüllen bzw. welche Qualitätsanforderungen für die Tätigkeiten an die Gesundheitsberufe gestellt werden müssen. Zur Beantwortung dessen sei sowohl ein Blick ins Ausland als auch auf die jüngsten politischen Forderungen einzelner staatsmittelbarer Akteure erlaubt.

In verschiedenen Ländern, die allesamt ähnliche demografische Herausforderungen und Fachkräftemangel wie Deutschland vorweisen, wurden als Konsequenz für die Versorgungsgestaltung vermehrt Primärversorgungszentren gebildet (beispielhaft seien hier Kanada, Israel oder auch die skandinavischen Länder genannt). In denen verantworten unterschiedliche Gesundheitsprofessionen die gesundheitliche Versorgung (Schaeffer 2017). Gemeinsam mit Allgemeinmedizinern arbeiten multiprofessionelle Teams mit unterschiedlichen Qualifikationen. Sie gewährleisten so eine umfassende integrierte Versorgung für die dort ansässige Bevölkerung. Oftmals weisen sie eine akademische Qualifikation teilweise sogar auf Masterniveau vor. Das Aufgabenspektrum der Teams sind Primärversorgung inkl. Diagnostik, Wiederholungs- und Kontrolluntersuchungen, eigenverantwortliche Behandlung von leichten akuten und chronischen Krankheiten, Monitoring bei chronischen Krankheiten, Medikamentenverordnung oder auch Selbstmanagementunterstützung. Im Fokus stehen dabei oftmals weitergebildete Pflegekräfte wie Nurse Practioner oder Primary Health Care Nurses (PHCN). Die Arbeitsteilung innerhalb der Teams zwischen den Ärzten und den PHCN stellt sich differenziert dar. Beide stellen die Primärversorgung sicher, allerdings konzentrieren sich Ärzte auf neue und schwierige Fälle und PHCN auf Routine und erwartbare Fälle oder Probleme. In einer aktuellen Untersuchung der in Deutschland tätigen Arztassistenzberufe wurden die praktischen Tätigkeiten analysiert. Die Autoren kommen zu dem Fazit, dass der Arzt orientiert am Qualifikationsniveau entsprechend mehr Tätigkeiten delegieren kann (Günter et al. 2019). Der BKK Dachverband fordert in einer jüngst veröffentlichten Stellungnahme ähnliche Primärversorgungszentren mit multiprofessionellen Teams, fokussiert aber auf das Berufsbild der Advanced Practice Nurse (BKK Dachverband 2020).

In Bezug auf Ärztenetze könnten nun die verschiedenen o.g. Berufe dort in multiprofessionellen Teams tätig sein, sollten jedoch zum Teil akademisch qualifiziert sein. Dabei muss die Konzentration aber nicht nur auf Pflegefachkräften liegen, vielmehr lohnt sich insbesondere für die ambulante und sektorenübergreifende Versorgung eine Weiterqualifizierung von medizinischen Fachangestellten. Der Vorteil hierbei ist, dass der Fokus weniger auf den klinischen und stationären Tätigkeiten liegt und das Wissen über die Anforderungen im ambulanten Setting vorhanden ist. Die Weiterqualifizierung kann durchaus akademisch auf Bachelorniveau erfolgen, denn so würde den medizinischen Fachangestellten eine bis dato nicht bestehende Weiterbildungsoption geboten werden. Gleichzeitig ist eine Finanzierung auch im

ambulanten Sektor realistisch, da ein Gehalt von Masterabsolventen wahrscheinlich weniger darstellbar ist.

Literatur

ADA e.V. (2018) Multiprofessionalisierung. Ergebnisse der Arbeitsgruppe Interprofessionalität der Agentur deutscher Ärztenetze.

BKK Dachverband (2020) Kommunale pflegerische Versorgungszentren. URL: https://www.bkk-dachverband. de/fileadmin/user_upload/Kommunale_pflegerische_Versorgungszentren__KpVZ___002_.pdf (letzter Zugriff: 27.03.2020)

Bundesärztekammer, Kassenärztliche Bundesvereinigung (2008) Persönliche Leistungserbringung – Möglichkeiten und Grenzen der Delegation ärztlicher Leistungen. URL: https://www.bundesaerztekammer.de/fileadmin/user_upload/downloads/Empfehlungen_Persoenliche_Leistungserbringung.pdf (letzter Zugriff: 01.04.2020)

Gröschl D (2015) Substitution und erweiterte Delegation ärztlicher Leistungen – Neue Formen von Arbeitsteilung in der Medizin. Medizinrecht in Forschung und Praxis, Band 48. Verlag Dr. Kovač Hamburg

Günter H-J et al. (2019) Arztassistenzberufe in Deutschland. MMW – Fortschritte der Medizin 161(S7), 21–30

Hildebrandt H, Dold H, Schmitt G, Tillack D, Zimmer P (2016) Delegieren, Substituieren und neue Aufgabendefinitionen als Chance in Netzen und regionalen Gesundheitsorganisationen. In: Eble S, Kurscheid C (Hrsg.) Gesundheitsnetzwerke. 297–309. Medizinisch Wissenschaftliche Verlagsgesellschaft Berlin

Kurscheid C, Balke N (2019) Management von Gesundheitsnetzwerken – Gestaltungsherausforderungen und Modernisierungsfelder. Frauenhofer Karlsruhe

Pfaff et al. (2009) Modelle zur Analyse von Integration Koordination von Versorgungsformen. In: Amelung V, Sydow J, Windeler A (Hrsg.) Vernetzung im Gesundheitswesen. Wettbewerb und Kooperation. 75–90. Kohlhammer Stuttgart

Schaeffer D (2017) Advanced Nursing Practice – Erweiterte Rollen und Aufgaben der Pflege in der Primärversorgung in Ontario/Kanada. Pflege & Gesellschaft 22(1), 18–35

Sydow J (1999) Management von Netzwerkorganisationen – Zum Stand der Forschung. In: Sydow J (Hrsg.) Management von Netzwerkorganisationen. Beiträge aus der Managementforschung. 279–314. Gabler Wiesbaden

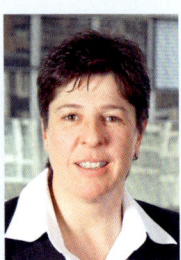

Prof. Dr. Clarissa Kurscheid

Studiengangsleiterin für den Studiengang Digital Health Management EU-FH Köln. Zudem Geschäftsführerin des Forschungsinstituts für Gesundheits- und Systemgestaltung, FiGuS GmbH.

Arbeits- und Forschungsschwerpunkte: Versorgungsforschung, alternative Versorgungsformen, Organisation von Gesundheitsbetrieben, Weiterentwicklung von Ärztenetzen, Organisation und Weiterentwicklung bestehender Versorgungskonzepte.

Derzeitige Projekte u.a. eine Untersuchung der sektorenübergreifenden Arzneimitteltherapiesicherheit unter Beachtung der Multimorbidität. Aufbau und Organisation eines Osteoporose-Netzwerks, Weiterentwicklung der regionalen Versorgung, Stadt und Land im Verbund.

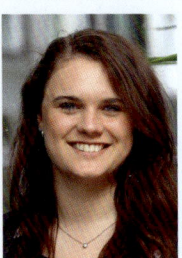

Rebecca Janssen, B.Sc.

B.Sc. Gesundheitsökonomie und wissenschaftliche Mitarbeiterin des Forschungsinstituts für Gesundheits- und Systemgestaltung, FiGuS GmbH.

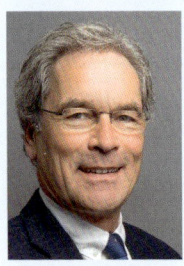

Dr. med. Christian Flügel-Bleienheuft

Christian Flügel-Bleienheuft ist seit 1989 als Facharzt für Innere Medizin in Köln-Rodenkirchen niedergelassen. Seine Facharztausbildung absolvierte er an der Medizinischen Klinik Köln Merheim. Er ist Absolvent der Healthcare Akademie Düsseldorf im Managementkurs „Management für neue Versorgungs- und Kooperationsformen im Gesundheitswesen". Seit 2007 leitet er als Vorstandsvorsitzender das Gesundheitsnetz Köln Süd e.V. (GKS), ein Ärztenetz mit 94 Ärztinnen und Ärzten und weiteren medizinischen Dienstleistern. Das GKS ist seit 2016 durch die KVNo nach Stufe I akkreditiert.

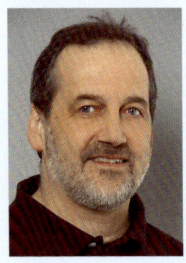

Wolfgang Hentrich

Studium der Humanmedizin an der Medizinischen Hochschule Hannover. 1990 bis 1997 Weiterbildung zum Internisten am St. Bonifatius Hospital in Lingen. Seit 1997 niedergelassener Internist in der fachärztlichen Versorgung. Seit 2005 in fachübergreifender Gemeinschaftspraxis mit 3 Allgemeinmedizinern. Ab Gründung 2007 Vorstandsvorsitzender der genial eG in Lingen.

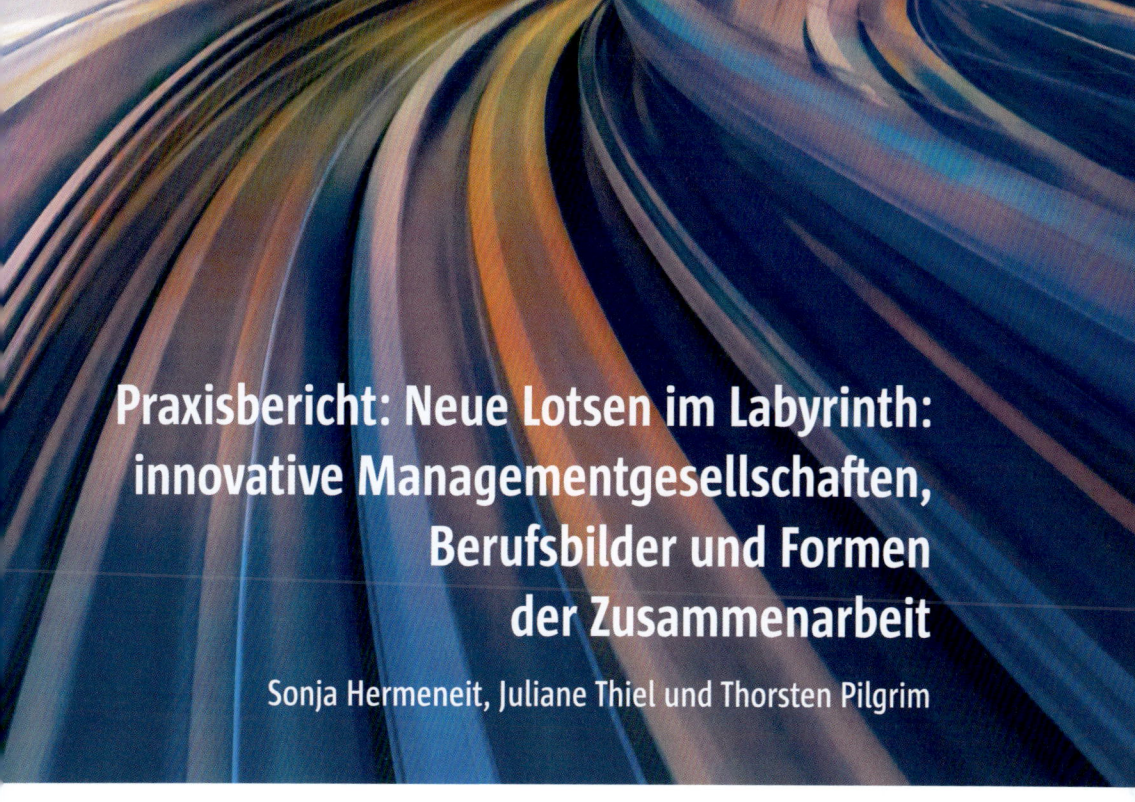

Praxisbericht: Neue Lotsen im Labyrinth: innovative Managementgesellschaften, Berufsbilder und Formen der Zusammenarbeit

Sonja Hermeneit, Juliane Thiel und Thorsten Pilgrim

Gerade so hält Frau S. ihren Schultag durch, zu Hause fällt die Lehrerin nur noch auf die Couch. Sie ist todmüde, aber schlafen kann sie trotzdem nicht. Kollegen geht es genauso – kann ein Arzt da also überhaupt etwas tun? Und wenn ja, welchen Arzt soll sie fragen? Hausarzt, Gynäkologe, gleich den Schlafmediziner? Die Schlaf-App sagt, sie schläft schlecht. Google spuckt 3 Mio. Suchergebnisse aus. Rat- und schlaflos grübelt Frau S. weiter auf ihrer Couch.

Unser Gesundheitssystem bietet mehr und bessere Wege als jemals zuvor, aber sie verstecken sich in einem Labyrinth – für Patienten, Leistungserbringer, Kostenträger oder die Industrie. Wenn in diesem Labyrinth alle auf der Suche nach einander und den besten Wegen umherirren, kostet das Gesundheit, Lebensqualität, Zeit und Geld. Verschärfen wird sich dies noch, wenn jetzt die geburtenstarken 1960er-Jahrgänge chronische Krankheiten entwickeln und gleichzeitig die Fragmentierung des Labyrinths weiter zunimmt (Busse et al. 2017).

Innovative Formen von Managementgesellschaften wie CareLutions und neue berufliche Professionen und Disziplinen können in diesem Labyrinth Orientierung, Mehrwerte und Kosteneinsparungen erzielen.

Exzellente Versorgung beim Arzt – zu Hause allein

In einem Newsletter von ihrer Krankenversicherung sieht Frau S. plötzlich eine Anzeige: Ein persönlicher Coach von CareLutions möchte sich mit ihr telefonisch alle Lebensbereiche anschauen und auf Ursachensuche für ihre Schlafstörungen gehen. Er will sogar mit ihr dranbleiben, bis sie wieder besser schläft. Das soll funktionieren? Aber der Griff zum Telefonhörer nach Feierabend fällt leichter als sich für einen Arzttermin extra frei zu nehmen.

Diagnostik und Behandlung von Schlafstörungen durch Fachärzte sind exzellent. Von 80% betroffenen Deutschen sind allerdings nur 30% in Behandlung (Nolting 2017; Morin et al. 2006). Viele Coaching-Teilnehmer von CareLutions waren nie bei einem Arzt. Andere bekommen seit Jahren Benzodiazepine verschrieben, obwohl diese eigentlich nur für kurze Zeiträume zugelassen sind. Wieder andere haben nur ein Schulterzucken vom Arzt geerntet oder wurden mit dem Stichwort „Schlafhygiene" nach Hause geschickt.

Dafür kann den Medizinern kein Vorwurf gemacht werden. Die Zeit ist knapp und täglich gibt es neue Erkenntnisse, Anbieter und Maßnahmen. Einzelpersonen haben gar nicht die Ressourcen, sich über all das auf dem Laufenden zu halten.

Frau S. ist erleichtert. Der Coach hat sich für das erste Gespräch mit ihr richtig Zeit genommen und sie konnte endlich mal alles loswerden. Und für nächste Schritte hat sie sich auch schon entschieden: Erstmal mit Schlaftagebuch und Fragebögen schauen, wie schlimm es überhaupt ist und parallel schon ein paar relevante Blutwerte beim Hausarzt kontrollieren lassen. Sie wusste gar nicht, dass es da Leitlinien gibt. Mit einem konkreten Grund und dem Wissen, dass es sinnvoll ist, fällt es ihr viel leichter, sich zu dem Arzttermin durchzuringen.

Ein neuer Ansatz

Das Produkt-Team Schlaf bei CareLutions dagegen gleicht einem kleinen, interdisziplinären Heer, das tagtäglich das Schlaf-Labyrinth durchstreift. Mit medizinischer, digitaler, wirtschaftlicher und rechtlicher Expertise sowie einem Experten-Beirat werden neues Wissen, neue Maßnahmen und neue Anbieter bewertet und in einer Werkzeugbox eingeordnet. Daraus können sich die Coaches nun bedienen, um ihren Teilnehmern individuelle und leitliniengerechte Wege durch das Labyrinth aufzuzeigen. Die Entscheidung trifft immer der Patient.

Beim nächsten Telefonat 4 Wochen später hat der Hausarzt organische Erkrankungen ausgeschlossen und Tipps zur Schlafhygiene mit Frau S. besprochen. Ist damit das Coaching etwa schon beendet? Es hat sich doch noch gar nichts geändert. Nein. Der Coach greift die Empfehlungen des Hausarztes auf, arbeitet mit Frau S. nachhaltig an persönlichen Widerständen oder Hürden und bietet hilfreiche Unterstützungsmaßnahmen bei der Umsetzung an. Auch für die nächsten 4 Wochen hat sie wieder einen Plan: Übungen für den Alltag, konkrete, individuelle Maßnahmen für die Phasen, wo sie nachts wach liegt und eine App für kurze Achtsamkeitsübungen zwischendurch.

Praxisbericht: Neue Lotsen im Labyrinth: innovative
Managementgesellschaften, Berufsbilder und Formen der Zusammenarbeit

CareLutions: Neue Organisationsformen, neue Berufsbilder

Kern des Konzepts von CareLutions ist die Erkenntnis, dass es schon viele gibt, die an guten Einzellösungen arbeiten, aber nur wenige, die diese Lösungen miteinander verknüpfen. Noch seltener sind Anbieter, die dies mit klarer Patientenfokussierung tun.

Wo aber viele Leistungen nicht selbst erbracht werden, wird ein großes Netzwerk von Kooperationspartnern benötigt. Der Schlüssel, um hier intersektorale Mauern zu überwinden und unterschiedlichste Akteure in einem Programm zu vereinen, ist ein breitgefächertes Experten-Team. Vertreten sind bei CareLutions deshalb Mitarbeiter aller Altersstufen und mit Berufserfahrungen aus den unterschiedlichsten Bereichen: Leistungserbringer, Kostenträger, Pharma- und MedTech-Industrie, Digitalisierung, eHealth, Wirtschaftswissenschaften und auch Mitarbeiter aus der Politik. Durch dieses im eigenen Haus vorhandene Verständnis für die unterschiedlichsten Interessen gelingt es, diese zum Wohle des Patienten an einen Tisch zu bekommen.

> Die ersten zwei Monate waren holprig, aber jetzt merkt Frau S. erste Verbesserungen im Alltag. Dass ihr die App und die ein oder andere Übung nicht gefallen haben, fand der Coach gar nicht schlimm. Geduldig und unter Berücksichtigung ihrer Rückmeldungen haben sie die Maßnahmen in den 4-wöchentlichen Telefonaten und Mails zwischendurch so angepasst, dass sie damit jetzt richtig gut zurechtkommt. Besonders der 6-wöchige Online-Kurs zum Thema Stress und Achtsamkeit mit psychologischen Gesprächen, für den ihr der Coach einen kostenlosen Zugangscode gegeben hat, hilft ihr sehr.

Einer der Vorteile von CareLutions als Managementgesellschaft ist die „Kümmerer-Funktion", die umfassend in den Programmen übernommen wird – per Telefon, Chatfunktion, vor Ort oder digital. Patientenbetreuungsprogramme wie z.B. zu Schlaf, Herzerkrankungen, Diabetes, psychischen Erkrankungen, onkologischen Themen, Rücken- oder Gelenkschmerzen werden nicht nur konzipiert. Im Sinne eines Generalunternehmers werden sie auch im eigenen Hause umgesetzt.

Durch integrierte Versorgungsverträge mit „Pay per Use"-Abrechnungsvarianten werden Schnittstellen zwischen Akteuren im Gesundheitswesen geschlossen.

Ebenfalls übernommen wird die Rolle des Case-Managers, der aus der Vielzahl der Programme dasjenige auswählt, welches zum Bedarf des Patienten passt.

>>> *Klassische Berufsbilder müssen dafür aufgebohrt werden.*

Die neuen Lotsen im Gesundheitssystem können auch weiterhin z.B. Ärzte, Physiotherapeuten oder Ernährungsberater sein, sie brauchen jedoch neben ihrem Spezialwissen weitere Zusatzqualifikationen. Bei CareLutions sprechen wir von **Gesundheitsmanagern,** die

- über Empathie, medizinische und psychologische Kenntnisse verfügen, um die Bedürfnisse eines Patienten ganzheitlich einzuschätzen,
- den Gesundheitsmarkt und das Gesundheitssystem kennen, regelmäßig nach neuen Angeboten und Möglichkeiten screenen und diese bewerten,
- Patienten bei der Planung und Umsetzung von Maßnahmen zur Gesundheitsförderung unterstützen,
- Menschen dazu befähigen, selbst Einfluss auf die Erhaltung und Verbesserung ihrer Gesundheit zu nehmen,
- mehr als bisher in Richtung Prävention denken.

Schöne Theorie – und in der Praxis?

Frau S. ist soweit: Nach 6 Monaten im Programm hat sie heute mit ihrem Coach besprochen, dass er sich erst in 3 Monaten wieder melden soll. Sie kennt sich und all die Faktoren, die ihren Schlaf beeinflussen, jetzt viel besser und hat Schritt für Schritt gelernt, wie sie selbstwirksam mit dieser, aber auch anderen Herausforderungen umgehen kann. Und sie weiß, sie kann sich auch von sich aus jederzeit wieder bei ihrem Coach melden, wenn ihre eigenen Lösungsstrategien mal nicht greifen.

Frau S. hat damit ihr Risiko für Erkrankungen von der Depression bis hin zum Diabetes gesenkt (Deutsche Gesellschaft für Schlafforschung und Schlafmedizin 2009). Folgekosten für ihren Versicherer fallen dementsprechend niedriger aus. Ihrem Arbeitgeber bleiben Produktivitätseinbußen von 19–34% erspart (Yang et al. 2018). Erste Evaluationen zeigen, dass dies kein Einzelfall ist.

Eine Zufriedenheitsbefragung unter 454 Teilnehmern des Schlafprogramms (Rücklaufquote 50,2%) im Oktober 2018 ergab, dass 47% der Teilnehmer eine merklich verbesserte Schlafqualität spürten. 30% gaben an, dass sich ihr gesamter Gesundheitszustand spürbar verbessert hatte, und bei 47% hatten sich Ängste und Sorgen reduziert (Zufriedenheitsbefragung der Debeka 2018).

Es folgte eine systematische Evaluation bei 239 Teilnehmern zwischen 23 und 90 Jahren, die sich seit 6 Monaten im Programm befanden. 147 Teilnehmer schickten den Pittsburgh Schlafqualitätsindex-Fragebogen (PSQI) und den Short Form Gesundheitsfragebogen (SF-36) ausgefüllt zurück. Im SF-36 zeigten sich signifikante ($p < 0{,}05$) Verbesserungen in den Bereichen psychisches Wohlbefinden (PSYCH) und Vitalität (VITA). Im PSQI verbesserten sich signifikant die subjektive Schlafqualität ($p < 0{,}05$), die Einschlaflatenz ($p < 0{,}01$), die Tagesschläfrigkeit ($p < 0{,}01$) und die Schlafdauer ($p < 0{,}01$) (Hooge et al. 2019). Natürlich bedarf es weiterer Evaluationen, größerer Fallzahlen und längerer Nachbeobachtungszeiten – insbesondere auch, um validierte Kosteneffekte nachzuweisen.

Praxisbericht: Neue Lotsen im Labyrinth: innovative
Managementgesellschaften, Berufsbilder und Formen der Zusammenarbeit

Erfolgsfaktoren und Unterschiede zu anderen Akteuren

Viele der im Folgenden aufgeführten Faktoren gelten auch für andere Akteure des Gesundheitssystems. Die Geschäftsführer und Coaches von CareLutions glauben jedoch, dass es die Kombination aus all diesen Faktoren ist, die den Unterschied zu anderen Akteuren ausmacht und der Grund für die sich abzeichnenden Erfolge ist:

- **Lotse und Kümmerer:** CareLutions Coaches beraten mit Fachwissen, führen aber selbst keine Diagnostik oder Therapie durch. Dadurch geraten sie nicht in etwaige Interessenkonflikte. Die Entscheidungen trifft immer der Patient, die Leistungen werden durch andere Akteure erbracht.
- **Unabhängigkeit:** CareLutions bietet seine Leistungen allen Akteuren an – von der Versicherung über Unternehmen bis hin zur Privatperson. Dadurch gerät es nicht in Abhängigkeitsverhältnisse zu einzelnen Interessengruppen und kann diejenigen Akteure auswählen, die wie CareLutions den Patienten in den Mittelpunkt stellen.
- **Breitgefächertes Team:** Das breitgefächerte Team mit seinem inhärenten Verständnis für die unterschiedlichen Interessen der verschiedenen Akteure ermöglicht den Aufbau von Kooperationsnetzwerken, von denen auch die Partner profitieren.
- **Keine Verdrängung, sondern Ergänzung:** CareLutions verdrängt keine bestehenden Akteure, sondern schließt Schnittstellen und kreiert Lösungen, von denen der Patient, aber auch alle anderen profitieren, z.B.:
  - **Krankenversicherungen** müssen nicht mehr mit jedem App-Anbieter, Pharma- oder MedTech-Unternehmen einzeln Verträge abschließen. Sie bekommen zu einem Thema alles im fertigen, kostensparenden Paket.
  - **Pharma- oder MedTech-Unternehmen** müssen nicht einzeln auf diverse Partner zugehen, selbst passende Patienten suchen oder – beyond the pill – gar ganze Service-Landschaften um ihr Kernprodukt herum entwickeln, sondern können sich kosteneffizient in bestehende Reiserouten einklinken und diese mitgestalten.
  - **Leistungserbringer** bekommen die richtigen Patienten zum richtigen Zeitpunkt, und können sich so effizient auf ihre Kernkompetenzen konzentrieren.
- **Konzeption und Umsetzung:** Wer nur mit dem zur Verfügung stehenden arbeitet, kann keine neuen Wege gehen. Wer nur konzipiert, verliert leicht den Bedarf der Zielgruppe aus den Augen. Deshalb sind bei CareLutions Produktmanager immer auch Coaches und umgekehrt. Das ermöglicht bei Bedarf auch rasche Korrekturen.
- **Verknüpfung von Coaching und Digitalem:** Digitale Gesundheitsanwendungen werden immer ausgeklügelter und dennoch liegt die Smartwatch bei vielen nach ein paar Monaten in der Schublade oder die App landet im Mülleimer. Umgekehrt ist ein Coaching sehr individuell und wertvoll, aber auch ein Coach kann nicht rund um die Uhr für den Patienten da sein. CareLutions hat deshalb gute Erfahrungen damit gemacht, diese beiden Komponenten zu verbinden. Die digitale Gesundheitsanwendung ist rund um die Uhr beim Patienten – der Coach schaut sich die gesammelten Daten in regelmäßigen Abständen mit dem Patienten an, gibt diesen dadurch viel mehr Gewicht und sorgt für höhere und längere Nutzung.

Zusammengefasst

Es ist hinreichend klar, wie ein idealtypisches Gesundheitswesen ohne sektorale Barrieren aussehen müsste. Es gibt aber trotz vielfacher Versuche noch keinen Weg dorthin – zu stark verhindern Partialinteressen durchgreifende Veränderungen. In dieser Situation gilt es, nicht mehr auf die große Veränderung zu warten, sondern mit kleinen Schritten in die richtige Richtung überhaupt erst einmal loszulaufen. Die Digitalisierung eröffnet hier neue Wege, die Lotsen wie CareLutions für alle Akteure des Gesundheitssystems ebnen können.

Literatur

Busse R, Blümel M, Spranger A (2017) Das Deutsche Gesundheitssystem – Ökonomischer Kontext; 2. Auflage. MWV Medizinisch Wissenschaftliche Verlagsgesellschaft mbH & Co. KG Berlin.

Deutsche Gesellschaft für Schlafforschung und Schlafmedizin (Hrsg.) (2009). Leitlinie Insomnie. Verfügbar unter https://www.dgsm.de/fachinformationen_leitlinie.php (abgerufen am 01.04.2020).

Hooge N, Munz M, Nickola M, Pilgrim T (2019) Schlafstörungen als Frühindikator für ungesundes Altern – ein Interventionsansatz; Posterpräsentation auf dem BMC-Kongress 01/2019.

Morin CM, LeBlanc M, Daley M, Gregoire JP, Mérette C (2006) Epidemiology of insomnia: prevalence, self-help treatments, consultations, and determinants of help-seeking behaviors. Sleep Med 2006; 7 (2): 123–30.

Nolting H (2017) Deutschland schläft schlecht – ein unterschätztes Problem; DAK-Gesundheitsreport 2017, IGES Institut, online verfügbar unter https://www.dak.de/dak/download/praesentation-iges-2108946.pdf (abgerufen am 01.04.2020).

Yang R, Hale L, Branas C, Perlis M, Gallagher R, Killgore WDS, Gehrels J, Alfonso Müller P, Grandner M (2018) Work Productivity Loss Associated with Sleep Duration, Insomnia Severity, Sleepiness, and Snoring; American Academy of Sleep Medicine; Sleep 2018 Volume 41, Issue suppl_1, p. A74.

Zufriedenheitsbefragung der Debeka (Hrsg.) (2018). Nicht veröffentlichte Befragung. Debeka, Koblenz.

Praxisbericht: Neue Lotsen im Labyrinth: innovative
Managementgesellschaften, Berufsbilder und Formen der Zusammenarbeit

III

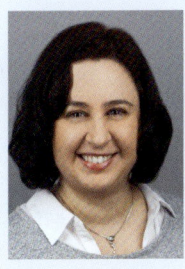

Dr. med. Sonja Hermeneit

Sonja Hermeneit studierte und promovierte in der Humanmedizin an der Albert-Ludwigs-Universität Freiburg im Breisgau. Von 2006 bis 2011 arbeitete sie in der Allgemein- und Viszeralchirurgie zunächst in Bremerhaven und später an der Universitätsklinik Rostock. Die dort gesammelten klinischen Erfahrungen sowie ihre Leidenschaft für Digitales und Patientenkommunikation brachte sie im Anschluss daran bei der digitalen Healthcare-Kommunikationsagentur Spirit Link in Erlangen ein. Auf der Suche nach Möglichkeiten, Wege im Gesundheitssystem grundlegend neu und digitaler zu gestalten, wechselte sie 2017 zu CareLutions (www.carelutions.de), wo sie sich seither sowohl in der Teilnehmerbetreuung als auch im Marketing und in der Produktentwicklung engagiert.

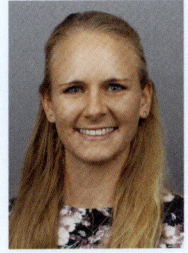

Juliane Thiel, M.A.

Juliane Thiel studierte von 2011 bis 2018 Volkswirtschaftslehre und Politikwissenschaften sowie International Economics mit einer Spezialisierung auf Europäische Integration an der Georg-August-Universität Göttingen und an der Warsaw University of Life Sciences (WULS) (Polen).

Ihr Interesse für Innovationsökonomie führte sie anschließend zum Gesundheitsdienstleister und Start-Up CareLutions (www.carelutions.de) nach Stuttgart. Neben ihrer Position als Referentin der Geschäftsleitung bringt sie hier auch als Projektleiterin ihre ökonomische und politische Perspektive bei der Konzeption neuer Versorgungsansätze ein.

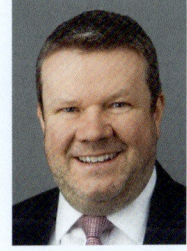

Dr. med. Thorsten Pilgrim

Thorsten Pilgrim studierte von 1987 bis 1993 Humanmedizin in Tübingen und Stanford (Kalifornien/USA). Von 1993 bis 1999 absolvierte er seine AiP-Zeit und begann die Facharztausbildung Pädiatrie am Olgahospital in Stuttgart.

Seit 1994 befasst er sich unternehmerisch mit dem Thema Managed Care in Deutschland und gründete dazu 1998 zuerst die ViaMed GmbH, deren alleiniger Inhaber er heute ist. Von 1999 bis 2016 arbeitete Thorsten Pilgrim bei der Thieme Verlagsgruppe, Stuttgart. Dort war er als Verlagsbereichsleiter und ab 2003 als Sprecher der Geschäftsführung der von ihm als Joint Venture zwischen Thieme und ViaMed gegründeten AnyCare GmbH tätig. Darüber hinaus gründete er im Jahr 2015 die im Medizintechnikbereich angesiedelte BluPink GmbH, deren Mehrheitsgesellschafter er heute ist.

Im April 2017 gründete Thorsten Pilgrim gemeinsam mit der Debeka Krankenversicherung und der Süddeutschen Krankenversicherung die CareLutions GmbH, einen Anbieter von digitalisierter Medizin in Deutschland (www.carelutions.de).

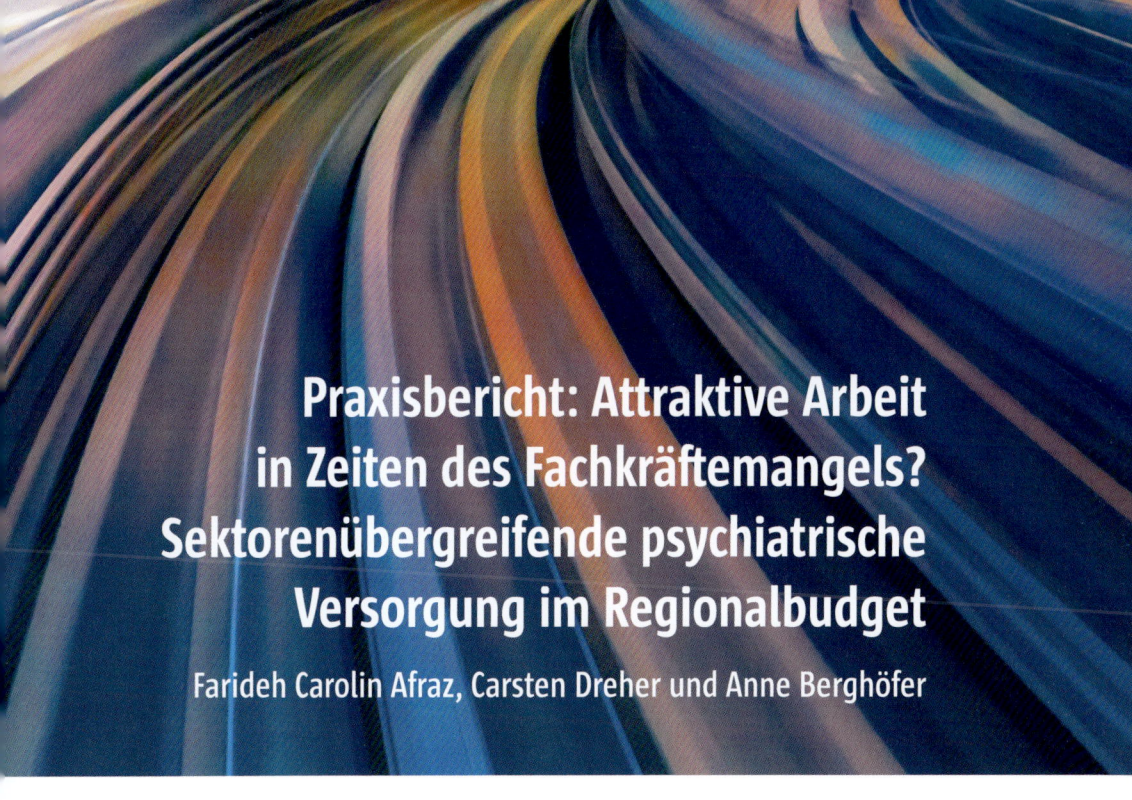

Praxisbericht: Attraktive Arbeit in Zeiten des Fachkräftemangels? Sektorenübergreifende psychiatrische Versorgung im Regionalbudget

Farideh Carolin Afraz, Carsten Dreher und Anne Berghöfer

Fachkräfte im Gesundheitswesen sind oft Mangelware – auch in der psychiatrischen Patientenversorgung. Warum es durch das Modell des regionalen Psychiatriebudgets gelingen könnte, die Attraktivität der Arbeitsplätze zu steigern, Fachkräfte anzuwerben und diese langfristig zu binden.

Die sektorenübergreifende Versorgung im regionalen Psychiatriebudget (RPB), einem Modellvorhaben nach § 64b SGB V zur Versorgung psychisch kranker Menschen, soll einen umfassenden Strukturumbau hin zu einer patientenzentrierteren Behandlung ermöglichen. Im Rahmen einer qualitativen Studie wurden 19 leitfadengestützte Interviews mit Experten aus den Stakeholdergruppen der psychiatrischen Chefärzte, Klinikcontroller und gesetzlichen Krankenkassen durchgeführt und inhaltsanalytisch ausgewertet. Die Ergebnisse weisen darauf hin, dass das ärztliche sowie pflegerische Personal eine befriedigendere Versorgungsrealität als in der Regelversorgung erleben kann. Insbesondere Pflegekräfte können mehr Konstanz in der Beziehung zum Patienten erfahren und durch die Übernahme ko-therapeutischer Aufgaben mehr Selbstwirksamkeit durch Empowerment sowie Jobenrichment erreichen. Die Erfahrungen aus dem Modellprojekt RPB weisen auf eine Verbesserung der Attraktivität des Arbeitsbereichs und Steigerung der Arbeitszufriedenheit psychiatrischer Fachkräfte hin.

Das Modell des regionalen Psychiatriebudgets

Das RPB im Rahmen der Modellvorhaben nach § 64b SGB V (bis 2011 nach § 26 BPflV) stellt eine Weiterentwicklung der Versorgung psychisch kranker Menschen dar. Dieses Abrechnungssystem ermöglicht stationären psychiatrischen Leistungserbringern in Deutschland eine sektorenübergreifende und patientenzentrierte Behandlung in ihrer Region. Die Bandbreite reicht von stationärer Intensivversorgung über tagesklinische sowie ambulante Versorgung bis hin zu psychiatrischer Behandlung im häuslichen Patientenumfeld. Komplementäre psychosoziale Angebote sollen das therapeutische Spektrum ergänzen (Deister u. Wilms 2014). Die zur Verfügung stehenden personellen Ressourcen können hierbei durch diese Neukonzeptionierung der Krankenhausbehandlung flexibler und zielgerichteter am individuellen Patientenbedarf orientiert eingesetzt werden (Petersen u. Hejnal 2010). In der praktischen Umsetzung betreut ein konstantes interdisziplinäres Team einen Patienten langfristig sowohl während seines stationären Aufenthaltes als auch in anschließendem tagesklinischem, ambulantem Setting oder mit Hausbesuchen. Pflegekräfte übernehmen ko-therapeutische Tätigkeiten z.B. in der Soziotherapie, Psychoedukation, sozialem Kompetenztraining und Gruppentherapien. Die psychiatrische Behandlung im RPB ist durch die Entkopplung von Erlös und Bettenbelegung weniger von ökonomischen Fehlanreizen geprägt als die Regelversorgung mit fall- bzw. tagesbezogener Vergütung. Verschiedene Untersuchungen zeigen, dass sie dadurch gegenüber der Regelversorgung bedarfsgerechter sowie ressourceneffizienter erfolgen kann (Berghöfer et al. 2016; Schröder u. Fleßa 2017). Aufgrund der im RPB möglichen Gestaltungsspielräume bezüglich der zu erbringenden Leistungen können auch präventive Ansätze für nachhaltigere gesundheitliche Effekte verstärkt verfolgt werden, z.B. können Kinder präventiv in die Behandlung der Eltern aufgrund eines erhöhten Erkrankungsrisikos miteinbezogen werden. Niederschwellige Angebote, wie z.B. gemeinsame soziale Aktivitäten können den Bereich des Behandlungsspektrums erweitern, der zuvor im Regelfinanzierungssystem nur schwer abzubilden war. Gleichzeitig werden die sektoralen Schnittstellenübergänge optimiert. So erfordert die Regelversorgung ein umfangreiches Entlassmanagement inklusive Übergabeprozesse und entsprechender Dokumentation. Da das bezugstherapeutische Team im RPB über alle Settings hinweg stabil bleiben kann, die Konstanz in der Beziehung vom Therapeuten zum Patienten also gewahrt bleibt, werden Informationsverluste reduziert und effiziente Strukturen inkl. deutlicher Zeiteinsparung gefördert.

Die mit dem RPB verbundene Flexibilität in der Behandlungsfreiheit und im Ressourceneinsatz geht zum Teil weit über die Möglichkeiten der Regelversorgung inklusive der stationsäquivalenten psychiatrischen Behandlung nach § 115d SGB V hinaus.

Die Finanzierung des RPB erfolgt durch ein vertraglich vereinbartes Gesamtbudget zwischen den Krankenkassen und dem regionalversorgenden stationären Leistungsanbieter. Der Gültigkeitszeitraum ist hierbei i.d.R. auf 8 Jahre befristet – erneute befristete Verlängerungen nach der vereinbarten Laufzeit sind möglich. Anpassungen des vereinbarten Budgets sind vorgesehen, wenn die Patientenzahlen einen vereinbarten Korridor verlassen.

Die folgenden Befunde basieren auf der inhaltsanalytischen Auswertung von 19 leitfadengestützten Interviews mit Experten aus verschiedenen Stakeholdergruppen (Chefärzte, kaufmännische Mitarbeiter, Krankenkassen) im Rahmen einer seit 2018 laufenden qualitativen Studie in verschiedenen § 64b-Modellregionen in Deutschland (Berghöfer et al. 2020).

Veränderung der professionellen Rollen

Änderung des Tätigkeitsprofils

Da die therapeutischen Maßnahmen und Angebote im RPB unabhängiger von klassischen sektoralen Versorgungsstrukturen geplant und organisiert werden, kann insbesondere das Pflegepersonal neue abwechslungsreichere Arbeitsfelder für sich erschließen. Die Tätigkeitsprofile der Pflegekräfte ändern sich im RPB hin zu einer stärkeren ko-therapeutischen Ausrichtung, die die Regelversorgung nicht bieten kann. Eine Reduktion von klassischer pflegerischer Tätigkeit wird ebenfalls beobachtet, da sich diese größtenteils auf den intensivstationären Versorgungsbereich beschränkt. Die Arbeit findet zunehmend in wechselnden Settings statt, von der klassischen Station über Tagesklinik und Ambulanz bis hin zur gewohnten häuslichen Alltagsumgebung des Patienten. Von den Pflegekräften verlangt diese Veränderung der Arbeitssituation erheblich mehr Flexibilität. Mit der Enthospitalisierung der Patienten geht im Modell des RPB gewissermaßen auch eine „Enthospitalisierung des Personals" einher.

Auch der Dokumentationsumfang wird in einigen der untersuchten Modellregionen deutlich reduziert, da der Abrechnungsaufwand durch das RPB geringer ist. Die gewonnenen Personalressourcen kommen so u.a. der Patientenversorgung zugute, aber auch der Qualifikation und Weiterbildung der Mitarbeitenden. Infolge einer Verschiebung des Versorgungsschwerpunkts vom stationären in den tagesklinischen und ambulanten Bereich werden Nachtschichten reduziert und folglich die Zeitautonomie der Mitarbeitenden erhöht.

Professionelle Weiterentwicklung

Die beschriebenen Veränderungen des Tätigkeitsprofils erfordern Investitionen in Schulung und Weiterbildung des vorhandenen Personals. Insbesondere Pflegekräfte sollten auf diesem Weg auf die zum Teil erheblichen Veränderungen der Arbeit vorbereitet werden. Damit ist auch die individuelle Bereitschaft und Ermutigung zur selbstbestimmten beruflichen Weiterentwicklung entsprechend der persönlichen Neigung und Fähigkeiten verbunden – angefangen z.B. bei der Betreuung niederschwelliger Angebote wie gemeinsame Ausflüge bis hin zur therapeutischen Tätigkeit. Letztere erfordert auch eine stärkere Verantwortungsübernahme. Die gezielt geschulten Fachkräfte müssen insbesondere bei Hausbesuchen deutlich eigenständiger arbeiten und haben nicht die Gelegenheit eines ständigen Feedbacks und der Verantwortungsteilung. Empowerment kann jedoch auch zu Überforderung von Mitarbeitenden führen, die lieber angeleitet arbeiten und sich nicht trauen, Verantwortung zu übernehmen. Der Umbau der Aufgabenbereiche kann daher nur partizipativ gestaltet und durch Weiterbildungsangebote flankiert erfolgen.

Professionelles Selbstverständnis

Das Selbstverständnis des Pflegepersonals verändert sich. Es soll und darf im RPB deutlich selbstständiger und kontinuierlicher mit den Patienten arbeiten. Damit ist auch eine Abflachung der Hierarchien zwischen den unterschiedlichen Berufsgruppen verbunden, da eine Vielzahl von therapeutischen Arbeiten wie Entspannungs-training oder sozialem Kompetenztraining, die die ärztlich-psychiatrische Therapie ergänzen, von nicht-ärztlichem Personal übernommen wird. Durch eine „Therapeutisierung" zuvor klassischer Pflegekräfte erfährt das ärztliche Personal Unterstützung bei der Patientenbehandlung.

Selbstwirksamkeit und Arbeitszufriedenheit

Unabhängig von der Berufsgruppe zeigen Beschäftigte in den betrachteten Modell-regionen einen gesteigerten Enthusiasmus und dadurch ein Plus an Engagement – ein Indikator für eine hohe Arbeitszufriedenheit.

Der neu gewonnene Gestaltungsspielraum wurde von dem befragten ärztlichen Per-sonal insbesondere geschätzt, um eigene therapeutische Ideen weiterentwickeln zu können. Das RPB mit dem Grundsatz „ambulant vor stationär" entspricht ihren Vor-stellungen zeitgemäßer psychiatrischer Versorgung. Diejenigen, die sich persönlich in der Sozialpsychiatrie in Abgrenzung zur rein biologischen Psychiatrie wiederfin-den, betrachten das RPB daher als Zukunftsmodell. Einzelne äußerten, wahrschein-lich nicht mehr bereit zu sein, zur Regelversorgung zurückzukehren und möchten die mit dem RPB verbundene neue Arbeitsweise nicht mehr missen.

Auch die Pflegekräfte in den betrachteten Modellregionen profitieren wahrnehmbar von den neuen Versorgungsstrukturen im RPB. Sie können selbst aktiver mitwirken und spüren den verantwortungsvolleren Umgang mit Patienten unmittelbar. Dies kann zu einer höheren Selbstwirksamkeit und Arbeitszufriedenheit führen. Das eige-ne Wachsen an neuen Herausforderungen wird wahrgenommen. Die abwechslungs-reichere Arbeit wird von vielen als positiv und sinnstiftend empfunden und erfüllt ein Bedürfnis nach Autonomie und Selbstverwirklichung.

Ausblick

Der bundesweite Fachkräftemangel in der psychiatrischen Versorgung wird zuneh-mend evident. Facharztsitze im ländlichen Raum bleiben vakant; in psychiatrischen Kliniken gelingt die Stellenbesetzung insbesondere in der Pflege nur schwer. Dem gegenüber stehen auch veränderte Erwartungshaltungen von Auszubildenden und Fachkräften. Insbesondere junge Menschen haben genaue Vorstellungen von ihren Arbeitsbedingungen in einem helfenden Beruf und stellen den Anspruch qualitativ hochwertiger Patientenversorgung in Balance mit eigener Lebensqualität.

Mit den momentanen gesetzlichen Gegebenheiten bieten innovative Versorgungs-modelle nach § 64b SGB V bereits das Potenzial, durch Aufbruch traditioneller Rollen-bilder therapeutisch tätiger Professionen die berufliche Tätigkeit in der psychiatri-schen Versorgung attraktiver zu gestalten. Das RPB und die damit verbundene ge-steigerte Arbeitszufriedenheit können als Anziehungsmagnet für ärztliches Personal, Fachkräfte und Auszubildende wirken und dabei helfen, Personal zu binden. Dies birgt gerade im als tendenziell unattraktiv geltenden ländlichen Raum eine bedeut-same Chance zur Personalgewinnung.

Die mit der Einführung des RPB einhergehenden Veränderungen stellen jedoch auch zeitintensive Prozesse mit hohen Anfangsinvestitionen dar. Hierbei ist oft viel Überzeugungsarbeit nötig, die deutlich machen muss, dass es sich um sinnvolle Umstrukturierungen der Arbeitsplatzsituation handelt. Sorgen, wie z.B. Angst vor Personalabbau und Überforderung, müssen ernst genommen werden, um ein tragfähiges Fundament breiter Akzeptanz zu schaffen.

Die bisherige Erfahrung zeigt, dass zwar vereinzelt Mitarbeitende den Arbeitsplatz nach Einführung des RPB verlassen, da die neue Arbeitsweise persönlich nicht zu ihnen passt – die deutliche Mehrzahl allerdings eine gesteigerte Arbeitszufriedenheit durch die Veränderungen der Arbeitsprozesse im RPB äußert.

Literatur

Berghöfer A, Afraz FC, Dreher C (2020) Diffusionshindernisse bei der Einführung des Gesamtbudgets als innovativen Ansatz für kommunale psychiatrische Versorgung. In: Pfannstiel M, Kassel K, Rasche C (Hrsg.) Innovationen und Innovationsmanagement im Gesundheitswesen. Springer Gabler Wiesbaden

Berghöfer A, Hubmann S, Birker T, Hejnal T, Fischer F (2016) Evaluation of quality indicators of integrated care in a regional psychiatry budget – a pre-post comparison by secondary data analysis. Int J Integrated Care 16, 17

Deister A, Wilms B (2014) Regionale Verantwortung übernehmen. Modellprojekte in Psychiatrie und Psychotherapie nach § 64b SGB V. Psychiatrie Verlag Köln

Petersen HP, Hejnal T (2010) Regionales Psychiatriebudget. Chancen und Möglichkeiten, die psychiatrische Regelversorgung gemeindenah und personenzentriert zu gestalten. Psychiatr Pflege 16, 40–43

Schröder B, Fleßa S (2017) Regionalbudgets in der Psychiatrie: Eine Alternative zu tagesgleichen Pflegesätzen und zum zukünftigen Finanzierungssystem? Psychiatr Prax 44, 446–452

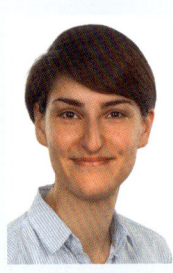

Farideh Carolin Afraz

Farideh Carolin Afraz studierte Pharmazie in Freiburg und erhielt 2014 ihre Approbation als Apothekerin. Sie ist für die Kassenärztliche Bundesvereinigung in Berlin als Fachreferentin in der Abteilung Arzneimittel tätig. Fokus ihrer täglichen Arbeit ist es, AMNOG-Verfahren (Frühe Nutzenbewertung nach § 35a SGB V) im Rahmen der Gremienarbeit im Gemeinsamen Bundesausschuss zu betreuen und dabei eine adäquate Zusatznutzenbewertung neuer Arzneimittel zu gewährleisten. Neben der Bewertung von klinischen Studien ist sie insbesondere in der Weiterentwicklung der bundesweiten Vorgaben für Verordnungssoftware im vertragsärztlichen Bereich nach § 73 SGB V (Anlage 23 zu § 29 Bundesmantelvertrag-Ärzte) tätig und promoviert an der Charité – Universitätsmedizin Berlin zum Dr. rer. medic.

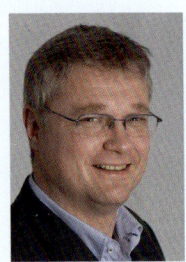

Prof. Dr. Carsten Dreher

Carsten Dreher hat seit 2009 die Professur für Innovationsmanagement an der Freien Universität Berlin inne. Seine Forschungsschwerpunkte sind u.a. Technologie-Foresight, Dynamic Capabilities/Innovation Routines, Partizipation und Innovation sowie Wirkungen staatlicher Innovationspolitik auf Unternehmen. Von 2009 bis 2012 war Carsten Dreher Direktor des Center for Cluster Development, welches das Präsidium der Freien Universität in Fragen der strategischen Forschungsplanung und der Identifizierung und Entwicklung von Forschungsschwerpunkten berät und unterstützt. Zuvor arbeitete er als Professor für Innovationsforschung und Innovationsmanagement an der Universität Flensburg/ Syddansk Universitet, Dänemark, sowie als Abteilungsleiter am Fraunhofer Institut für System- und Innovationsforschung.

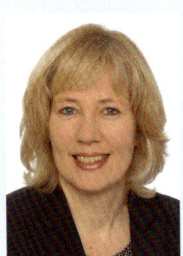

PD Dr. med. Anne Berghöfer

Anne Berghöfer ist seit 2001 wissenschaftliche Mitarbeiterin und Lehrkoordinatorin am Institut für Sozialmedizin, Epidemiologie und Gesundheitsökonomie der Charité – Universitätsmedizin Berlin. Sie hat von 1983 bis 1989 an der Freien Universität Berlin Medizin studiert und war bis 2001 in der Psychiatrie klinisch tätig. 2015 habilitierte sie im Fach Sozialmedizin und Epidemiologie. Ihre Forschungsschwerpunkte liegen in der psychiatrischen Versorgungsforschung und Evaluation besonderer Versorgungsformen im Gesundheitswesen. Sie ist Mitglied in mehreren Fachgesellschaften und publizierte rund 150 Artikel in Fachjournalen und Büchern.

Fotocredit:
Foto Kirsch, Berlin

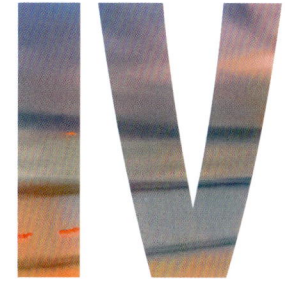

IV

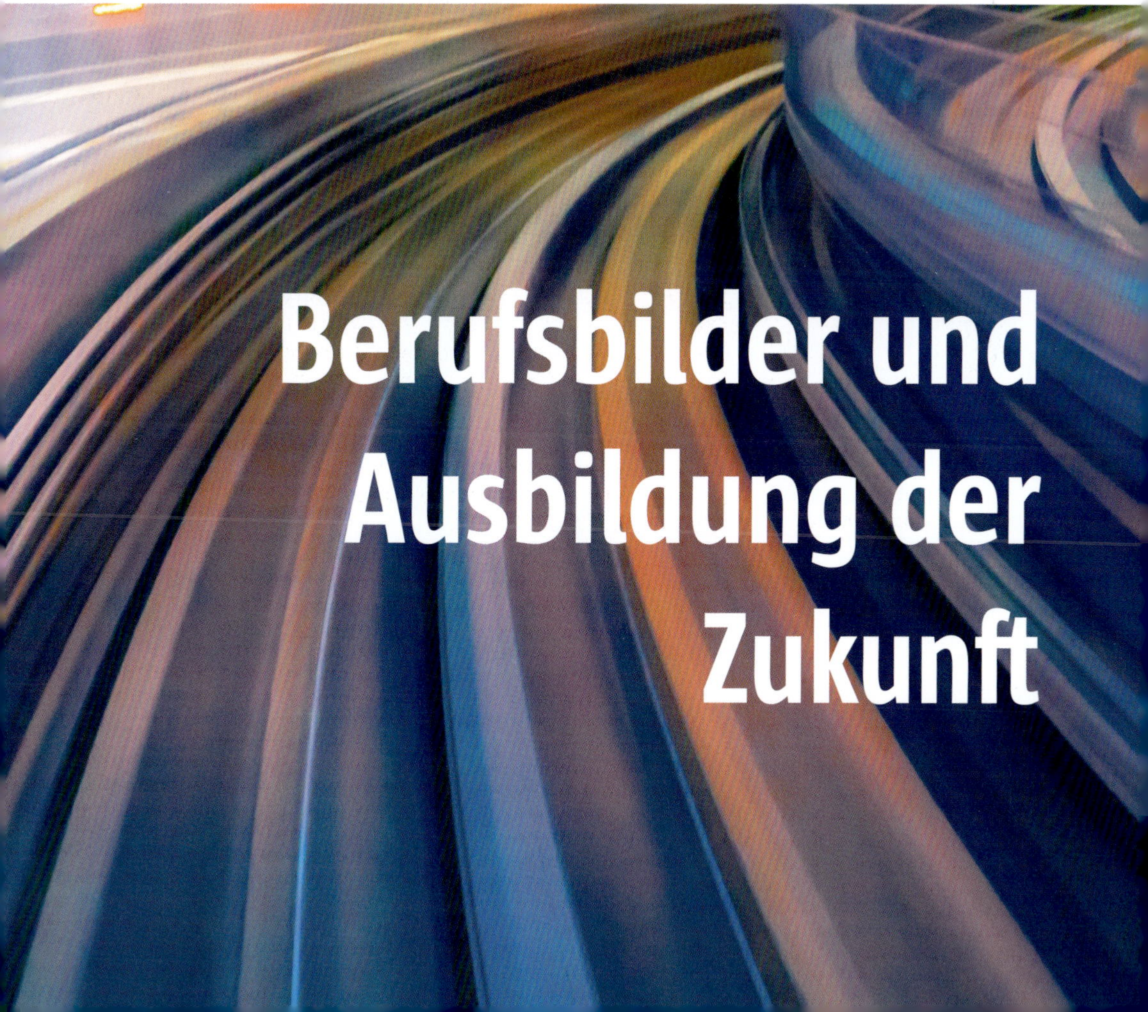

Berufsbilder und Ausbildung der Zukunft

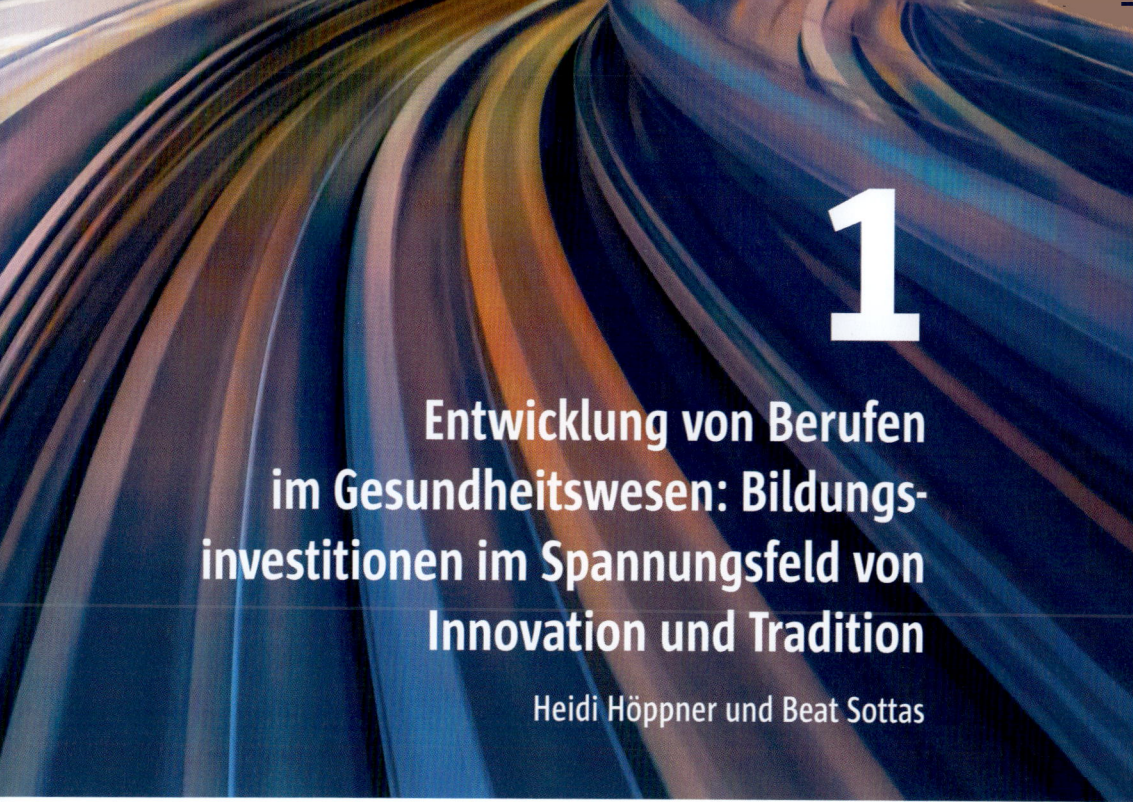

1

Entwicklung von Berufen im Gesundheitswesen: Bildungsinvestitionen im Spannungsfeld von Innovation und Tradition

Heidi Höppner und Beat Sottas

1.1 Bildungsaktivismus ... und die Gesundheitswirtschaft schaut zu?

Ausgebildet wird, was gebraucht wird. Dieses Leitmotiv hat im Gesundheitsbereich zu einem Ausbildungssystem geführt, welches örtlich und fachlich in Abhängigkeit von Versorgungseinrichtungen angesiedelt ist. Im Laufe der Zeit ist so eine sehr heterogene Ausbildungslandschaft für Gesundheitsarbeit entstanden. Die Bedingungen und die Steuerung von Ausbildung im Gesundheitsbereich sind selbst für Kennerinnen und Kenner der Szene schwer durchschaubar. Einerseits hat es in den vergangenen 100 Jahren eine große Ausdifferenzierung und Spezialisierung in den Berufen gegeben und andererseits ist ihre Entwicklungsdynamik aktuell sehr hoch. Beispiele sind die Einführung der generalistischen Pflegeausbildung, die Umstellung auf Kompetenzbasierung im Medizinstudium oder hochschulische Studiengänge in Pflege, Geburtshilfe (Hebammen) und Physio-, Ergotherapie bzw. Logopädie sowie unterschiedlichste Weiterbildungs-(Studien-)Angebote.

Dieser Beitrag hat nicht den Anspruch, einen vollständigen Überblick über diese Diversität zu vermitteln. Vielmehr sollen konkrete Befunde und Fragen dazu dienen, kritisch zu beleuchten, ob die Weichen für die Ausbildung der Gesundheitsfachleute aktuell bewusst und vor dem Hintergrund künftiger Kompetenzanforderungen richtig gestellt werden. Es geht um nicht weniger als um die höchst relevante Frage, ob in der Boombranche Gesundheit die Workforce wirklich fit macht gemacht wird für die künftig im Gesundheitssystem zu leistende Arbeit. Es werden Einschätzungen dazu vorgenommen, wo aktuell Handlungsbedarf besteht. Diese werfen die Frage danach auf, wer Verantwortung übernehmen muss, um Gesundheitsfachleute von morgen bereits heute bedarfs- und nicht nur beschäftigungsadäquat zu qualifizieren.

Fragen und Antworten werden mit gelegentlichen Exkursen in die deutschsprachigen Länder (D, A, CH) in den Blick genommen. Ziel des Leitkapitels über Bildung und Berufe für das Gesundheitssystem der Zukunft ist es, die nachfolgenden Beiträge des Buches unter einer größeren Perspektive zu rahmen und den Handlungsbedarf zu benennen.

Bereits jetzt ist deutlich: Wegen der Unmöglichkeit einer kohärenten übergeordneten Steuerung sind die Herausforderungen nicht allein durch strukturelle Anpassungen der Bildungsinstitutionen zu leisten. Es handelt sich vor allem auch um einen institutionellen und kulturellen Wandel, der Zeit braucht, um 1. die realen Bedarfe der künftigen Versorgung in Bildungskonzepte zu übertragen und 2., um Fachberufe auf Veränderungen im Kontext des sozialen Wandels und der gesellschaftlichen Umbrüche vorausschauend vorzubereiten.

1.2 Dickicht statt Masterplan: Facts & Figures zur Ausgangslage

Das Statistische Bundesamt weist 2017 5,6 Mio. Beschäftigte als Gesundheitspersonal aus, wovon drei von vier Personen (75,6%) weiblich und 11,6% über 59 Jahre alt sind (Statistisches Bundesamt 2019, S. 146). Insbesondere die sogenannten „nicht-ärztlichen" Berufe, wie sie oft den Kompetenzen und ihrer eigenen beruflichen Identität nicht gerecht werdend im professionellen Sprachgebrauch genannt werden, sind traditionell von Frauen ausgeübte z.T. über 100 Jahre alte Berufe – welche der ärztlichen Weisung unterliegen. Die Bildungswege dieser Fachpersonen sind allerdings höchst komplex.

In einem ersten Teil soll das Dickicht der Ausbildungslandschaft für das deutsche Gesundheitswesen beleuchtet werden. Der vergleichende Blick auf die Entwicklungen in Österreich und der Schweiz in den letzten 20 Jahren verdeutlicht, dass die Ausbildung für das Gesundheitssystem auf deutsche „Sonderwege" in der Gesundheits-(Bildungs-) Politik abstellt. Die Ausbildungslandschaft für die 24 durch Bundesgesetze reglementierten Berufe ist entsprechend von vielen verwirrenden Einzelaspekten geprägt.

Es gibt

- neben 4 Approbationsordnungen 14 zumeist in keinem Bezug zueinanderstehende Berufsgesetze,
- traditionelle Bildungswege an einer Vielzahl von Berufsfachschulen mit einigen Hauptberufen (insb. Gesundheits- und Krankenpflege, Altenpflege, Physiotherapie, Ergotherapie, Logopädie, Hebamme/Entbindungspfleger, aber auch weitere wie Operationstechnische Assistenten, Medizinisch-technische Laborassistenten, Medizinisch-technische Radiologieassistenten, Notfallsanitäter, u.a.m.),
- ab 2020 eine „generalistische Pflegeausbildung" für Pflegefachpersonen,
- neue hochschulische Qualifizierungsoptionen, zumeist in Form dualer, d.h. additiver, berufs- bzw. ausbildungsbegleitender oder selten als primärqualifizierende Studiengänge für Pflege, Physio-, Ergotherapie bzw. Logopädie,
- zukünftig die Vollakademisierung des Hebammenberufes,
- Modellklauseln in Berufsgesetzen, also Provisorien für primärqualifizierende Bachelorstudiengänge für Physio- und Ergotherapie bzw. Logopädie, die bis 2021 gelten,

- in der Humanmedizin eine steigende Anzahl an Ausbildungsstandorten im Inland,
- solche Studiengänge auch außerhalb von Universitäten – z.T. mit ausländischen Kooperationen und nur fünf Studienjahren,
- in der Medizin inzwischen viele Studierende, die ihre Ausbildung an Hochschulen im mittel- und osteuropäischen Ausland absolvieren,
- in allen Berufen Weiterbildungen mit unterschiedlichsten Zertifikaten auf Fachschulebene (Sekundarstufe II) oder in Form von Certificates of Advanced Studies (CAS), Diploma (DAS) und Masters (MAS) an Hochschulen (Tertiärstufe) etc.

Besonders deutlich ist die Strukturvielfalt bei der Pflege, wo aktuell in Deutschland jedes Jahr 140.000 Auszubildende beginnen. Dafür existieren rund 1.500 Pflegeschulen, wobei in der „Ausbildungsoffensive Pflege" angestrebt wird, bis Ende 2023 neben der Zahl der Auszubildenden auch die Zahl der Einrichtungen um 10% zu erhöhen. An den 39 Medizinfakultäten sind aktuell gut 96.000 Studierende eingeschrieben und es gibt durchschnittlich je 250 Studienabschlüsse pro Jahr. Für die Therapieberufe gibt es in Deutschland ca. 450–500 Ausbildungsorte für Physiotherapie, Ergotherapie und Logopädie (Tendenz sinkend) mit z.T. sehr kleinen Kohorten von 20–60. Hinzu kommen die diversen Studienmöglichkeiten für Gesundheit, Pflege und Therapie.

Fakt ist, dass Orte und Träger der Ausbildungen des Gesundheitspersonals nicht systematisch miteinander verzahnt sind. I.d.R. handelt es sich um Bildungssilos (Sottas 2013). Im internationalen Vergleich fällt auf, dass in Deutschland proportional sehr wenige Gesundheitsfachleute an Hochschulen ausgebildet werden, insbesondere im Bereich der Pflege und der sog. Heilberufe (Therapie). Diese Berufe nehmen zudem auch im deutschen System eine Sonderform ein und sind als Berufsfachschulen für Heilberufe und Schulen des Gesundheitswesens nicht im Berufsbildungsgesetz (BBiG) geregelt. Anders dagegen wurden in der Schweiz 2002 alle Ausbildungen in eine Bildungssystematik eingefügt, die ab 2007 neben den Abschlüssen auf Sekundarstufe (Fachschule) auch die Qualifizierung auf Bachelor- und Masterstufe an Fachhochschulen etablierte. In Österreich wurde 2006 die Physiotherapie, Ergotherapie, Logopädie, Biomedizinische Analytik, Radiologietechnologie, Diätologie, Orthoptik und Hebammen von Sekundarstufe auf die Tertiärstufe (Hochschulen) überführt, 2008 für die Gesundheits- und Pflegeausbildung an fünf Fachhochschulen (gem. Europäischem Qualifizierungsrahmen von Level 3–5 auf 6/7).

In Deutschland verstärken die unterschiedlichen Zulassungsregimes und die Ausbildungsverantwortung in Länderhoheit das Bild der Uneinheitlichkeit und Heterogenität. Beispiele sind die divergierenden Anforderungen an Lehrende für Gesundheitsberufe oder die unterschiedliche Handhabung der Schulgeldpflicht, die in den diversen Berufen und Bundesländern nicht einheitlich sind und aktuell – zusätzlich zur neuen Ausbildungsvergütung – die Komplexität erhöhen. 2020 liegen nun Vorschläge des BMG zu einer Neuordnung und Stärkung der Ausbildung der Gesundheitsfachberufe vor. Wesentlich wird die Frage der Verantwortung für Finanzierung von Ausbildung von Gesundheitsberufen sein: Während die Medizinerausbildung in der Regel steuerfinanziert und im Wissenschaftsressort geregelt ist, sind Kosten für Ausbildung im Bereich Pflege und Therapie divers und i.d.R. Aufgabe der Länder und in Trägerschaft oder Mitträgerschaft von Krankenhäusern. Daneben gibt es bis dato Schulgeldpflicht in Therapieausbildungen, die künftig aufgehoben werden soll.

Die Umsetzung und Regulierung der Berufe obliegt den Ländern. Aber internationale Entwicklungen erfordern nationale Anpassungen, z.B. die EU-Berufsanerkennungsrichtlinie, die Bologna-Deklaration der EU bzw. die spezifischen EU-Richtlinien zum Medizinstudium oder zur Hebammenausbildung. Zuständigkeiten für Ausbildung, ihre Überwachung bzw. Finanzierung sprengen den Rahmen des Erfassbaren: Bundesgesetzgebung steht neben Ländergesetzgebung, öffentliche neben privater Finanzierung, unterschiedliche Ressorts sind (z.T. auch für Hochschultypen) zuständig und die Krankenhausfinanzierung ist mit Bildungsaufgaben verknüpft. Statistiken sind nicht aus einem Guss, und es gibt kein einheitliches Register und damit auch kein belastbares Monitoring.

1.3 Was bringen die nächsten 10 Jahre? Umwälzungen vs. Beharrungsvermögen

Was ist also das „richtige" Profil der im Gesundheitssystem Tätigen und wie kommen sie dort hin? Im Lancet Report zur Ausbildung von Gesundheitsfachpersonen für das 21. Jahrhundert (Frenk et al. 2010) wird nachgezeichnet, dass die – je nach Land unterschiedlich zugeschnittenen – Bildungs-, Berufe- oder Gesundheitsgesetze zeigen, mit welch verschiedenen Rollenbildern und Erwartungen die Ausbildung für Gesundheitsarbeit erfolgt. Dies ist angesichts der nächsten zehn Jahre von Bedeutung, da die Systeme aber auch die Gesundheitswirtschaft vor gewaltigen Herausforderungen stehen, die weit über die Digitalisierungsfolgen hinausgehen: die alternde Gesellschaft, das „slow motion disaster" (WHO) der chronisch-degenerativen und psychischen Erkrankungen, eine schwindende Workforce bei gleichzeitiger Hyper-Spezialisierung und dem Verlust generalistischer Kompetenzen, neue Therapiemethoden oder Leit- bzw. Richtlinien etc. Erschwert wird die Konzeption einer zukunftsfähigen Ausbildung der Fachleute durch eine starke Fragmentierung in den Systemen selbst (z.B. soziale bzw. medizinische Dienste; ambulante und stationäre Versorgung).

Relevante Kompetenzen bleiben außen vor: z.B. die Nutzenbewertungen und das Belegen von Outcomes, die Reflexion von Digitalisierungseffekten, die angemessene Reaktion auf veränderte Bedürfnisse und Teilhabeforderungen mündiger Betroffener, die Förderung von Gesundheitskompetenz und die Steuerung von Versorgungspfaden und -prozessen durch Zusammenarbeit. Die Berufsangehörigen müssen zudem in ihrer Möglichkeit individueller Anpassungsanforderung, z.B. der Selbstfürsorge, bestärkt werden.

Kompetenzanforderungen verändern sich vor diesem Hintergrund eklatant: aktuell sind jedoch keine Innovationssprünge oder gar disruptive Brüche in der Bildung auszumachen. Stattdessen wird i.d.R. auf mehr Desselben (aktuell vorwiegend quantitativ) gesetzt. Die Gemengelage von Einflussfaktoren und Treibern der Kompetenzentwicklung der Gesundheitsfachleute wird kaum rezipiert. Können wir es uns leisten, hier so unbewusst, zögerlich und reaktiv weiterzumachen? Beobachtet man die öffentliche Diskussion, dann scheint es, dass jene sich rechtfertigen oder Modellevaluationen vorweisen müssen, die Bildungsimplikationen konsequent verfolgen – nicht die Beharrenden. Dies gilt nicht nur, aber insbesondere für Deutschland.

1.4   Erst die Inhalte – dann die Struktur

Im deutschsprachigen Raum zielt der Bildungsauftrag aller Berufe auf solides fachliches Handwerk, eine jeweils eng konzipierte berufliche Sozialisation und vorwiegend auf eine historisch begründete professionelle Identität. Berufsgesetze sind deshalb primär auf unmittelbare Einsatz- und Beschäftigungsfähigkeit auf einem Arbeitsmarkt ausgerichtet, der einerseits an Personalmangel leidet, der andererseits allerdings aufgrund vorbehaltener arztzentrierter Tätigkeiten kaum Spielräume für Innovation eröffnet.

Im deutschsprachigen Europa hat sich dabei die ärztliche Delegation an „Heilhilfsberufe" durchgesetzt, die unbesehen ihres Könnens und ihrer Leistungsfähigkeit untergeordnet und in ihrem Handeln aufgrund der Berufsgesetze eng limitiert bleiben. Die darin seit 2009 enthaltenen Modellklauseln zur Erprobung von Studiengängen für die Berufe Pflege, Hebammen, Therapie oder die Schwierigkeiten bei der Schaffung interprofessioneller Lernformate oder die Umsetzung des Lernzielkatalogs Humanmedizin machen deutlich, dass das Verlassen tradierter Denkmuster und Bildungspfade tiefes Unbehagen erzeugt. Die bevorzugten Bildungskonzepte basieren dabei auf professionellen Rollenmodellen aus der Vergangenheit, transportieren und reproduzieren oft tradierte Vorstellungen über eine vermeintlich gute Berufsausübung und zielen auf gefestigte Identitäten im Rahmen fixer Berufsbilder.

Die Bildungsstrukturen sind den mittlerweile deutlich formulierten Kompetenzzielen anzupassen. Sie müssen durch Maßnahmen der Bildungs- und Gesundheitspolitik auf Länder- bzw. Bundesebene sowie die Träger konsequent unterstützt werden, um den Anforderungen an Innovation und Anpassung an künftige Patientenversorgung zum Durchbruch zu verhelfen. Traditionelles – institutionelles – Beharrungsvermögen und staatliche Aufsicht wirken hier gegenwärtigen Reformbemühungen allerdings zuwider. Anpassungen an künftige Aufgaben sind in eigenverantwortlicher Steuerung in den Berufen selbst äußerst begrenzt.

Fachdiskussionen und Expertenberichte lassen deutlich erkennen, dass ein steuerndes Zusammenwirken in keinem der drei D-A-CH Länder gegeben ist. Gesundheitsbildungspolitik bedürfte jedoch einer konzertierten Aktion der verschiedenen Verantwortlichen. Der konstante Reformdruck treibt die Entwicklung der Gesundheits- und Bildungssysteme vorwärts, aber es fehlen – abgesehen von vereinzelten ermutigenden Brückenschlägen – Anpassungen an künftige Bedarfe. Es ist unbestritten, dass die neuen Herausforderungen eine kohärentere Gesundheitsbildungspolitik erfordern, die Fachpersonen ins System bringt, die agil, innovationsfreundlich, verantwortungsbewusst und mit einer neuen professionellen Haltung auf die veränderten Verhältnisse und Patienten zugeht.

1.5   Impulse für neue Berufsbilder und Aufgabenprofile

Ein deutsches Phänomen ist die Beharrlichkeit, mit der traditionelle Gesundheitsberufe (¾ sind Frauen) auf den Stufen 3 und 4 des Europäischen Qualifikationsrahmens gehalten werden. Dieses 2008 etablierte Benchmarking-Instrument zum Vergleich beruflicher Qualifikation in Europa mit einer Skala von 1–8 (Grundschule bis

Doktorat) umschreibt die erworbenen Kenntnisse, die Fertigkeiten und die Kompetenzen (European Commission 2019).

Der academic drift, d.h. die hochschulische Ausbildung nicht-medizinischer Fachpersonen mit dem Erwerb erweiterter Kompetenzen wird weltweit (wie vor hundert Jahren in der Medizin) als eine der notwendigen Maßnahmen betrachtet, um die steigenden Fallzahlen, die komplexeren Bedarfe und veränderten Versorgungsaufgaben zu bewältigen.

> Der Wissenschaftsrat ist „... der Auffassung, dass eine Weiterentwicklung der für die Gesundheitsfachberufe üblichen Ausbildung an berufsbildenden Schulen nicht ausreicht, um die erforderlichen Fähigkeiten und Kompetenzen zu vermitteln. Für komplexe Aufgabenbereiche der Pflege, der Therapieberufe und in der Geburtshilfe tätige Fachpersonal soll künftig primärqualifizierend an Hochschulen ausgebildet werden und für die patientenorientierte Arbeit qualifizieren. In einem ersten Schritt ist dies für 10 bis 20% eines Ausbildungsjahrgangs gedacht." (WR 2012, S. 8)

Dass es für wirksameres Lernen und wirksameres Handeln einen anderen Typus von Ausbildungsstätten braucht, postulierten OECD und WHO bereits in den 1970er-Jahren. Auch rückten sie Prävention und Gesundheitsförderung in den Fokus und forderten „Health Universities", in denen alle Fachrichtungen zu gesundheitsrelevanten Fragen unter einem Dach vereint werden. Deutlich wurde postuliert, dass es nicht reicht, Ausbildung organisatorisch in parallelen Silos fortzuführen. Notwendig sei vielmehr eine integrierende Vision. Der Wissenschaftsrat hat dieses Konzept in seinen Empfehlungen zu hochschulischen Qualifikationen für das Gesundheitswesen als „Gesundheitscampus" auch für die Umsetzung in Deutschland propagiert (WR 2012, S. 93).

Aktuell liegt die Quote bei ca. 1% (Pflege), ca. 2,75% (Physiotherapie), ca. 5% (Ergotherapie) bis hin zu deutlich mehr hochschulisch Qualifizierten im Bereich der Hebammen und Logopädie/Klinischen Linguistinnen. Lediglich für die Hebammen und Geburtshelfer ist ab 2020 eine hochschulische Ausbildung durch die Anpassung an die EU-Richtlinie 2005/36/EG vorgesehen.

1.6 Lernen unter einem Dach: der Gesundheitscampus

Unter dem Label „Gesundheitscampus" nehmen in Deutschland aktuell disziplinen-, professions- und sektorenübergreifende Ausbildungs- und Forschungskooperationen Gestalt an, z.B. in Göttingen, Osnabrück, Bochum, Calw u.v.m. Daneben gewinnt der Begriff des Gesundheitscampus auch an Beliebtheit z.B. für Kliniken oder Facharztzentren. Anders, im Sinne der OECD-Health Universities, wird der Gesundheitscampus z.B. am schwedischen Karolinska Institutet umgesetzt. Dort werden über 30 Ausbildungen zusammengeführt. Auch an angloamerikanischen und kanadischen Hochschulen sind die Schools of Nursing oder die Schools of Allied Health Professionals bzw. School of Allied Health Sciences (Physiotherapy, Occupational – oder Speech Therapy) bzw. Public Health selbstverständlich und bewusst bei den Medical Schools angesiedelt. Internationale Erfahrungen z.B. in Kanada, Skandinavien, Österreich oder der Schweiz geben wertvolle Orientierung für neue integrierte Ausbildungsformen oder Versorgungsprozesse und -strukturen, die die Kompetenz aller Gesundheitsberufe nutzen (z.B. Zusammenarbeit und Aufgabenverteilung in der Primärversorgung oder Rehabilitation u.v.m.).

Selbst unter prekären Bedingungen der Fachkräftesicherung geht es um mehr als nur um „Hände und Füße". Wie erwähnt geht es um eine kulturelle Veränderung und Verständigung auf die Ziele von gemeinsamer professioneller Arbeit, aber auch um entsprechende institutionelle Sicherheiten für die Bildungsakteurinnen und -akteure – und auch für jene Studierende, die den Zusagen von Veränderung vertrauen und diese erwarten. Bildungsstrukturen verhindern aktuell z.B. interprofessionelle Lehr-Lernangebote. Die Erfahrungen im Programm „Operation Team" der Robert Bosch Stiftung zeigen seit 2013, dass die gemeinsame Ausbildung und Kooperation der Bildungsanbietenden gelingen kann, allerdings nur unter enormen Anstrengungen und mit starken Limitationen. Die aktuelle Öffnung der Medizinstudiengänge für interprofessionelles Lernen muss auch für die anderen Berufe ermöglicht werden. Ziel ist es, über die Projektebene hinaus in die Verstetigung zu kommen und dafür nachhaltig auch finanzielle Verantwortung zu übernehmen.

Auffällig ist, dass trotz vieler neuer Ansätze und Forderungen an Gesundheitsfachleute (interprofessionelle Zusammenarbeit und die Fähigkeit zu kooperativem, patientenorientiertem Arbeiten, Stärkung von Prävention und Gesundheitskompetenz etc.) die damit einhergehenden Implikationen für die Ausbildung (und ihre Strukturen) nicht zur Sprache kommen. Vier große Lernbereiche zeichnen sich für die Zukunft der Gesundheitsberufe ab. Diese umfassen Kompetenzaufbau

- zur Anpassung der diagnostischen, therapeutischen Interventionen mit entsprechender Kompetenz der Reflexion des Prozesses und der individuellen Situation (Fallsteuerung) sowie der theoriegeleiteten und evidenzbasierten Anwendung,
- für die Beratung und Empowerment von Klientinnen und Klienten mit dem Ziel der Verbesserung ihrer Lebensqualität und soziale Teilhabe,
- für die Bewältigung der Komplexität intersektoraler Versorgung (Systemkenntnisse, Management, Evaluation, interprofessionelles Arbeiten u.v.m.),
- für die Selbstfürsorge und lebenslanges Lernen.

1.7 Kompetenzen im System nutzen können

Zur Lösung des Problems von unkoordinierten Versorgungspfaden für Patientengruppen, insbesondere für jene mit hohem Versorgungsbedarf und hohen Kosten, wurden Patientenlotsen oder auch Case Manager etabliert. Dazu ist ein breites Weiterbildungsangebot entstanden. Die Evidenz ist allerdings fraglich und zu untersuchen wären die geeigneten Profile – immer vor dem Hintergrund der zu leistenden Aufgaben.

In der Diskussion sind Fragen zu (arztentlastenden bzw. arztergänzenden) eigenverantwortlichen Tätigkeiten der Gesundheitsberufe z.B. das Wund- und Verbandsmanagement, Pflegende in der ländlichen Versorgung oder der Direktzugang zur Physiotherapie. Anders als im Ausland sind diese Ansätze mit dem Verweis auf die (nur) medizinisch gewährleistete Patientensicherheit in Deutschland umstritten. Die Idee der Substitution ärztlicher Leistungen und neuartiger Kooperation ist jedoch, Verantwortung zu übertragen und vorhandene Kompetenzen im System – zugunsten der Patientinnen und Patienten – neu zu ordnen.

Sowohl der IGES-Bericht zu Versorgungsmanagement (2018) als auch die Expertise der Deutschen Vereinigung für Rehabilitation (DVfR 2016) stellen fest, dass aktuell sozialrechtliche Regelungen (z.B. Heilmittelrichtlinie und -katalog) in Deutschland die Handlungsautonomie „nicht-ärztlicher" Berufe in komplexen Versorgungslagen oder aber der Rehabilitation in hohem Maße beschränken. Insbesondere auf die soziale Teilhabe zielende Maßnahmen stehen im Konflikt zur rechtlichen Sicherung von klassischer Heilmittelerbringung lt. SGB V und IX.

Erweiterte Kompetenz wird deshalb nicht zwingend genutzt und die Leistungsfähigkeit nicht anerkannt – neue Aufgaben sind nicht abgesichert und werden nicht oder ungenügend honoriert. Dies zeigt sich gem. VAMOS-Studie bei den Hochschulabsolventinnen und -absolventen der Pflege- und Therapiestudiengänge in NRW aktuell in dramatischer Weise. Ihre Expertise ist zwar sehr gefragt z.B. in Qualitätssicherung, Gestaltung neuer Versorgungspfade oder Evaluation der Leistungen, der Entwicklung neuer bedarfs- und bedürfnisorientierter Konzepte für Patientinnen und Patienten etc. – sie erfahren jedoch dafür keine Anerkennung. Die Vergütung erfolgt nach alten Tätigkeitstypen; für die hochschulisch Qualifizierten sind spezifische Tätigkeiten mit belegten Mehrwerten für die Versorgung weder vom Arbeitsrecht noch von der Gesundheitswirtschaft anerkennend gelöst. Kompetenzerweiterung findet daher gegenwärtig wenig Resonanz durch qualifikationsadäquate Vergütung.

Im Fokus einer solchen Analyse stehen – neben den wenig ermutigenden Arbeitsbedingungen – sogenannte Vorbehaltstätigkeiten. In der Geburtshilfe ist z.B. geregelt, dass eine normale Geburt durch eine Hebamme/resp. einen Geburtshelfer begleitet wird. Für die Pflege sind eigenverantwortlich zu tätigende Aufgaben noch nicht geklärt. In der Physiotherapie wird 2021 die Blankoverordnung eingeführt. Hier nehmen Ärztinnen und Ärzte die Indikationsstellung vor und verordnen ein Heilmittel – die Auswahl der konkreten Leistung, Behandlungsfrequenz und -dauer obliegt den Therapeutinnen und Therapeuten. Daneben steht eine sektorale Heilpraktikerprüfung, die bereits jetzt zu mehr Handlungsspielraum der (nicht-ärztlichen) Gesundheitsfachleute berechtigt – allerdings i.d.R. nur im Bereich der Privat- bzw. Selbstzahlenden. Die Eignung dazu wird z.T. qua Akten oder mit einer einmaligen Prüfung bei der zuständigen Behörde sichergestellt. Welche Kompetenzen für neue Tätigkeiten benötigt werden, darüber gibt es aktuell wenig Einigkeit: Wird es möglicherweise zu weiteren, i.d.R. kostenpflichtigen Weiterbildungen kommen oder rechtfertigt künftig ein Hochschulstudium – rechtlich abgesichert – neue patientenorientierte Aufgaben?

1.8 Tun wir das Richtige bzw. tun wir richtig, was wir tun?

In der Regel scheitern drängende Bildungsreformen an Partikularinteressen, mangelnder Reformbereitschaft und auch restriktiver bzw. konservierender Regulierung. In den Diskussionen zur Gesundheitsbildungspolitik als Reaktion auf den erwähnten Lancet-Report (2010) wurde deutlich, dass es sich zwischen den Systemen Versorgung und Bildung weder um ein Auftragsverhältnis noch um ein Dienstleistungsverhältnis handelt. Ein „Bestellzettel" des Gesundheitssystems an das Bildungssystem mag zwar als Metapher taugen, aber es ist eine triviale Vereinfachung. Bedarfsfeststellungen erfordern vielmehr Dialoge und Aushandlungsprozesse zwischen den Beteiligten und Betroffenen, den Berufsgruppen und Vertretenden in Politik und Verwaltung, mit den Akteurinnen und Akteuren der Gesundheitswirtschaft bzw. auch mit den Betroffenen selbst, sprich den Patientinnen und Patienten mit ihren Angehörigen.

Große Fragen tun sich auf:

- Wer bildet wen mit welchem Ziel aus?
- Woran orientieren sich die Verantwortlichen?
- Wer kann/muss wann an Stellschrauben von Entwicklungen in der Bildung für Gesundheitsarbeit drehen?
- Wer kann konkret Bildungsstätten in Richtung Bedarfsorientierung oder aber in Richtung Gesundheitscampus bzw. Case Management lenken?
- Wer sitzt an welchen Weichen und setzt zielführende Anreize?

Da die Trends, Herausforderungen und Risiken in den anderen europäischen Ländern im Quervergleich gleich sind, ist augenfällig, dass die Positionierung der Gesundheitsfachberufe in Deutschland langfristig eine deutlich unterdurchschnittlich qualifizierte Workforce erzeugt.

Trotz zahlreicher Hinweise von renommierten Expertengruppen und entgegen aller Evidenz wird in der politischen Arena vertreten, dass „Heilhilfsberufe" ausreichen, um die komplexeren Versorgungsbedarfe sicherzustellen. Dies meint die Befähigung zu Aus- und Mitgestaltung von individualisierten Behandlungspfaden, zur Qualitätssicherung von Leistungen, zur Weiterentwicklung von Konzepten, zur kritischen Reflexion von Maßnahmen durch Evidenzbasierung, zu umsichtiger Outcome-Messung etc. bei therapeutisch-pflegerischen Leistungen bzw. die koproduktive Arbeit zur Steigerung der Adhärenz und der Lebensqualität durch Teilhabe, Mitgestaltung und Selbstmanagement von Patientinnen und Patienten.

Die Anschlussfähigkeit an internationale Workforce-Modelle klafft angesichts des Reformstaus in Deutschland und der Komplexität der Steuerung von Ausbildung auseinander. Die Frage nach einem richtigen Skill mix und einer Workforce für das 21. Jahrhundert – wer ist der/die Geeignetste für konkrete Maßnahmen oder Prozesse und kann diese richtig (gut)? – ist in Deutschland nicht thematisiert und schon gar nicht ausgehandelt.

Die eingangs geschilderte Fragmentierung zeigt, wie schwer es ist, eine verantwortliche Stelle für einen Masterplan auszumachen und Instanzen in die Pflicht zu nehmen, die eine kohärente Bildungssteuerung für qualitativ hoch stehende Outcomes gewährleisten können. Bemerkenswert ist daher die Feststellung von NRW-Gesundheitsminister Laumann anlässlich der Präsentation der Ergebnisse der Verbleibstudie der Absolvierenden von Hochschulstudiengängen (VAMOS) in NRW am 4. Nov. 2019:

„Die Unternehmen müssen diese neuen Qualifikationen auch wollen und sich auch intern darauf einstellen. Sie müssen ihre Betriebe so aufstellen, dass diese Kompetenzen abgerufen werden können." (Ministerium für Arbeit, Gesundheit und Soziales des Landes Nordrhein-Westfalen 2019)

Gerade weil die Gesundheitswirtschaft zunehmend auf hoch qualifizierte Mitarbeitende angewiesen ist, drängt sich unweigerlich die Frage auf, ob und vor allem wann die Unternehmen deutliche Forderungen an den Bildungssektor stellen, um nebst höherer Effizienz bessere Effektivität und Wettbewerbsfähigkeit zu erreichen.

1.9 Digitalisierung: Diskurse in Parallelwelten

Das Digitale-Versorgung-Gesetz (DVG) weist den Weg: Die Gesundheitswirtschaft entwickelt digitale Patientenpfade, kommunizierende Devices, Informationssysteme und Apps, und Chatbots für erste Diagnosen und Verschreibungen in telemedizinischen Dienstleistungszentren sind absehbar. Bei den Apps sind digitale Coaches wie MAX für Kinder mit Asthma oder Alex der digitale Physiotherapeut zugänglich.

Diese Neuerungen sind in der (Gesundheits-)Bildungswelt quasi nicht abgebildet (siehe z.B. Wissenschaftsrat und das Medizinstudium 2018; Sottas 2019). Empfehlungen zielen lediglich auf notwendige Skills zur Nutzung von Daten und digitalen Instrumenten. Onlinebasierte oder spezialisierte E-Health Studienangebote und E-Learning gehören zwar inzwischen zum Repertoire hochschulischer Bildung. Davon ist das Gros der Gesundheitsfachberufe ausgeschlossen.

Zwar werden digitale Assistenten und Roboter in hybriden Ansätzen mehr und mehr zu Arbeitspartnern. Die Bedeutung dieser Umwälzung für das Lernen und Arbeiten ist in der Ausbildung jedoch kaum Thema, z.B. wie Maschinen mit Menschen kommunizieren, welche Werte, Identitäten und Haltungen tangiert sind, dass professionelle Entscheide von künstlicher Intelligenz übersteuert werden könnten oder dass permanente Outcome-Messung und Wettbewerb nun zur Regel werden etc.

Digitalisierung bedeutet eine weitere Eskalation: Nach dem Wechsel von traditioneller Arbeit zu Evidenz folgt nun der Übergang von evidence-based zu algorithm-based-pratice (Sottas 2019). Das Gelingen erfordert Akzeptanz und Empowerment in der Bildungswelt, aber auch das Engagement der Gesundheitswirtschaft beim Zugang zu Infrastruktur und Hardware.

1.10 Verpuffte Bildungsinvestitionen?

Die gewaltigen Bildungsinvestitionen für das Gesundheitspersonal werden mit der Erwartung verknüpft, dass genügend Fachkräfte und eine hohe Versorgungsqualität gesichert werden können. Während bei der fachschulischen Ausbildung Defizite moniert werden, zeigen die Ergebnisse der VAMOS-Studie, dass effektiv Kompetenzen erworben werden, um in einer Gesellschaft des langen Lebens und der ungesunden Lebensstile fach- und sachgerecht mit chronischen und instabilen Krankheitsverläufen sowie Multimorbidität umzugehen sowie, um an den kritischen Schnittstellen über Professions- und Systemgrenzen hinweg, z.B. als Patientenlotsen, wirksam zu arbeiten.

Die im europäischen Vergleich spezifische Qualifizierung des sog. nicht-ärztlichen Gesundheitspersonals und die Vorbehalte gegen die Akademisierung sowie die un-

vorteilhaften finanziellen Rahmenbedingungen werfen eine Reihe von Grundsatz-
fragen auf:

- Bringen die aktuellen Bildungsinvestitionen einen angemessenen Gegenwert?
- Wie lange wird das Beharren auf überholten Berufsbildern und Beschäftigungs-
  modellen von den informierten und international vernetzten Digital Natives
  akzeptiert?
- Sind die neuen Pflegeschulen und die Bachelor-Studiengänge eventuell nur
  Durchlauferhitzer? Gerade in der Pflege, wo die größten Anstrengungen mit
  einer sehr hohen Fluktuation und Unzufriedenheit kontrastieren?
- Wie viele Millennials, die geplant 30 oder 40 Jahre im Gesundheitssektor arbeiten sollten, werden nach erfolgreicher Berufseinmündung wie lange einer patientenorientierten Arbeit bleiben?
- Deutet der verbreitete Wunsch nach Weiterbildung und Höherqualifizierung
  an, dass sich die Absolvierenden perspektivisch aus den patientenbezogenen
  Tätigkeiten oder den herrschenden Verhältnissen wegbewegen wollen?
- Werden die Bestqualifizierten – falls der Gesundheitssektor keinen qualifika-
  tionsadäquaten, fachlich spannenden und pekuniär ansprechenden Job bietet – in andere Beschäftigungsfelder wechseln oder im Ausland Arbeit suchen?
- Repräsentieren die Absolvierenden von Modellevaluationen gegenwärtig eine
  enttäuschte Generation, weil das, mit der Vorreiterrolle implizit abgegebene
  Versprechen, nicht eingelöst wird?
- Schaffen die Ausbildungsoffensive Pflege und auch die Akademisierungsvor-
  haben gar ein unethisches Dilemma, wenn Zehntausende junger Menschen,
  insbesondere in den Therapieberufen in eine nicht existenzsichernde Beschäftigung hineingeführt werden, welche die Lebensgestaltung kompromittiert
  und an deren Ende Altersarmut droht?

Dieser Überblicksartikel greift die Fragen nach den heute notwendigen politischen
und institutionellen Weichenstellungen auf, damit auf Anforderungen des Gesundheitssystems vorbereitet werden kann. Den Leitperspektiven künftiger Arbeit
(Arbeit 4.0) folgend, hieße es kurz, für eine Bildung 2.0 Sorge zu tragen. Zentral dabei ist, ob ein Kompetenzerwerb für ein Gesundheitssystem von morgen bereits heute von den Beteiligten als sinnvoll und zukunftsfähig erlebt wird. Gibt es Anreize für
die Institutionen, sich im bestehenden System auf Veränderungsprozesse einzulassen? Darf eine zukunftsfähigere Passung der Bildungs- und Kompetenzprofile der
Gesundheitsfachleute wirklich nicht gewagt werden? Werden die Auszubildenden
als künftige Fachkräfte und Mitarbeitende angehört und am Entwicklungsprozess
beteiligt?

In den letzten Jahren sind in der Bildung für Gesundheitsfachpersonen enorme finanzielle Anstrengungen unternommen worden, um im Interesse des Patienten-
wohls und der Versorgungsqualität den hoch gesteckten Erwartungen und Standards
gerecht zu werden. Die Grundsatzfrage, ob die Ausbildungen den genannten vielschichtigen Umbrüchen und veränderten Bedingungen gerecht werden, wird hingegen selten gestellt. Innovation – so wird angenommen – folgt der technologischen
Entwicklung, und für gute Ergebnisse müssen die Fachpersonen einfach richtige
Instruktionen erhalten. Doch, reicht das aus? Wer hergebrachte Verhältnisse bewah-
ren will, müsste sich erklären müssen.

Innovation dagegen gilt es systematisch zu fördern. Beispiele wären Initiativen wie eine sektorenübergreifende Enquetekommission Bildung für Versorgung bzw. die Förderung von Berufsbildungsforschung oder Modellvorhaben mit klaren Zielen und Effekten. Ein Sondergutachten des Sachverständigenrates für die Begutachtung der Entwicklung im Gesundheits- (und Bildungs-)wesen wäre zu fordern sowie weiterführende Arbeiten des Wissenschaftsrates.

Der Überblick möge verdeutlichen, dass es sowohl auf einer Makroebene (gesetzliche Rahmung, klare politische Zielsetzung und Vision der Zukunftsversorgung etc.), als auch auf einer Mesoebene (Betriebe, Versorgungs- und Bildungseinrichtungen) eine Neukonfiguration des Bildungsauftrags und der Bildungslandschaft braucht. Im europäischen Vergleich zeigt sich, was möglich wird, wenn eine Verständigung auf Neuerungen im Gesundheits- und Bildungssystem gelingt.

Literatur

Deutsche Vereinigung für Rehabilitation (2016) Zur Bedeutung der Heilmittel für die Förderung der Teilhabe unter Berücksichtigung des Auftrags therapeutischer Fachberufe – ein Beitrag zur aktuellen Diskussion Expertise der DVfR. Online unter: https://www.dvfr.de/fileadmin/user_upload/DVfR/Downloads/Stellungnahmen/Heilmittel-Ausschuss_Expertise.pdf (abgerufen am 06.02.2020)

European Commission (2019) Learning Opportunities and Qualifications in Europe. Online unter: https://bit.ly/34UNKqv (abgerufen am 4.12.19)

Frenk, J, Chen, L, Bhutta, ZA, Cohen, J, Crisp, N, Evans, T, Fineberg, H, Garcia, P, Ke, Y, Kelley, P, Kistnasamy, B, Meleis, A, Naylor, D, Pablos-Mendez, A, Reddy, S, Scrimshaw, S, Sepulveda, J, Serwadda, D (2010) Health professionals for a new century: transforming education to strengthen health systems in an interdependent world. The Lancet, 376(9756), 1923–1958

Ministerium für Arbeit, Gesundheit und Soziales des Landes Nordrhein-Westfalen (2019) Studie: Absolventinnen und Absolventen der Modellstudiengänge finden den Weg in die patientennahe Versorgung. Online unter: https://bit.ly/2NIGesO (abgerufen am 4.12.19)

Sottas B (2019) Blindflug in die eHealth-Welt? Bildungsdefizite machen Professionalisierungsbemühungen der Gesundheitsberufe zunichte. In: International Journal of Health Professions IJHP, Vol. 3, Issue 1: 8–15

Sottas B, Höppner H, Kickbusch I, Pelikan J, Probst J (2013) Umrisse einer neuen Gesundheitsbildungspolitik Working Paper 7. Careum Stiftung Zürich

Statistisches Bundesamt (2019) Statistisches Jahrbuch Kapitel 4 Gesundheit. Gesundheitspersonal nach Alter, Berufen und Geschlecht. Online unter: https://www.destatis.de/DE/Themen/Querschnitt/Jahrbuch/jb-gesundheit.pdf;jsessionid=30897E0F4E69AFCB1C9449EBCE3F1293.internet721?__blob=publicationFile (abgerufen am 01.04.2020)

Wissenschaftsrat (2012) Empfehlungen zu Hochschulischer Qualifikationen für das Gesundheitswesen. Köln

Wissenschaftsrat (2018) Neustrukturierung des Medizinstudiums und Änderung der Approbationsordnung für Ärzte. Empfehlungen der Expertenkommission zum Masterplan Medizinstudium 2020. Köln. Online unter: https://www.wissenschaftsrat.de/download/archiv/7271-18.pdf;jsessionid=E007AEEC1E10FE5007F-D109400AE7A8F.delivery1-master?__blob=publicationFile&v=1 (abgerufen am 01.04.2020)

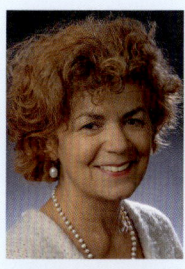

Prof. Dr. Heidi Höppner, M.P.H.

Heidi Höppner arbeitet an der Alice Salomon Hochschule Berlin im Studiengang Physio-/Ergotherapie. Seit 2002 lehrt sie in verschiedenen Formaten der
Studiengänge Physio- und Ergotherapie. Schwerpunkt der Sozial- und Gesundheitswissenschaftlerin mit 20 Jahren praktischer Berufserfahrung im Gesundheitswesen ist die Professionalisierung der Gesundheitsfachberufe im Kontext
gesellschaftlicher Herausforderungen.

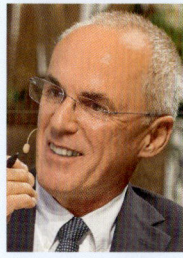

Dr. Beat Sottas

Beat Sottas kommt aus dem Bildungswesen und hat in Sozialwissenschaften
promoviert. Er arbeitete u.a. als Abteilungsleiter Bereich Bildung & Forschung
des schweizerischen Bundesamts für Gesundheit. Seit 2008 unterstützt er als
selbstständiger Berater und Versorgungsforscher öffentliche Verwaltungen,
Bildungsinstitutionen, Verbände und Unternehmen der Privatwirtschaft.

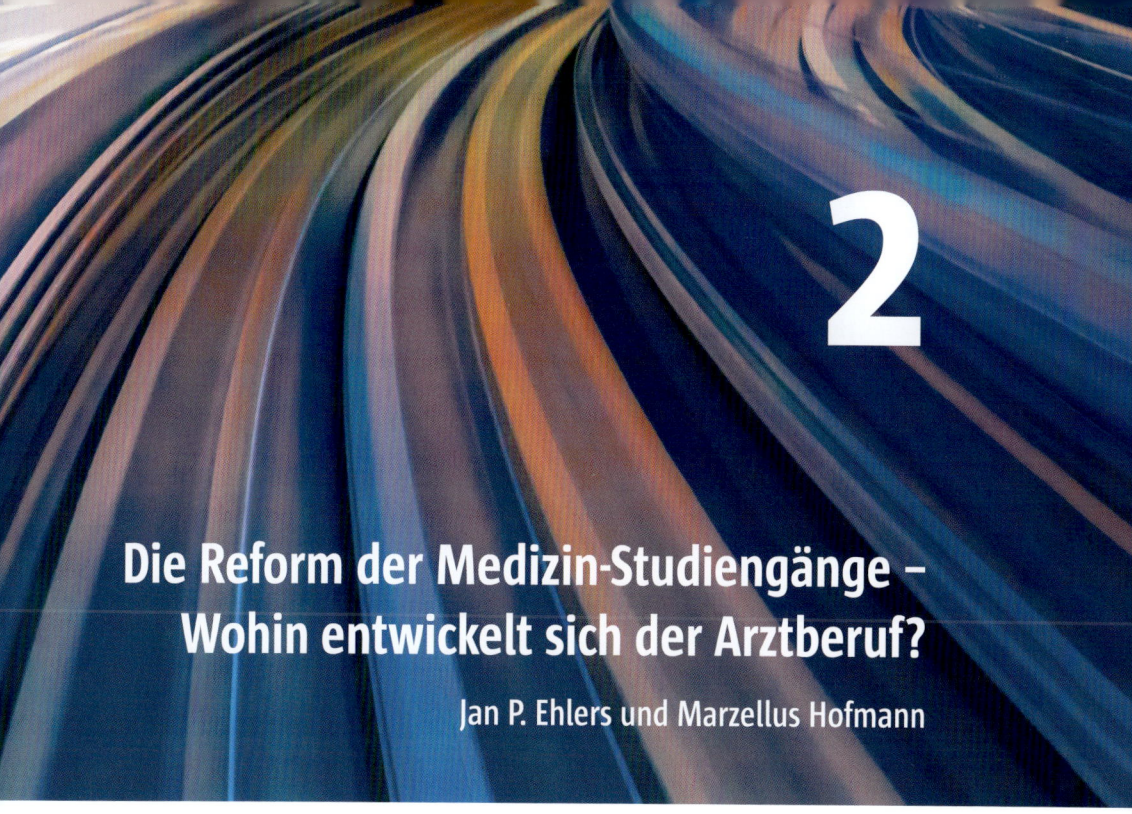

2

Die Reform der Medizin-Studiengänge – Wohin entwickelt sich der Arztberuf?

Jan P. Ehlers und Marzellus Hofmann

2.1 Geschichtliche Einordnung

Archäologische Funde wie z.B. trepanierte Schädel legen nahe, dass bereits 3000 v. Chr. eine gewisse Heilkunst praktiziert wurde. Eine schriftliche Weitergabe medizinischen Wissens kann durch das Papyrus Edwin Smith, ein chirurgisches Anwendungsbuch auf Papyrus geschrieben, bereits auf eine Zeit von ca. 2700 v. Chr. datiert werden. Hier liegen die Anfänge der Weitergabe medizinischen Wissens. Mit dem Aufbau einer Krankheitslehre gründete Hippokrates von Kós 400 v. Chr. die Medizin und damit auch das Medizinstudium. Den ihm zugesprochenen Eid legen noch heute junge Ärztinnen und Ärzte ab.

Als erste medizinische Hochschule gilt die bereits im 10. Jahrhundert gegründete Schule von Salerno. Schon 1241 wurden hier öffentliche, königliche Abschlussprüfungen eingeführt, um den Beruf des Arztes ausführen zu dürfen. Solche staatlichen Prüfungen zu Zulassungen haben sich in Deutschland bis heute gehalten.

Exkurs: Frauen als Ärztinnen

Auch wenn es heute ganz akzeptiert erscheint, dass die Medizin des 21. Jahrhunderts weiblich ist, so wie auch weit über 60% der Studienanfänger*innen weiblich sind, war das Medizinstudium lange nur Männern vorbehalten. 1754 promovierte mit Dorothea Erxleben die erste Ärztin in Deutschland. Aber erst 1899 beschloss der Bundesrat des Deutschen Reiches, dass Frauen auch offiziell Medizin studieren dürfen.

2.2   Medizinstudium des 20. Jahrhunderts

Viele Charakteristika des Medizinstudiums des 20. Jahrhunderts werden auf den so-genannten Flexner-Report zurückgeführt, den Abraham Flexner 1910 für die Carnegie Foundation angefertigt hat. Die dann zunächst in den USA umfassend umgesetzten Forderungen beschäftigten sich vor allem mit der Reduzierung der Anzahl der medizinischen Bildungsstätten, erhöhten Eingangsvoraussetzungen zum Medizinstudium, verbesserter ärztlicher, (natur-)wissenschaftlicher Ausbildung, Forschung an medizinischen Bildungsstätten, Einführung von Universitätskliniken und klaren Regelungen zur Approbation. Einflüsse davon fanden auch in den europäischen Medizinstudiengängen Berücksichtigung, die allerdings meist schon strikter staatlicher Reglementierung unterlagen.

In Deutschland wird das Medizinstudium seit 1970 durch die Approbationsordnung für Ärzte geregelt, die aus den hervorgehenden Gewerbeordnungen, Prüfungsordnungen und Bestallungsordnungen sowie der Bundesärzteordnung entstand. Als Ziel der ärztlichen Ausbildung ist hier definiert *„der wissenschaftlich und praktisch in der Medizin ausgebildete Arzt, der zur eigenverantwortlichen und selbständigen ärztlichen Berufsausübung, zur Weiterbildung und zu ständiger Fortbildung befähigt ist"*.

Das Medizinstudium in Deutschland hat einen Umfang von 5.500 Stunden und eine Mindestdauer von sechs Jahren. Diese teilen sich in zwei vorklinische und drei klinische Jahre sowie das abschließende Praktische Jahr ein. Die aktuell gültige Approbationsordnung enthält drei Abschnitte der ärztlichen Prüfung (Staatsexamen): das M1 (Physikum, schriftlich) nach dem 4. Semester, das M2 („Hammerexamen", schriftlich) nach dem 10. Semester und das M3 (mündlich-praktisch) nach dem Praktischen Jahr. Die schriftlichen Staatsexamina werden von einer zentralen Einrichtung der deutschen Bundesländer, dem „Institut für medizinische und pharmazeutische Prüfungsfragen (IMPP)" erstellt und zentral bundeseinheitlich abgehalten. Nach Bestehen des Studiums kann die Approbation als Ärzt*in beantragt werden.

Der Zugang zum Medizinstudium in Deutschland ist sehr stark von der Abiturnote abhängig. Nach einer Vorabquote (z.B. für beruflich Qualifizierte ohne Abitur) werden 30% der Studienplätze nach der Abiturbestenquote, 10% über ein Eignungsfeststellungsverfahren und 60% über das Auswahlverfahren der Hochschule, das aus dem Notenschnitt und mindestens zwei weiteren, davon unabhängigen Kriterien besteht, vergeben.

In Deutschland werden pro Jahr ungefähr 11.000 Medizinstudienplätze an Bewerber*innen vergeben. Diese Anzahl ist in den letzten Jahren deutlich gestiegen, was auch an der Eröffnung einiger neuer Medizinfakultäten in Deutschland liegt. Diese sind sowohl Fakultäten an staatlichen Universitäten (z.B. Oldenburg oder Augsburg) als auch an privaten Hochschulen (z.B. Brandenburg oder Nürnberg). Allerdings ergeben sich hier, wie der Wissenschaftsrat 2016 in einem Positionspapier feststellte, auch Probleme hinsichtlich des Qualitätsmanagements, da einige neue Fakultäten mit Partnern im europäischen Ausland zusammenarbeiten. Nichtstaatliche Angebote nach deutschem Recht (z.B. Witten/Herdecke) unterliegen der Akkreditierung durch den Wissenschaftsrat, während nichtstaatliche, grenzüberschreitende Angebote nach europäischem Recht der Qualitätssicherung des Landes unterliegen, das die Ausbildung abschließend zertifiziert.

Trotz der Steigenden Zahl der angebotenen Studienplätze zeichnet sich eine Überalterung der Ärzteschaft ab. Berechnungen zeigen, dass ungefähr 6.000 zusätzliche
Medizinstudienplätze in Deutschland notwendig wären, um die medizinische Versorgung bis 2035 stabil zu halten. Hinzu kommt, dass sich auch Probleme hinsichtlich der fachlichen und geografischen Verteilung von Ärztinnen und Ärzten ergeben
(s. Kap. 2.4).

2.3 Auf dem Weg zu einem neuen Medizinstudium

Julio Frenk und Kollegen haben bereits 2010 in Lancet Überlegungen für ein Medizinstudium des 21. Jahrhunderts angestellt. Für den Anfang des 20. Jahrhunderts beschreiben sie das Studium als wissenschaftliches, universitätsbasiertes Curriculum,
das dann von problembasiertem Lernen in akademischen Zentren abgelöst wurde.
Nun stehe ein Wechsel zu einem lokal-globalen, kompetenzbasierten Studium in
einem gemeinsamen Gesundheits- und Bildungssystem an. Das Ziel ist eine „transformative und unabhängige Bildung für Gerechtigkeit im Gesundheitssystem". Während früher die Professionen erst unabhängig, dann interprofessionell ausgebildet
wurden, steht jetzt eine transprofessionelle Bildung an, um dieses Ziel zu erreichen.

Herausforderungen wie der demografische Wandel, Multimorbidität und Pflegebe-
dürftigkeit machen deutlich, dass es in der aktuellen Gesundheitsversorgung nicht
mehr nur um Heilung und Wiederherstellung von Gesundheit, sondern zunehmend
um die Begleitung irreversibler Zustände und die Sicherung von Autonomie, Teilhabe und Lebensqualität geht. Zudem steigen die Anforderungen an die Patient*innen,
sich im Sinne des Selbstmanagements und der Selbststeuerung gelingend in die Ge-
sundheits- und Versorgungsprozesse einzubringen.

2.3.1 Modellstudiengänge

Auch in Deutschland wurde zu Beginn des neuen Jahrtausends nach neuen Wegen
der Medizinausbildung gesucht. Basierend auf § 41 der Approbationsordnung entwickelten sich seit 2000 an insgesamt 13 Standorten, beginnend an der Universität Wit-
ten/Herdecke, Modellstudiengänge Medizin in Deutschland. Diese basieren auf lan-
desrechtlichen Sondergenehmigungen und nutzen die Möglichkeiten, den Ersten
Abschnitt der Ärztlichen Prüfung (M1) abweichend als Äquivalenzprüfungen anzubieten, den Krankenpflegedienst zu einem anderen Zeitpunkt abzuleisten, das Format des Praktischen Jahrs zu variieren und Krankenhäuser sowie ärztliche Praxen in
die Ausbildung einzubinden. Die Voraussetzungen, einen Modellstudiengang zuzulassen, sehen u.a. vor, dass ein Reformziel vorliegt, das zu einer qualitativen Verbesserung der medizinischen Ausbildung führt. Viele Modellstudiengänge integrierten v.a. grundlagenwissenschaftliche und klinische Inhalte im Sinne einer Lernspi-
rale, etablierten neue, kompetenzorientierte Prüfungsformen, schafften Freiräume
für Schwerpunktsetzungen oder Auslandsaufenthalte und setzten vermehrt auf
selbstbestimmtes Lernen sowie Persönlichkeitsentwicklung. Die Evaluation der Ergebnisse der Modellstudiengänge soll zu einer Reform der Approbationsordnung herangezogen werden können (s. Kap. 2.3.3).

Im Wintersemester 2013/14 begannen ungefähr 25% aller Medizinstudierenden ihr Studium in einem der Modellstudiengänge.

Zusätzlich zu diesen Modellstudiengängen gibt es diverse Reformstudiengänge, die die ÄApprO zwar vollständig umsetzen, aber das traditionelle Studium auch durch den Einsatz neuer Lehr- und Lernformen wie z.B. problemorientiertes Lernen oder Reflexionstraining ergänzen.

Exkurs: Der erste Modellstudiengang

Bereits 1983 hatte die Universität Witten/Herdecke (UW/H) ihr Medizincurriculum auf die Maßgabe „die Würde des erkrankten Menschen erkennen und achten" gegründet und 1993 den kompletten vorklinischen Abschnitt auf Problemorientiertes Lernen umgestellt. Im Jahr 2000 startete die UW/H den ersten Modellstudiengang in Deutschland mit Teilen des Curriculums im allgemein- und hausärztlichen Setting, longitudinalen Lehrangeboten und universitätsinternen, äquivalenten Prüfungsformen (z.B. Modified Essay Questions und Objective Structured Clinical Examinations). Seit 2018 wird an der UW/H ein neuer Modellstudiengang angeboten, der bereits große Teile der neuen Approbationsordnung umsetzt (z.B. berufliche Persönlichkeitsentwicklung, ambulante Gesundheitsversorgung, interprofessionelle Ausbildung und wissenschaftliches Arbeiten) und „stufenweise Verantwortungsübernahme im realen Versorgungskontext" fördert.

2.3.2 Nationaler Kompetenzbasierter Lernzielkatalog Medizin (NKLM)

Der Nationale Kompetenzbasierte Lernzielkatalog Medizin wurde 2015 als Ergebnis der Zusammenarbeit des Medizinischen Fakultätentages und der Gesellschaft für Medizinische Ausbildung sowie allen medizinische Fachgesellschaften veröffentlicht. Auf 346 Seiten wird hier erstmals ein gemeinsam verabschiedetes Kerncurriculum für das Medizinstudium in Deutschland definiert. Im Gegensatz zu den Gegenstandskatalogen des IMPP für die Staatsexamina werden hier Lernziele nicht nur thematisch aufgezählt, sondern operationalisiert. Wie in integrierten Curricula wird im NKLM auf eine Fächerzuordnung verzichtet und diese den umsetzenden Fakultäten überlassen (Curriculum-Mapping). Im Mittelpunkt des NKLM stehen „Day-One-Competencies", Wissen, Einstellungen und Fähigkeiten, die Ärzt*innen zu Beginn ihrer Karriere haben sollten. Auch soziale Kompetenzen und Persönlichkeitsmerkmale, die „gute Ärzt*innen" ausmachen, werden explizit aufgeführt. Orientiert wurde sich hier an dem CanMEDS-Framework, das die verschiedenen Rollen, denen medizinische Expert*innen gerecht werden müssen (professionelle Ärzt*in, Kommunikator*in, Teamarbeiter*in, Führungsperson, Gesundheitsfürsprecher*in und lebenslang Lernende), beschreibt.

Seit 2018 gilt in der Schweiz PROFILES (Principal Relevant Objectives and Framework for Integrated Learning and Education in Switzerland) als Lernzielkatalog. Durch mehrere Neuauflagen konnte der Lernzielkatalog immer weiter kondensiert werden. Der erste Teil von PROFILES listet ebenfalls an CanMEDS angelehnte Lernziele auf, im zweiten Teil werden neun Entrustable Professional Activities (EPAs) beschrieben, die alle Ärzt*innen am ersten Tag der Berufslaufbahn beherrschen müssen, und im dritten Teil finden sich 265 typische klinische Situationen, die Ärzt*innen nach den Staatsprüfungen lösen können müssen. Einige deutsche Universitäten orientieren sich sowohl am NKLM als auch an PROFILES bei der Gestaltung ihrer Curricula.

2.3.3 Empfehlungen des Wissenschaftsrats zur Zukunft des Medizinstudiums

Der Wissenschaftsrat (WR) hat 2014 nach umfassender Bestandsaufnahme der Modell-studiengänge Empfehlungen für die Zukunft des Medizinstudiums verfasst, die auch die europäischen Spezifikationen der WFME Global Standards for Medical Education berücksichtigen. In diesen Empfehlungen formuliert der WR neben einem weiteren Forschungs- und Abstimmungsbedarf die Erweiterung der Ärztlichen Prüfungen und Novellierung der Ärztlichen Approbationsordnung. In der Weiterentwicklung der medizinischen Curricula hält der WR folgende fünf Grundsätze für zentral:

- Kompetenzorientierung
- integrierte, patientenorientierte Curricula
- wissenschaftliche Kompetenzen
- interprofessionelle Ausbildung
- Fokussierung der Studieninhalte

Strukturell schlägt der WR ein sechsjähriges Studium vor. In den ersten fünf Jahren soll ein integriertes Curriculum mit zunehmender klinischer Medizin und abnehmenden Grundlagen angeboten werden. Longitudinal sollen wissenschaftliche Kompetenzen vermittelt und individuelle Schwerpunkte gesetzt werden. Nach dem vierten Semester ist eine Projektarbeit und nach dem achten eine Forschungsarbeit vorgesehen. Das PJ wird hier in vier Quartale unterteilt. Die Prüfungen finden nach dem dritten (M1), fünften (M2) und sechsten (M3) Studienjahr statt.

2.3.4 Masterplan 2020 und eine neue Approbationsordnung

Nachdem der Wissenschaftsrat mit seinen Empfehlungen einen ersten Aufschlag zur Reformierung des Medizinstudiums geleistet hatte, wurde von der Bundesregierung 2015 eine Kommission bestehend aus den Gesundheits- und Wissenschaftsminister*innen von Bund und Ländern ins Leben gerufen, um einen Masterplan Medizinstudium 2020 zu entwickeln. Nach einer langen Arbeitsphase unter strengster Vertraulichkeit, in der auch die verschiedenen medizinischen Interessenverbände gehört wurden, veröffentliche die Kommission im März 2017 ihren Beschluss und übergaben ihn zur weiteren Planung (z.B. kapazitär und finanziell) an eine Expert*innenkommission.

Der Masterplan Medizinstudium 2020 sieht eine Neuausrichtung und -strukturierung des Studiums hin zu einer kompetenzorientierten, praxisnahen Ausbildung mit neuen Prüfungsformaten, die praxisnah Kompetenzen testieren, sowie einer stärkeren Fokussierung auf die Allgemeinmedizin in Lehre und Forschung vor. Durch Letzteres soll eine Stärkung des ambulanten Bereiches erreicht werden. Zusätzlich soll die Zulassung zum Studium neu geregelt und zusätzliche Studienplätze geschaffen werden, sodass mehr Nachwuchs für eine flächendeckende hausärztliche Versorgung zur Verfügung steht. Hierfür wird erstmalig auch eine sogenannte Landarztquote eingeführt, also die Vergabe von Studienplätzen vorab an Bewerbende, die sich langfristig für eine Niederlassung in unterversorgten Gebieten verpflichten. Zusätzlich wird aber auch eine Abschaffung der Teilstudienplätze (z.B. Zulassung nur zum vorklinischen Teil und Konkurrenz um klinische Studienplätze) in dem Text diskutiert. Um eine Neuausrichtung des Studiums zu gewährleisten, wird eine neue Organisation des Praktischen Jahres und eine Reduzierung des Lernstoffs im Studium vorgeschlagen und damit ein Transfer von einigen Inhalten in die Weiterbildung vorgesehen.

Die Beschlüsse des Masterplans sind in die Entwicklung einer neuen Approbationsordnung für Ärzte eingeflossen, die das Bundesministerium für Gesundheit als ersten Arbeitsentwurf Ende 2019 vorgelegt hat. Als Zielsetzung der neuen ÄApprO gilt es, die aktuellen und zukünftigen Herausforderungen der medizinischen Versorgung zu lösen. Bis Januar 2020 hatten die Universitäten, Fachverbände und Interessengruppen Zeit, diesen Entwurf zu kommentieren, bevor dann der Referentenentwurf verabschiedet wird.

Nach heutigem Stand wird die neue ÄApprO wissenschaftliche Kompetenzen ebenso wie klinische und soziale Kompetenzen (z.B. ärztliche Gesprächsführung, medizinisch-wissenschaftliche Fertigkeiten, Interprofessionalität) sowie eine longitudinale Stärkung der Allgemeinmedizin, unter anderem durch die Etablierung von Lehrpraxen, in den Fokus nehmen. Klinische und theoretische Inhalte sollen künftig durch das ganze Studium verknüpft sein und auf dem NKLM basierend vermittelt werden. Auch Datennutzung und digitale Anwendungen werden explizit zu Ausbildungsinhalten. Das Praktische Jahr soll künftig in Quartale unterteilt und durch Logbücher stärker strukturiert und vereinheitlicht werden. Zukünftig soll es vier Abschnitte der Ärztlichen Prüfungen geben: Teil 1 schriftlich nach dem 4. Semester, Teil 2 mündlich-praktisch nach dem sechsten, Teil 3 schriftlich nach dem zehnten und abschließend Teil 4 mündlich-praktisch (stationär und ambulant) nach dem PJ. Intensiv diskutiert wird zurzeit die sogenannte Innovationsklausel, die die Studiendauer bei gleichbleibender Pflichtstundenzahl (5.500 Stunden) um ein Jahr verkürzen, Teile des theoretischen Unterrichts digital durchführbar machen und das PJ im klinischen Abschnitt flexibilisieren können soll.

2.4 Aktuelle und zukünftige Herausforderungen

Viele Veränderungen an der Approbationsordnung nehmen bereits Rücksicht auf Herausforderungen, denen Ärztinnen und Ärzte in der Zukunft begegnen werden. Das Gesundheitswesen unterliegt einer rasanten digitalen Transformation. Vermehrt werden Roboter bei Operationen oder auch als Pflegeunterstützung eingesetzt. Algorithmen und künstliche Intelligenz bewältigen große Datenmengen, um bei Diagnosen und Therapieentscheidungen Vorschläge unterbreiten zu können. Apps und Wearables erheben in vivo Daten und erlauben, frühzeitig Veränderungen zu erkennen oder auch Verläufe zu überwachen. Medizintechnik bietet kostengünstig auch individuelle Lösungen an wie z.B. digitale Insulinpumpen oder Ultraschallsonden für Smartphones. Mithilfe von 3D-Druck können nicht nur Prothesen, sondern mittlerweile auch schon Pharmazeutika individualisiert hergestellt werden; aktuell arbeiten einige Gruppen daran, auch Gewebe zu drucken. Telemedizin, elektronische Patientenakten und Online-Therapien sind auch in Deutschland auf dem Vormarsch. Der immer schnellere Zugang zu mehr Informationen bedeutet aber nicht gleichzeitig ein Mehr an Wissen und Verständnis – die gemeinsame Deutung von Daten und Risiken wird damit zu einer der zentralen Herausforderungen der Patient*innen (Stichwort „Health Literacy") und der Gesundheitsberufe. Die Rolle der Ärzte als Berater und Kuratoren für digitale Gesundheitsinformationen rückt damit in den Vordergrund. Auch wenn Ängste bestehen, Software und Technologie könnten Ärzt*innen ersetzen, werden diese in der „digitalisierten Welt" nur noch wichtiger, um Patient*innen zu begleiten und die neuen Möglichkeiten für diese gewinnbringend einzusetzen. Dafür ist es wichtig, dass im Studium bereits Digitale Transformation, Persönlichkeitsentwicklung und wissenschaftliches Arbeiten vermittelt und geübt werden.

Zur Aufrechterhaltung des Gesundheitssystems auch in unterversorgten Gebieten unter dem Risiko einer überalterten Ärzteschaft wurde bereits die Landarztquote in einigen Bundesländern eingeführt. Deren Wirksamkeit ist umstritten. Demgegenüber haben Konzepte, wie die an medizinischen Fakultäten in USA, Kanada, Australien und Neuseeland verbreiteten „Student Run Clinics" gezeigt, dass eine Involvierung der Studierenden in die Bereitstellung konkreter Gesundheitsberatungs- und Versorgungsleistungen zu einem hohen Interesse an einer späteren ambulanten medizinischen Versorgung führt. Daher erscheint es sinnvoll, im Studium den Kontakt zur ambulanten Medizin und Primärversorgung mit guten Rollenvorbildern umfangreich zu ermöglichen. Eine Auseinandersetzung mit dem Gesundheitssystem und alternativen Versorgungsformen im Studium hilft einerseits, eigene Karrieremöglichkeiten zu entwickeln und andererseits, an Verbesserungen des Gesundheitssystems selbst gestaltend teilzunehmen.

Bei Reformen des Medizinstudiums entstehen leicht Kontroversen um Praxisnähe versus Wissenschaftlichkeit. Gerade bei einem Beruf wie Ärzt*in dürfen diese nicht als Gegenspieler gesehen werden, da gerade aus dem Zusammenspiel dieser Kompetenzen der medizinische Fortschritt entsteht. Evidenzbasiertes Handeln und Weiterentwicklung von Diagnostik und Behandlungen sind wichtig, um die Gesundheitsversorgung weiter zu verbessern. Dabei muss sowohl lokal als auch global gedacht und gehandelt werden können.

Die großen Herausforderungen unserer Zeit wie Globalisierung, Klimawandel oder Diversität und Ungleichheit werden auch die Medizin der Zukunft beschäftigen. Sie müssen bereits im Studium adressiert werden, um transdisziplinäre Lösungen für diese komplexen Herausforderungen entwickeln zu können.

2.5 Die Ärzt*in der Zukunft

Wie Ärzt*innen der Zukunft ausgebildet werden und handeln, kann nur die Zukunft weisen. Aber einige Fragen werden bereits aufgeworfen. Während der Weiterbildungszeit findet eine immer stärkere Spezialisierung statt. Wird sich dieser Prozess weiter fortsetzen, dass irgendwann nicht mehr ein einheitliches Medizinstudium auf diese (Sub-)Spezialisierungen vorbereiten kann, oder sind in Zukunft doch breit ausgebildete „Alleskönner" gefragt? Bisher hat sich im deutschen Medizinstudium das Bachelor/Master-System nicht durchgesetzt, es könnte aber auf Grundlage dieser Frage erneut diskutiert werden.

Durch die fortschreitende Akademisierung der Gesundheitsberufe wird das Handeln im interprofessionellen Team noch wichtiger. Auch dabei wird vermehrt eine digitale Unterstützung auf uns zukommen. Einige traditionell ärztliche Tätigkeiten werden vermehrt an andere Berufsgruppen (auch unter digitaler Zusammenarbeit) übertragen werden. Schon heute gibt es viele Studiengänge, die Physician Assistants oder Comunity Health Nurses ausbilden.

Die Medizin wird durch Digitalisierung und Gentechnik immer individualisierter und auf die jeweiligen Patient*innen zugeschnitten. Das wird hoffentlich auch den Ärzt*innen und allen anderen Protagonisten im Gesundheitssystem die Möglichkeit geben, sich auf den wichtigsten Faktor zu konzentrieren, nämlich auf die Patientinnen und Patienten. Der Wunsch an die Zukunft ist, dass sich das System an die Patient*innen anpasst, nicht diese sich an das System anpassen müssen und dass es geschafft wird, jedem einzelnen gerecht zu werden, unabhängig von Herkunft, Bildungsstand oder finanzieller Situation.

Literatur

Approbationsordnung für Ärzte vom 27. Juni 2002 (BGBl. I S. 2405), die zuletzt durch Artikel 5 des Gesetzes vom 15. August 2019 (BGBl. I S. 1307) geändert worden ist

Ehlers JP (2019): Digital Literacy – Erwerb digitale Kompetenzen. Wie sollten Gesundheitsstudiengänge transformiert werden? In: Posenau A, Deiters W, Sommer S (Hrsg.): Nutzerorientierte Gesundheitstechnologien – Im Kontext von Therapie und Pflege. Hogrefe, Bern (CH), 37–47

Ehlers JP, Kernebeck S, Pilgrim K, Gennat M, Hofmann M (2019): Digital Literacy in Health Curricula. In: Pieper UH, Steidel AG, Werner JA (Hrsg.): XPOMET – 360° Next Generation Healthcare. Medizinisch Wissenschaftliche Verlagsgesellschaft Berlin, 367–372

Flexner A (1910): Medical Education in the United States and Canada – A Report to the Carnegie Foundation for the Advancement of Teaching. Carnegie Foundation, Bulletin No. 4, New York, USA

Frank JR. (2005): The CanMEDS 2005 Physician Competency Framework. The Royal College of Physicians and Surgeons of Canada, Ottawa (CAN)

Frenk J, Chen L, Bhutta ZA, Cohen J, Crisp N, Evans T, Fineberg H, Garcia P, Ke Y, Kelly P, Kistnasamy B, Meleis A, Naylor D, Pablos-Mendes A, Reddy S, Scrimshaw S, Sepulveda J, Serwadda D, Zurayk H (2010): Health professionals for a new century: transforming education to strengthen health systems in an interdependent world. The Lancet 376/9756: 1923–1958

Frost K, Edelhäuser F, Hofmann M, Tauschel D, Lutz G (2019): Entstehungsgeschichte und Weiterentwicklung des Medizinstudiengangs an der Universität Witten/Herdecke – Beispiel einer „kontinuierlichen Reform". GMS J Med Educ 36(5):Doc61, doi: 10.3205/zma001269

Gerlof H, Barkewitz C (2019): Es fehlen bis zu 6.000 Medizin-Studienplätze pro Jahr. Ärztezeitung. URL https://www.aerztezeitung.de/Politik/Es-fehlen-bis-zu-6000-Medizin-Studienplaetze-pro-Jahr-314274.html (zuletzt geöffnet 25.03.2020)

Herrmann M, Truebel H, Ehlers JP, Boehme P (2019): Digitale Transformation des Gesundheitssektors. Geburtshilfe Frauenheilkd 79(07): 679–681, doi: 10.1055/a-0607-1140

Nationaler Kompetenzorientierter Lernzielkatalog Medizin (2015): URL: http://www.nklm.de/kataloge/nklm/lernziel/uebersicht (zuletzt geöffnet 25.03.2020)

Profiles (2018): Principal Relevant Objectives and Framework for Integrated Learning and Education in Switzerland. URL: https://www.profilesmed.ch/ https://www.profilesmed.ch/(zuletzt geöffnet 25.03.2020)

Wissenschaftsrat (2014): Empfehlungen zur Weiterentwicklung des Medizinstudiums in Deutschland auf Grundlage einer Bestandsaufnahme der humanmedizinischen Modellstudiengänge. WR Drs. 4017–14

Wissenschaftsrat (2016): Eckpunkte zur nichtstaatlichen Medizinerausbildung in Deutschland. WR Drs. 5100–16

2 Die Reform der Medizin-Studiengänge – Wohin entwickelt sich der Arztberuf?

IV

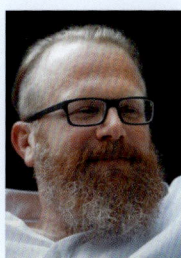

Prof. Dr. med. vet. Jan P. Ehlers, M.A.

Tiermedizinstudium an der LMU München und nachfolgende Tätigkeit an den Universitätskliniken. 2005 Wechsel zur TiHo Hannover, 2008 Masterabschluss Mediendidaktik an der Universität Duisburg/Essen. Seit 2014 führt er den Lehrstuhl für Didaktik und Bildungsforschung an der Fakultät für Gesundheit der Universität Witten/Herdecke. Seit 2017 ist er Vizepräsident der Universität.

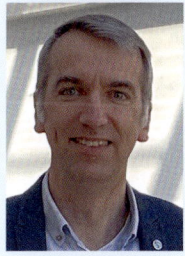

Dr. Marzellus Hofmann, MME

Von 1988 bis 1992 Studium der Waldorfpädagogik am Institut für Waldorfpädagogik Witten-Annen. Von 1993 bis 1999 Studium der Humanmedizin an der Universität Witten/Herdecke, anschließend mehrjährige ärztliche Tätigkeit in der Intensivmedizin. 2003 Rückkehr an die Universität Witten/Herdecke als Leiter Studiendekanat. Von 2004 bis 2007 Studium zum Master of Medical Education an der Universität Bern (Schweiz). Seit 2014 Prodekan für Lehre der Fakultät für Gesundheit der Universität Witten/Herdecke.

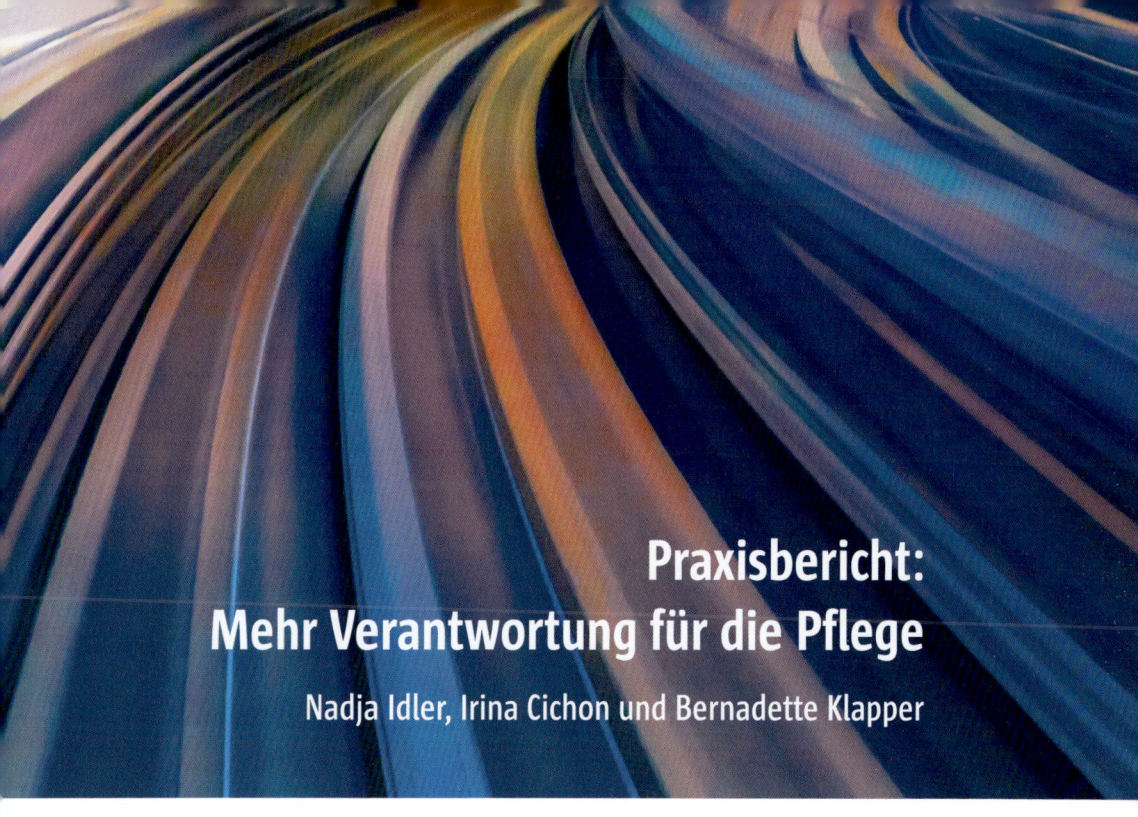

Praxisbericht: Mehr Verantwortung für die Pflege

Nadja Idler, Irina Cichon und Bernadette Klapper

Die Rahmenbedingungen, in denen Pflegefachpersonen professionell agieren, wandeln sich stetig. So zielten die Pflegestärkungsgesetze auf einen neuen Pflegebedürftigkeitsbegriff, eine Erhöhung der Leistungen für Pflegebedürftige sowie auf einen Ausbau von Pflegeberatung, Betreuungs- und Entlastungsangeboten. Mit dem Pflegepersonal-Stärkungsgesetz sollte dem Fachkräftemangel in der Kranken- und Altenpflege begegnet werden. Das Gesetz zur Reform der Pflegeberufe verzahnt ab 2020 die Ausbildung der Krankenpflege, Kinderkrankenpflege und Altenpflege. Das Maßnahmenpaket der Konzertierten Aktion Pflege umspannt und erweitert die vorhergehenden Aktivitäten (BMG 2019a, 2019b). Der Wissenschaftsrat hat bereits 2012 empfohlen, 10 bis 20% eines Ausbildungsjahrgangs der Gesundheitsberufe akademisch zu qualifizieren (WR 2012). Mittlerweile gibt es an Hochschulen circa 150 Pflegestudiengänge (Klesper 2016), deren akademische Absolventen in den Arbeitsmarkt eintreten. Diese die Profession betreffenden Veränderungen sind eingebettet in gesamtgesellschaftliche Veränderungsprozesse. Der demografische Wandel führt zu einer größeren Zahl an chronisch kranken, multimorbiden und älteren Menschen, die komplexere Versorgungsbedarfe unter dem Anspruch eines qualitativ hochwertigen Outcomes aus Patientenperspektive aufweisen. Digitale Technologien wie die elektronische Patientenakte, Gesundheits-Apps und Videosprechstunde gestalten die Gesundheitswirtschaft um (PwC 2019). Die sich mit der Digitalisierung hin zu New Work wandelnde Arbeitswelt rückt sinnstiftende Arbeit, flexible Arbeits- und Organisationsmodelle, Wissen als zentrale Ressource, Selbständigkeit, Handlungsfreiheit, Wertschätzung und Augenhöhe zunehmend in den Fokus (Connected Leadership 2019). Welche Perspektiven bieten sich für die Pflege in diesem dynamischen Umfeld?

Anforderungen und Chancen einer Spitzenpflege

Mit den Rahmenbedingungen entwickeln sich auch das Aufgabenspektrum und die Anforderungen an die Pflege weiter. Eine zukunftsfähige Spitzenpflege nimmt die Komplexität individueller Fälle in ihrem Kontext in den Blick und begegnet dieser mit bedarfsgerechten Maßnahmen, die sie kontinuierlich anpasst. Sie tritt ein für eine konsequent patientenorientierte Gesundheitsversorgung und übernimmt hierbei auch präventive und gesundheitsförderliche Aufgaben und unterstützt An- und Zugehörige partnerschaftlich durch Anleitung und Beratung dabei, Pflegeaufgaben zu bewältigen. Spitzenpflege entwickelt sich kontinuierlich evidenzbasiert weiter, nutzt Innovationen aus Forschung und Technologie und integriert diese sachgerecht in die Praxis. Sie beteiligt sich zudem an der konstruktiven Gestaltung digitaler Potenziale. Vernetztes Denken und Flexibilität, interprofessionelles Kooperieren und Handeln sowie eine exzellente Kommunikation sind zunehmend erforderlich für einen erfolgreichen Versorgungsprozess (Klapper 2019; RBSG 2018a).

Für eine Spitzenpflege eröffnen sich mit diesen Anforderungen u.a. die Chancen, sich stärker und mit einem erweiterten Aufgabenprofil an der ambulanten und Primärversorgung zu beteiligen und Verantwortung für die Koordinierung des Versorgungsprozesses von Patienten zu übernehmen. Perspektivisch kann Spitzenpflege mehr Eigenständigkeit gewinnen und Aufgaben im interprofessionellen Zusammenwirken übernehmen, die heute noch mehrheitlich beim Hausarzt liegen. Auch im Ausland gibt es bereits innovative Ansätze, die die Eigenständigkeit der Pflegeberufe in der Versorgung verdeutlichen (Lehmann et al. 2019). Die benannten Aufgaben und Entwicklungen erfordern mehr akademische Pflegekompetenz und Lösungen für deren Einbindung in die Versorgungspraxis. Der Qualifikationsmix bietet einen Rahmen, um den Anforderungen an die Pflege gerecht zu werden und ihre Potenziale zu nutzen, denn er stellt „systematisch Pflegefachpersonen mit verschiedenen qualifizierenden Abschlüssen, die zum Pflegeberuf befähigen, in einem Team zusammen und setzt sie bedarfsgerecht und effizient in der Versorgung ein" (RBSG 2018b). Der Qualifikationsmix erfordert eine klare Definition von Aufgaben im Pflegeprozess sowie eine Zuordnung der benötigten Kompetenzen und Qualifikationen für ihre Bewältigung. Er bietet zugleich die Möglichkeit für jede Qualifikationsstufe, von den Assistenzberufen bis zur akademisierten Pflege, ein attraktives Aufgabenfeld in der direkten Versorgung von Menschen mit Pflegebedarf zu schaffen und Karrierewege weiterzuentwickeln (ebenda). Während Aufgabenfelder für nicht-akademische Pflegefachpersonen häufig klar umrissen sind, besteht bei der Definition von Aufgabenfeldern für akademische Pflegefachpersonen noch Nachholbedarf.

Interprofessionelle Zusammenarbeit – nur im Team erfolgreich

Alle Berufsgruppen in der Gesundheitsversorgung sind gefordert, ihre Arbeit einem kulturellen Wandel zu unterziehen und die Beziehung zum Patienten, zur gepflegten und unterstützten Person partnerschaftlicher zu gestalten; das heißt, eine stärkere Beteiligung ihrer Klienten zu fördern, sie gut zu informieren und sie in der Abwägung von Handlungsalternativen zu begleiten. Der gesellschaftliche Wandel, die demografische Entwicklung und die daraus folgenden Veränderungen des Krankheitsspektrums, immer komplexer werdende Behandlungsoptionen und -bedarfe sowie Digitalisierung und der medizinisch-technische Fortschritt, stärkere Vernetzung der Gesundheitsleistungen und Aktivitäten der Gesundheitsförderung sowie neue ethische Fragen erfordern eine exzellente Kooperation und integrierte sektorenübergreifende Versorgung. Nicht mehr spezialisierte Einzelkämpfer werden erfolgreich sein, sondern das Team, das gut über Professions- und Versorgungssektoren hinweg zu arbeiten versteht. Dafür ist es notwendig, dass die Beteiligten die jeweilige Kompetenz des Anderen anerkennen, die eigenen Kompetenzen situationsangemessen einbringen, flexibel Schnittstellen bewältigen und bei Bedarf weitere Expertise einbeziehen (RBSG 2018a).

Akademische Pflege in der Versorgungspraxis

Abhängig vom akademischen Grad üben akademisch qualifizierte Pflegefachpersonen international unterschiedliche Funktionen in der Versorgungspraxis aus. Pflegende mit Bachelorabschluss arbeiten als Specialist Nurse zumeist in der direkten Patientenversorgung und treiben die Implementierung wissenschaftlicher Ergebnisse in der Berufspraxis voran. Pflegende mit Masterabschluss werden meist unter dem breiten Schirm Advanced Nursing Practice (ANP) tätig (Schubert et al. 2018). Die Rollen, Berufsbezeichnungen und damit verbundenen Ausbildungen, Kompetenzen und Aufgabenfelder sind in der ANP international nicht einheitlich geregelt (Pulcini et al. 2010). Im deutschsprachigen Raum wird der Begriff Pflegeexperte Advanced Practice Nurse (APN) verwendet und dieser beschreibt „eine Pflegefachperson, welche sich Expertenwissen, Fähigkeiten zur Entscheidungsfindung bei komplexen Sachverhalten und klinische Kompetenzen für eine erweiterte pflegerische Praxis angeeignet hat" (DBfK, ÖGKV, SBK 2013). Ein Masterabschluss im Sinne von Nursing Science gilt als Voraussetzung (ebenda).

Mögliche Aufgabenfelder im stationären Sektor

Auch in Deutschland ist der Einsatz von akademischen Pflegefachpersonen nicht einheitlich geregelt. Vielerorts fehlt es noch an Rollendifferenzierungen, sodass Pflegende mit und ohne Bachelor vergleichbar eingesetzt werden oder Pflegende mit Bachelor auch als APN (Schubert et al. 2018). Erste APNs mit Masterabschluss arbeiten bereits in Krankenhäusern, z.B. zu den Themen Tumorschmerzen, Herzinsuffizienz und Delirprävention (Mendel u. Feuchtinger 2009). Weitere Aufgaben- und Einsatzfelder für akademische Pflege im Qualifikationsmix werden aktuell in Modellprojekten des Förderprogramms „360° Pflege – Qualifikationsmix für den Patienten – in der Praxis" der Robert Bosch Stiftung erprobt (RBSG 2019a). Tabelle 1 skizziert die Ansätze.

Mögliche Aufgabenfelder in der Primärversorgung

International gibt es von Community Health Centers über Family Health Care Centers bis hin zu Nurse-Led-Clinics zahlreiche Modelle, die verdeutlichen, wie die akademische Pflege auch in der primären Gesundheitsversorgung im kommunalen Setting eingesetzt werden kann (Agnes-Karll-Gesellschaft 2019). „Community Health Nursing ist […] eine Erweiterung des pflegerischen Handlungsfeldes in der Primärversorgung, sodass ein neues Berufsbild entsteht" (ebenda). Im Mittelpunkt stehen vor allem die wohnortnahe, evidenzbasierte Versorgung und Gesundheitsförderung der Patienten (ebenda). Es ist ein internationales Erfolgsmodell zur Verbesserung der umfassenden

Tab. 1 Mögliche Aufgabenfelder der akademischen Pflege im Förderprogramm 360° Pflege (RBSG 2019a)

Projekt und Träger	Akademische Rollen und Aufgabenfelder im Qualifikationsmix
„Kompetenzen und Qualifikationen bedarfsorientiert in der akutstationären Versorgung einsetzen" Universitätsklinikum Münster	Vorläufige akademische Rollenprofile und Aufgaben im Qualifikationsmix auf einer Station in der Medizinischen Klinik, die dem PEPPA-Framework folgend erarbeitet werden: ■ **Pflegeexperte APN (Masterabschluss, DQR 7):** fachliche Begleitung des Teams und Sicherstellung einer kontinuierlichen Begleitung spezifischer Patientengruppen ■ **Pflegende mit Bachelorabschluss (DQR 6):** Wissenstransfer, kollegiale Beratung; zukünftig Prozessverantwortung gemeinsam mit den fachweitergebildeten Pflegefachpersonen (DQR 5)
„ANP-Teams zur Verbesserung der akutstationären Patientenversorgung" Florence-Nightingale-Krankenhaus der Kaiserswerther Diakonie, Düsseldorf	ANP-Team-Ansatz für erweiterte und spezialisierte pflegerische Interventionen im Versorgungsprozess bei vier stationsübergreifenden Patientengruppen (COPD/Entlasscoaching, orale Antikoagulation/Patientenedukation, Bronchialkarzinom, Emotionsregulationsstörungen): ■ **Pflegeexperten APN (Masterabschluss, DQR 7):** pflegefachliche Verantwortung für die spezifische Patientengruppe; leiten jeweils ein ANP-Team bestehend aus unterschiedlich qualifizierten Pflegefachpersonen (DQR 4–6) ■ **Pflegende mit Bachelorabschluss/Fachweiterbildung/Berufserfahrung (DQR 4–6):** Edukationsbedarfe identifizieren; umsetzen der Interventionen; für Kontinuität der Interventionen sorgen; Mitarbeit bei der Erstellung von Patienteninformationsmaterialien
„Qualifikationsmix in der Akutpsychiatrie" LWL-Klinikum Gütersloh	Durchführung psychosozialer und psychotherapeutischer Interventionen soll langfristig als Aufgabe der psychiatrischen Pflege etabliert werden: ■ **Psychiatrisch Pflegende mit Bachelorabschluss/Fachweiterbildung (DQR 6):** werden geschult und führen künftig evidenzbasierte verhaltenstherapeutische Interventionen mit niedrigschwelligem Charakter durch (z.B. Adherence-Therapie zur Unterstützung des langfristigen Krankheitsmanagements in Form von acht Einzelgesprächen)
„Dem Patienten zugewandt – Qualifikationsmix in der akutstationären Pflege" Robert-Bosch-Krankenhaus GmbH, Stuttgart	In zwei stationsübergreifenden Patientengruppen wird der Pflegeprozess reflektiert und neu aufgestellt (delirgefährdete sowie chronisch nephrologische Patienten): ■ **Pflegeexperten (CNS mit Bachelorabschluss, DQR 6; APN mit Masterabschluss, DQR 7):** leiten je ein Teilprojekt; reflektieren mit dem Team (DQR 4–7) Handlungsweisen, um eine bedarfsgerechte Versorgung abzuleiten; ermitteln Schulungsbedarf; vermitteln Methodenkompetenz; verankern evidenzbasiertes Pflegewissen im Pflegeprozess ■ **Pflegende GKP/Fachweiterbildung/mit Bachelorabschluss (DQR 4–6):** arbeiten in interdisziplinären Projektgruppen; führen Literaturrecherchen, Analysen und Kurzschulungen durch; erarbeiten Informationsmaterialien; vermitteln Methodenkompetenzen zur Verbesserung des Pflege- und Behandlungsprozesses

Projekt und Träger	Akademische Rollen und Aufgabenfelder im Qualifikationsmix
„Qualifikationsmix in der stationären Langzeitpflege" Johanniter Seniorenhäuser GmbH, Regionalzentren Nord und West, Münster und Bremen	In zwei Einrichtungen der stationären Langzeitpflege werden in partizipativem Vorgehen Handlungsfelder für akademische Pflegefachpersonen identifiziert und beschrieben, z.B.: ■ **Akademisch qualifizierte Pflegefachpersonen (DQR 6–7):** Beratung der Leitungsverantwortlichen in pflegefachlichen Fragestellungen; Vertretung aus fachlicher Perspektive in internen und externen Gremien; initiale Informationssammlung; pflegerische Diagnosestellung und Risikobewertung zu Beginn des pflegerischen Auftrags bei komplexen Pflegesituationen; Sicherstellung der Anwendung evidenzbasierter und in ihrer Wirksamkeit überprüfter Pflegeinterventionen; Durchführung von Pflegevisiten bei komplexen Pflegesituationen; Vorbereitung und Begleitung gutachterlicher Visitationen; Klienten- und Angehörigenedukation; Planung und Durchführung ethischer Fallgespräche mit interprofessioneller Zusammensetzung; Koordination und Begleitung der praktischen Ausbildung in den Einrichtungen; Anleitung und Begleitung von Studierenden; Begleitung des Professionalisierungsprozesses der Praxisanleitenden; Gesprächsbegleitung zur Umsetzung des § 132g SGB V (Behandlung im Voraus planen)
„Qualifikationsmix Rehabilitationspflege im Paul-Lechler-Krankenhaus" Tropenklinik Paul-Lechler-Krankenhaus gGmbH, Tübingen	Fallsteuerung in der geriatrischen Komplexbehandlung soll als Aufgabe der akademischen Pflege in Kooperation mit dreijährig Examinierten mit Kontaktstudium/Fachweiterbildung etabliert werden: ■ **Pflegende mit Bachelorabschluss (DQR 6):** führen geriatrische Assessments durch; definieren Pflegeziele; strukturieren Kurzvisiten über alle Berufsgruppen hinweg; haben Verantwortung für die Weiterentwicklung der Aktivierenden-Therapeutischen Pflege und deren Umsetzung im Pflegeteam inne; führen Kurzfortbildungen, Angehörigenberatung und -schulung durch; stellen das Schnittstellenmanagement in die überleitende Versorgung; bieten Praxisanleitung für Bachelorstudierende

Versorgung für chronisch Kranke, und es werden häufig APNs oder Nurse Practitioners mit akademischem Abschluss als Community Health Nurse eingesetzt. In Deutschland ist dieses Berufsbild noch nicht etabliert. Gefördert von der Robert Bosch Stiftung begleitet der Deutsche Berufsverband für Pflegeberufe (Agnes-Karll-Gesellschaft) die Entwicklung von insgesamt drei Masterstudiengängen „Community Health Nursing" an der Philosophisch-Theologischen Hochschule in Vallendar, an der Katholischen Stiftungshochschule in München und an der Universität Witten/Herdecke (ebenda). Zudem fördert die Robert Bosch Stiftung im Programm „PORT – Patientenorientierte Zentren zur Primär- und Langzeitversorgung" derzeit die Einführung und (Weiter-)Entwicklung von lokalen, inhaltlich umfassenden und exzellenten Gesundheitszentren in Deutschland. Die Konzeption der PORT-Zentren sieht den Einsatz von Community Health Nurses als wesentliche Rolle in einem multiprofessionellen Team vor, das für die Patienten umfassende Versorgung aus einer Hand ermöglicht (RBSG 2019b). Beispielhafte Aufgabenfelder für Community Health Nurses zeigt Tabelle 2.

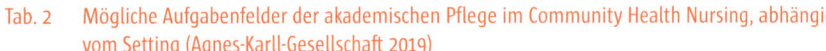

Tab. 2 Mögliche Aufgabenfelder der akademischen Pflege im Community Health Nursing, abhängig vom Setting (Agnes-Karll-Gesellschaft 2019)

Aufgabenfeld	Beschreibung
Erstkontakt	mit den Patienten und weiterführende Betreuung
Übernahme von Routinetätigkeiten/ -untersuchungen	Systematische Erfassung und Bewertung des Gesundheitszustandes von Patienten (unter anderem mithilfe von Assessments), Erhebung von Befunden, Dokumentation; Untersuchungen wie Blutentnahme, Blutdruckmessung, Urindiagnostik und EKG; Überwachung der Medikamenteneinnahme; Behandlungen von Bagatellerkrankungen wie leichten Infektionen und einfachen Verletzungen
Patientenmanagement bei chronischen Erkrankungen	Koordination von Diagnostik, Therapie; Patientenschulung; Beratung von Patienten mit chronischen Krankheitsbildern, wie z.B. Diabetes mellitus, rheumatoider Arthritis, Parkinson-Syndrom, kardiovaskulären Erkrankungen, HIV-AIDS, Hauterkrankungen, gastrointestinalen Beschwerden, malignen Erkrankungen, Inkontinenz oder für Patienten nach einer Strahlentherapie und dergleichen
Case-Management/ Versorgungsmanagement	Steuerung und Begleitung der Patienten im gesamten Versorgungsprozess: Überweisung zum Facharzt beziehungsweise ins Krankenhaus; Überleitung an stationäre oder ambulante Pflegedienste; Medikamentenmanagement an Schnittstellen; Koordinierung von Untersuchungen und Therapien
Gesundheitsförderung und Prävention	Erhebung der Gesundheitsbedarfe in einem bestimmten Bereich, bevölkerungsabhängig, krankheitsabhängig oder abhängig vom Aufgabenfeld; Planung, Durchführung und Evaluation von Maßnahmen
Beratung und Schulung	Gesundheitsbezogene Beratung im Sinne von Gesundheitsförderung und Prävention, ggf. unter Einbeziehung pflegender Angehöriger
Leitung und Entwicklung	Leitung von Gruppen oder Organisationen; z.B. auch Leitungsfunktionen in Primärversorgungszentren; Aufbau und Entwicklung einer evidenzbasierten Pflegepraxis; Weiterentwicklung der Zusammenarbeit mit anderen Gesundheitsprofessionen auf unterschiedlichen Ebenen
Bindeglied	Steuerung und Koordination der Zusammenarbeit zwischen Primärversorgungszentrum, fachmedizinischen und therapeutischen Angeboten, ambulanten Pflegediensten, kommunalen Einrichtungen, sozialen Diensten (z.B. Pflegeberatung), sozialpsychiatrischen Diensten, speziellen Diensten (z.B. Wundmanagement)

Zusammenfassung

Erste Möglichkeiten für die Einbindung akademisch qualifizierter Pflegefachpersonen in die Versorgungspraxis können identifiziert werden. Diese gilt es weiterzuentwickeln, um in der Breite Spitzenpflege zu ermöglichen. Ob die Einbindung akademischer Pflegefachpersonen in die Versorgungspraxis nachhaltig gelingen wird, wird auch davon abhängen, ob die Aufgaben- und Kompetenzbereiche unterschiedlicher Qualifikationsniveaus im Team in ein konstruktives und an Bedarfen der Patienten ausgerichtetes Zusammenspiel gebracht werden können. Es wird herauszuarbeiten sein, welcher Zugewinn für die Versorgung durch den Einsatz von akademischen Pflegefachpersonen entsteht.

Die Pflege selbst kann das dynamische Umfeld, das durch zahlreiche Veränderungsprozesse geprägt ist, im Sinne ihrer Profession nutzen, um proaktiv die Weichen für Spitzenpflege und eine zukunftsfähige Gesundheitsversorgung zu stellen.

Sie kann die Chancen nutzen, die sich hinsichtlich einer Erweiterung ihres Aufgabenspektrums sowohl im stationären Sektor als auch in der ambulanten und Primärversorgung im kommunalen Setting und damit einhergehend hinsichtlich einer Erweiterung ihrer Verantwortung bieten.

Wenn die Pflege eine starke Stimme entwickelt und „mit am Tisch sitzt", kann sie ihre Handlungsfreiheit erhöhen und ihre Arbeitswelt im Sinne von New Work mitgestalten. Nicht zuletzt vor dem Hintergrund des Fachkräftemangels ist es bedeutender denn je, den Pflegeberuf auf diese Weise zu stärken und die Attraktivität der Pflege herauszustellen und zu kommunizieren.

Literatur

Agnes-Karll-Gesellschaft für Gesundheitsbildung und Pflegeforschung mbH, vertreten durch den Deutschen Berufsverband für Pflegeberufe (DBfK) Bundesverband e.V. (2019) Community Health Nursing in Deutschland. Eine Chance für die bessere Gesundheitsversorgung in den Kommunen. URL: https://www.dbfk.de/de/themen/Community-Health-Nursing.php (Zugriff am 20.11.2019)

Bundesministerium für Gesundheit (BMG, 2019a) Gesetze und Verordnungen. Aktuelle Vorhaben, Gesetze und Verordnungen der 19. Legislaturperiode sowie Archiv 18. Legislaturperiode. URL: https://www.bundesgesundheitsministerium.de/service/gesetze-und-verordnungen.html (Zugriff am 20.11.2019)

Bundesministerium für Gesundheit (BMG, 2019b) Glossar. Konzertierte Aktion Pflege. URL: https://www.bundesgesundheitsministerium.de/konzertierte-aktion-pflege.html (Zugriff am 20.11.2019)

Connected Leadership (2019) New Work Blog. Was ist New Work? URL: https://newworkblog.de/new-work/ (Zugriff am 20.11.2019)

Deutscher Berufsverband für Pflegeberufe (DBfK) Bundesverband e.V., Österreichischer Gesundheits- und Krankenpflegeverband (ÖGKV) und Schweizer Berufsverband der Pflegefachfrauen und Pflegefachmänner (SBK – ASI) (2013) Advanced Nursing Practice in Deutschland, Österreich und der Schweiz. Eine Positionierung von DBfK, ÖGKV und SBK. URL: https://www.oegkv.at/fileadmin/user_upload/International/Positionspapier-ANP-DBfK-OEGKV-SBK-01-2013-final.pdf (Zugriff am 20.11.2019)

Klapper B (2019) Exkurs: „Mit Eliten pflegen": den Pflegeberuf stärken, Attraktivität kommunizieren. In: Prölß J, Lux V, Bechtel P (Hrsg.) Pflegemanagement. 243–245. Medizinische Wissenschaftliche Verlagsgesellschaft Berlin

Klesper M (2016) Pflege-Studiengänge in Deutschland. Aktuelle Daten und Statistiken. URL: https://www.pflegestudium.de/fileadmin/user_upload/Inhalte/pflegestudium.de/Pflege-Studieng%C3%A4nge_Deutschland_2016.pdf (Zugriff am 20.11.2019)

Lehmann Y, Schaepe C, Wulff I, Ewers M (2019) Pflege in anderen Ländern: Vom Ausland lernen? Stiftung Münch (Hrsg.). medhochzwei Verlag GmbH Heidelberg

Mendel S, Feuchtinger J (2009) Aufgabengebiete klinisch tätiger Pflegeexperten in Deutschland und deren Verortung in der internationalen Advanced Nursing Practice. Pflege 22(3), 208–216. URL: https://doi.org/10.1024/1012-5302.22.3.208

PricewaterhouseCoopers GmbH (PwC, 2019) Digitalisierung im Gesundheitswesen. Künstliche Intelligenz und Big Data sind die Schlüsseltechnologien der Zukunft. URL: https://www.pwc.de/de/gesundheitswesen-und-pharma/digitalisierung-im-gesundheitswesen.html (Zugriff am 20.11.2019)

Pulcini J, Jelic M, Gul R, Loke AY (2010) An International Survey on Advanced Practice Nursing Education, Practice and Regulation. Journal of Nursing Scholarship 42(1), 31–39. doi: 10.1111/j.1547-5069.2009.01322.x

Robert Bosch Stiftung (RBSG, 2018a) Mit Eliten pflegen – Für eine exzellente, zukunftsfähige Gesundheitsversorgung in Deutschland. URL: https://www.bosch-stiftung.de/de/publikation/mit-eliten-pflegen (Zugriff am 20.11.2019)

Robert Bosch Stiftung (RBSG; 2018b) Broschüre 360° Pflege – Qualifikationsmix für den Patienten. URL: https://www.bosch-stiftung.de/de/publikation/360deg-pflege-qualifikationsmix-fuer-den-patienten (Zugriff am 20.11.2019)

Robert Bosch Stiftung (RBSG, 2019a) Förderprogramm 360° Pflege – Qualifikationsmix für den Patienten – in der Praxis. URL: https://www.bosch-stiftung.de/360-grad-pflege (Zugriff am 20.11.2019)

Robert Bosch Stiftung (RBSG) (2019b) Patientenorientierte Zentren zur Primär- und Langzeitversorgung. URL: https://www.bosch-stiftung.de/de/publikation/patientenorientierte-zentren-zur-primaer-und-langzeit-versorgung (Zugriff am 20.11.2019)

Schubert M, Herrmann L, Spichiger E (2018) Akademisierung der Pflege – Evidenz und Wirksamkeitsforschung. In: Simon A (Hrsg.) Akademisch ausgebildetes Pflegepersonal. 85–100. Springer Verlag GmbH Berlin

Wissenschaftsrat (WR, 2012) Empfehlungen zu hochschulischen Qualifikationen für das Gesundheitswesen. URL: https://www.wissenschaftsrat.de/download/archiv/2411-12.pdf;jsessionid=80E6F9047BC5B767E22C9FD16D-5150AF.delivery2-master?__blob=publicationFile&v=3 (Zugriff am 20.11.2019)

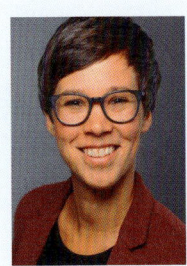

Nadja Idler, MPH

Nadja Idler ist Gesundheitswissenschaftlerin (MPH) mit Abschlüssen der Ludwig-Maximilians-Universität und der Pädagogischen Hochschule Karlsruhe. Sie war Manager Health Economics bei der Carem GmbH in Sauerlach und arbeitete als Analytikerin bei der AOK Baden-Württemberg Hauptverwaltung. Als wissenschaftliche Mitarbeiterin war sie am Institut für Gesundheitsökonomie und Management im Gesundheitswesen am Helmholtz Zentrum München, an der Medizinischen Fakultät der Ludwig-Maximilians-Universität sowie am Landesgesundheitsamt Baden-Württemberg beschäftigt. Seit 2019 ist Nadja Idler Projektmanagerin bei der Robert Bosch Stiftung GmbH im Themenbereich „Gesundheit" und verantwortet das Förderprogramm „360° Pflege – Qualifikationsmix für den Patienten – in der Praxis".

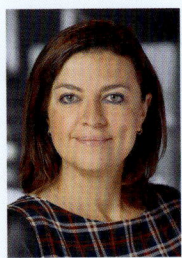

Irina Cichon

Irina Cichon ist Kommunikationswissenschaftlerin mit Abschlüssen der Universitäten Karlsruhe und Twer (Russische Föderation). Nach einer Referententätigkeit in einem internationalen Logistik-Unternehmen trat sie 2007 in die Robert Bosch Stiftung ein. Im Themenbereich „Gesundheit" verantwortet sie Förderprojekte in der Kooperation der Gesundheitsberufe und im interprofessionellen Lernen.

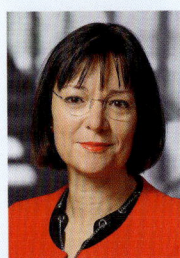

Dr. Bernadette Klapper

Bernadette Klapper ist Krankenschwester und Soziologin mit Abschlüssen der Universitäten Hamburg und Bordeaux. Sie war wissenschaftliche Mitarbeiterin am Institut für Pflegewissenschaft an der Universität Bielefeld und trat 2003 in die Robert Bosch Stiftung als Projektleiterin für den Förderschwerpunkt „Leben im Alter" ein. Zwischen 2009 und 2012 war sie als Therapiemanagerin und Leiterin „Klinische Produkte und Dienstleistungen Europa" (Telemedizinsparte) für die Robert Bosch Healthcare GmbH tätig. 2012 wechselte sie erneut in die Robert Bosch Stiftung und ist seit 2016 Bereichsleiterin „Gesundheit".

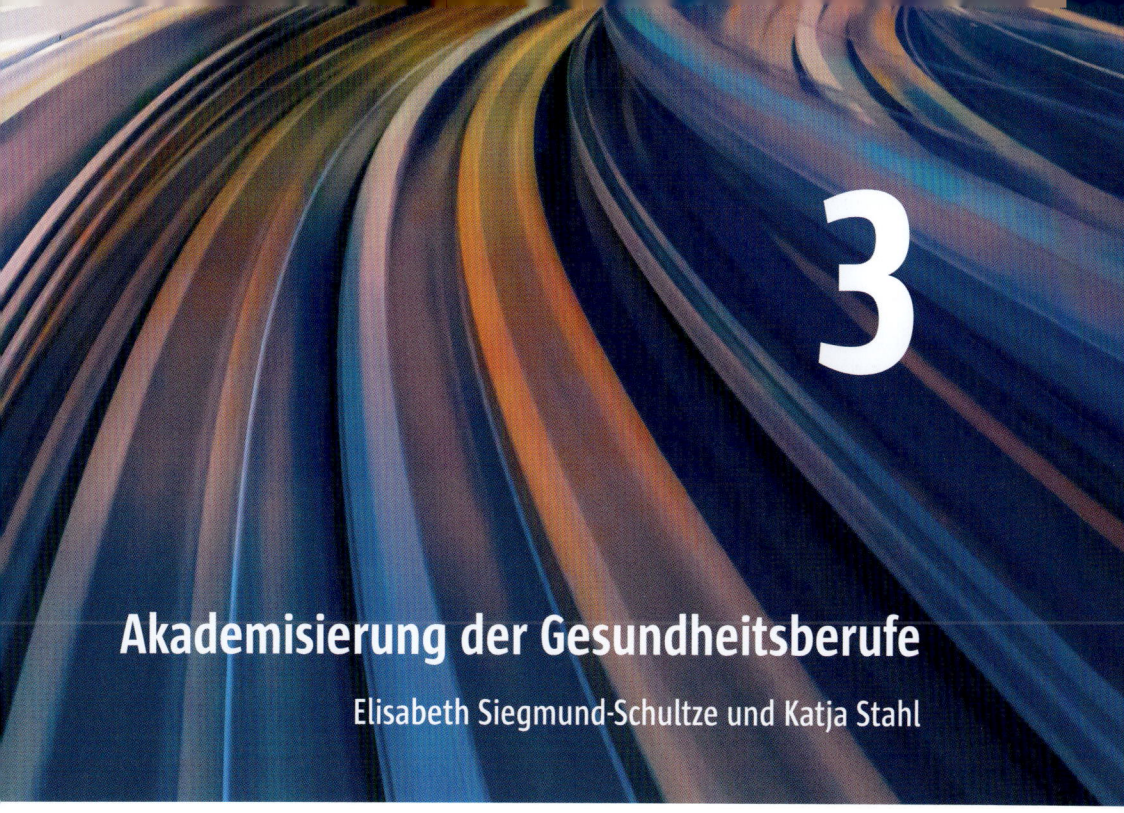

3

Akademisierung der Gesundheitsberufe

Elisabeth Siegmund-Schultze und Katja Stahl

3.1 Einführung

Die Akademisierung der Gesundheitsberufe verschiebt Rollen und Zuständigkeiten in der Gesundheitsversorgung. Durch diese Bewegung entstehen Unruhe und Verunsicherung, Entfaltungsmöglichkeiten und Abwehrkämpfe, aber auch neue Chancen, die aktuellen komplexen Herausforderungen zu bewältigen.

Der Megatrend „Digitalisierung" verändert die Gesundheitsversorgung grundlegend und verstärkt die Nachfrage nach Nutzenorientierung der Versorgung. Die Verfügbarkeit von medizinischem Wissen, die Möglichkeit, sich unter Betroffenen weltweit zu vernetzen, sowie der wachsende Wunsch vieler Bürger*innen, ihre Gesundheitsversorgung zu verstehen und mit zu steuern, fordert die Akteur*innen zu neuen Kompetenzen, Kooperationsformen und Rollendefinitionen heraus.

Die Akademisierung ist Bestandteil der Professionalisierung der ehemaligen medizinischen Hilfstätigkeiten zu Berufen mit exklusiver Berechtigung der Berufsausübung, Autonomie des Handelns und eigener korporativ-kollegialer Selbstkontrolle (Geissler 2013). Parallel zur Etablierung von Studiengängen erfolgen Anpassungen des Sozialrechts, der Berufsgesetze, der Weiterbildungsordnungen und von Tarifverträgen. In mehreren Bundesländern sind bereits Pflegekammern etabliert worden. Darüber hinaus verändert die „Emanzipation" der Gesundheitsberufe die Kultur der Zusammenarbeit innerhalb der Versorgungsstrukturen und fordert damit auch die anderen Professionen zur Reflexion ihrer Rollen heraus.

Wir haben mit Vertreter*innen von fünf Gesundheitsfachberufen sowie aus Forschung und Lehre Interviews geführt, um herauszufinden, welche Chancen die fortschreitende Akademisierung bietet, wie die Digitalisierung den Akademisierungs-prozess beeinflusst und welche gesundheitspolitischen Kämpfe geführt werden. Außerdem wollten wir wissen, welche Veränderungen für die Bürger*innen und Patient*innen zu erwarten sind.

Die Schwangerenbetreuung ist ein Feld, das exemplarisch für die skizzierten Verän-derungen steht: die Nachfrage der Patient*innen nach besserer Zusammenarbeit der Berufsgruppen, die Neujustierung der Rollen der Beteiligten und die digitale Unter-stützung der Kommunikation. Am Beispiel des Innovationsfondsprojekts „M@dita" zeigen wir auf, wie zur Erreichung besserer geburtshilflicher Ergebnisse mithilfe der Nutzung digitaler Kommunikation die Zusammenarbeit zwischen Hebammen und Frauenärzt*innen neu justiert wird.

3.1.1 Kurzer Blick auf die Akademisierung in anderen Branchen

Zu den Haupttreibern der Akademisierung gehören die Nachfrage der Schulabsol-vent*innen nach akademischen Abschlüssen und entsprechenden betrieblichen An-geboten an dualen Studiengängen (Elsholz et al. 2018). Dies wurde für die Branchen Einzelhandel, Kommunikations- und Informationstechnologie sowie die Metall- und Elektrobranche festgestellt. Im Vergleich zu anderen hochentwickelten europäischen und außereuropäischen Ländern liegt die Quote der akademisch gebildeten 25–65-Jäh-rigen in Deutschland niedriger und steigt auch langsamer an, während im OECD-Ver-gleich Deutschland inzwischen das Durchschnittsniveau erreicht (Gehrke u. Kerst 2018).

3.1.2 Arztzentrierung im deutschen Gesundheitswesen

Das deutsche Gesundheitssystem zeichnet sich durch eine starke Arztzentrierung aus, während in anderen Ländern den Gesundheitsfachberufen eine deutlich größe-re Bedeutung zukommt. Diese deutsche Besonderheit ist nicht zuletzt historisch be-dingt. So wurde in der Zeit der Weimarer Republik Gesundheitsfürsorge zunehmend als Staatsaufgabe betrachtet. Gesundheitspolitisch bedeutete dies eine stärkere Ein-beziehung der Krankenversicherung und damit der Kassenärzt*innen auch in die prophylaktisch orientierte Gesundheitsvorsorge (Labisch u. Tennstedt 1991). Im Na-tionalsozialismus wurde die Gesundheitsfürsorge noch stärker zentralisiert und in den Dienst der „Erb- und Rassenpflege" gestellt.

Die Debatte um die Sozialreform und damit auch die Neugestaltung der Gesundheits-vorsorge und -fürsorge wurde in den 1950er-Jahren zu einem der wichtigsten innen-politischen Themen. Zwei Hauptalternativen zur Neuregelung der Gesundheitsfür-sorge und Prävention wurden diskutiert: auf der einen Seite die Gesundheitsfürsorge in der Hand der Krankenkassen und niedergelassenen Kassenärzt*innen und auf der anderen Seite die öffentliche Gesundheitsfürsorge über die Gesundheitsämter. Letzt-lich wurden die Ärzt*innen zu den tatsächlichen Trägern sowohl der präventiven wie auch der kurativen gesundheitlichen Versorgung.

Durch die in der Bundesrepublik der 1950er-Jahre vorherrschende konservative Mit-telstandspolitik mit besonderer Affinität zur Gruppe der Ärzte wurde Gesundheitspolitik in Deutschland noch stärker als in anderen industrialisierten Ländern auf Medizinpolitik fokussiert, der niedergelassene Arzt wurde zur Leitfigur der Gesundheitssicherung (Rosenbrock 1998).

3.1.3 Entwicklungslinien der Akademisierung der Gesundheitsfachberufe

Die Akademisierung der Gesundheitsberufe wurde 1973 durch die Empfehlung des Wissenschaftsrats, dreijährige Studiengänge für Diplommediziner zu etablieren, angestoßen. In der Pflege lagen die Schwerpunkte der ersten Studiengänge auf Management und Pädagogik, nicht auf Pflegewissenschaft. Schon hier war der Übergang der Pflege von einem Hilfsberuf zu einem Gesundheitsfachberuf mit eigener wissenschaftlicher Legitimation umstritten (Friedrichs u. Schaub 2011). Ende 1990 entstanden erste Studiengänge für Ergotherapie, Physiotherapie und Logopädie. Durch die Modellklausel wurde es 2009 möglich, die zuvor allein berufsfachschulisch ausgerichteten Ausbildungen an Hochschulen zu erproben. Der erste Studiengang für Hebammen begann 2008. Im Jahr 2012 empfahl der Wissenschaftsrat, 10–20% eines Ausbildungsjahrgangs akademisch zu qualifizieren. Die Hochschulrektorenkonferenz sprach sich 2017 gegen feste Quoten und für bedarfsorientierte, gesundheitsfachberufspezifische Anteile aus. Der Nutzen einer stärkeren Akademisierung wurde z.B. in einer Analyse über 243 Krankenhäuser in sechs europäischen Ländern belegt, in der sich ein höherer Anteil akademisierter Pflegekräfte positiv auf Sterblichkeit, Patientensicherheit und -zufriedenheit auswirkte (Aiken et al. 2017).

In anderen europäischen Ländern ist die Vollakademisierung bereits seit Langem realisiert, d.h., ausschließlich eine akademische Ausbildung befähigt zur Ausübung eines Gesundheitsfachberufs. Der Spitzenverband der Heilmittelverbände (SHV) und viele Berufsverbände sprechen sich für die Vollakademisierung aus. Der Hochschulverbund Gesundheitsfachberufe e.V. fordert

> „.... eine vollständig hochschulische Ausbildung (Vollakademisierung) in der Ergotherapie, Logopädie/Sprachtherapie und Physiotherapie, die hinreichend auf das evidenzbasierte Vorgehen in der Therapie vorbereitet und anschlussfähig ist an den internationalen therapiewissenschaftlichen Entwicklungsstand der einzelnen Disziplinen" (HVG 2018).

In den Pflegeberufen wird eine stufenweise Akademisierung von zunächst 10% der Berufsangehörigen und bis zu 20% der Berufsanfänger*innen angestrebt.

Die Hebammenausbildung wurde mit Verabschiedung des neuen Hebammengesetzes im November 2019 vollakademisiert. Hintergrund war eine EU-Richtlinie zur Anerkennung von Berufsqualifikationen. Für die anderen Gesundheitsfachberufe gelten bis 2021 die inzwischen verlängerten Modellklauseln in den Berufsgesetzen, nach denen Studiengänge in enger Anbindung an die alten Ausbildungs- und Prüfungsverordnungen realisiert werden können. Diese Einschränkung macht u.a. Auslandssemester für die Studierenden fast unmöglich. Bis Ende 2021 sollen die berufsgesetzlichen und hochschulrechtlichen Regelungen so angepasst werden, dass primärqualifizierende Studiengänge für Logopädie, Physiotherapie und Ergotherapie dauerhaft etabliert werden.

In der ersten Evaluation der Modellstudiengänge 2016 werden ausländische Studien angeführt, die zeigen, dass akademisch ausgebildetes Personal die komplexen Bedarfe des zunehmenden Anteils multimorbider Patienten besser erfüllen und schneller Erfolge erreichen kann. Dies entlastet das System, insbesondere angesichts des zunehmenden Fachkräftemangels. Die Befähigung zum wissenschaftlichen Arbeiten ermöglicht, Expertenwissen für die Versorgung zu generieren und sie damit weiterzuentwickeln. Nach einer Befragung des Hochschulverbunds für Gesundheitsfachberufe e.V. besteht allerdings bisher ein großer Druck auf die Absolvent*innen, sich den Routinen ihrer Arbeitgeber anzupassen und diese nicht, z.B. hinsichtlich Evidenz, zu hinterfragen (Blümke et al. 2019).

Bei der Umsetzung der Akademisierung in den Hochschulen und Universitäten gibt es vielfältige Herausforderungen:

- Die Etablierung entsprechender wissenschaftlicher Disziplinen mit Theorien- und Methodenentwicklung sowie genuiner, nachhaltiger Forschung ist zu unterstützen.
- Programme zur Forschungsförderung und wissenschaftliche Labore sind aufzubauen.
- Kooperation mit Universitätskliniken und/oder akademischen Lehrkrankenhäusern müssen etabliert werden.
- Die Besetzung von Professuren muss übergangsweise erleichtert werden, damit die jetzt auf dem Weg zur geforderten Qualifikation befindlichen Nachwuchswissenschaftler*innen die Aufgaben übernehmen können.
- Die Verlagerung von Kosten der Qualifizierung aus dem Gesundheitswesen (Berufsfachschulen) in den Bereich der Länder als Zuständige für die Finanzierung der Hochschulen muss geregelt werden.
- Die Konflikte zwischen den akademischen Anforderungen der Hochschulen und den Vorgaben der Berufsordnungen sind aufzulösen.

3.2 Interviews

3.2.1 Vorgehen

Gewinnung der Gesprächspartner*innen

Alle Gesprächspartner*innen zeichnen sich dadurch aus, dass sie für ihre Berufsgruppe aktuell an der Neugestaltung des durch Akademisierung und Digitalisierung in Bewegung geratenen Berufsbilds in verantwortlicher Position mitarbeiten. Wir danken ganz herzlich für die Einblicke und den Gedankenaustausch:

- Jutta Eichenauer, 1. Vorsitzende Hebammenverband Baden-Württemberg
- Tobias Immenroth M.A., Lehrkraft für besondere Aufgaben, Ostfalia-Hochschule
- Dagmar Karrasch, Präsidentin Deutscher Bundesverband für Logopädie e.V.
- Sandra Mehmecke, Präsidentin Pflegekammer Niedersachsen (bis März 2020)
- Prof. Dr. Annette Probst, Sprecherin des Fachbereichstags Therapiewissenschaften
- Ute Repschläger, Vorsitzende Spitzenverband der Heilmittelverbände e.V. und Bundesverband selbstständiger Physiotherapeuten – IFK e.V.

■ Julia Schirmer, Vorstandsmitglied für Bildung und Wissenschaft Deutscher Verband der Ergotherapeuten e.V.

Fragebogen

Die Interviews wurden anhand vorbereiteter Fragen geführt, aber offen für weitere Aspekte, die die Gesprächspartner*innen einbrachten:

■ Wie ist der Stand der Akademisierung in Ihrem Berufsfeld?
■ Wie spielt die Digitalisierung in diese Entwicklung hinein?
■ Wie wirkt sich die Akademisierung bisher auf die Vergütung aus?
■ An welchen Stellen führt die Akademisierung zu Konflikten mit anderen Berufsgruppen?
■ Ist die Akademisierung ein Mittel gegen Fachkräftemangel in Ihrem Feld?
■ Was bringt die Akademisierung den Patient*innen?
■ Was ist Ihr Wunsch an den Gesetzgeber?

3.2.2 Ergebnisse

Stand der Akademisierung – aktuelle Aspekte

In den Interviews kamen drei Themenfelder zur Sprache:

■ **Ausgestaltung der akademischen Qualifizierung**: Im Bereich der Hebammenwissenschaften sind die bundesgesetzlichen und berufsrechtlichen Anpassungen im Gange, in den Bundesländern werden neue Studiengänge etabliert. Die Möglichkeit zur Promotion besteht inzwischen in Halle, Hannover, Lübeck und Osnabrück. Das Pflegeberufegesetz von 2017 sieht grundständig berufsausbildende Studiengänge ab 2020 vor. Bisher gibt es hauptsächlich berufsbegleitende oder weiterqualifizierende Studienangebote. Für Ergotherapie, Logopädie und Physiotherapie gibt es bis heute in Deutschland nur Studiengänge nach der Modellklausel, keine Regelstudiengänge. Promotion und Habilitation sind noch nicht vorgesehen.

■ **Die Gestaltung des Nebeneinanders von akademisch und nicht-akademisch ausgebildeten Berufsangehörigen** ist eine Herausforderung für die Berufsverbände, bei der es einerseits um die Wertschätzung der Erfahrung der Nichtakademiker*innen und andererseits um die Einbeziehung der akademischen Ausbildung in die Vergütung geht.

■ **Anerkennung des Berufs als Profession**: Die Einrichtung von Pflegekammern ist, obwohl auch unter den Pflegefachkräften umstritten, ein klarer Schritt in diese Richtung. Bei Initiativen zur Weiterentwicklung der Gesundheitsversorgung, z.B. in regionalen Enquetekommissionen, wird die Pflegekammer genauso angehört wie die Ärztekammer. Auf der anderen Seite erleben viele akademische Angehörige der Gesundheitsfachberufe, dass sie in der Versorgungsrealität oder in der Öffentlichkeit noch nicht als Akademiker*innen ernst genommen werden. Eine monetäre Berücksichtigung akademischer Abschlüsse und die damit verbundene Anerkennung dieser Qualifikationen würde zur Aufwertung beitragen.

Digitalisierung

Die meisten Angehörigen der Gesundheitsfachberufe nutzen bereits digitale Prozesse, z.B. bei Patientenmanagement, Abrechnung und Qualitätssicherung. In telemedizinischen Projekten wird eine gemeinsame berufsgruppenübergreifende Datennutzung, z.B. in Form eines elektronischen Mutterpasses, getestet. Hebammen werden durch die Schwangeren mit spezifischen Apps konfrontiert und veröffentlichen ihre Verfügbarkeit im Internet.

In der Qualifizierung ist die Nutzung der digitalen Möglichkeiten noch sehr heterogen, wobei punktuell die Infrastruktur mit Mitteln aus dem Digitalpakt verbessert wird. Beispiele sind die Einrichtung von Simulationslabors als „dritter Lernort" oder eLearning-Angebote. An den Hochschulen gibt es z.T. gemeinsame Projekte mit dem Bereich Informatik. Vermehrt werden Programmierer*innen und Ingenieur*innen mit pflegefachlicher Expertise und Pflegewissenschaftler*innen in die Entwicklung neuer Technologien einbezogen.

Die Anbindung an die Telematik-Infrastruktur wird nur für die Pflege obligat. Hebammen und Physiotherapeut*innen können sich freiwillig anschließen. Für die Ergotherapie und Logopädie ist dies gesetzlich bisher nicht vorgesehen, was von den entsprechenden Verbänden stark kritisiert wird.

Vergütung

Für alle Gesundheitsfachberufe ist die Vergütung ein heikles Thema. Sie wird, in Anbetracht der Verantwortung, der Kompetenz und im Vergleich mit anderen Branchen als unangemessen niedrig erachtet. Die Interessen der Betroffenen werden durch die Berufsverbände und teilweise die Gewerkschaften vertreten. Die Regelungen zur Vergütung sind in den Berufen unterschiedlich, von Tarifverträgen über Gebührenordnungen bis zu Direktverträgen der Leistungserbringer-Verbände mit dem Spitzenverband der gesetzlichen Krankenversicherung (GKV-SV).

Für akademisch (weiter-)qualifizierte Pflegefachpersonen in der direkten Patientenversorgung eines Krankenhauses im Geltungsbereich des Tarifvertrags der Länder (TVL) gilt beispielsweise, dass weder ihre höhere formale Qualifikation noch ihre erweiterten Kenntnisse und Fähigkeiten monetär gewürdigt werden. Im öffentlichen Dienst (TVöD) besteht zumindest für Pflegefachpersonen mit entsprechendem Hochschulabschluss und einer „herausgehobenen" Funktion die Möglichkeit der Anpassung der Vergütung. In der Logopädie liegt der Akademisierungsgrad bereits bei über 30%, aber diese Höherqualifizierung bildet sich ebenso wenig wie die Komplexität der Tätigkeit bei der Eingruppierung in den Tarifverträgen ab.

Konflikte

Die traditionelle Arztzentriertheit der Versorgung in Deutschland manifestiert sich im Bewusstsein aller Betroffenen, bei den Patient*innen, in den Strukturen und in der Regulatorik. Angehörige der Gesundheitsfachberufe nehmen vielfach Bemühungen ärztlicher Berufsverbände wahr, die Akademisierung zu bremsen.

In manchen Regionen unterstützt die Politik die Ausgestaltung einer neuen Kooperationskultur. So übernahm 2019 das Ministerium für Soziales und Integration in Baden-Württemberg die Schirmherrschaft für die Tagung „WIR – von Anfang an", bei der Elternvertreter*innen, Hebammen, Kinder- und Jugend- sowie Frauenärzt*innen gemeinsame Lösungen diskutiert haben.

Eine interprofessionelle Ausbildung, wie sie z.B. an der Universität Lübeck und der Hochschule für Gesundheit in Bochum praktiziert wird, wird als ein Weg wahrgenommen, im Bewusstsein der nachwachsenden Fachkräfte eine Kooperationskultur auf Augenhöhe zu verankern.

Die Neudefinition der Geschlechterrollen in den letzten Jahrzehnten gilt als eine der Ursachen für die Konflikte zwischen der Ärzteschaft und den Angehörigen der Gesundheitsfachberufe. In diesem Zusammenhang sind traditionelle Muster wie „der Arzt entscheidet und die Krankenschwester unterstützt ihn" nicht mehr akzeptabel. Ebenso lassen sich Schwangere nicht mehr „entbinden", sondern suchen kompetente, sich untereinander abstimmende Begleitung sowohl in der Berufsgruppe der Hebammen als auch der Ärzt*innen.

Fachkräftemangel

Mit der Akademisierung ist die Erwartung verbunden, dass die Berufe für Schulabgänger*innen attraktiver werden. Schon jetzt wählen hauptsächlich Abiturient*innen die Gesundheitsfachberufe, allerdings möchten diese, auch im Hinblick auf Arbeitsmöglichkeiten im Ausland, häufig lieber studieren. Bisher sind die fehlenden Entwicklungsmöglichkeiten oft ein Grund, den erlernten Beruf nicht weiter auszuüben. Die Akademisierung kann hier eine Differenzierung ermöglichen. Die Professionalisierung steigert grundsätzlich die gesellschaftliche Wertschätzung und Attraktivität der Berufe, allerdings muss hierfür auch die Vergütung angepasst werden.

Die ‚Konzertierte Aktion Pflege', die im Sommer 2018 Vorschläge zur Steigerung der Attraktivität der Pflege gemacht hat, zielt auch auf die Übernahme von mehr Verantwortung und eine bessere Zusammenarbeit mit den Ärzt*innen ab. Ein Aspekt ist die Heilkundeübertragung, die schon seit 2011 nicht nur gesetzlich, sondern auch in einer Richtlinie geregelt ist. Entsprechende Modellvorhaben wurden aber nicht realisiert. Nun soll die Verordnung von Pflegehilfsmitteln durch Pflegefachpersonen im Rahmen von Modellvorhaben erprobt werden.

Erfahrungen aus dem Ausland lassen die Annahme zu, dass eine geringere Anzahl an Therapiefachkräften für die Versorgung ausreichend ist, wenn diese akademisch qualifiziert sind.

Patientennutzen

Der Nutzen der Akademisierung für die Patient*innen steht außer Frage. Er könnte sich in der Praxis besser entfalten, wenn die Angehörigen der Gesundheitsfachberufe die ihrer erweiterten Qualifikation entsprechende höhere Verantwortung in größerem Umfang übernehmen könnten. Hierzu bedarf es sowohl regulatorischer Änderungen als auch einer Weiterentwicklung der Kooperationskultur.

Gesetzgebung

Der Gesetzgeber ist gefragt, strukturelle und finanzielle Rahmenbedingungen zur Herausbildung von wissenschaftlichen Disziplinen zu schaffen, die die Basis für akademische Ausbildung sind.

Die Verbände der Gesundheitsfachberufe Ergotherapie, Logopädie und Physiotherapie streben an, innerhalb der nächsten 10–15 Jahre die berufsfachschulische Ausbildung in Bachelor of Science- und Master-Studiengänge, analog zum europäischen und weiteren Ausland, zu überführen. An 44 Hochschulen in Deutschland existieren bereits Studiengänge. Eine Übergangsphase mit Möglichkeiten der „Nachqualifikation" für nicht-akademische Berufsangehörige muss gestaltet werden.

Infolge der erhöhten Qualifikation kann die Verantwortung der Gesundheitsfachberufe ausgebaut werden. Fachkräfte mit erweiterten Kompetenzen können auch Therapieentscheidungen treffen, was bei den Modellen zum Blankorezept für Physiotherapie erprobt und 2019 mit dem Terminservice- und Versorgungsgesetz für die ambulante Versorgung mit Physio- und Ergotherapie sowie Logopädie gesetzlich verankert wurde. Die Vorbereitung der Umsetzung in der Regelversorgung erfolgt nun in Verhandlungen zwischen den Verbänden der Therapieberufe und dem GKV-SV. Die eigenständige Berechtigung zur Veranlassung von Leistungen, also der Direktzugang, auch mit Budgetverantwortung, steht nun auf der Agenda der Verbände. Sie argumentieren, dass der Direktzugang jetzt schon erprobt werden sollte, da er angesichts des demografischen Wandels und seiner Folgen für das Gesundheitssystem in einigen Jahren unumgänglich sein wird.

3.3 Digital unterstützte neue Kooperation in der Schwangerenversorgung am Beispiel des Innovationsfondsprojekts „M@dita"

3.3.1 Konzeption des Projekts

Das Projekt wurde im Herbst 2018 für die Förderung durch den Innovationsfonds akzeptiert. Die Konzeption erfolgte unter der Leitung des Konsortialführers AOK Nord-West in Zusammenarbeit mit dem Berufsverband der Frauenärzte e.V., Landesverband Schleswig-Holstein, dem Hebammenverband Schleswig-Holstein e.V. sowie mit der Techniker Krankenkasse, der OptiMedis AG und dem Hamburg Center for Health Economics (HCHE). Der Projektzeitraum ist 2020 bis 2023.

3.3.2 Medizinischer Bedarf und Bedürfnisse der Betroffenen

Folgende Ziele werden adressiert:

- Senkung der im europäischen Vergleich hohen Frühgeburtenrate in Deutschland
- bessere Zusammenarbeit mit dem sozialen Sektor bei psychosozialen Problemlagen

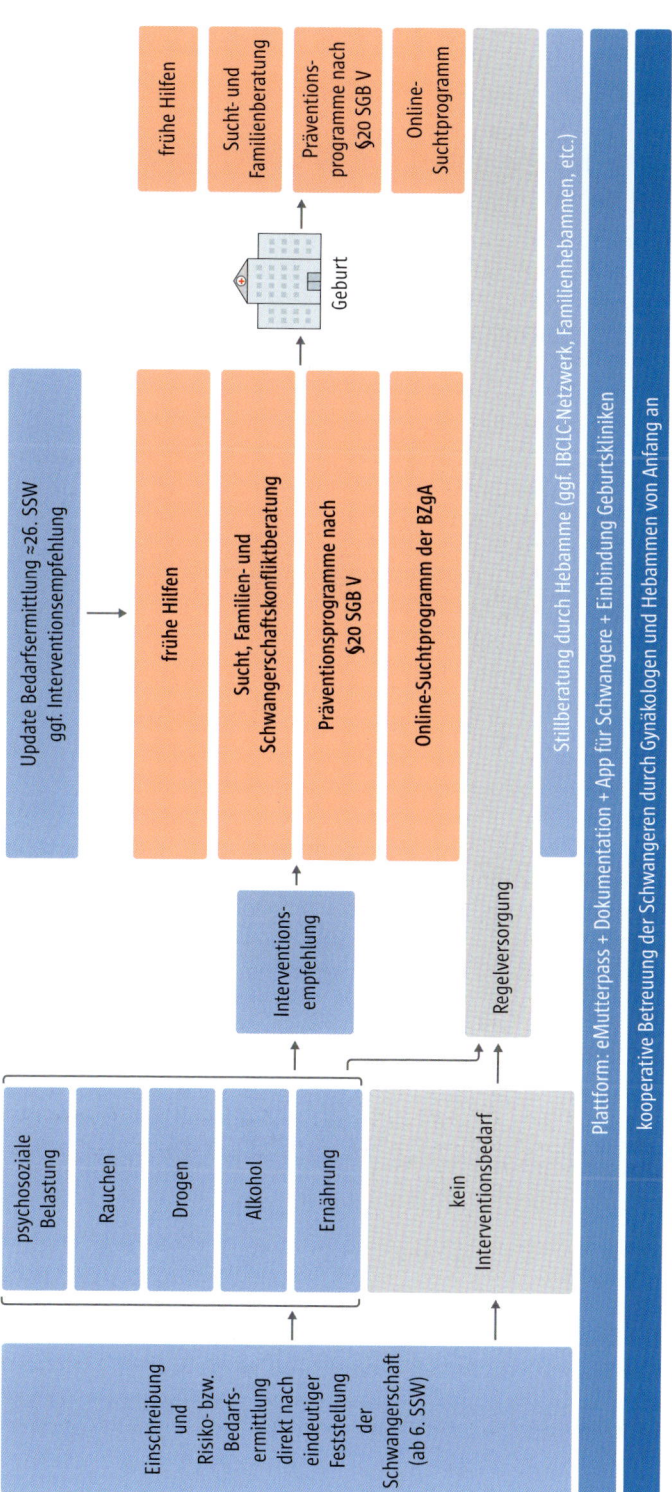

Abb. 1   Versorgungspfad Innovationsfondsprojekt M@dita (Quelle: Projektteam M@dita)

- leichterer Zugang zu Hebammenversorgung, insbesondere für soziodemografisch benachteiligte Schwangere
- Steigerung der Stillrate, die zurzeit stark vom Bildungsstand der Mutter abhängt
- Wunsch vieler Schwangerer nach mehr Koordination zwischen Hebammen und Frauenärzt*innen
- Verbesserung der Kommunikation der Hebammen und Frauenärzt*innen untereinander

3.3.3 Digital unterstützte Zusammenarbeit der Berufsgruppen

Kern der neuen Versorgungsform ist die frühzeitige und im weiteren Schwangerschaftsverlauf wiederholte Einschätzung der psychosozialen und lebensstilbezogenen Unterstützungsbedarfe der Schwangeren (s. Abb. 1). Auf die Erhebung des Bedarfs folgt die gemeinsame Entscheidung zur Einbeziehung von analogen oder digitalen Interventionen, z.B. Beratungsstellen und Online-Programmen. In die Bedarfsermittlung sind MFA, Frauenärzt*innen und Hebammen einbezogen. Alle medizinischen Daten und Empfehlungen werden in eine gemeinsame Plattform mit eMutterpass eingetragen. Die Schwangeren sind über eine App einbezogen. So entsteht eine hohe Transparenz für alle Beteiligten. Ob auch eine Kooperation im Sinne von abgestimmten Empfehlungen und gegenseitigem Erfahrungsaustausch gelingen wird, wird sich im Verlauf der Umsetzung zeigen.

3.3.4 Anregungen für die Weiterentwicklung der Regelversorgung

Die zunehmend komplexen und heterogenen Bedarfe der Schwangeren erfordern ein professionelles Team, das abgestimmt zusammenarbeitet und ggf. weitere Professionen einbezieht. Die mit der Akademisierung der Hebammenausbildung einhergehende Stabilisierung und Weiterentwicklung der eigenständigen Rolle der Hebammen in der Schwangerenversorgung wird in diesem Projekt erprobt.

Auf der regulatorischen Ebene wird das Projekt Anregungen zur Modernisierung der Mutterschaftsrichtlinie liefern. Hinsichtlich der Nutzung der Chancen der Digitalisierung steht der eMutterpass bereits auf der gesetzgeberischen Agenda.

Eine höhere Berufszufriedenheit, insbesondere durch Zusammenarbeit der Beteiligten auf Augenhöhe, sollte die Attraktivität der Tätigkeiten steigern und dem Fachkräftemangel entgegenwirken.

3.4 Fazit und Ausblick

Die Akademisierung der Gesundheitsfachberufe ist einer der tiefgreifenden Veränderungsprozesse, die das Gesundheitswesen zukunftsfest machen sollen. Die Widerstände dagegen beruhen zum Teil darauf, dass sie, ebenso wie andere gesellschaftliche Trends, die in Deutschland besonders herausgehobene Rolle der Ärzt*innen infrage stellt. Alle Seiten sind herausgefordert, ein neues Verständnis ihrer Zusammenarbeit zu entwickeln. Ermutigend ist der Bericht von einer Hauptversammlung der Ärztegewerkschaft Marburger Bund im November 2019. Hier betonten die Ärzt*innen ihren Wunsch nach *Unterstützung* durch die Pflege, während die Pflege auf ihre eigenständige professionelle Arbeit fokussierte. Gleichwohl wurde diese Diskussion aber differenzierter und weniger konfrontativ als in der Vergangenheit geführt (Korzilius 2019).

Der Gesetzgeber hat einige Entwicklungen auf den Weg gebracht. Dabei erfolgte die Vollakademisierung der Hebammen im Wesentlichen auf den Druck aus der EU hin. Die Anbindung der Gesundheitsfachberufe an die Telematik-Infrastruktur wird nur halbherzig umgesetzt, da sie Logopädie und Ergotherapie (nach Rechtslage Mai 2020) ausschließt.

Die Verbände der Therapieberufe und die Therapiewissenschaft treiben die Akademisierung voran, forschen an zukunftsfesten Therapie- und Organisationskonzepten und suchen den Anschluss an die internationale Community. Unter den Praktiker*innen in den Berufsgruppen ist die Stimmung heterogen wie in der Ärzteschaft. Deutlich wird dies in den Diskussionen um die Praxisanteile in den Studiengängen sowie der Frage der Vergütung und Wertschätzung nicht-akademisch qualifizierter Berufsangehöriger.

Die Bedürfnisse der Bürger*innen und Patient*innen sowie die Megatrends Digitalisierung, Globalisierung und Neudefinition der Geschlechterrollen werden die Akademisierung der Gesundheitsfachberufe weiter befeuern. Leuchtturmprojekte wie „M@dita" erproben die neue Kultur der Zusammenarbeit auf Augenhöhe.

Literatur

Aiken LH, Sloane D, Griffiths P et al. (2017) Nursing skill mix in European hospitals: cross-sectional study of the association with mortality, patient ratings, and quality of care. BMJ Qual Saf 26, 559–568

Blümke C, Räbiger J, Hansen H, Warnke A, Wasner M, Lauer N (2019) Berufstätigkeit und Berufszufriedenheit von Therapeuten mit hochschulischer Ausbildung – Ergebnisse der HVG-Absolventenbefragung zur Evaluation von primärqualifizierenden Bachelorstudiengängen für therapeutische Gesundheitsfachberufe (Physiotherapie, Ergotherapie, Logopädie). Herausgeber: Hochschulverbund für Gesundheitsfachberufe e.V. (HVG), Berlin

Elsholz U, Jaich R, Neu A (2018) Folgen der Akademisierung der Arbeitswelt. 401. Band der Reihe Study der Hans-Böckler-Stiftung

Friedrichs A, Schaub HA (2011) Academisation of the Health Professions – Achievements and Future Prospects. GMS Z Med Ausbild 28(4), Doc50

Gehrke B, Kerst C (2018) Bildung und Qualifikation als Grundlage der technologischen Leistungsfähigkeit Deutschlands 2018 (Kurzstudie). Studien zum deutschen Innovationssystem Nr. 1–2018

Geissler B (2013) Professionalisierung und Profession: Zum Wandel klientenbezogener Berufe im Übergang zur post-industriellen Gesellschaft. die hochschule 1/2013, 19–32

Hochschulverbund Gesundheitsfachberufe e.V. (HVG, 2018) Antworten des HVG auf den Fragenkatalog der Bund-Länder-Arbeitsgruppe „Gesamtkonzept zur Neuordnung und Stärkung der Ausbildung der Gesundheitsfachberufe". URL: https://www.hv-gesundheitsfachberufe.de/antworten-des-hvg-auf-den-fragenkatalog-der-blag-gesamtkonzept-zur-neuordnung-und-staerkung-der-ausbildung-der-gesundheitsfachberufe/ (abgerufen am 17.01.2020)

Korzilius H (2019) 136. Hauptversammlung des Marburger Bundes. Eine Frau an der Spitze. Dtsch Arztebl C 116, 1692–1694

Labisch A, Tennstedt F (1991) Prävention und Prophylaxe als Handlungsfelder der Gesundheitspolitik im Deutschen Reich (1871–1945). In: Elkeles T, Niehoff JU, Rosenbrock R, Schneider F (Hrsg.) Prävention und Prophylaxe. Theorie und Praxis eines gesundheitspolitischen Grundmotivs in zwei deutschen Staaten 1949–1990. 13–28. Edition Sigma Berlin

Rosenbrock R (1998) Die Umsetzung der Ottawa Charta in Deutschland. Prävention und Gesundheitsförderung im gesellschaftlichen Umgang mit Gesundheit und Krankheit. Veröffentlichungsreihe der Arbeitsgruppe Public Health Wissenschaftszentrum Berlin für Sozialforschung

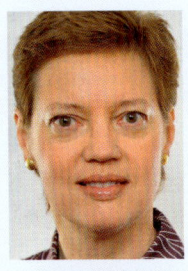

Dr. med. Elisabeth Siegmund-Schultze

Elisabeth Siegmund-Schultze gründete 2016 die medizinische Unternehmensberatung medicoles und arbeitet seitdem für öffentliche und privatwirtschaftliche Institutionen. Sie ist Fachärztin für Frauenheilkunde und Geburtshilfe und studierte berufsbegleitend Gesundheitsökonomie und Organisationsentwicklung. Nach 10 Jahren in der Patientenversorgung übernahm sie 2000–2015 Führungspositionen in der GKV.

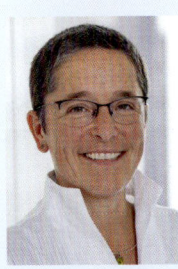

Dr. rer. medic. Katja Stahl

Katja Stahl ist Hebammenwissenschaftlerin und Diplom-Pflegepädagogin. Sie ist als Manager Research & Innovation der OptiMedis AG u.a. in der Versorgungsforschung insbesondere im Bereich der Geburtshilfe, der patientenzentrierten Versorgung und der Patientensicherheit tätig. Außerdem ist sie wissenschaftliche Mitarbeiterin im Studiengang Hebammenwissenschaften an der Universität zu Lübeck.

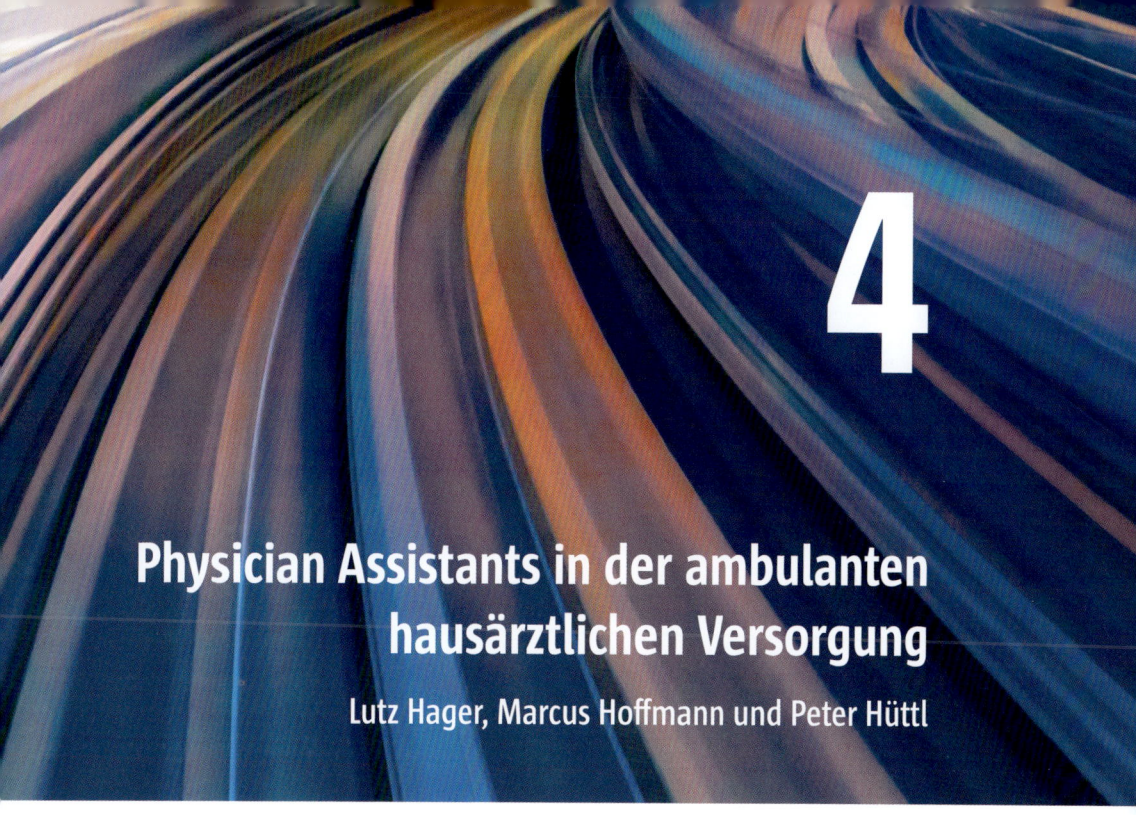

4

Physician Assistants in der ambulanten hausärztlichen Versorgung

Lutz Hager, Marcus Hoffmann und Peter Hüttl

Die Duale Hochschule Baden-Württemberg (DHBW) am Standort Karlsruhe hat 2010 als erste staatliche Hochschule in Deutschland den Studiengang „Physician Assistant (B.Sc.)" unter Leitung von Prof. Dr. Marcus Hoffmann etabliert. Aktuell (Mai 2020) bieten 9 Hochschulen diesen Abschluss an, an weiteren 7 Hochschulen sind Studiengänge in Akkreditierung oder Vorbereitung für den Studienbeginn zum Wintersemester 2020. Bundesweit wurden bisher etwa 900 Physician Assistants qualifiziert. Über 1.000 Studierende sind aktuell in den verschiedenen Studiengängen eingeschrieben.

Das dreijährige Studium versetzt die Absolventen in die Lage, Aufgaben aus dem ärztlichen Tätigkeitsspektrum sowohl im administrativen als auch im patientennahen Bereich in Delegation zu übernehmen. In den USA ist das Berufsbild Physician Assistant (PA) seit nunmehr 50 Jahren etabliert, in den Niederlanden und Großbritannien seit über einem Jahrzehnt. Die Qualifikation von Gesundheitsfachberufen erfolgt international in der Regel auf Hochschulniveau (Klemme et al. 2007; Stöcker 2008). Damit liegt dieser Abschluss im Trend der Akademisierung der Gesundheitsberufe und bietet angesichts der demografischen Herausforderungen, gerade im Bereich der Primärversorgung, eine Entlastung sowie zudem berufliche Entwicklungsmöglichkeiten für Fachkräfte in Gesundheitsberufen.

PAs sind hierzulande in der Regel im stationären Bereich tätig. Im ambulanten und besonders hausärztlichen Bereich sind PAs bisher nur vereinzelt anzutreffen. Dabei spielen Fragen der Qualifizierung, der Delegierbarkeit ärztlicher Leistungen, rechtliche Rahmenbedingungen sowie Einsatzbereiche und die Vergütung eine Rolle. Auf diese Fragen geht der folgende Beitrag ein.

4.1   Ausbildung und Einsatzbereich

Auf dem Deutschen Ärztetag 2008 bekannte sich die Ärzteschaft nachdrücklich zum Zusammenwirken mit Gesundheitsfachberufen und votierte für multiprofessionelle Teams sowie berufsübergreifende Versorgungskonzepte. Im Jahr 2016 sprach sich der 119. Deutsche Ärztetag für ein bundeseinheitlich geregeltes, neu einzuführendes Berufsbild „Physician Assistant" aus. Das Konzeptpapier „Physician Assistant – Ein neuer Beruf im deutschen Gesundheitswesen" der BÄK und der KBV wurde gemeinsam mit Hochschulvertretern, u.a. Prof. Dr. Marcus Hoffmann, erarbeitet und auf dem Deutschen Ärztetag 2017 verabschiedet. Für PAs wurde ein Kompetenzkatalog delegierbarer Tätigkeiten formuliert, der sich aus einem zuvor beschriebenen Tätigkeitsrahmen und festgelegten Studieninhalten ergibt:

- Mitwirkung bei der Erstellung der Diagnose und des Behandlungsplans
- Mitwirkung bei komplexen Untersuchungen und Durchführung von medizinisch-technischen Tätigkeiten, soweit diese nicht speziellen Berufsgruppen vorbehalten sind
- Mitwirkung bei der Ausführung eines Behandlungsplans
- Mitwirkung bei Eingriffen
- Mitwirkung bei Notfallbehandlungen
- Adressatengerechte Kommunikation und Informationsweitergabe
- Prozessmanagement und Teamkoordination
- Unterstützung bei der Dokumentation

Dieser eher abstrakte Rahmen bietet aber noch nicht die notwendige Rechtssicherheit. Daher ist es zielführend, eine größtmögliche Einheitlichkeit des Berufsbildes zu gewährleisten. Infolgedessen wurden für alle Hochschulen in Deutschland Rahmenbedingungen festgelegt. Hierzu gehört, dass eine dreijährige, erfolgreich abgeschlossene Ausbildung in einem Gesundheitsfachberuf vorausgesetzt wird, bevor das Studium, welches mit dem akademischen Grad Bachelor of Science (B.Sc.) abgeschlossen wird, begonnen werden kann. Außerdem wurden verbindliche Studieninhalte definiert. PAs werden in Deutschland bisher vorwiegend im stationären Sektor ausgebildet (Marschall u. Hoffmann 2019; Hoffmann et al. 2018; Blum 2016). Allerdings ist gerade im ambulanten Bereich und insbesondere in der hausärztlichen Versorgung zunehmend ein Mangel entsprechend qualifizierter Fachkräfte zu verzeichnen. Hierauf weist auch BÄK-Präsident, Dr. Klaus Reinhardt, eindrücklich hin und stellt fest, dass es zukünftig Gegenden ohne Hausarzt geben werde. Seit Jahren nimmt außerdem die Zahl qualifizierter Medizinischer Fachangestellter (MFA) kontinuierlich ab. Ein Grund für diese Entwicklung könnte die bisher fehlende Möglichkeit einer akademischen Aus- und Weiterbildung sein. Hierfür spricht auch die zu beobachtende zunehmende Nachfrage von größeren Praxen/Praxisverbünden, MVZ etc. nach PAs. Ein Studienangebot, welches spezifisch auf die Tätigkeit im ambulanten Sektor bzw. auf eine sektorenübergreifende Tätigkeit qualifiziert, existiert allerdings bisher nicht. Daher wurde unter Leitung von Prof. Dr. Marcus Hoffmann eine Expertengruppe eingerichtet. Vertreter der hausärztlichen Praxis sowie Hochschulmitarbeitende des Fachbereichs Gesundheit der DHBW wurden involviert.

4.1.1 Entwicklung eines Kompetenzkatalogs und Weiterentwicklung des PA-Curriculums für den Schwerpunkt ambulante Versorgung

Das Expertenteam diskutierte zunächst über konkrete praktische Anforderungen für die sie durch ihre bisherige Berufsausbildung noch nicht qualifiziert sind. Die Weiterentwicklung des bestehenden Kompetenzkatalogs für PAs wurde in Anlehnung an das Grundlagenmodell zur Curriculumsentwicklung von Kern durchgeführt (Kern et al. 2009). Dieses Grundlagenmodell gliedert sich in sechs Schritte. Dabei werden die Problemdefinition und eine Bedarfsanalyse entwickelt, aus welcher sich ein Kompetenzprofil ableitet. Darauf folgt schließlich die Curriculumsentwicklung und -implementierung.

Die Expertengruppe erstellte zunächst eine Mindmap mit den aus hausärztlicher Sicht identifizierten Anforderungen. Es existieren für PA-Studiengänge bereits von der BÄK und KBV verbindlich vorgegebene Studieninhalte. Der Umfang dieser Inhalte beträgt 140 Punkte nach dem European Credit Transfer System (ECTS). Üblicherweise werden in einem Bachelorstudiengang allerdings 180–210 ECTS-Punkte vergeben. Somit stehen für die Vertiefungsrichtung ambulante hausärztliche Versorgung mindestens 40 ECTS-Punkte zur Verfügung. Da Studienmodule üblicherweise nicht kleiner als 5 ECTS sein sollten, erfolgte eine Zuordnung der in der Mindmap identifizierten relevanten Inhalte auf 8 Module à 5 ECTS-Punkte, die notwendig sind, Studierende adäquat auf die spezifischen Aufgaben und Anforderungen im ambulanten Sektor und hier vor allem in der hausärztlichen Versorgung vorzubereiten (s. Abb. 1).

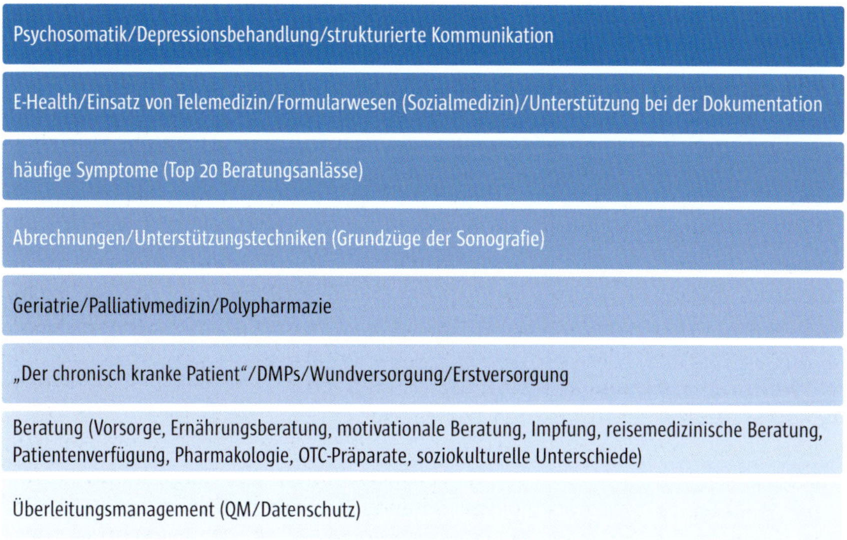

Psychosomatik/Depressionsbehandlung/strukturierte Kommunikation

E-Health/Einsatz von Telemedizin/Formularwesen (Sozialmedizin)/Unterstützung bei der Dokumentation

häufige Symptome (Top 20 Beratungsanlässe)

Abrechnungen/Unterstützungstechniken (Grundzüge der Sonografie)

Geriatrie/Palliativmedizin/Polypharmazie

„Der chronisch kranke Patient"/DMPs/Wundversorgung/Erstversorgung

Beratung (Vorsorge, Ernährungsberatung, motivationale Beratung, Impfung, reisemedizinische Beratung, Patientenverfügung, Pharmakologie, OTC-Präparate, soziokulturelle Unterschiede)

Überleitungsmanagement (QM/Datenschutz)

Abb. 1   Module im PA-Curriculum zur Spezialisierung im ambulanten Sektor

4.1.2 Festlegung sonstiger Rahmenbedingungen

Die wichtigste Zielgruppe für eine akademische Weiterqualifizierung im ambulanten Sektor sind die MFA. Bei vorliegender Hochschulzugangsberechtigung kann im Prinzip direkt im Anschluss an die Ausbildung zur MFA mit dem Studium begonnen werden. Der Anteil der MFA mit Abitur oder Fachhochschulreife ist allerdings derzeit noch gering. Eine Zulassung zum Studium für beruflich Qualifizierte ist allerdings gemäß Landeshochschulgesetz Baden-Württemberg § 58 Abs. 2 auch mittels einer Eignungsprüfung möglich. Die Zulassung zur Eignungsprüfung erfolgt, wenn eine dreijährige Berufserfahrung in einem Gesundheitsberuf vorgewiesen werden kann.

Um mit dem Studienangebot auch MFA mit langjähriger Berufserfahrung und insbesondere denjenigen Fachkräften, welche bereits eine Weiterbildung zur NäPa, VERAH etc. absolviert haben, gerecht zu werden, wurde im Expertengremium die Möglichkeiten der Anrechnung von entsprechenden Vorleistungen diskutiert. Der Eignungstest wäre so zu gestalten, dass er als Äquivalenzprüfung genutzt werden kann. Mit erfolgreich absolvierter Äquivalenzprüfung wäre dann eine Verkürzung der Studiendauer denkbar und ein Einstieg in das 3. oder 4. Semester möglich (s. Abb. 2).

Für die Wahlmodule innerhalb des PA-Studiums wird die Bezeichnung „Medizinische Praxisassistenz (MPA)" vorgeschlagen. Dieser Titelzusatz ist in Analogie zu bereits etablierten Gesundheitsfachberufen, insbesondere zur MFA zu sehen.

Durch die inzwischen von BÄK und KBV festgelegten inhaltlichen und strukturellen Vorgaben für PA-Studiengänge ist dieser als besonders geeigneter Rahmen anzusehen. Verschiedene Akteure des Gesundheitssystems beschreiben das PA-Konzept für Gesundheitsfachberufe, insbesondere MFA als eine Perspektive für die Berufsentwicklung und Anschlussfähigkeit an den Hochschulbereich. Zudem wies der Wissenschaftsrat bereits 2012 darauf hin, dass in Gesundheitsfachberufen eine Akademisierungsquote von 10–20% anzustreben ist, um den veränderten Herausforderungen in der direkten Patientenversorgung gerecht zu werden.

Fortbildungsprogramme, wie VERAH oder NäPa, zielen allesamt darauf ab, ärztliche Tätigkeiten im hausärztlichen Bereich delegieren zu können. Haupttätigkeitsfelder dieser Fachkräfte sind neben der Übernahme von Hausbesuchen die Beratung und Unterstützung von Patienten, die Erhebung von diagnostischen Parametern wie Blutdruck- oder Blutzuckermessungen und Case Management (Mergenthal et al. 2013). Durch den Einsatz dieser nicht-akademisch weitergebildeten Fachkräfte konnte in verschiedenen

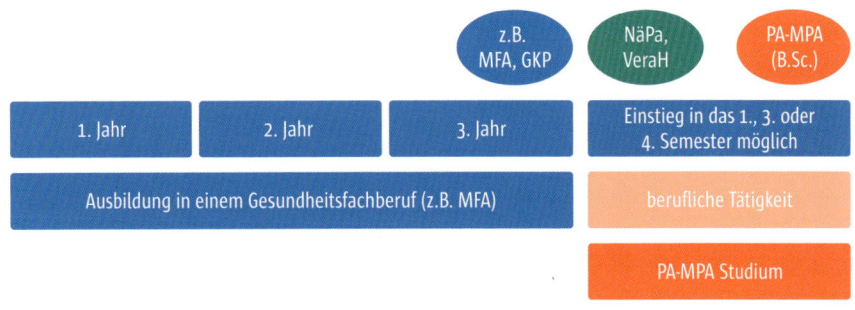

Abb. 2   Zeitlicher Ablauf und Einmündungsmöglichkeiten

Studien eine verbesserte Patientenversorgung nachgewiesen werden. Insbesondere führt deren Einsatz zu einer Umverteilung von Tätigkeiten und somit zu einer zeitlichen Entlastung von Ärzten in den Hausarztpraxen. Zum anderen können chronisch Kranke durch die kontinuierliche Betreuung und einen zusätzlichen Ansprechpartner profitieren (Mergenthal et al. 2015; van den Berg et al. 2009; Mergenthal et al. 2013).

Die Studienrichtung MPA stellt somit eine geeignete Ergänzung zu den bisher vorwiegend nicht-akademischen Weiterbildungen dar und baut nahtlos auf den Vorgaben der BÄK und KBV auf. Durch verschiedene Qualifikationswege und eine akademische Weiterbildungsperspektive für MFA kann die Qualität der Versorgung im ambulanten Sektor aufrechterhalten und evtl. sogar verbessert werden. Im Vergleich zu den etablierten Fortbildungsprogrammen im ambulanten Sektor erwerben PAs eine deutlich umfangreichere theoretische und praktische Qualifikation und sind daher in der Lage, auch komplexere Sachverhalte zu erfassen und zu bearbeiten. Da PAs grundsätzlich und ausschließlich in Delegation eines Facharztes handeln, ist die teilweise immer noch geäußerte Befürchtung einiger Berufsverbände, ärztliche Leistungen können nach und nach auf diese Berufsgruppe übertragen werden, unbegründet.

4.2   Rechtliche Voraussetzungen

Eine konkrete gesetzliche Grundlage, was im Rahmen der Delegation auf PAs zulässig ist, existiert nicht. Man muss also auf dasjenige zurückgreifen, was grundsätzlich im Zusammenhang mit der Übertragung ärztlicher Leistungen auf nicht-ärztliche Mitarbeiter gilt. Einigkeit besteht insofern, dass es nicht um die Übertragung ärztlicher Tätigkeiten zur eigenverantwortlichen und dauerhaften Leistungserbringung im Sinne einer Substitution (und damit einhergehenden Heilkundeausübung) gehen soll, sondern lediglich um die assistierende Hilfeleistungserbringung im Rahmen der Delegation. Dass eine solche Delegation zulässig ist, ergibt sich bereits aus dem Gesetz: Nach § 28 Abs. 1 S. 2 SGB V umfasst die ärztliche Behandlung auch die Hilfeleistung anderer Personen, die von einem Arzt angeordnet oder von ihm zu verantworten ist.

4.2.1   Einsatz des PA im Rahmen gesetzlicher Grundlagen

Obgleich eine klassische rechtliche Grundlage nicht existiert, gibt es Anhalte, was zulässig sein muss, wie etwa die Richtlinie des Gemeinsamen Bundesausschuss zur häuslichen Pflege für den hausärztlichen Dienst oder die Heilkundeübertragungsrichtlinie im Rahmen von Modellvorhaben nach § 63 Abs. 3c SGB V. Der explizite Arztvorbehalt wird lediglich in wenigen Einzelfällen gesetzlich für bestimmte Leistungen definiert wie bspw. bestimmten Infektionskrankheiten sowie Schwangerschaftsabbrüchen. Jenseits dessen existieren aber keine konkreten gesetzlichen Maßgaben zur Arbeitsteilung im Rahmen der Delegation.

> *Es gilt daher nach wie vor der Grundsatz, dass delegationsfähig nur Verrichtungen sind, die nicht aufgrund ihrer Schwierigkeit, ihrer Gefährlichkeit oder wegen der Unvorhersehbarkeit etwaiger Reaktionen ärztliches Fachwissen voraussetzen und deshalb vom Arzt persönlich durchzuführen sind.*

Die Delegation ärztlicher Aufgaben an nicht-ärztliches Personal ist also grundsätzlich nur dann zulässig, wenn sie nicht dem ärztlichen Personal vorbehalten sind. Dabei ist dort die Grenze zu ziehen, wo die betreffende Tätigkeit gerade eigene Fähigkeiten und Kenntnisse des Arztes bedingt. Der Bundesgerichtshof (BGH) hat hier insoweit bereits 1975 (BGH, NJW 1975, 2245f.) folgenden Grundsatz aufgestellt:

> *„Damit kann sich eine Pflicht des Arztes, solche Tätigkeiten im Einzelfall persönlich auszuüben, nicht schon aus der Schwere der Gefahren ergeben, die eine unsachgemäße Ausführung mit sich bringen kann. Ein persönliches Eingreifen des Arztes ist vielmehr grundsätzlich nur zu fordern, wo die betreffende Tätigkeit gerade dem Arzt eigene Kenntnisse und Kunstfertigkeiten voraussetzt.“*

So hat sich recht schnell eine Unterscheidung in drei Gruppen herauskristallisiert, wonach die grundsätzlich nicht delegationsfähigen, die im Einzelfall delegationsfähigen und die im Allgemeinen delegationsfähigen ärztlichen Leistungen voneinander zu unterscheiden sind.

Problematisch ist allerdings, dass dieser juristische Rahmen im Einzelfall mit konkret zu benennenden zulässigen Tätigkeiten ausgefüllt werden muss. Zu beachten gilt es auch, dass es bei der Beurteilung der Zulässigkeit der Delegation insbesondere auf den Zustand des Patienten und die Qualifikation des Mitarbeiters ankommt.

Die Grenzen der Delegation sind heute schon weiter zu ziehen als noch vor vielen Jahren. Denn mit der zunehmenden Qualifikation und insbesondere auch der neuen Berufsbilder, wie des PAs, weitet sich automatisch der Rahmen. Dass die Ausbildung die zentrale Rolle bei der Beurteilung spielt, hat nunmehr auch der Gesetzgeber erkannt, wenn er im Krankenpflegegesetz (KrPflG) in § 1 Abs. 1 S. 2 Folgendes ausführt:

> *„Personen mit einer Erlaubnis nach Satz 1, die über eine Ausbildung nach § 4 Abs. 7 verfügen, sind im Rahmen der in dieser Ausbildung vermittelten erweiterten Kompetenzen zur Ausübung der heilkundlichen Tätigkeiten berechtigt.“*

Es ist daher davon auszugehen, dass man den Angehörigen eines Pflegeberufes, die beispielsweise die Zusatzausbildung zum PA absolviert haben und auch mittels einer Prüfung erfolgreich abgeschlossen haben, unter Berücksichtigung des Gesetzestextes nicht die Befähigung und damit Befugnis absprechen kann, diese materiellen Kenntnisse auch einzusetzen (Gaidzik u. Weimer 2017). Deutlicher wird dies noch, wenn man sich die Gesetzesbegründung zum Modellvorhaben nach § 63 Abs. 3c SGB V ansieht. Hier betont der Gesetzgeber in der Begründung, dass berufsrechtlich die zusätzlich erworbenen Kompetenzen nicht auf Tätigkeiten im Rahmen der gesetzlichen Krankenversicherung beschränkbar sind, da die Ausbildung eine grundlegende Kompetenz vermittelt, die generell und dauerhaft den Zugang zum erlernten Beruf und damit die Ausübung der erlernten heilkundlichen Tätigkeiten gestattet. Des Weiteren macht der Gesetzgeber deutlich, dass diese Möglichkeiten der Delegation, die bereits bestehen, in der Vergangenheit nicht umfassend genutzt wurden (Böhme 2019). Das zeigt, dass der Gesetzgeber den Einsatz der erlernten Fertigkeiten jenseits von Modellvorhaben wünscht. Dies spielt insbesondere dann eine Rolle, wenn man betrachtet, was im Rahmen dieser Modellvorhaben als delegationsfähige Leistungen angesehen wird. Dies erweitert den möglichen Leistungskatalog, da nicht nur im Rahmen von Modellvorhaben gewisse Leistungen delegiert werden können, sondern daraus eine grundsätzliche Zulässigkeit resultiert, wie sich aus den vorzitierten Gesetzesbegründungen ergibt. Gleichwohl ändert dies nichts daran, dass der Arzt diejenigen Leistungen, die er nur höchstpersönlich erbringen kann, nicht delegieren darf. Dazu gehören die Anamnese, die Indikationsstellung, die Untersuchung des Patienten einschließlich invasiver diagnostischer Leistungen, das Stellen der Diagnose, die Aufklärung und Beratung des Patienten, die Entscheidung über Therapie und die Durchführung invasiver Therapien einschließlich der Kernleistungen operativer Eingriffe. Der Bundesgerichtshof entschied bereits 1984 (BGH, Urteil 10.01.1984, Az.: VI ZR 158/82), dass der Arzt bei der Delegation nach wie vor die sogenannte Anordnungs- und Anweisungsverantwortung trägt und dabei die Gefahrgeneigtheit der durchzuführenden Tätigkeit, die Schutzbedürftigkeit des Patienten auch unter Berücksichtigung der Komplikationsdichte und etwaigen Behandlungsschwierigkeiten sowie die Qualifikation des PA berücksichtigen muss. Er haftet demgemäß für seine Auswahl. Der PA wiederum hält nach der Rechtsprechung der Oberlandesgerichte Stuttgart (OLG Stuttgart, Urteil 20.08.1992, Az.: 15 U 3/92) und Köln (OLG Köln, Urteil 02.12.1992, Az.: 27 U 103/91) die Übernahme- und Durchführungsverantwortung inne. Dies bedeutet, wenn er eine auf ihn zulässig delegierte Leistung übernommen hat, trägt er auch die Verantwortung dafür, dass im Rahmen seiner Leistung alles ordnungsgemäß durchgeführt wird. Er hat aber darüber hinaus auch die Remonstrationspflicht, wenn er der Auffassung ist, dass er die Leistung nicht erbringen kann oder darf. Er hat zudem die Pflicht, bei auftretenden Komplikationen unmittelbar den Arzt hinzuzurufen. Eine Haftung ist dann unmittelbar auch beim PA gegeben.

4.2.2 Auf den PA delegierbare Leistungen

Da der oben dargestellte Rahmen delegierbarer ärztlicher Leistungen keinen präzisen Leitfaden für die Praxis abbildet, kann folgender Beispielkatalog gestaltet werden:

- standardisierte Erhebung der Anamnese, wenn eine spätere Überprüfung und ggf. Ergänzung im Patientengespräch durch den Arzt erfolgt
- Unterstützung bei der Vermittlung und Erläuterung standardisierter Informationsmaterialien im Zusammenhang mit der Aufklärung, wenn eine spätere Überprüfung und ggf. Ergänzung durch den Arzt im persönlichen Gespräch mit dem Patienten erfolgt
- Datenerfassung und die Kommunikation von Untersuchungsergebnissen und Therapieerfolgen
- Unterstützung des Arztes bei Erstellung von schriftlichen Mitteilungen, wie bspw. der Vorbereitung eines standardisierten Arztbriefes, bei späterer Kontrolle durch den Arzt
- Labordiagnostik (allgemeine Laborleistungen, technische Aufarbeitung und Beurteilung von Untersuchungsmaterial, Durchführung labortechnischer Untersuchungsgänge, humangenetische Leistungen)
- unterstützende Leistungen bei der Diagnostik (Blutentnahme kapillar sowie venös, [Langzeit-]Blutdruckmessung, [Langzeit-]EKG, Lungenfunktionstest, Pulsoxymetrie, Blutgasanalysen und Erhebung weiterer Vitalparameter)

Angesichts der Tatsache, dass beispielsweise auch szintigrafische Untersuchungen delegierbar sind, bestehen aus Sicht der Verfasser keine Bedenken dagegen, dass man ebenfalls standardisierte Untersuchungstechniken (EKG, Sonografie, Karotisduplex) delegiert. Sofern die entsprechenden Kenntnisse dafür gegeben sind und die entsprechenden Aufzeichnungen und Speicherungen anschließend vom Arzt validiert werden. Jegliche Art der subkutanen und intramuskulären Injektionen gilt als regelhaft delegationsfähige Leistung. Gleiches gilt für Blutentnahmen. Sofern die initiale Wundversorgung durch einen Arzt erfolgt ist, kann die weitere Wundversorgung nach Rücksprache mit dem Arzt erfolgen. Hierzu zählen selbstverständlich auch Verbandwechsel jeglicher Art, wenn sichergestellt ist, dass bei Auffälligkeiten der Arzt hinzugezogen wird. Aber auch eine Versorgung von Wunden im Sinne von Debridement etc. muss zulässig sein. Die standardisierte Kontrolle der präoperativen Diagnostik und Kommunikation mit Vorschlägen der Diagnostik an den Arzt ist ebenfalls zulässig. Denn im Zusammenhang mit dem Krankheitsbild des Diabetes mellitus Typ 2 wurde diesbezüglich bereits vom GBA den Pflegekräften eine umfassende Kompetenz in die Prozesssteuerung und Durchführung der therapeutischen Maßnahmen zugebilligt. Das Entfernen von Portnadeln ist daher ebenso delegationsfähig, wie die Pflege und das Ziehen von Drainagen. Die Umsetzung des Therapieplans, insbesondere die Prozesssteuerung und die Durchführung im Sinne eines Monitorings durch den PA kann nicht zu beanstanden sein.

Die vorbenannten Beispiele ergeben sich aus der Heilkundeübertragungsrichtlinie bzw. aus der Anlage 24 zum BMV-Ä, unter der Voraussetzung der notwendigen Qualifikation des nicht-ärztlichen Mitarbeiters und der Einwilligung des Patienten

Eine direkte Antwort auf jedwede Fragestellung findet man in der Rechtsprechung derzeit noch nicht. Bereits aus der Entscheidung des BGH aus dem Jahr 1979 (BGH, Urteil 08.05.1979, Az.: VI ZR 58/78) wird aber deutlich, dass die zentrale Fragestellung im Zusammenhang mit der Zulässigkeit der Delegation im Einzelfall insbesondere auch diejenige ist, ob die entsprechende Qualifikation vorliegt. Diesen Aspekt hat die Rechtsprechung stets zur Beantwortung der Frage herangezogen, ob die Delegation einer Einzelleistung juristisch zulässig ist. Selbst wenn Eingriffe grundsätzlich einmal in den Verantwortungsbereich des Arztes gehören, so wird man immer fragen müssen, ob es sich tatsächlich um eine Tätigkeit handelt, die aufgrund ihrer Schwierigkeit, Gefährlichkeit oder Unvorhersehbarkeit zwingend von einem Arzt erbracht werden muss oder ob sie nicht vielmehr aufgrund der vermittelten Qualifikation nicht auch vom PA durchgeführt werden kann.

4.3 PA in der Praxis

Sowohl seitens der Ausbildung als auch der rechtlichen Ausgestaltung sind die Voraussetzungen für die Etablierung von PAs im hausärztlichen Bereich gegeben. Was braucht es also zusätzlich? Zuallererst wohl eine gängige Bezeichnung. Die wörtliche Übersetzung „Arztassistent" trifft zurecht auf Vorbehalte, da sie dem bereits besetzten Begriff „Assistenzarzt" gleicht. Der „medizinische Praxisassistent" (s.o.) scheint besser zu passen, dennoch muss auch diese Bezeichnung als vorläufig angesehen werden. Von der Bezeichnung leitet sich die „Einordnung" in die arbeitsteilige Organisation der Hausarztpraxis ab und damit zusammenhängend auch das Auftreten gegenüber den Patienten. Orientiert man sich am umfassenden Aufgabenspektrum, liegt es nahe, PAs dem ärztlichen Bereich zuzuordnen. Dabei kann eine Analogie zur Apotheke hergestellt werden. Dort ist für den Kunden nur am Namensschild ersichtlich, ob vor ihm eine PTA oder ein approbierter Pharmazeut steht. Dabei ist die Sicherheit gegeben, dass die PTA jederzeit unter pharmazeutischer Aufsicht steht und ein approbierter Pharmazeut für ihn verfügbar ist, wenn die Situation es erfordert. Aus dieser Analogie wird auch ersichtlich, dass ablehnende Stellungnahmen zum PA mit dem Argument der geplanten Substitution zu kurz greifen. Zum einen ist die Substitution keineswegs angestrebt und zum anderen sind die Möglichkeiten der Delegation im Lichte der Ausbildung zum PA bei Weitem nicht ausgeschöpft, was eine Diskussion über die Substitution entbehrlich macht. Ein klarer Rahmen der auf den PA delegationsfähigen Leistungen bringt bereits den Vorteil des rechtssicheren Handelns sowohl in haftungs- wie auch in vergütungsrechtlicher Hinsicht mit sich. Hinsichtlich der Vielzahl von Aufgaben und Berufsbildern im Gesundheitswesen ist eine multiprofessionelle und interdisziplinäre Zusammenarbeit längst angebracht. Dass dies jeweils eine von Personen und Bedarfen abhängige Ausgestaltung annimmt, ist bereits im Zusammenhang mit den rechtlichen Rahmenbedingungen sichtbar geworden.

Abschließend sei aber noch eine sine qua non für die Ausschöpfung des Potenzials von PAs genannt: die Vergütung. Im privatärztlichen Versorgungsbereich ist die Vergütung durch die GOÄ unproblematisch. Anders jedoch im EBM: Durch den EBM werden die abrechnungsfähigen Leistungen in ihr wertmäßiges Verhältnis gesetzt, welches in Punkten ausgedrückt wird. Eine Auffälligkeitsprüfung durch die KV schlägt an, wenn bspw. die Gesamtfallzahl um mehr als 20% zum Vorjahresquartal gesteigert wurde. Der Arzt muss dann begründen, welche Umstände zu dem erhöhten Abrechnungsvolumen geführt haben. Eine sehr viel weiterreichende Delegation von Aufgaben an einen PA sprengt absehbar diese Musterrechnung. Eine kurzfristige und im Einzelfall taugliche Lösung kann es sein, der zuständigen KV vorauslaufend die Beschäftigung eines PAs anzukündigen und eine Sondergenehmigung einzuholen. Zielführender ist es vielmehr, auch hier einen Paradigmenwechsel vorzunehmen: Anstatt Arztleistungen sollten künftig Praxisleistungen zugrunde gelegt werden. Um dabei nicht erneut in die Falle von defacto Vorgaben für eine Praxisorganisation zu laufen, die effizienteren Ausdifferenzierungen im Wege stehen, sollte darauf verzichtet werden, neue fiktive Planwerte anzusetzen.

Dies macht deutlich, dass die Diskussion um den PA weit über die Einführung eines neuen Berufsbildes hinausgeht und in die Debatten um neue Konzepte der Primärversorgung hineinführt.

> *Entscheidend ist: Mithilfe von PAs können insgesamt mehr Patienten versorgt werden. Gleichzeit hat der Arzt mehr Zeit, seine Aufmerksamkeit auf besonders behandlungsbedürftige Patienten zu richten.*

Es ist der absehbare Bedarf, der zu einem starken Anwachsen von PAs im hausärztlichen Bereich in den kommenden Jahren führen wird. Das ist eine gute Nachricht für die Stärkung der Primärversorgung.

Literatur

Blum K (2016) Der Arztassistent (Physician Assistant): Evaluation einer neuen Qualifikation im deutschen Gesundheitswesen. Gutachten des Deutschen Krankenhausinstituts (DKI) im Auftrag der Dualen Hochschule Baden-Württemberg. DKI, Düsseldorf

Böhme H (2019) Intravenöse Applikation von Chemotherapie durch Pflegepersonal. Pflege- & Krankenhausrecht 22(1), 4ff

Gaidzik W, Weimer T (2017) Krankenhausrecht 2017. Huster/Kaltenborn. C.H. Beck Verlag: 519

Hoffmann M, Arnegger S, Mend B, Hoffmann R, Marschall T (2018) Physician Assistants in der Chirurgie: Ein junges Berufsbild aus Absolventensicht. Der Unfallchirurg 121, 502–509

Kern DE, Thomas PA, Hughes MT (2009) Curriculum Development for Medical Education – A Six-Step Approach. Johns Hopkins University Press Baltimore, Maryland

Klemme B, Geuter G, Willimczik K (2007) Physiotherapie – über eine Akademisierung zur Profession. Physioscience 3(2), 80–87

Mahler C, Karstens S, Roos M, Szecsenyi J (2012) Interprofessionelle Ausbildung für eine patientenzentrierte Versorgung der Zukunft. Die Entwicklung eines Kompetenzprofils für den Bachelor-Studiengang „Interprofessionelle Gesundheitsversorgung". Z. Evid. Fortbild. Qual. Gesundh. Wesen (ZEFQ) 106, 523–532

Marschall T, Hoffmann M (2019) Eine neue Berufsgruppe kommt in der Praxis an: Erste Erkenntnisse über Einsatzgebiete, Tätigkeiten und Gehalt von Physician Assistants/Arztassistenten in Deutschland. Das Gesundheitswesen 81(01), 9–16

Mergenthal K, Beyer M, Corina G et al. (2013) Evaluation des VERAH-Einsatzes in der Hausarztzentrierten Versorgung in Baden-Württemberg. Z. Evid. Fortbild. Qual. Gesundh. Wesen 107, 386–393

Mergenthal K, Leifermann M, Beyer M et al. (2015) Delegation hausärztlicher Tätigkeiten an qualifiziertes medizinisches Fachpersonal in Deutschland – eine Übersicht. Gesundheitswesen 77, e62-e68

Neurath M, Lohse AW (Hrsg.) (2015) Checkliste Anamnese und klinische Untersuchung. Georg Thieme Verlag Stuttgart, New York

Robert Bosch Stiftung (2011) Memorandum Kooperation der Gesundheitsberufe. Qualität und Sicherstellung der zukünftigen Gesundheitsversorgung. Robert Bosch Stiftung GmbH Stuttgart

Stöcker G (2008) Wo steht Deutschland: Pflegeausbildung im europäischen Vergleich. Heilberufe 60(8), 56–60

van den Berg N, Meinke C, Heymann R et al. (2009) AGnES: Hausarztunterstützung durch qualifiziertes Praxismitarbeiter: Evaluation der Modellprojekte: Qualität und Akzeptanz. Dtsch Ärzteblatt Int 106, 3–9

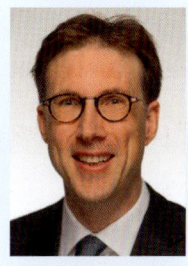

Dr. phil. Lutz Hager

Lutz Hager ist seit 2019 stv. Geschäftsführer der ze:roPRAXEN mit Sitz in Schwetzingen. Zuvor war er als Geschäftsführer der IKK Südwest sowie für eine international führende Unternehmensberatung tätig. Er ist Mitglied im Vorstand des Bundesverbandes Managed Care und der Gesundheitsplattform Rhein-Neckar sowie Mitglied von SCIANA – the health leaders network. Lutz Hager ist promovierter Politikwissenschaftler und lebt in Heidelberg.

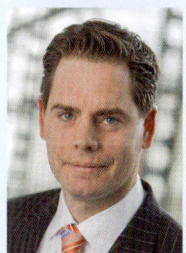

Prof. Dr. med. Marcus Hoffmann

Marcus Hoffmann etablierte den bundesweit ersten Studiengang „Physician Assistant" an einer staatlichen Hochschule. Er war maßgeblich an der Formulierung der Weiterbildungsverordnung „Physician Assistant" des Landes BW beteiligt, welche die Grundlage für die staatliche Anerkennung des Berufsbildes legte. Weiterhin war er Mitglied der Expertengruppe der BÄK und KBV, welche das Konzeptpapier „Physician Assistant – Ein neuer Beruf im Deutschen Gesundheitswesen" erarbeitete.

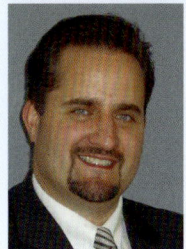

Dr. rer. medic. Peter Hüttl

Peter Hüttl ist als Rechtsanwalt und Fachanwalt für Medizin- und Arbeitsrecht in der Kanzlei Dr. Heberer und Kollegen in München seit beinahe 20 Jahren mit den juristischen Fragestellungen der Leistungserbringer im Gesundheitswesen befasst. Seit der Beruf des Physician Assistant beginnt, in Deutschland Fuß zu fassen, hat er sich mit den damit einhergehenden juristischen Fragestellungen befasst und ist seither auf zahlreichen Veranstaltungen als juristischer Experte aufgetreten und Autor wissenschaftlicher Publikationen. Er ist zudem 2. Vorsitzender von EuroPA-C.

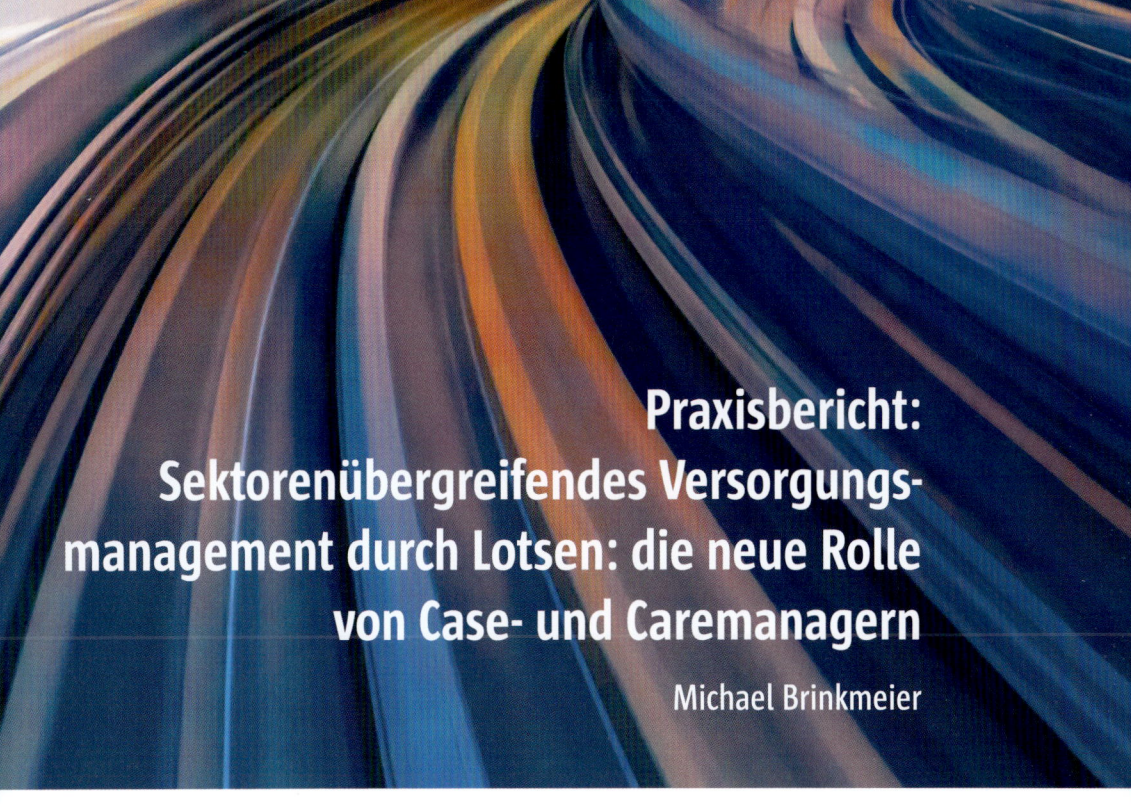

Praxisbericht: Sektorenübergreifendes Versorgungs- management durch Lotsen: die neue Rolle von Case- und Caremanagern

Michael Brinkmeier

Man muss sich manchmal wundern, wie viele Menschen sich zwischen Abendbrot und Zubettgehen heimatzentrierte Fernsehserien anschauen. Wir brauchen unter „Heimat" nun nicht gleich das Schwarzwalddorf verstehen; sie kann sich auch im Großstadtrevier, in der Krankenhausstation XY oder auf dem Traumschiff zeigen. Viele geneigte Leserinnen und Leser, die zu der genannten Tageszeit eher dieses Buch in die Hand nähmen, als den Fernseher für solche Sendungen anzuschalten, tendie- ren in solchem Zusammenhang sicherlich zu der Versuchung einer Meinungsäuße- rung, wie viel oder wie wenig narrativen Tiefgang ein Gehirn abends eigentlich ver- trägt. Das soll aber hier nicht im Mittelpunkt stehen. Vielmehr interessiert uns die Frage, was genau eigentlich in diesen Geschichten die Menschen an das elektronische Lagerfeuer zieht und was das mit sektorübergreifendem Versorgungsmanagement zu tun hat: Unglaublich viel nämlich – und darum lohnt sich neben der näheren Be- schäftigung mit diesem besonderen Aspekt der Zukunft der Arbeit auch ab und zu ein Eintauchen in die Lebenswirklichkeiten der Fernsehzuschauer und uns Fachbuch- leser.

Aber muss man sich wirklich wundern? Betrachten wir einmal den üblichen Story- rahmen in solchen Serien: Da gibt es meist einen Haupterzählstrang und ein, zwei kleinere Geschichten drumherum. Mit jeder Geschichte tauchen andere Personen auf, aber die zentralen Akteure bleiben immer dieselben. Und neben den verschiede- nen mehr oder weniger spannenden Geschichten ist für die Zuschauer eines beson- ders serienbindend: Nämlich wie diese zentralen Akteure, die *(Achtung Test!)* Prof. Brinkmanns, Dirk Matthiesens und Beatrice von Ledeburs, mit den immer wieder neu auftauchenden Menschen umgehen und ihnen dabei entscheidend hel- fen, deren kleine und große Herausforderungen, Probleme und Sorgen zu lösen.

> Das zweite deutsche Fernsehen hat diese Sehnsucht nach der helfenden Hand
> schon längst erkannt und schickt seit nun mehr als zehn Jahren äußerst erfolg-
> reich abendlich eine Dorfhelferin durch ein bayrisches Kleinod. Mit Erfolg: Kons-
> tant sechs Mio. Zuschauer schalten seit Serienstart ein (https://de.wikipedia.org/
> wiki/Frühling_[Fernsehserie]).

Natürlich deckt man damit nebenbei auch die Sehnsucht nach traumhaften Orten,
skurrilen Erlebnissen oder schrägen Typen ab. Aber das ist nicht der Punkt. Wirklich
interessant für unsere Betrachtung sind die dort erzählten Geschichten darum, weil
jeder einzelne Zuschauer genau weiß, dass er am nächsten Morgen eben solche Herausforderungen, Nöte und Probleme in oft noch komplexeren Falllagen wieder vor
der Brust hat. Oder er oder sie kennt welche, bei denen das so ist. Und ab hier kommt
der Unterschied zur fiktiven Welt:

> **Meistens gibt es in der realen Welt niemanden, der einen an die Hand**
> **nimmt und den ganzen Fall managed. Im echten Leben muss man das im-**
> **mer selbst machen, egal, wie komplex die Umstände sind.**

Und so kommen wir langsam zum Thema.

Um Missverständnisse zu vermeiden: Natürlich kümmert sich eine Pflegekraft, ein
Suchtberater oder ein Hausarzt um jeden, der zu ihr oder ihm kommt, und versucht
in der Regel, möglichst breit zu helfen. Aber diese Professionen sind allesamt in
ihrem Aufgaben- und Wirkungsbereich begrenzt, denn im Kern dürfen sie nur pflegen, eine Suchtberatung durchführen oder nach der Stethoskopverwendung eine
Facharztüberweisung schreiben. Selbst wenn sie wollten oder sogar könnten, sie
dürfen meist nicht mehr tun: Die Entgeltordnung oder irgendwelche Haftungsfra-
gen weist alle Versuche, über den eigenen Kompetenzbereich hinaus zu wirken,
schnell in ihre Schranken. Und wenn nicht, kommt der Datenschutz drohend um
die Ecke. *(Im Film ist das den oben genannten Protagonisten meistens egal, genau das macht sie
zu Helden.)*

Die Ursache des Problems liegt in der Struktur unseres Gesundheits- und Sozialsys-
tems. Es ist nicht auf die zu lösende, meist komplexe Situation des Betroffenen ausgerichtet, sondern auf einzelne Angebote als Teilmenge des Falls. Denn historisch
haben sich die Sozialgesetzbücher entlang damals noch weniger Grundprobleme
ausgebildet, wie Arbeitslosigkeit, Krankheit oder Altersarmut. Im Laufe der Jahrzehnte kamen immer mehr und immer differenziertere Angebote hinzu – und damit
auch die Anbieter. Diese agieren jedoch nur innerhalb ihres eigenen Rahmens, bzw.
sie dürfen nur so agieren.

Für die Betroffenen ist dies nicht nur anstrengend oder unangenehm, sondern kann
zu schlimmen Folgen führen.

> Das zeigte sich in erschreckender Weise bei dem mehrfachen Kindesmissbrauch in
> Lügde: Im dazu eingerichteten Untersuchungsausschuss wurde der Sozialpäda-

goge, der bei dem (damals noch nicht als solchen erkannten und mittlerweile ver-
urteilten) Täter nach dessen Pflegekind schaute, gefragt, ob es bei niemandem
Fragen aufwerfe, wenn ein alleinstehender, arbeitsloser Mann, der auf einem
Campingplatz lebt, Pflegevater einer Siebenjährigen werde. Die Antwort des So-
zialpädagogen: „Mein Raster ist: Gibt es Anzeichen für eine Kindeswohlgefährdung?" Die sah er nicht. Vielmehr: „Wenn das Jugendamt ein Pflegeverhältnis genehmigt, stelle ich das nicht infrage." Im Bericht las man dazu: Die Ausschussmit-
glieder zeigten sich erschüttert (dpa 2020).

Sicherlich erschütterte diese Aussage nicht nur die Untersuchungsausschussmitglie-
der. Wenn das sektorierte, anbieter- und zuständigkeitsorientierte Gesundheits- und
Sozialwesen solche Folgen zeitigt, dann haben wir ein Systemproblem.

> **!** Unser eigentlich gut ausgebautes Hilfesystem erstickt an der eigenen Kom-
> plexität. Die Betroffenen selbst sind offensichtlich nicht in der Lage, diese
> Komplexität zu durchdringen, und die professionellen Akteure wollen, kön-
> nen oder dürfen es nicht.

Szenenwechsel: Ein Mensch erleidet einen Schlaganfall. Nichts ist mehr für ihn und
seine Familie so wie vorher. Er muss damit rechnen, für den Rest seines Lebens mit
Behinderungen und mit der Furcht vor einem erneuten Schlaganfall zu leben. Sein
Lebensumfeld droht, sich zu verändern: Den Beruf kann er nicht mehr ausüben,
Freunde wenden sich ab. Und von den existierenden Hilfeangeboten hat er vielleicht
mal gehört, aber wer hilft ihm dabei, die vielen Dinge zu sortieren, die jetzt organisiert werden müssen?

Falls dieser Mensch in Ostwestfalen-Lippe (OWL) lebt, hat er Glück. Denn dort tritt
noch in der Akutklinik ein sogenannter Lotse (meist eine Lotsin) an sein Krankenbett
und fragt: „Soll ich mich um Sie kümmern? Das ist freiwillig und kostenfrei. Ich bin
ein Jahr professionell für Sie da und lotse Sie durch diese Zeit, damit Sie bald wieder
ein möglichst gutes Leben führen können." Diese Lotsen sind Case- und Caremanager. Dies ist ein von der Fachgesellschaft DGCC zertifiziertes Berufsbild, das es ermöglicht, für den Betroffenen einen roten Faden durch seine komplexe Lebenslage
zu ziehen, dies mit dem Ziel, nach der Betreuungszeit konkrete Gesundheits- und
Teilhabeziele zu erreichen. Case- und Caremanagement (CM) gibt es nicht nur für
die Indikation Schlaganfall, wo es in STROKE OWL, einem großen Projekt des Innovationsfonds, in der Region OWL in die Fläche gebracht wird. Lotsenartige Tätigkeiten gibt es quer durch verschiedene Indikationen und vor allem im Sozialwesen, wo
es seinen Ursprung hat.

Das Berufsbild des Case- und Caremanagers ist wissenschaftlich gut hinterlegt. Im
Kern kann man sich diese Lotsen als eine Art Avatar vorstellen: Sie wissen alles und
können alles, was dem Betroffenen selbst verwehrt ist. Aber sie handeln in seinem
Auftrag und koordinieren die gesamte Versorgung. Strikt betrachtet sammeln und
verarbeiten die Lotsen versorgungsrelevante Informationen nur und geben diese an
die anderen Akteure weiter. Dabei können die Lotsen keinem Arzt vorschreiben, wel-

che Medikamente er zu verordnen hat. Aber die Lotsen haben als einzige alle versorgungsrelevanten Daten, weil dies der Betroffene so will. Und sie arbeiten nicht nur sektorübergreifend, sondern sektorunabhängig. Das macht sie faktisch zu den mächtigsten Akteuren im System.

Die Wirkung dieser Lotsentätigkeit zeigt sich auf drei Ebenen:

- Zum einen sollen der Gesundheitszustand des Betroffenen und seine Teilhabemöglichkeiten verbessert werden; das ist das Primärziel.
- Zweitens verbessert sich rein operativ die Zusammenarbeit aller Akteure in der Region; hier magnetisiert der Lotse quasi die Ausrichtung aller hin zum Betroffenen und seinen Zielen.
- Und drittens liefern die durch den Lotsen generierten sog. Patient Journey-Daten der Wissenschaft und auch den politischen Entscheidungsträgern Einblicke in die Struktur der realen Versorgung, wie es sie in dieser Form noch nie gegeben hat.

Das rechtfertigt auch aus Sicht der Sozialversicherungsträger mehr und mehr diese Tätigkeit, die je nach Fall in der Summe etwa 500 bis 1.000 Euro kostet. Eine wichtige Frage ist dabei: Wo siedelt man diesen Beruf rechtlich und operativ an? Es gibt ja schon an verschiedenen Stellen Case- und Caremanager, aber diese sind derzeit eher prekär aus den verschiedensten – oft unpassenden – Töpfen finanziert. Von einer strukturierten Leistungserbringung sind wir noch weit entfernt.

Hier ist nun der Mut der Politik gefragt. Wenn Lotsen sektorunabhängig, also strikt betroffenenzentriert, handeln sollen, dürfen sie nicht einer bestimmten Leistungserbringergruppe untergeordnet werden. Dies würde wegen des Wissensvorsprungs der Lotsen die bestehenden Ungleichgewichte in der Versorgung nur verstärken. Die Antwort liegt in einer regional institutionalisierten Struktur, gegen die der individuelle Anspruch auf einen Lotsen besteht. Das kann die Kommune selbst sein oder eine von ihr überwachte Case Management-Gesellschaft in der Trägerschaft der Leistungserbringergemeinschaft. Die Finanzierung erfolgt durch einen Lotsenfonds des Bundes, in welchen die Versicherungsträger der verschiedenen Sozialgesetzbücher nach einem bestimmten Schlüssel einzahlen und der über die Länder auf die Lotsenregionen verteilt wird. Ob die Lotsinnen und Lotsen bei einer CM-Gesellschaft angestellt sind oder freiberuflich arbeiten, kann jede Region selbst entscheiden. Auf diese Weise bringt man Struktur und Steuerungsmöglichkeiten in diese wichtige Koordinationsaufgabe ein.

Aus gesetzgeberischer Sicht ist ein Lotsengesetz ein Artikelgesetz, welches im SGB I den grundsätzlichen Anspruch auf Case- und Caremanagement bei komplexen Lebenslagen festschreibt und in den anderen SGBs diese verbindlich, aber flexibel präzisiert. Dieses Lotsengesetz wird als Entwurf derzeit in den politischen Diskurs hineingegeben. Man muss damit rechnen, dass es noch einige Jahre dauert, bis es verabschiedet wird und in der Fläche zum Tragen kommt. Aber wenn es dann da ist, wird es das Gesundheits- und Sozialwesen von Grund auf verändern: Wenn ein Mensch in Not ist, bekommt er jemanden zur Seite, der sagt: Ich lotse dich, ich bin dein Fürsprecher, ich bin für dich da.

P.S. Besuchen Sie doch mal wieder Ihre Patentante für einen gemeinsamen Fern-
sehabend. Es lohnt sich bestimmt.

Literatur

dpa (2020) Zustände „Weit entfernt von Kindeswohlgefährdung". Die Glocke 140(27), 4

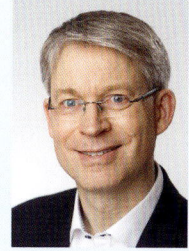

Dr. Michael Brinkmeier

1988–92 Studium der Physik in Paderborn, Göttingen und Los Angeles. Promotion 1996 am MPI für biophysikalische Chemie in Göttingen. Tätigkeit als Unternehmensberater bei McKinsey und Accenture. Von 2000 bis 2012 Mitglied des
NRW-Landtags und für die CDU-Fraktion verantwortlich u.a. für Wissenschafts-
und Hochschulpolitik. Seit 2013 Leitung der Stiftung Deutsche Schlaganfall-
Hilfe in Gütersloh.

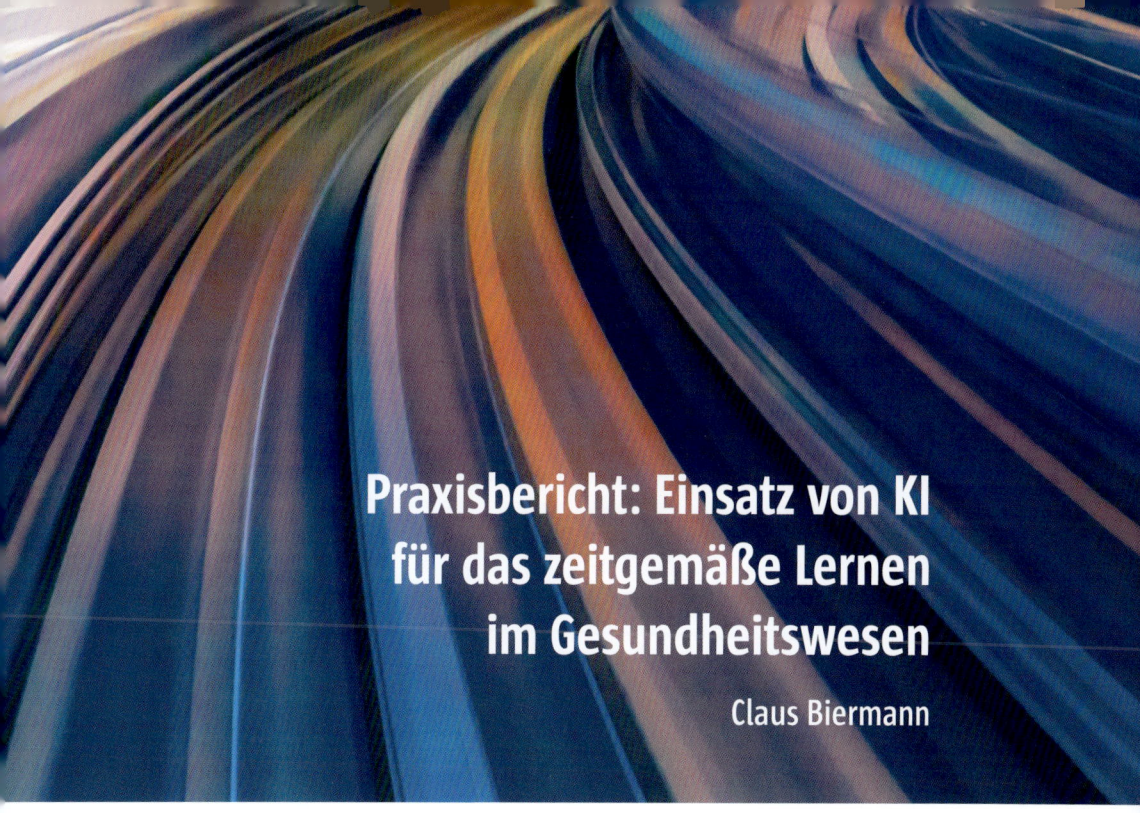

Praxisbericht: Einsatz von KI für das zeitgemäße Lernen im Gesundheitswesen

Claus Biermann

Neue Maßstäbe für die berufliche Aus- und Weiterbildung in innovationsstarken und hochkomplexen Branchen

Pharma- und Medizintechnikunternehmen treiben den Innovationsprozess mit zunehmender Geschwindigkeit und Komplexität voran. Auch in der Medizin sorgt die wachsende Innovationsgeschwindigkeit für einen steigenden Bedarf beruflicher Fortbildung. Um die neuesten Entwicklungen aus dem Labor auf den Markt bringen zu können, müssen Pharma- und Medizintechnikunternehmen ihre Mitarbeiter in Marketing, Vertrieb und Medical Affairs intensiv schulen. Und auch ärztliches und medizinisches Fachpersonal, ohnehin stark belastet aufgrund von Personalmangel und einer massiv zunehmenden Informationsflut, muss entsprechend geschult werden, um neue Medikamente und Verfahren anwenden zu können.

All diesen Herausforderungen kann nur begegnet werden, wenn die berufliche Aus- und Fortbildung effizienter und leistungsfähiger wird. Trainings, die Mitarbeiter mit Hunderten von Textfolien überladen, werden dem Bedarf an breitem und nachhaltigem Wissenszuwachs in Pharma- und Medizintechnikunternehmen sowie im medizinischen Bereich allgemein nicht gerecht. Eine bewährte Lösung bieten dagegen moderne, adaptive Lernplattformen, die sich Künstliche Intelligenz (KI) zu Nutze machen, um hochgradig individualisierte Lernansätze zu ermöglichen. Darüber hinaus verhindert adaptives Lernen die Informationsübersättigung, die eintritt, wenn Mitarbeiter eine Vielzahl von Kursen mit einer Fülle von nicht personalisierten Inhalten absolvieren müssen. Wird der jeweilige Kenntnis- und Erfahrungsstand hingegen berücksichtigt, wird der Lernprozess interessanter, persönlich relevanter und damit nachhaltiger.

Unternehmen müssen verstärkt in neue Aus- und Fortbildungsstrategien für ihre Mitarbeiterinnen und Mitarbeiter investieren, wenn sie ihre Wettbewerbsvorteile ausbauen wollen.

Unbewusste Inkompetenz entdecken und beseitigen

Adaptive Lernsysteme haben sich als hochgradig effektiv bei der Durchführung komplexer Schulungen erwiesen. Darüber hinaus ist adaptives Lernen ein wirksames Mittel gegen das weit verbreitete und potenziell gefährliche Phänomen der „unbewussten Inkompetenz", das auch bei hoch qualifizierten Mitarbeitern auftreten kann. Von unbewusster Inkompetenz spricht man dann, wenn jemand glaubt, etwas zu wissen, es tatsächlich jedoch nicht weiß. Das Phänomen ist allgegenwärtig: Gemäß Daten aus unterschiedlichen Branchen sind Mitarbeiterinnen und Mitarbeiter im Schnitt in 20 bis 40 Prozent ihrer leistungsrelevanten Arbeitsbereiche „unbewusst inkompetent" (Christensen 2017) (s. auch Abb. 1). Unbewusste Inkompetenz kann für das Unternehmen schwerwiegende Folgen haben, einschließlich Unzufriedenheit der Kunden und Sicherheitsrisiken. In der Medizin kann sie zu gesundheitsgefährdenden oder sogar tödlichen Fehlern führen. Unbewusste Inkompetenz im Gesundheitssektor zu erkennen und zu reduzieren, ist daher sehr wichtig und birgt sowohl wirtschaftlich als auch medizinisch immense Vorteile (Christensen et al. 2019).

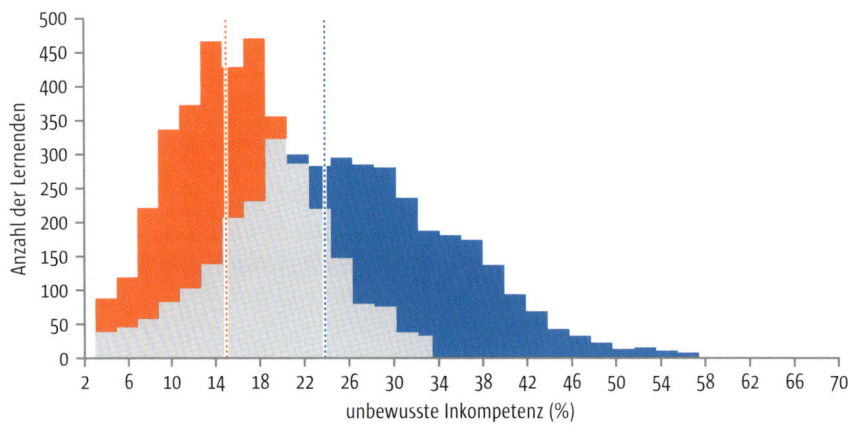

Abb. 1   Mit der Zeit verringert adaptives Lernen unbewusste Inkompetenz. Die Zahlen stammen von 3.706 Kinderärzten, die sich 2017 mit der adaptiven Lernplattform NEJM Knowledge+ auf die Facharztprüfung vorbereiteten (s. auch Abschnitt „Adaptives Lernen in der medizinischen Aus- und Weiterbildung" in diesem Beitrag). Die Lernenden befanden sich zum Zeitpunkt der Stichprobe auf unterschiedlichen Lernstufen. Nach Abschluss des Lernprozesses sank der Prozentsatz an unbewusster Inkompetenz auf null. Bei den Studienteilnehmern wurde die unbewusste Inkompetenz vom anfänglichen Medianwert von ungefähr 24 Prozent (gepunktete blaue Linie) auf circa 15 Prozent gesenkt (gepunktete rote Linie).

Pilotprojekt Biopharma: Kompetenz steigern und Selbstvertrauen stärken

Das Potenzial, das adaptive Lernansätze für Schulungen in der Pharmaindustrie und Medizintechnik bieten, wurde kürzlich in einem Pilotprojekt von Area9 Lyceum in Zusammenarbeit mit einem Biopharma-Unternehmen aufgezeigt. Für die Vertriebsmitarbeiter des Unternehmens wurden vier adaptive Schulungskurse eingeführt, die drei zentrale Ziele hatten:

1. Die Mitglieder des Vertriebsteams sollten beim Durcharbeiten der sehr technischen Lerninhalte Fachkompetenzen erwerben. Das vermittelte Wissen über das Produktangebot des Unternehmens war für die Kundenberatung unverzichtbar.
2. Die Vertriebsmitarbeiter sollten sich nach der Schulung kompetent und sicher auf dem fraglichen Gebiet fühlen.
3. Dieser Punkt war besonders wichtig – die Schulung sollte effizienter sein als herkömmliches E-Learning, um die Mitarbeiter nicht länger als unbedingt nötig zu binden.

Die Daten von 500 Teilnehmern der Schulungen lieferten ein überzeugendes Ergebnis: In allen vier Kursen durchliefen die Mitarbeiter die Schulung mit adaptivem Lernansatz in durchschnittlich zwei Stunden und 55 Minuten. Beim traditionellen E-Learning betrug die Bearbeitungsdauer dagegen durchschnittlich fünf Stunden und vierzehn Minuten (s. Abb. 2). Die Zeitersparnis von über zwei Stunden pro Mitarbeiter machte die Effizienz der adaptiven Lernplattform deutlich. Insgesamt erzielte das Biopharma-Unternehmen durch die Einführung der adaptiven Lernplattform einen Zugewinn von 1.000 produktiven Arbeitsstunden in Vertriebsteams gegenüber dem herkömmlichen E-Learning (Jamil et al. 2019).

Die Daten der Lernenden lieferten darüber hinaus Erkenntnisse über den Lernzuwachs der einzelnen Teilnehmer. Die Gesamtdaten aus allen vier Kursen zeigten,

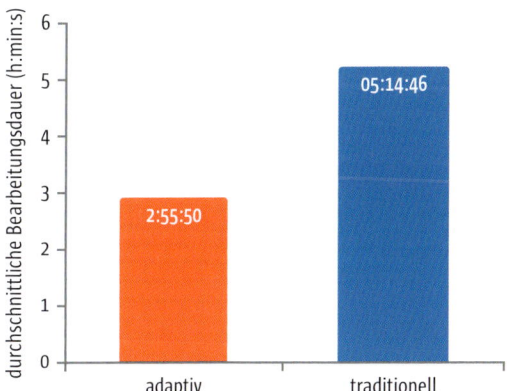

Abb. 2   Durch die adaptive Lernplattform konnten bei Schulungen von Pharma-Vertriebsmitarbeitern im Vergleich zum herkömmlichen E-Learning durchschnittlich über zwei Stunden Bearbeitungszeit pro Person eingespart werden.

dass die Lernenden bei der Bearbeitung der Fragen in sechs Prozent der Fälle falsch lagen und ihnen die Wissenslücke dabei bewusst war. Sie waren also „bewusst inkompetent" und damit motiviert, zu lernen. In 16 Prozent der Fälle beantworteten sie Fragen jedoch falsch, ohne sich dessen bewusst zu sein, waren also „unbewusst inkompetent". Doch anstatt zum Risiko für die Lernenden zu werden (oder für das Unternehmen, als es die Daten der Lernenden später auswertete), konnten diese Fälle von unbewusster Inkompetenz als Lernchance genutzt werden. Der adaptive Lernansatz machte den Teilnehmern der Kurse ihre Wissens- und Verständnislücken bewusst und motivierte sie, diese zu schließen.

Die adaptive Lernplattform reagiert auf falsche Antworten des Lernenden mit zusätzlicher Unterstützung in Form von erläuterndem und vertiefendem Informationsmaterial. Anschließend werden diese Inhalte mit variierenden Fragestellungen erneut abgefragt, um den Lernerfolg und die Sicherheit des Lernenden zu stärken. Herkömmliche E-Learning-Systeme bieten eine solche Vielfalt nicht an, sondern legen dem Lernenden bei einer falschen Antwort immer wieder dieselbe Multiple-Choice-Frage vor.

Beim adaptiven Lernen erreichen die Lernenden dagegen mit zunehmendem Wissensstand die erstrebte „bewusste Kompetenz". Das unterstreichen auch die Daten aus den Schulungskursen der Biopharma-Vertriebsteams. Die Gesamtdaten der Lernenden wurden in Echtzeit erhoben, während die Lernenden mit den Fragen interagierten. Es stellte sich heraus, dass sie die Lerninhalte bereits nach kurzer Zeit verinnerlicht hatten und sich bei 74 Prozent der Fragen ihres Wissens bereits sicher waren. Mit anderen Worten: Sie wurden bewusst kompetent. In weiteren fünf Prozent der Fälle kannten sie die Lerninhalte, waren sich ihres Wissens jedoch selbst nicht bewusst.

Die Schulungsdaten des Biopharma-Unternehmens zeigten außerdem deutlich, dass alle drei Ziele erreicht wurden:

- umfangreicher Wissenserwerb
- gestiegenes Vertrauen in die individuellen Fähigkeiten und
- höhere Schulungseffizienz

Für die betriebliche Schulung sind diese Daten von immensem Wert: Der Personalentwicklung dienen sie zum Nachweis über die Wirksamkeit der Lernerfahrung. Die Vertriebsleitung kann sich sicher sein, dass das Team auf Fragen und Bedürfnisse der Kunden kompetent reagieren kann.

Adaptives Lernen in der medizinischen Aus- und Weiterbildung

Im medizinischen Bereich ist die Erfolgsbilanz adaptiver Lernkonzepte belegt.

Das Vorzeigemodell unter den adaptiven Lernsystemen in der Medizin ist die Plattform NEJM Knowledge+, die von der NEJM Group (einem Geschäftsbereich der Massachusetts Medical Society, Herausgeber des New England Journal of Medicine) in Zusammenarbeit mit Area9 entwickelt wurde. Die Plattform, 2013 als erste intelligente, adaptive Lernumgebung für die speziellen Anforderungen der medizinischen Aus- und Fortbildung eingeführt, wird heute von mehr als 30.000 Lernenden genutzt.

Die preisgekrönte Plattform NEJM Knowledge+ stellt sich auf die Lernziele, die Lerngeschwindigkeit und die Wissenslücken des Nutzers ein und bietet so individualisiertes Lernen in skalierbarem Maßstab. Für die chronisch unter Zeitdruck stehenden Ärzte und medizinischen Fachkräfte mit ihrem anspruchsvollen Berufsalltag hat sich der personalisierte und adaptive Ansatz von NEJM Knowledge+ als hoch effiziente und wirkungsvolle Möglichkeit erwiesen, sich auf die Facharztanerkennung vorzubereiten und sich kontinuierlich berufsbegleitend fortzubilden (CME/MOC). Die Leistungsfähigkeit von NEJM Knowledge+ bestätigt auch eine 2018 veröffentlichte Studie von Healy et al. Im Untersuchungszeitraum 2014 bis 2016 schafften 95 Prozent der Studienteilnehmer in den USA, die sich mit NEJM Knowledge+ auf die Zertifizierungsprüfung des American Board of Internal Medicine vorbereiteten, das Examen im ersten Anlauf. Die Erfolgsquote lag deutlich über dem landesweiten Durchschnitt von 89 Prozent (Healy et al. 2018).

Drüber hinaus hat Area9 eine Partnerschaft mit der American Health Information Management Association (AHIMA) geschlossen. Aus der Zusammenarbeit sind adaptive Lernkomponenten entstanden, die die Studienprogramme im gesundheitlichen Informationsmanagement ergänzen. Die Lehrwerke der AHIMA beinhalten beispielsweise ein Online-Lernangebot, bei denen die KI-basierte adaptive Lerntechnologie zum Einsatz kommt. Die Plattform bietet den Lernenden eine individualisierte Lernerfahrung mit aufeinander aufbauenden Inhalten und unterstützt sie mit zusätzlichen Informationen in den Themenbereichen, in denen es nötig ist.

Fazit

Die aktuellen Innovationen in Pharmaindustrie und Medizintechnik versprechen eine Fülle bahnbrechender Entwicklungen, viele davon in der personalisierten Medizin und bei der Suche nach echten Heilmitteln an Stelle von Behandlungsoptionen für einzelne Symptome. Maschinelles Lernen, KI und andere fortschrittliche Technologien zeigen neue Forschungsrichtungen auf und helfen bei der Herstellung von Medikamenten und Therapien der neuesten Generation. Damit steigt auch der Bildungs- und Schulungsbedarf in den genannten Branchen. Pharma- und Medizintechnikunternehmen müssen erkennen, dass die bisherigen statischen und nicht-adaptiven E-Learning-Lösungen in ihrem wettbewerbsintensiven Marktumfeld nicht ausreichen. Mit fortschrittlichen, adaptiven Lernkonzepten dagegen ermöglichen sie ihren Mitarbeitern in Vertrieb, Marketing und Medical Affairs individualisierte Schulungen, die ihre Kompetenzen ausbauen und das Vertrauen in das eigene Wissen stärken.

Literatur

Christensen U (2017) How to Teach Employees Skills They Don't Know They Lack. Harvard Business Review. URL: https://hbr.org/2017/09/how-to-teach-employees-skills-they-dont-know-they-lack (abgerufen am 13.03.2020)

Christensen U, Jamil K, Biermann C, Berg M (2019) White Paper. Wie sich wertorientierte Gesundheitsversorgung erreichen lässt. URL: https://cdn2.hubspot.net/hubfs/2353984/Whitepaper_Wertorientierte_Gesundheitsversorgung_DE_2020.pdf (abgerufen am 13.03.2020)

Ericsson A, Pool R (2016) Top: Die neue Wissenschaft vom bewussten Lernen. Pattloch Verlag München

Healy M, Petrusa E, Axelsson C, Wongsirimeteekul P, Hamnvik O, O'Rourke M, Feinstein R, Steeves R, Phitaya-korn R (2018) An Exploration Study of a Novel Adaptive e-Learning Board Review Product Helping Candi-dates Prepare for Certification Examinations. Amee MedEdPublish. URL: https://www.mededpublish.org/manuscripts/1788 (abgerufen am 13.03.2020)

Jamil K, Biermann C, Berg M, Christensen U (2019) White Paper Pharma and Med Tech: Innovations and Com-plexity – Raising the Stakes for Professional Training. URL: https://cdn2.hubspot.net/hubfs/2353984/Pharma%20and%20Med%20Tech_Innovations%20and%20Complexity_EN_2020.pdf (abgerufen am 13.03.2020)

Le Deu F, Santos da Silva J (2019) Biotech in Europe: A strong foundation for growth and innovation. McKinsey. URL: https://www.mckinsey.com/industries/pharmaceuticals-and-medical-products/our-insights/bio-tech-in-europe-a-strong-foundation-for-growth-and-innovation (abgerufen am 13.03.2020)

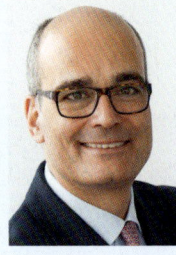

Dr. Claus Biermann, MPH

Claus Biermann berät als Chief Medical Advisor Healthcare Education bei Area9 Lyceum die wachsenden Partnerschaften im Gesundheitswesen und ist Board Member des 2019 gegründeten Joint Ventures Thieme | Area9. Er berät zudem die Aktivitäten von Area9 zur Zusammenarbeit mit der Gesundheits-branche, sowohl bei der internen als auch externen medizinischen Ausbildung der Stakeholder. Claus Biermann ist ein anerkannter Experte für Transplanta-tionen, Viszeralchirurgie und Urologie. Er war Research Fellow für Experimen-telle Forschung und darüber hinaus wissenschaftlich aktiv in der Outcome- und Lebensqualitätsforschung. Er war außerdem weltweit funktionsübergreifend als Mitglied des Top-Managements in allen bedeutenden Branchen des Ge-sundheitssektors (Pharma, Medizintechnik, IT und Services) tätig.

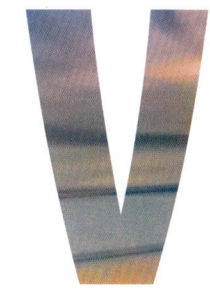

Einfluss der Digitalisierung und neuer Technologien

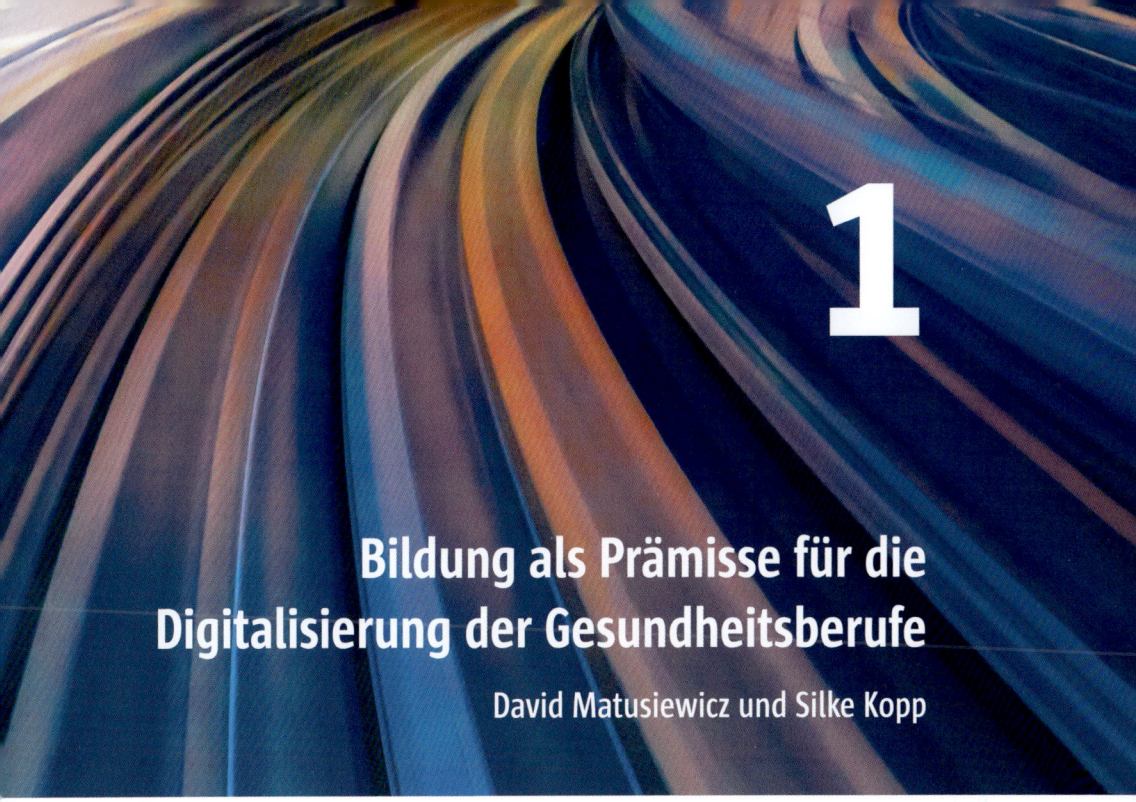

1

Bildung als Prämisse für die Digitalisierung der Gesundheitsberufe

David Matusiewicz und Silke Kopp

1.1 Einführung

Die digitale Transformation des Gesundheitswesens stellt die Organisation im Allgemeinen und die einzelnen Berufsbilder im Besonderen vor enorme Veränderungen. Dies geht mit teilweise veränderten Berufsausbildungen einher und ist mit neuen beruflichen Anforderungen verbunden. Neben den neuen Möglichkeiten in der Prävention, Diagnostik, Therapie und Nachsorge fallen einerseits bisherige Aufgaben weg, während andererseits neue Aufgaben hinzukommen (Matusiewicz et al. 2019). Die „Digitalisierung der Gesundheitsberufe" befindet sich heute im Kontinuum zwischen einer großen Marketingblase und einem neuen Zeitalter des Gesundheitswesens. Die Gesundheitsbranche versucht sich gerade selbst neu zu erfinden und hierbei bleibt kein Stein auf dem anderen. Ähnlich wie die Ökonomisierung nach den 1970er-Jahren durch zunehmende Kosteneinsparungen („K-Gesetze") Einzug in die Gesundheitsberufe genommen hat (vgl. ausführlich Matusiewicz et al. 2014), schleicht sich nun die Digitalisierung in die Tätigkeitsfelder sämtlicher Akteure im Gesundheitswesen. So wird jeder einzelne Gesundheitsberuf unter die Lupe genommen, kritisch hinterfragt, akademisiert, abgeschafft oder zumindest nachjustiert. Es trifft die Mediziner, bei denen diskutiert wird, künftig „Digitale Medizin" stärker im Curriculum zu verankern. Vorgemacht hat es bereits das Universitätsklinikum Hamburg-Eppendorf (UKE) mit dem Modellstudiengang iMED. Gleichermaßen betrifft es die Pflege, deren Ausbildung gerade frisch reformiert wurde. Neue Lehrbücher mit dem Titel „Digitale Medizin" entstehen (so bspw. Matusiewicz et al. 2020) und neue Studiengänge werden geschaffen. Selbstverständlich auch welche mit dem Fokus auf die Digitalisierung, wie der neue bundesweit einmalige Studiengang „Pflege & Digitalisierung" an der Universitätsmedizin Essen (UME) in Kooperation mit der

FOM Hochschule ab dem WS 2020/2021. Auch berufsbegleitende Studienangebote und die damit einhergehenden digitalen Anforderungen an digitale Medien steigen (Matusiewicz et al. 2018). Somit geht es zum einen um digitale Inhalte im Studium, zum anderen aber auch um die Art und Weise der Didaktik, welche sich durch Webinare, Podcasts oder den Einsatz von Virtual Reality (VR) bemerkbar macht. Unter solchen Angeboten werden Begriffe wie digitaler Wandel, digitale Transformation, digitale Innovationen, digitale Geschäftsprozesse, Digital Change Management, digitale Geschäftsmodellen im Gesundheitswesen bis hin zu Ethik subsummiert (Heinemann u. Matusiewicz 2020). Jedoch scheint die Umsetzung dessen bzw. die Implementation digitaler Anwendungen in bestehende Prozesse in der Praxis nach wie vor schwerfällig. Wirft man einen Blick auf die Ärzteschaft oder die Pflegebranche, sind wiederkehrende Vorurteile gegenüber digitalen Anwendungen erkennbar. So wird häufig schwarz-weiß diskutiert und postuliert:

- „Wenn Roboter unsere Aufgaben erledigen, dann sind wir bald abgeschafft."
- „Wir können uns doch nicht auf Algorithmen verlassen. Wir haben doch viel mehr Erfahrung."
- „Und bei einem Hacker-Angriff sind meine Daten da, wo ich sie nicht haben will."

Ein Ansatzpunkt könnte sein, den heute bestehenden Unsicherheiten, Vorurteilen und dem Widerstand durch Aufklärung und Bildung zu begegnen. Als größter Treiber für die Digitalisierung ist somit eine fundamentale Aus- und Weiterbildung zu benennen, welche die Vermittlung von digitalen Kompetenzen integriert. Im Wandel von einer Industrie- zu einer Wissensgesellschaft wird Bildung zum neuen Megatrend. Auch Steve Jobs bezeichnete Bildung als „die nächste große Sache" (engl. next big thing). Dies liegt auch daran, dass immer mehr Menschen nach einem akademischen Abschluss streben, sodass weltweit an Hochschulen Massifizierung und Demokratisierung von Bildung fortschreitet. Der exponentielle Zuwachs an neuen Informationen sorgt für permanente aktive Lernphasen. Lernen bedeutet Kompetenzerwerb und ersetzt das „wissen, dass" durch das kreative Know-how, das „wissen, wie". Selbstmanagement ist ein Skill der Zukunft – auch für die Gesundheitsberufe.

Zukünftig werden noch mehr Technologien den Alltag der Gesundheitsberufe begleiten. Die Digitalisierung kann hierbei nicht als Substitut menschlicher Arbeitskraft, sondern als „Unterstützungsinstrument" angesehen werden. Die Digitalisierung ist Treiber für Bildung und umgekehrt. Einerseits müssen heute Grundlagen wie Begrifflichkeiten der digitalen Gesundheit geschaffen werden, andererseits muss ein Spezialwissen aufgebaut werden, was in Zukunft zu mehr Spezialisierungen führen wird.

Genauso wie es früher von der Bronzezeit bis ins 20. Jahrhundert den Schmied gab, der sich in den Goldschmied, Hufschmied, Kunstschmied weiterentwickelt hat, wird aus dem Administrator in einem Krankenhaus in Zukunft vielleicht ein Chief-Digital-Officer, IT-Berater, Machine Learning Spezialist oder App-Ecosystem-Designer oder Scrum Ninja abgeleitet.

Neben neuen Berufen auf den Visitenkarten geht es jedoch um viel mehr. Es geht auch um die Wettbewerbsfähigkeit Deutschlands in einem zunehmend globalen Gesundheitswesen. Je digitaler beispielsweise die Diagnostik wird, desto eher macht sie nicht vor Ländergrenzen halt. Somit konkurrieren das Diagnostiklabor und die in Deutschland ansässigen Gesundheitsberufe plötzlich mit denen aus den USA oder Asien. Betrachtet man Technologien wie den 3D-Druck, so wird klar, dass der Programmierer überall auf der Welt sitzen kann. Wir befinden uns heute bereits in einem war for talents im globalen Gesundheitswesen.

1.2 Exkurs: alte und neue Lernwelt

Die Digitalisierung der Gesundheitsberufe bedeutet nicht, dass alles neu erfunden werden muss. So kann beispielsweise auf die Lerntaxonomie nach Bloom aufgesetzt werden, die von unten nach oben an Komplexität gewinnt und hier etwas adjustiert wurde (s. Abb. 1).

Während in der alten Welt noch die Stufe „erinnern" eine besondere Rolle gespielt hat („In welchem Jahr wurde durch Bismarck die Gesetzliche Krankenversicherung verlesen und vom Deutschen Reichstag verabschiedet?") geht es heute vielmehr darum, dass das Wissen irgendwo im Netz verfügbar ist und schnell Wichtiges von Unwichtigem, falsch von richtig, evidenzbasiert von produktbezogen unterschieden wird.

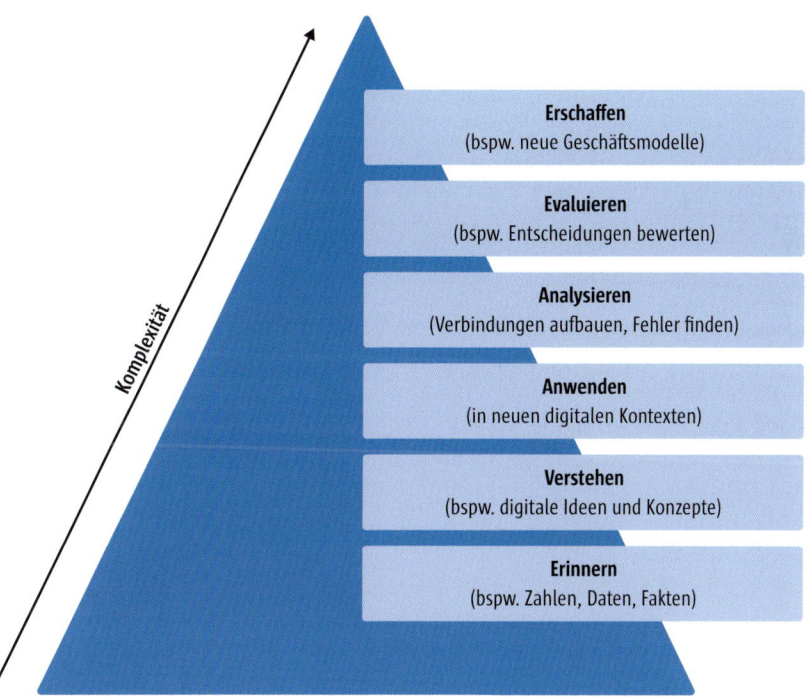

Abb. 1   Adjustierte Lerntaxonomie nach Bloom (1973)

1.3 Dimensionen der Bildung

Gemeinsame Basis schaffen

Den wenigsten Gesundheitsorganisationen ist der Unterschied zwischen den Begriffen Digitalisierung und digitale Transformation bekannt. Die digitale Transformation eines Unternehmens kann erst dann beginnen, sofern sich das Denken und Handeln der Mitarbeiter verändert hat (Evsan 2019). Die Kultur, die in allen Unternehmensveränderungen einen großen Stellenwert besitzt, wird auch bei der digitalen Transformation eine besondere Rolle spielen. Somit stellt vor allem der sog. Cultural Change einen wesentlichen Erfolgsfaktor dar. Im Zuge von technologischen Themen wie Artificial Intelligence, Blockchain oder Cloud-Computing fällt bei der praktischen Umsetzung auf, dass es Widerstände innerhalb der Organisation gibt, die Projekte schließlich scheitern lassen, weil deren Sinn und Zweck nicht verstanden wird. Eine von Capgemini weltweit durchgeführte Studie, welche Ergebnisse von 1.700 Mitarbeiter aus 340 Unternehmen umfasst, belegt, dass die meisten Befragten ein Fehlen einer digitalen Vision empfinden (2017). Dabei wurden sieben Kriterien zur Beurteilung der digitalen Unternehmenskultur ausgewählt:

- Art der Zusammenarbeit,
- Digital-First-Ansatz,
- Innovation,
- offene Unternehmenskultur,
- Agilität und Flexibilität,
- Kundenzentrierung und
- datengetriebener Ansatz.

Das Ergebnis weist darauf hin, dass die genannten Kriterien (bis auf zwei) alle den Aspekt Cultural Change umfassen. Technologie-orientierte Aspekte sind nur ansatzweise daran beteiligt, die Digitalisierung zu beschleunigen. Wie eng die Bereiche Unternehmenskultur und Innovation miteinander verbunden sind, wird deutlich bei der Analyse von verschiedenen Studien, die aufzeigen, dass Innovationen nur schwer, langsam oder gar nicht in Unternehmen umgesetzt werden, wenn die digitale Unternehmenskultur fehlt. Die veränderte Erwartungshaltung von Patienten, aber auch Mitarbeitern und Kooperationspartnern sollte dabei den Anstoß geben, die kulturellen Veränderungen als Antwort auf die Herausforderungen der Digitalisierung zu bewerten (Solis 2019; Bundesministerium für Wirtschaft und Energie 2019).

Es braucht eine neue Führungskultur

Ein weiteres Element bei der Umsetzung der digitalen Transformation ist Digital Leadership. Teams digital zu führen stellt neue Anforderungen an Führungsstile, Umgang mit Hierarchien und Vertrauen. Es geht dabei darum, dass sog. „Digital Transformation Leader" eine offene und transparente Kommunikation ohne Hierarchieausübung in der Gesundheitsorganisation pflegen. Die Führungsstile sind, auf Augenhöhe zu lenken, indem die Führungskräfte als Mentoren, Coaches und Impulsgeber agieren. Mitarbeiter sollen die unterschiedlichen Hierarchieebenen nicht wahrnehmen, sondern eine Führungsperson als gleichwertiges Teammitglied ansehen. Das neue Führungsverständnis beinhaltet: Vertrauen zu schaffen zur Entfaltung der Potenziale. Vertrauen kann dadurch aufgebaut werden, dass die Führungsperson den Mitarbeitern Freiraum für Kreativität, Selbstorganisation und Flexibilität gewährt. Es ist dabei wichtig, dass der Führungsstil nicht nur akzeptiert, sondern zum Normalfall bzw. zum natürlichen Bestandteil der Gesundheitsorganisation wird. Die Führungskräfte müssen in der Lage sein, Menschen unterschiedlichen Alters, differierender Berufserfahrung, ungleicher Betriebszugehörigkeit usw. zielgruppengerecht anzusprechen, zu koordinieren und zu organisieren. Neben dem Führungsstil und der Hierarchieebene muss eine Führungsperson mit einer neuen Dimension an Daten zurechtkommen. Die Digitalisierung ermöglicht auf Grundlage einer viel detaillierteren Datenbasis eine verbesserte Argumentationsgrundlage. Damit einhergehend wandeln sich die Führungsaufgaben, weil datenbasierte Entscheidungen von vielen Mitarbeitern getroffen werden können. Entscheidungsprozesse werden einfacher und teilweise automatisierbar ablaufen. Angestoßen durch die nächste Entwicklungsstufe Cognitive Computing und Robo-Advisor müssen Führungskräfte und Manager verstehen, wie intelligente Algorithmen und smarte Assistenten funktionieren. Dieses Kontextwissen ist erforderlich, um ein Krankenhaus zukunftssicher führen zu können.

Neben Digital Leadership sind Social Media Leadership bzw. Connected Leadership in der digitalen Transformation wichtige Bestandteile. Ganz gleich ob Kunden, Mitarbeiter, externe Experten, potenzielle Talente, Geschäftspartner oder die eigenen Konkurrenten, all diese nutzen Social-Media-Plattformen für den Austausch. Das Potenzial hinsichtlich Netzwerke aufbauen, Kunden und Mitarbeiter finden und das Unternehmen als Marke zu präsentieren, ist vielfältig (Waehlert 2019; Deloitte Digital 2015; Konrad 2018; Van Dick et al. 2016; Tarkowski 2018). An dieser Stelle wird schnell klar, dass das heutige Schubladendenken ("die Ärzte", "die Pflege", "die Verwaltungsmitarbeiter") mit starren Hierarchien und klarer Aufgabentrennung nicht mehr ganz in die Zeit von dynamischen und teilweise holokratischen Organisationen passt.

Lebenslanges Lernen ist keine Haftstrafe und maschinelles Lernen unterstützt die Gesundheitsberufe

Weiterhin müssen Gesundheitseinrichtungen das lebenslange Lernen stärker forcieren. Hierbei kann es künftig auch digitale Unterstützung geben. Unter dem Begriff Machine Learning versteht man ein Teilgebiet der künstlichen Intelligenz, welches u.a. folgende Aufgabengebiete umfasst: Erkennen von Mustern und Gesetzmäßigkeiten sowie die anschließende Ableitung passender Lösungsansätze. Die Technologie gewinnt ein künstliches Wissen auf Basis von bereits gemachten Erfahrungen. Muster können daher nur erkannt werden, wenn vorhandene Datenbestände als Grundlage dienen. Im Krankenhaus werden beispielsweise verschiedene Erkenntnisse aus Prozessen gewonnen, welche durch die Technologie verallgemeinert werden und im Nachgang für weitere Problemstellungen genutzt werden können. Diese Verallgemeinerung dient auch dazu, unbekannte Daten schnell aufbereiten und nutzen zu können. Die Besonderheit liegt darin, dass dieser maschinelle Lernprozess menschliche Vorleistungen erfordert.

Geschultes Personal ist notwendig, um relevante Daten sowie relevante Algorithmen auf den entsprechenden Systemen zu speichern. Zusätzlich werden Regeln für die

Datenanalyse und die Definition zur Mustererkennung einprogrammiert. Diese Basis ist notwendig, damit die Systeme die relevanten Daten, beispielsweise die eines Patienten, identifizieren, extrahieren und zusammenfassen zu können. Maschinelles Lernen ermöglicht somit, Prognosen auf Basis der bisherigen Analysen zu erstellen und Eintrittswahrscheinlichkeiten für verschiedene Szenarien zu berechnen, beispielsweise für Notfälle, Erkrankungssymptome oder Risikofaktoren. Gesundheitsorganisationen können diese Technologie ebenfalls für die notwendige Anpassung an aktuelle Marktentwicklungen nutzen, weil maschinelles Lernen wie menschliches Lernen funktioniert. Differenzieren und Wiederholen von Tätigkeiten bedingen, dass ein Mensch etwas erlernt. Da die Einsatzbereiche für Machine Learning weitreichend sind, kann die Technologie bei Gesundheitseinrichtungen immer mehr Anwendung finden und setzt geschultes Personal voraus. Beispielsweise funktionieren digitale Sprachassistenten bei der Sprach- und Texterkennung auf maschinelles Lernen (Safar 2019; Heinemann 2018). Künstliche Intelligenz und maschinelles Lernen sind die Voraussetzung dafür, unüberschaubare Informationen aus Daten effizient zu navigieren und fürs Krankenhaus nutzbar zu machen. Vorwiegend setzen Unternehmen, welche in Big Data und Analytics investieren, diese Technologien ein.

Die Bedeutung von KI und maschinellem Lernen für die Datenanalyse lässt sich in drei Funktionsbereiche aufteilen: Geschwindigkeit, Skalierung und Einfachheit. Vorteil von Geschwindigkeit und Skalierbarkeit ist, dass die Analyse großer Datensätze automatisiert wird, sodass dafür kein menschlicher Daten-Analyst eingesetzt werden muss. Dank KI und maschinellem Lernen lassen sich komplexe Datensätze heute im Vergleich zu früheren Zeiten in einem Bruchteil der Zeit analysieren, was vor allem in Notfallsituationen eine wichtige Rolle spielt. Durch offene Massen-Online-Kurse (engl. Massive Open Online Course – MOOC) werden zunehmend Online-Kurse, die in der Regel große Teilnehmerzahlen aufweisen können, Einzug in die Lehre finden. Und durch Learning Analytics werden die Gesundheitsberufe nur das lernen, wo sie Lücken aufweisen. Bildung wird also nicht mehr mit der Gießkanne, sondern personalisiert auf die einzelnen Lernenden zugeschnitten sein.

Design Thinking für Gesundheitsberufe

In der digitalen Gesundheitswirtschaft spielt auch Design Thinking eine zunehmende Rolle. Unter Design Thinking versteht man eine neue Denkweise zur schnellen und kostengünstigen Entwicklung von Innovationen mittels Prototyping innerhalb von Unternehmen. Dabei werden drei Faktoren gebündelt: Technologie (Machbarkeit), Business (Lebensfähigkeit) und menschliche Erfahrung (Usability). Durch einen einfühlsamen und menschenorientierten Ansatz sind Gesundheitsakteure schneller in der Lage, die Bedürfnisse ihrer Kunden zu identifizieren (Yen u. Bouhdary 2016).

Design Thinking ist ein Schlüssel zur Kreativität und fördert den Fail-Fast-Gedanken sowie den Spaßfaktor beim Umgang mit Digitalisierungsmöglichkeiten. Denn Digitalisierung bedeutet nicht nur Herausforderung bei seiner Implementation, sondern auch eine große Chance, Gesundheitsberufe attraktiver zu gestalten, indem man diese auch richtig anwendet. So können beispielsweise durch die Überführung von analogen zu digitalen Arbeitsprozessen Ressourcen wie Zeit freigesetzt werden, wovon sowohl Patienten als auch Mitarbeiter profitieren (Heinemann u. Matusiewicz

2020). Design Thinking soll die Gesundheitsberufe zum Mitdenken anregen, welche Digitalisierungsmöglichkeiten im Arbeitsalltag sinnvoll sind und aufzeigen, dass die richtige Umsetzung neue Perspektiven im Arbeitsalltag bieten kann.

Mittels Prototyping wird das Investitionsrisiko bei Innovationen reduziert, da Fehler schneller bemerkt werden können, als es in klassischen Projekten der Fall ist. Meistens gewinnen Projekte erst über das Scheitern Erkenntnisse, wenn sie sich bereits in der Markteinführungsphase befinden. Aus vereinzelten Design Thinking-Ansätzen kann sogar ein sog. „Corporate Design Thinking" entstehen, welches zu einem Bewusstseinswandel der Mitarbeiter innerhalb eines Unternehmens führt und durch Spaß an sinnvollen und arbeitserleichternden Innovationen Digitalisierung vorantreibt. Somit können erst – Dank der Digitalisierung – neue Möglichkeiten entstehen, die das Unternehmen zur Automatisierung von Denken und Handeln und weiterführend zu Innovationen und kreativen Ansätzen bewegt (Oberle 2018). Insbesondere Krankenhäuser können von diesem Ansatz profitieren, da sie sich oftmals Projekte nicht leisten können. Die aktive Einbindung von verschiedenen Personengruppen zu Pilotierung von Innovationen führt zu aktiver Teilhabe am Unternehmenserfolg und somit auch zu einer positiven Förderung der Unternehmenskultur.

1.4 Diskussion

Durch die Bürokratisierung, die damit verbundenen Anforderungen und die steigenden Patientenbedürfnisse müssen immer mehr Gesundheitsberufe Dokumentationen durchführen, was die Kapazitäten für die eigentliche Arbeit reduziert. Ein Großteil der Arbeit ist immer noch bürokratischen Prozessen zuzurechnen (in der Pflege sind es über 30% und im ärztlichen Bereich über 40%). Der erste vernünftige Schritt der Digitalisierung der Gesundheitsberufe wäre somit eine Reduktion von Routinetätigkeiten, die von einer Maschine effizienter erledigt werden können als von einem Menschen. Die freigewordenen Ressourcen können nachfolgend in höherwertige und kreative Aufgaben umverteilt werden oder schlicht zur Minderung der Arbeitsbelastung (beispielsweise in der Pflege) führen. Die Digitalisierung bringt die Chance für die Gesundheitsakteure, ihre Prozesse zu verbessern und zu automatisieren, sodass beispielsweise eine Zeiteinsparung folgt. Eine Umstellung von analog auf digital ermöglicht den Mitarbeitern wieder mehr Zeit für Kernaufgaben. Zeit, die heute im Gesundheitswesen an vielen Stellen fehlt.

Soweit die Theorie, die Praxis sieht meist nüchterner aus. Problematisch ist, wenn schlechte analoge Prozesse zu schlechten digitalen Prozessen werden und nicht wirklich digital neu gedacht werden. Auch gibt es das Problem der „doppelten Buchführung", wenn mangels Vertrauen pen-on-paper weiter dokumentiert wird und gleichzeitig digital erfasst wird – und im schlimmsten Fall unterschiedliche Dokumentationen entstehen. Oft fehlt es an vielen Stellen auch an technischer Infrastruktur wie WLAN oder leistungsfähiger Hardware, was letztlich den Flaschenhals in digitalen Projekten ausmachen kann.

Durch die digitale Transformation können mittelfristig dennoch Prozesse automatisiert werden. Weiterhin bedeutet der Einsatz von Technologien auch, dass die Zusammenarbeit und Kommunikation aller Akteure dezentraler, vernetzter und direkter werden kann. Auf Basis neuer digitaler Technologien entstehen Kooperationen der Versorgungsnetzwerke, sodass Gesundheits- und Forschungsdaten aktiv dazu genutzt werden können, eine intelligente Vernetzung zu gewährleisten. Die digitale Transformation bedeutet eine Integration der digitalen Assistenz- und Datenbanksysteme, um die ärztlicher Therapiefreiheit zu gewährleisten und eine einseitige Steuerung der Versorgung zu vermeiden. Die Komplexität wird eindeutig, wenn die durch die digitale Transformation geschaffenen neuen Anwendungen aufgeführt werden: bspw. mHealth-Services und -Plattformen, Disease Awareness- und Patient Support-Programme, Entscheidungsunterstützungssysteme (Decision Support-Systeme) in Diagnostik und Therapie usw. Die Gesundheitsberufe können künftig in Echtzeit stärker auf Informationen aus verschiedenen medizinischen Datenbanken bei komplexen schwerwiegenden Erkrankungen zugreifen und daraus ergänzende Therapiehinweise ableiten. An der Stelle ist darauf hinzuweisen, dass es nicht allein von finanziellen Mitteln abhängig ist, ob die digitale Transformation im Gesundheitswesen erfolgreich umgesetzt werden kann, sondern vor allem davon, der Ungewissheit, Angst und Scheu vor Neuem, den fehlenden Kompetenzen und dem fehlenden Wissen über die Umsetzung wirksam begegnen zu können. Diese Faktoren, welche die digitale Transformation im Gesundheitswesen behindern, sind durch Aufklärung und Weiterbildung zu reduzieren. Erfahrungen von Netzwerkpartnern und Erläuterungen von vielen Praxisbeispielen zu Geschäftsprozessen und -modellen im Gesundheitswesen können die Gesundheitsberufe an die digitale Transformation heranführen.

Zusammenfassend scheitert digitale Transformation oftmals nicht nur an technischen Möglichkeiten, sondern genauso am Widerstand der Mitarbeiter, einer fehlenden ganzheitlichen Corporate Education-Strategie und mangelnder Fehlerkultur. Wenn Weiterbildungen ohne Strategie durchgeführt werden, entsteht ein „Flickenteppich" in der Gesundheitsorganisation mit nicht definierbarem Nutzen. Der Erfolg der digitalen Transformation ist davon abhängig, ob eine Fehlerkultur im Unternehmen gelebt bzw. von den Führungspersonen gefördert wird. Es müssen, in Hinblick auf die Schnelllebigkeit, Pilotprojekte entwickelt werden und Projekte, die zeitintensiv sind, vermieden werden. Fehler sind in der heutigen Zeit gewünscht, um daraus zu lernen. Fehler sollen durch Piloten frühzeitig und nur mit geringen Investitionen identifiziert werden. Es gilt, eine Fehlerkultur zu entwickeln, die das Lernen aus Fehlern im Fokus hat und ein „Voranscheitern" zulässt. Und wenn scheitern, dann bitte schnell scheitern.

1.5   Fazit

Der größte Treiber für die digitale Transformation ist Bildung, welche sich auf die gesamte Gesundheitsorganisation ausdehnt und alle Gesundheitsberufe inkludiert. Selbstmanagement in einer Gesellschaft des kontinuierlichen Lernens sowie eigenständiger Kompetenzerwerb wird zum Grundpfeiler in der Ausbildung und somit richtungsweisend durch das gesamte Erwerbsleben der Gesundheitsberufe. Die Gesundheitsberufe werden durch die rapide Ausweitung von Wissen in immer kürzer werdenden Zyklen Aktualisierungen benötigen, um ihre Aufgaben adäquat erfüllen zu können. Das bestehende Wissen wird inflationär und Karrieren durchlaufen nicht mehr den „automatischen" Prozess durch ein steigendes Alter, sondern durch eine sozialdarwinistische Art der Anpassungsfähigkeit. Kompetenzen wie Kontextwissen und Kreativität, wie bspw. spontane Problemlösungskompetenz, rücken in den Vordergrund. Dies gilt im Übrigen für alle Berufsbilder gleichermaßen, nicht nur für die Gesundheitsberufe.

> **Die Verlierer unter den Gesundheitsberufen von morgen sind diejenigen, die nicht bereit sind, sich weiterzubilden und den Wandel zu einer Wissensgesellschaft mitzugestalten. Wer nicht mit der Zeit geht, muss gehen.**

Im Gesundheitswesen wird dies jedoch größerer Anstrengungen bedürfen, da hier im Vergleich zu anderen Branchen (wie bspw. Handel, Luftfahrt oder Automotive) mehr Nachholbedarf besteht. Eine Branche, in dem das Faxgerät immer noch als Goldstandard der Kommunikation gilt und Budgets für IT im Vergleich zu anderen Branchen lächerlich gering ausfallen (interne Branchenangaben und eigene Schätzungen ergeben rund 1,3% im Krankenhaussektor), fällt einfach merklich zurück. Zudem ist das Gesundheitswesen eine Branche, die in „Geiselhaft" von einigen etablierten Software-Unternehmen genommen wurde, die ihre eigenen Interessen verfolgen und in den letzten Jahre viel verbrannte Erde hinterlassen haben – nicht zuletzt durch eine fehlende Interoperabilität und schlechte Bedienbarkeit. So ist es aufgrund einer schlechten User Experience, zähen Prozessen und veralteten Systemen nicht verwunderlich, dass Leistungserbringer im Gesundheitswesen eher auf Kriegsfuß mit der Digitalisierung stehen. Zudem hat man diese bislang auch nicht bei der Gestaltung mit berücksichtigt. Hier ist in Zukunft die Mesoebene (Kammern, freie und korporatistische Verbände usw.) stärker gefragt.

Damit die digitale Transformation im Gesundheitswesen künftig erfolgreich umgesetzt werden kann, werden auf der Ebene der Gesundheitsorganisationen gerade von den Führungspersonen verschiedene Kompetenzen abverlangt und schließlich auf den einzelnen Mitarbeiter kaskadiert. Um die Angst vor Neuem, die nicht zuletzt auf Unwissenheit und fehlenden Kompetenzen basiert, zu reduzieren und Führungspersonen zu unterstützen, benötigt es anwendungsorientierte Bildung. Die Aufgabe der Gesundheitsorganisationen sollte es sein, die digitale Transformation des Gesundheitswesens durch Wissensvermittlung voranzutreiben. Themenfelder wie digitale Kultur, digitale Führung, digitale Geschäftsprozesse, organisationale Veränderungsprozesse, disruptive Geschäftsmodelle im Gesundheitswesen, globale Zusammenhänge und Ethik (und nicht erst, wenn etwas schief gelaufen ist) gehören dazu. Durch Weiterbildung soll ein aktueller und fundierter Überblick über die digitalen Technologien im nationalen und internationalen Kontext gegeben werden. Mithilfe von didaktischen Konzepten im Betrieb wird die digitale Transformation und Strategieentwicklung im Gesundheitswesen erst ermöglicht. Denn wenn die Digitalisierung nur auf der Meta-Ebene diskutiert wird, kommt diese leider nicht bei dem einzelnen Gesundheitsberuf in der Praxis an und damit auch nicht beim Patienten bzw. Kunden. Und das wäre eine vertane Chance. Auch Stillstand ist Rückschritt.

Literatur

Bloom BS, Engelhart MD, Füner E (1973) Taxonomie von Lernzielen im kognitiven Bereich (Vol. 3). Beltz Verlag Weinheim

Bundesministerium für Wirtschaft und Energie (2019): Cultural Change: So gelingt die digitale Transformation in Unternehmen, dehub digital ecosystems, URL: https://www.de-hub.de/blog/d/cultural-change-so-gelingt-die-digitale-transformation-in-unternehmen/, Abruf am 05.11.19.

Capgemini (2017) Digital Culture Report. URL: https://www.capgemini.com/de-de/news/studie-unternehmenskulturelle-aspekte-behindern-die-digitale-transformation/, Abfrage 04/2020.

Deloitte Digital (2015): Überlebensstrategie. Digital Leadership, 2019, URL: https://www2.deloitte.com/content/dam/Deloitte/at/Documents/strategy/ueberlebensstrategie-digital-leadership_final.pdf, Abruf am 05.11.19.

Evsan I (2019): Die Digitale Transformation, in: Connected Leadership, 2019, URL: https://connectedleadership.de/die-digitale-transformation/, Abruf am 05.11.19.

Heinemann S (2018): KI in der digitalen Medizin braucht natürliche Verantwortung. Krankenhäuser zwischen Ethik und Effizienz, URL: https://www.computerwoche.de/a/ki-in-der-digitalen-medizin-braucht-natuerliche-verantwortung,3545017, Abruf am 05.11.19.

Heinemann S, Matusiewicz D (2020): Digitalisierung und Ethik in Medizin und Gesundheitswesen, MWV Medizinisch Wissenschaftliche Verlagsgesellschaft, Berlin.

Konrad D (2018): Digital Leadership: Warum Querdenker im Unternehmen für die digitale Transformation entscheidend sind, URL: https://t3n.de/news/digital-leadership-querdenker-979321/, Abruf am 05.11.19.

Matusiewicz D, Aulenkamp J, Werner J (2019): Effekte der digitalen Transformation des Krankenhauses auf den Wandel des Berufsbildes Arzt, in: Klauber J, Geraedts M, Friedrich J, Wasem J: Krankenhausreport 2019 – das digitale Krankenhaus, Springer, S. 101–114.

Matusiewicz D, Henningsen M, Ehlers JP (2020): Digitale Medizin, MWV Medizinisch Wissenschaftliche Verlagsgesellschaft, Berlin, in Vorbereitung.

Matusiewicz D, Krol B, Stender T, Lux G (2018): Gesundheitsreport berufstätig Studierender: Analyse zur Gesundheitsförderung in Studium und Beruf, Zahlungsbereitschaft und Nutzung digitaler Medien, in: Gesundh ökon Qual manag, 23 (06), S. 299–306.

Matusiewicz D, Paquet R, Wasem J (2014): Gesundheitsökonomie in Deutschland – Historie, Entwicklungen und Berufsbilder, in: Matusiewicz D, Wasem J: Gesundheitsökonomie, Duncker & Humblot Verlag, Berlin, S. 9–28.

Oberle S (2018): Digitale Kultur auf den Punkt gebracht: Design Thinking, in: Digitale Exzellenz, URL: https://www.digitale-exzellenz.de/digitale-kultur-auf-den-punkt-gebracht-design-thinking/, Abruf am 07.11.19.

Safar M (2019): Was ist Machine Learning? Machine Learning (maschinelles Lernen) einfach erklärt, URL: https://weissenberg-solutions.de/was-ist-machine-learning/, Abruf am 05.11.19.

Solis B (2019): How To Keep Digital Distractions From Killing Your Creativity, in: Future of Work, URL: https://www.briansolis.com/2019/11/how-to-keep-digital-distractions-from-killing-your-creativity/, Abruf am 05.11.19.

Tarkowski P (2018): Digital Leadership – die Digitalisierung stellt neue Ansprüche an Führungskräfte, in: digital magazin, URL: https://digital-magazin.de/digital-leadership-digitalisierung-ansprueche-definition/?cn-reloaded=1#Konkret_auf_Digital_Leadership_bezogen_sollten_Fuehrungskraefte_folgende_Kompetenzen_besitzen_um_effizient_arbeiten_zu_koennen, Abruf am 05.11.19.

Van Dick R, Helfritz K, Stickling E, Gross M, Holz F (2016): Die Zukunft der Führung in Unternehmen. Digital Leadership macht Unternehmen agiler und flexibler – von Anbeginn, URL: https://www.dgfp.de/fileadmin/user_upload/DGFP_e.V/Medien/Publikationen/2012-2016/Digital_Leadership_Studie.pdf, Abruf am 05.11.19.

Waehlert S (2019): Masterplan Digitale Transformation & Digital Leadership, in: Stefanie Waehlert – ehem. Chief Digital Officer Tui Deutschland – im Gespräch über Methoden zur Digitalen Führung (Digital Leadership) und Digitalen Transformation, URL: https://www.institut-slc.de/masterplan-digitale-transformation-digital-leadership/, Abruf am 05.11.19.

Yen S, Bouhdary C (2016): Design Thinking and Digital Transformation. Use SAP's proven design thinking approach to drive your digital transformation journey, URL: https://drkopf.de/wp-content/uploads/2018/07/DesignThinkingSAP.pdf, Abruf am 07.11.19.

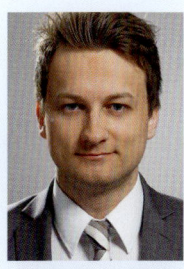

Prof. Dr. David Matusiewicz

David Matusiewicz ist Professor für Medizinmanagement an der FOM Hochschule. Seit 2015 verantwortet er als Dekan den Hochschulbereich Gesundheit & Soziales und leitet als Direktor das Forschungsinstitut für Gesundheit & Soziales (ifgs). Er ist zudem Gründer der Digital Health Academy mit Sitz in Berlin und des Medienformats Digi Health Talk.

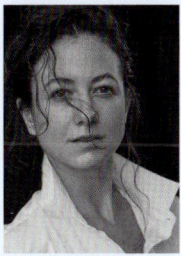

Silke Kopp, M.A.

Silke Kopp hat Gesundheitsökonomie (M.A.) studiert und ist Multi-Entrepreneurin von Startups in der Pflege. Sie ist Gründerin der Health & Bits GmbH, die sich mit einer digitalen Lösung für die Pflege-Ausbildung beschäftigt. Darüber hinaus ist sie Autorin und Speakerin rund um das Thema der Digitalisierung in der Pflege.

Fotocredits:
Stephan Glathe

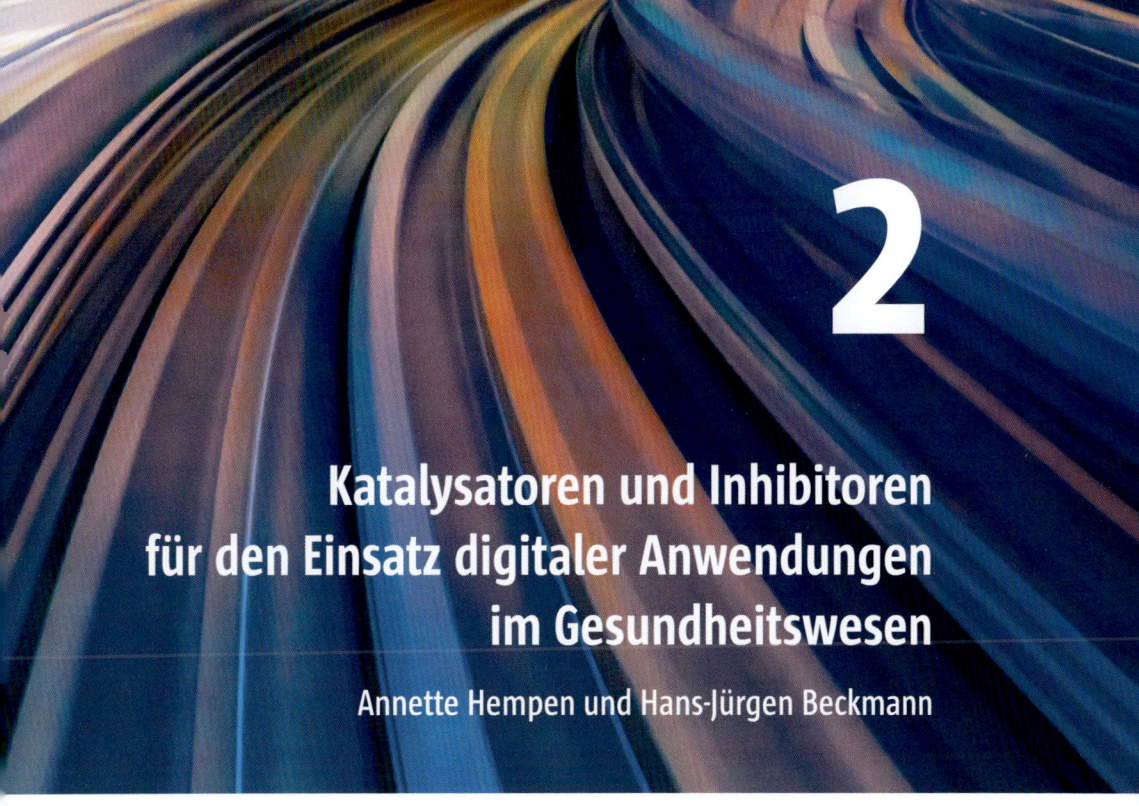

2

Katalysatoren und Inhibitoren für den Einsatz digitaler Anwendungen im Gesundheitswesen

Annette Hempen und Hans-Jürgen Beckmann

Innovationen werden von ihren Entwicklern oft als zwingend notwendig oder als maximal nutzbringend erachtet. Sobald dann die neue Entwicklung, z.B. eine neue digitale Anwendung, für die Nutzung in der Routine zur Verfügung steht, wundern sich Unternehmen, Institutionen, Führungskräfte oder Politik, dass die Innovation nicht mit Begeisterung aufgenommen und sofort genutzt wird. Die Gründe dafür sind so vielseitig wie die Innovationen selbst. Diese Zurückhaltung ist keine neue Erscheinung oder ein Spezifikum, das nur in Zusammenhang mit Digitalisierung auftritt, wird aber durch das Wesen digitaler Anwendungen verstärkt.

Digitale Innovationen vereinen einige Besonderheiten im Vergleich zu Verfahrens- oder analogen Produktinnovationen: die Geschwindigkeit der Veränderung, die „Entfremdung" von menschlicher Kommunikation und Interaktion, die ressourcenschonende Machbarkeit, den ökonomischen Erfolg durch Prozessoptimierung, die Dislokation von Prozessen und die Anonymisierung.

Setzt man diese Besonderheiten in Beziehung zu den Besonderheiten der Arbeit im Gesundheitswesen, ist zu verstehen, warum und wie bestimmte Faktoren als Katalysatoren bzw. als Inhibitoren digitaler Anwendungen wirken.

Macht man sich dies bewusst, kann man die katalysierenden Wirkungsweisen nutzen und die Inhibitoren in ihrer hemmenden Wirkung beschränken.

Dieser Beitrag kann nur einen Überblick ohne Anspruch auf Vollständigkeit über die Aspekte der Katalysatoren und Inhibitoren digitaler Anwendungen im deutschen Gesundheitswesen geben. Jedes Thema lohnt und verdient

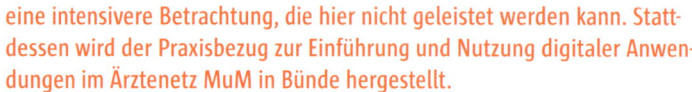

eine intensivere Betrachtung, die hier nicht geleistet werden kann. Stattdessen wird der Praxisbezug zur Einführung und Nutzung digitaler Anwendungen im Ärztenetz MuM in Bünde hergestellt.

2.1 Akzeptanz durch Nutzen und Gebrauchstauglichkeit

Die Akzeptanz einer Innovation hängt von vielen Faktoren ab. Der Wichtigste dieser
Faktoren ist die Orientierung am Nutzen für die jeweiligen Anwender. Am leichtes-
ten ist dieser Bezug zum Nutzen herstellbar, wenn sich die Innovation aus einem
Bedarf entwickelt, d.h. ein Bedarf führt zu einem Selektionsdruck bei bestehenden
Lösungsansätzen. Innovationen, die diesen Bedarf abdecken können, werden akzep-
tiert. In direktem Zusammenhang mit diesem Nutzen steht die Nutzbarkeit der In-
novation, d.h. die Gebrauchstauglichkeit bzw. Erlebbarkeit, im Zusammenhang mit
Digitalisierung inzwischen mit Worten beschrieben wie z.B. Usability, User Experience, Anwenderfreundlichkeit u.a. Diese werden in Zusammenhang mit weiteren
Begriffen gebracht, z.B. „look and feel", die schlussendlich den Grad der Erreichung
des Ausgleichs der in der digitalen Welt derzeit noch weitgehend fehlenden weiteren
Sinneseindrücke beschreiben (Ellard 2017; Geis u. Tesch 2019).

Für Innovationen muss daher als erstes immer die Nutzen- und Bedarfsfrage für die
jeweiligen Anwender gestellt und beantwortet werden. In unserem heutigen Gesundheitssystem in Deutschland sind dies in erster Linie der klare und verstandene medizinische Nutzen, im Sinne besserer Outcomes, Lösungen zu erlebbarer Ressourcenschonung für medizinisches Personal oder ökonomische und rechtliche Effizienzen
im Sinne einer Vereinfachung oder Erhöhung von Sicherheit bzw. Qualität.

Im Gesundheitswesen findet die Einführung und Marktdurchdringung durch Innovationen prinzipiell wie in anderen Branchen statt, mit der Besonderheit, dass es
sich um einen stark regulierten Markt handelt (siehe 1.3), d.h. der Nutzen und Akzeptanz führen nicht wie einem freien Markt automatisch zur Marktdurchdringung.
Neben dieser Frage muss das erfolgreiche Marketing für digitale Anwendungen im
Gesundheitswesen sehr stark zielgruppenzentriert erfolgen. In vielen Fällen wird
versucht, alle Zielgruppen mit einer Botschaft und einer Kampagne zu erreichen. Im
Gesundheitswesen sind sehr verschiedene Berufsgruppen an der Versorgung beteiligt. In vielen dieser Gruppen ist bereits eine sehr hohe Akzeptanz für und ein hoher
Grad von digitale/n Anwendungen zu verzeichnen, so z.B. in der Radiologie. Ebenso
auch im Bereich der Medizintechnik, z.B. im OP oder auf Intensivstationen. Völlig
verschieden sind dagegen Arbeitsbereiche, die traditionellerweise wenig technische
Berührungspunkte haben, z.B. in der Altenpflege, in der wenig Geräteintensität vorhanden ist und in der Personengruppen tätig sind, die ihre Kompetenzen eher in
kommunikativen Prozessen und empathischem Interagieren sehen. Für diese Gruppen scheint die Kluft zwischen ihrer täglichen Arbeits- und Prozesswelt und digitalen
Anwendungen denkbar groß, die sie als Schritt in die „Entfremdung" der Patientenversorgung wahrnehmen. Diese Wahrnehmung wird auch durch den oft wenig nut-
zer- und zielgruppenangepassten Marketingmix der Technikunternehmen gefördert.
Es fehlen bisweilen bei Unternehmen wichtige Kenntnisse des Gesundheitswesens
und der spezifischen Prozesse, sodass die Enttäuschung groß ist, wenn die Innovation nicht den erhofften Absatz findet. Dies ist insbesondere der Fall, wenn sich die

Innovationen nicht aus einem Bedarf entwickeln, sondern durch Forschung und Entwicklung Lösungen entstehen, für die dann das „passende Problem gesucht wird". Beispiele sind z.B. Versuche sehr erfolgreicher Unternehmen und Unternehmer, die ihre Expertise und Innovationen z.B. aus der Automobilbranche in das Gesundheitswesen übertragen wollen. Auf diese Weise sind schon viele Projekte wie z.B. Patienten- oder Gesundheitsakten gescheitert bzw. haben sich nach einer fremdfinanzierten Projektphase nicht durchgesetzt.

> *Als Beispiel aus der Praxis kann zur Einführung der Videosprechstunde elvi® in den kooperierenden Pflegeeinrichtungen des Ärztenetzes MuM in Bünde berichtet werden, wo genau die vorgenannten Effekte zu den größten Hürden bei der Einführung dieser digitalen Anwendung zählten. Pflegekräfte bedürfen bei der ersten Nutzung digitaler Anwendungen einer sehr zielgerichteten persönlichen Ansprache und Schulung. Dies geschieht am erfolgreichsten in der persönlichen Kommunikation mit anderen Nutzern, die den Gewinn für die eigene Arbeitswelt kompetent und glaubwürdig darstellen und demonstrieren können. Das Entsprechende gilt auch für die Einführung der elvi® bei niedergelassenen Ärzten*innen. Der eigene Vorteil oder der Vorteil für Patienten*innen muss erlebt werden, um eine Akzeptanz und damit die Einführung der Videosprechstunde zu erreichen.*

Zusammenfassend kann man sagen, dass unbedingte Voraussetzung für eine katalytische Wirkung für digitale Anwendungen eine Orientierung am Bedarf und am Nutzen klar benannter Ziel- und Anwendergruppen ist. Diese Orientierung muss kommunikativ adäquat aufbereitet und adressiert werden.

2.2 Ethische Bedenken

Die Digitalisierung verändert unser Gesundheitswesen nicht nur im Hinblick auf Prozesse, sondern auch im Hinblick auf unser Verständnis von Gesundheit und Gesundheitsleistungen in unserem System. Oft werden digitale Anwendungen nur mit dem Ziel der Optimierung von Prozessen und eines gewünschten Ergebnisses betrachtet. Mit Hilfe von digitalen Anwendungen und Analysen sollen Krankheiten früher erkannt oder verhindert werden, Alterung verzögert, Behinderung vermieden und die daran beteiligten Akteure zu diesem Zweck vernetzt und informiert werden. Die Zustände krank und gesund verschwimmen. (Wiegerling u. Heil 2019) Darüber hinaus ergeben sich neben dem enormen Wissenszuwachs völlig neue Anwendungen, deren Einsatz mehr denn je eine ethische Auseinandersetzung notwendig macht.

> *„Was möglich ist, wird wirklich, was gedacht wird, wird gemacht" (Malik 2018).*

Automatisierte Anwendungen dürfen nicht zum Verlust von Kompetenzen bei Patienten und/oder Fachpersonal führen, sonst werden positive Effekte der Digitalisierung aufgehoben. Wichtige Kompetenzen sind Entscheidungsfreiheit und -fähigkeit. Patient-Empowerment und geteilte Entscheidungen bei Patienten und Ärzten dürfen nicht durch automatisierte Prozesse ersetzt werden. Das Konzept der personalisierten Medizin muss über die modellhafte und normierte Visualisierung mittels digitaler Zwillinge hinausgehen.

Digitalisierung und digitale Anwendungen müssen bewusst als Werkzeuge eingesetzt werden, im vollen Bewusstsein dessen, dass jedes Werkzeug in seiner Wirksamkeit von der Anwendung durch den Benutzer abhängt.

Alle Anwender und Institutionen sind daher gefordert, diese Anwendungen in ihrer Wirkungsweise ständig zu überprüfen und ihre Einflusssphären zu begrenzen.

Im Gesundheitswesen werden keine Autos gebaut, sondern Menschen behandelt und begleitet. Das wirft Fragen auf, die beantwortet werden müssen. Um einige zu nennen:

- Führt der Einsatz von Robotern in der Pflege zu einer neuen Form des Hospitalismus?
- Werden Patienten*innen durch Algorithmen unterstützte Entscheidungen „entmündigt"?
- Werden Patienten*innen „gläsern"?
- Wird ärztliche Tätigkeit durch digitale Anwendungen substituiert?
- Führt die Machbarkeit von Analysen zu Zwängen in Diagnostik und Therapie, z.B. in der pränatalen Phase?

Durch die konsequente Entwicklung und die Weiterführung der Erforschung ethischer, rechtlicher und sozialer Aspekte (ELSA) werden diese Aspekte in die Forschung und Entwicklung digitaler Anwendungen einbezogen.

Ethische Fragen werden auch von den Anwendern im ambulanten Sektor, Ärzten*innen und Pflegekräften und anderen Berufsgruppen gestellt. Wie verändert zum Beispiel der Einsatz der Videosprechstunde die Beziehung zu unseren Patienten*innen und zum Umgang der Gesellschaft mit Daten, Analysen und Ergebnissen? Im Ärztenetz MuM wurden diese Bedenken und Fragen zu Beginn der digitalen Projekte vor allem emotional und wenig strukturiert besprochen, es gab Ärzte*innen, die auf Grund der Einführung der Videosprechstunde aus dem Netz ausgetreten sind. Sie befürchteten, dass die persönliche Behandlung und der persönliche Kontakt zu Patienten*innen durch die Videosprechstunde substituiert werden würde. Aus dieser Erfahrung empfiehlt es sich, diese Fragen strukturiert und sachlich zu behandeln und vor der Einführung mit Anwendergruppen zu thematisieren, zu diskutieren und zu entwickeln (Wiegerling u. Heil 2018).

2.3 Technologieentwicklung vs. Kontrollverlust

Neben den beschriebenen Erfordernissen der nutzerorientierten Usability und User Experience muss man zunächst bei der Frage nach digitalen Anwendungen im Gesundheitswesen klären, was man unter „digitalen Anwendungen" versteht. Die Digitalisierung, E-Health Health 4.0, Arbeit 4.0 beschreiben zunächst das Faktum, dass sich Prozesse durch den Einsatz von digitalisierten Verfahren ändern können, sollen oder bereits geändert haben. Ganz oft wird versucht, alle Technologien unter einen Hut zu bringen, Regeln für deren Einsatz zu verallgemeinern und die Kompliziertheit zu vereinfachen. Dies ist menschlich und in Bezug auf menschliches Lernen zunächst eine meist erfolgreiche Strategie.

Leider ist dies in Bezug auf Digitalisierung und digitale Anwendungen keine erfolgreiche Strategie. Der Grund für die Notwendigkeit und den Einsatz digitaler Anwendungen ist in der Regel nicht Kompliziertheit, sondern Komplexität. „Der Begriff der Komplexität kommt aus der Kybernetik" (Malik 2015) und ist einer der Treiber oder Katalysatoren für die Entwicklung technischer und digitaler Lösungen.

Der Versuch Komplexität durch Vereinfachung zu managen führt nicht zum Erfolg, sondern zu Fehlern. Moderne digitale Anwendungen vereinfachen nicht die Komplexität, sondern versuchen den Zugang zu den Systemen in eine Ordnung oder Struktur zu bringen. Dies wiederum führt zu dem Gefühl von Intransparenz, da die meisten von uns nicht wissen oder verstehen, was in den dahinterliegenden Systemen vor sich geht.

Dies wiederum führt zu einem Gefühl von Unsicherheit und Unwissen, sowie Kontrollverlust. Als Anwender*in mit wenig technischem Hintergrundwissen muss man auf die Technologie „vertrauen". Vertrauen jedoch setzt eigentlich eine Form von Beziehung voraus, die wir mit Lebewesen verbinden. Ein Konflikt, der zu einem Hemmnis in der Nutzung führen kann.

Ein wichtiger Aspekt der mit Digitalisierung verknüpft ist, ist die Geschwindigkeit der Entwicklung. *„Die Digitalisierung macht uns frei von den beiden großen Navigatoren der Geschichte: Raum und Zeit"* (Malik 2015). Wissenschaftler aller Fachrichtungen können global zusammenarbeiten bzw. voneinander lernen und so die Geschwindigkeit des Wissenszuwachses und der Entwicklung neuer Technologien und digitaler Anwendungen vervielfachen.

In einem großen Gegensatz dazu steht das Verhalten vieler Unternehmen, gerade in der IT Branche, die durch Claiming versuchen, trotz der Geschwindigkeit der Entwicklung den Markzugang von Konkurrenten oder Substituten zu verhindern. Aus diesem Grund wird seit langer Zeit die Interoperabilität der Systeme konsequent erschwert bzw. verhindert. Dies führt dazu, dass viele digitale Anwendungen selbst bei großem Nutzen und Akzeptanz nicht breit zur Anwendung kommen. Es ist zum Beispiel trotz vielfacher Bemühungen und Versuche noch nicht flächendeckend gelungen einen einfachen Datenaustausch zwischen KIS und PIS Systemen zu etablieren.

Hier können nur verbindliche gesetzliche Regelungen und der Zwang zur Standardisierung in der Semantik und Syntax, wie Struktur zu Lösungen führen. Um das zu verbildlichen: wenn ein Krankenhaus mit einer Arztpraxis digital Daten austauschen möchte, muss geklärt sein in welchem Format (z.B. DICOM, HL7), über welche Schnittstelle (z.B. USB) und in welcher Wertestruktur (z.B. festgelegte Anamnesestruktur) eine standardisierte Übertragung erfolgt. (Medizininformatik – Initiative 2017)

Neben diesen technischen und anwendungstechnischen Fragen, haben wir in Deutschland derzeit auch ein infrastrukturelles Problem. Viele digitale Anwendungen sind webbasiert, d.h. für diese Anwendungen ist ein breit verfügbares und gut ausgebautes Netz die Grundvoraussetzung. Die Einführung des 5G-Netzes soll dafür die Basis schaffen. Der Ausbau verzögert sich jedoch und es bleibt abzuwarten, ob die damit verknüpften Erwartungen erfüllt werden können.

> *Bei der Planung und Umsetzung verschiedener digitaler Ansätze im ambulanten Sektor oder in sektorenübergreifenden Projekten in Bünde konnte festgestellt werden, dass die technisch machbaren Voraussetzungen sich in den letzten Jahren rasant weiterentwickelten, die Datenübergabe zwischen den stationären KIS-Systemen bzw. auch zwischen den im Ärztenetz MuM in Bünde vorhandenen 18 verschiedenen Praxisinformationssystemen oft noch an den nicht vorhandenen Schnittstellen und Strukturen scheitert. Aus diesem Grund sind Netze gezwungen, Sekundärsysteme wie Fallakten, elvi® oder andere Lösungen zu nutzen, um den Datenaustausch zu realisieren. Auch die erhoffte Verbesserung durch die Einführung der Telematik Infrastruktur (TI), hat noch nicht diese Probleme gelöst. Z.B. ist der Datenaustausch mit den Krankenhäusern in der Region Bünde u.a. deswegen noch nicht strukturiert möglich, weil es noch keine analogen Strukturen für den notwendigen elektronischen Heilberufsausweis auf Basis der LANR gibt und damit die Anbindung an die TI nicht erfolgt. Weiterhin ist der Einsatz der Videosprechstunden in manchen ländlichen Regionen durch die schlechte Netzabdeckung stark eingeschränkt.*

2.4   Ökonomische Interessen

Das Gesundheitswesen in Deutschland ist ein großer Markt und hat großes Wachstumspotenzial. Dies führt zu vielen Aktivitäten von Unternehmen, Start-Ups und Investoren. Eine Vielzahl von digitalen Anwendungen wird für das Gesundheitswesen entwickelt und soll von den Anwendern genutzt werden. „IT fungierte dabei als Enabler neuer Geschäftsprozesse" (Lux 2018).

Jedoch sind in Deutschland einige Markteintrittsbarrieren zu meistern. Das Zulassungsrecht für Innovationen, die in ihrer Anwendung dem Medizinproduktegesetz zugeordnet werden, erfordert eine Vielzahl von Prüfungen und die Einhaltung von Auflagen. Weitere Hemmnisse für einen sofortigen Markteintritt sind die Einhaltung von Datenschutz – und weiteren rechtlichen Regelungen, wie z.B. das „Fernbehandlungsverbot", das zudem föderal behandelt wird. Es sind also EU-, bundes- und landesrechtliche Vorgaben zu berücksichtigen. (Lux 2018)

Noch schwieriger wird es, wenn eine Finanzierung der digitalen Anwendung über die Sozialgesetzbücher erreicht werden soll. Zulassungs- und gesetzgeberische Verfahren mit G-BA Beteiligung können sich mitunter über Jahre hinziehen. Das Gesundheitssystem in Deutschland ist ein stark regulierter Markt mit einer strengen Sektorenunterteilung. Digitale Anwendungen sind somit in ihrer Finanzierbarkeit jeweils kaum zwischen den Sektoren transferierbar. Des Weiteren sind die Prozesse auf Grund der strengen Sektorentrennung nur in wenigen Fällen vergleichbar. Ein prozessintegrativer Ansatz ist daher notwendige Voraussetzung für den Einsatz sektorenübergreifende digitale Anwendungen. (Lux 2018)

Trotzdem sind ökonomische Beweggründe die stärksten Katalysatoren für den Einsatz digitaler Anwendungen. Dafür gibt es verschiedenste Gründe, die Mikro- und Makroökonomisch unterteilt und betrachtet werden müssten. Im eigenen EcoSystem werden digitale Anwendungen eingesetzt, wenn man sich daraus eine Verbesserung der Wirtschaftlichkeit oder der Sicherheit verspricht oder Unternehmensführungen davon ausgehen, dass für die Zukunftsfähigkeit eine Investition notwendig erscheint.

Digitale Anwendungen ermöglichen z.B.

- Prozessoptimierung: Papierlose Daten (z.B. Elektronische Patientenakte, E-Rezept)
- Ressourcenschonung: Online Interaktionen (z.B. Videosprechstunden, Tele-Monitoring)
- Effizienzsteigerung: Automatisierung und Arbeitsabläufe (z.B. der Verabreichung von Medikamenten, Prozessautomation mittels Robotik)
- Effektivitätssteigerung auf Leistungserbringerebene: Entscheidungsunterstützung, Ergebnistransparenz (z.B. Triagierungstools, genetische Tests, KI)
- Effektivitätssteigerung auf Patientenebene: Complianceverbesserung und Patient-Empowerment Patientenselbstbehandlung (z.B. Apps, Chatbots, Patientennetzwerke) (Hehner et al. 2018)

Die ökonomischen Chancen durch Digitalisierung scheinen auf der Hand zu liegen. Unternehmensintern werden digitale Anwendungen daher vermehrt eingesetzt, wenn eine Refinanzierung der Investition abbildbar ist. Trotzdem fehlt es an finanziellen Anreizsystemen (Lux, 2018), da sowohl die duale Finanzierung des stationären Sektors als auch die Sektorentrennung weder Bonus- noch Malus-Systeme für den Einsatz digitaler Anwendungen vorsieht.

Ein weiterer Aspekt ist die Durchführung von Projekten mit digitalen Anwendungen im Gesundheitswesen. Die Einführung des Innovationsfonds hat zu einer Flut von Projektanträgen mit verschiedensten digitalen Anteilen geführt. Die daraus finanzierten und durchgeführten Projekte haben aber nur in einer geringen Anzahl die Chance auf eine Übernahme in die Regelversorgung. Grund dafür sind fehlende regulatorische Ansätze für eine sektorenübergreifende Finanzierung, eine bislang nicht vorhandene bundesweite digitale Gesamtstrategie sowie die mangelnde Übertragbarkeit auf andere Regionen sowie Indikationen. (Blanchetta et al. 2016)

Die sehr erfolgreiche und auch erfolgreich evaluierte Einführung der Videosprechstunde in Bünde wurde zwar in die Regelversorgung durch die Schaffung zugehöriger EBM-Ziffern am 1.4.2018 eingeführt, die vorgesehene Vergütung war jedoch nicht kostendeckend. Nur durch selektivvertragliche Zusatzvergütungen konnte das Projekt weitergeführt werden, eine Übertragung in andere Regionen und ein flächendeckender Einsatz unterblieb jedoch aufgrund mangelnder Anreize. Infolge der selektivvertraglichen Verhandlungen entstand darüber hinaus eine konkurrierende Situation zwischen den beteiligten Krankenkassen mit Beteiligung der KV, die die Weiterführung zunächst verzögerte.

2.5 Baustelle Datenschutz und IT-Sicherheit

Datenschutz und IT Security werden oft in einem gemeinsamen Kontext genannt. Zwischen diesen Begriffen muss jedoch unterschieden werden:

- Datenschutz ist zunächst in der Regel ein Begriff, der in einem rechtlichen Kontext gesehen werden muss, dabei handelt es sich um Regeln, Normen und Gesetze, die dem Schutz der individuellen Daten von Personen dienen.
- IT Security ist der Überbegriff für prozesstechnische Maßnahmen, die dem Ziel dienen, schützenswerte digitale Daten und Systeme vor unerlaubten Zugriffen zu schützen.

Damit ist die IT Security als ein Teil des Datenschutzkonzepts zu betrachten, das mit Entwicklung und Intensivierung der Digitalisierung enorm an Bedeutung gewinnt. Damit erweitert die IT Security den Begriff des Datenschutzes um den Schutz von Systemen und weiteren nicht personenbezogenen Daten.

Spätestens seit der Einführung bzw. Aktualisierung der Datenschutzgrundversordnung (DSGVO) im Mai 2018 als EU weit gültiger Datenschutzrahmen, ist das Bewusstsein für die Sensibilität medizinischer Daten verstärkt worden. Die Einführung der DSGVO führte zu sehr viel Unsicherheit bei den Leistungserbringern und Institutionen im Gesundheitssektor. Die Umsetzung dieser Verordnung führte zu einem erheblichen Dokumentationsbedarf. Durch die hohen Bußgelder, die bei Verstößen drohen, ist eine durchaus gewollte abschreckende Wirkung erzielt worden, jedoch auch ein Hemmnis für die Weiterentwicklung der Digitalisierung.

Man kann feststellen, dass viele Nutzer*innen in den sozialen Medien und im Internet Daten sehr freizügig teilen, aber in Bezug auf medizinische Daten werden selbst bei behandelnden Ärzten*innen ggf. nicht alle sensiblen Daten geteilt, wie z.B. eine psychische Erkrankung oder sexually transmitted diseases (STI). Dies führt zu Behandlungsfehlern, unnötiger Diagnostik und Therapien und zu vermeidbaren Kosten.

Der Datenschutz wird in Deutschland im Vergleich zu anderen Ländern sehr betont. Einige Gründe dafür sollten im gesellschaftlichen Kontext betrachtet werden. Im internationalen Vergleich „... führen tief in der Kultur eines Landes verankerte Datenschutzbedenken zu einem niedrigeren Digitalisierungsstand als liberalere Einstellungen zu diesem Thema in anderen Ländern." (Thiel et al. 2018) Die Kompliziertheit der Datenschutzregeln und -Normen in Deutschland führt dazu, dass für jede neue Anwendung, jedes Projekt und in jedem Unternehmen Datenschutzgutachten angefertigt werden, deren Umsetzung meist zeitaufwändig ist. Oft wird dadurch auch die Umsetzung verzögert oder diese muss sogar erheblich modifiziert werden. Auch bei der Umsetzung der viel diskutierten elektronischen Gesundheitskarte (eGK) standen häufig Bedenken zum Datenschutz und zur Datensicherheit im Vordergrund. (Lux, 2018)

„Um die Akzeptanz digitaler Anwendungen im Gesundheitswesen zu sichern bzw. zu erhöhen, muss die Angst vor unberechtigten Zugriffen auf Daten oder Zugriffen" (Williams u. Woodward 2015) vermindert bzw. ausgeräumt werden. Zur Erhöhung der Sicherheit ist eine Übertragung von Konzepten zur Implementierung digitaler Lösungen aus anderen Industrie-

branchen nicht ohne weiteres möglich, da die Daten eine höhere Bedeutung haben, bzw. schutzwürdiger sind (Lauterbach u. Hörner 2019).

Die IT-Security als wichtiger Bestandteil des Datenschutzes soll u.a. den Schutz digitaler personenbezogener Daten sicherstellen. Z.B. also den Schutz von Diagnosedaten von Patienten, Laborwerten, Personaldaten u.a. bereits digital vorliegender Daten. Darüber hinaus geht es auch um das Verhindern von unerlaubten manipulativen Zugriffen, z.B. auf lebenserhaltende Systeme wie Beatmungsgeräte, Stromversorgung oder andere, an digitale Systeme angebundene Anwendungen oder Strukturen.

Aus in der Vergangenheit erfolgten unerlaubten Zugriffen auf industrielle Systeme wurde die Notwendigkeit erkannt, strukturiert an der IT-Security zum Schutz kritischer Infrastruktursysteme zu arbeiten. Daraus wurde der Begriff Critical Information Infrastructures Security (Critis) entwickelt und das Bundesamt für Sicherheit in der Informationstechnik (BSI) hat eine Verordnung zum Schutz kritischer Infrastrukturen herausgegeben. In der Übersicht des Bereichs kritischer Infrastrukturen wird auch der Bereich Gesundheit genannt (Kritis.Bund.de 2019). Als IT-Security Maßnahmen gelten u.a. Identity und Acessmanagement (IAM) also die Organisation der Rechte – und Berechtigungskonzepte sowie Verschlüsselung und Zugriffsbarrieren, wie z.B. Firewalls.

Im Gesundheitswesen nimmt daher die Bedeutung von IT-Security aus zwei Gründen an Bedeutung zu:

1. Es werden zunehmend Prozesse digitalisiert und
2. es handelt sich bei vielen Daten um sogenannte „kritische" Daten.

Die Herausforderung und Besonderheit der IT-Security und des Datenschutzes im Gesundheitswesen liegt darin, dass es sich um einen „Dienstleistungsprozess" handelt. Im Unterschied zu einem industriellen Produktionsprozess sind sehr viel mehr Personen, Institutionen und Systeme beteiligt. Die Sektorengrenzen sind ein Grund dafür, dass sehr viele verschiedene Daten an verschiedenen Lokalisationen mit unterschiedlichsten Rechten und Formaten gespeichert werden. Diese Defragmentierung des Behandlungsprozesses und die Diversität der Daten macht einen konzeptionellen, standardisierten Umgang mit IT Security Maßnahmen schwierig.

In gewisser Weise ist diese Datenhaltung ein Schutz des Individuums vor umfassenden unerlaubten Zugriffen, andererseits führt dies zu sehr viel mehr Aufwand im Behandlungsprozess, um ausreichende Sicherheit gewährleisten zu können.

In der Weise, in der die Standardisierung der Datenformate, der digitalen Kommunikation und der Semantik sowie Syntaktik der Daten voranschreitet und weiterentwickelt wird, wird die IT-Security noch weiter an Bedeutung zunehmen. Mit dieser Entwicklung wird es jedoch auch leichter werden, Maßnahmen zur Sicherung der Daten und Systeme zu implementieren und zu pflegen. „Eine Neubewertung der IT-Sicherheit der ambulanten Versorgung sollte insbesondere nach dem bundesweiten Rollout der Telematikinfrastruktur (TI) erfolgen, da durch die Vernetzung der Leistungserbringer neue Möglichkeiten, aber auch Risiken entstehen, welche Einfluss auf die Kritikalität der Branche haben können" (BSI 2016)

Zusammenfassend ist festzustellen, dass eine Standardisierung und Verbesserung der Interoperabilität zu mehr Kommunikation zwischen den Leistungserbringern führen wird. Dies wiederum wird die Notwendigkeit suffizienter Datenschutz- und IT Security Maßnahmen erhöhen. Es kann diskutiert werden, ob die Standardisierung wiederum zur Vereinfachung der Implementierung dieser Konzepte führt.

> *In der Erprobung und Implementierung innovativer digitaler Anwendungen ist die Begleitung durch professionelle Datenschutzexperten notwendig und üblich. Die Nutzung von anonymisierten oder pseudonymisierten Daten vereinfacht den Schutz von personenbezogenen Daten. Darüber hinaus sollten nur zertifizierte Systeme zum Einsatz kommen. Auf diese Weise kann ein Teil der erforderlichen IT-Security-Maßnahmen durch den Hersteller sichergestellt werden. Von Konzepten bei denen Nebenerwerbs–IT-Dienstleister sich um die erforderlichen Sicherheitsmaßnahmen kümmern, ist abzuraten. Die Berufung eines professionellen externen Datenschutzbeauftragten sorgt für Sicherheit und nebenbei für die Begrenzung der Haftung.*

2.6 Gesellschaftliche Einflussmöglichkeiten

Innovationen müssen immer auch in ihrem kulturellen und soziologischen Umfeld gesehen werden, weshalb der Einsatz und die Akzeptanz digitaler Anwendungen im gesellschaftlichen Kontext betrachtet werden müssen.

Digitale Anwendungen implizieren in gewisser Weise die Abgabe von Kontrolle, (s. Kap. 2.3) zum Teil nur über die Datenhaltung, aber ggf. auch über Datenverarbeitung und -analyse, bis hin zur Entscheidungsvorbereitung und Entscheidungsanalyse oder gar der Bewertung derselben, etwa durch Algorithmen. Menschen geben einen Teil der Arbeitsleistung, bei großen Datenauswertungen sogar die bislang nur dem Menschen mögliche Analysearbeit an eine „Maschine" ab. Immer öfter auch an eine „Maschine", die nicht mehr im eigenen Büro steht, wie z.B. den Laptop, sondern an eine webbasierte Anwendung, von der wir in der Regel nicht mehr genau wissen, wo die Daten liegen oder was mit ihnen geschieht. Das generiert Ängste und verunsichert dort, wo die Kenntnis der zugrundeliegenden Prozesse schon aufgrund ihrer Komplexität nur noch rudimentär sein kann.

In Deutschland gibt es, möglicherweise aufgrund der Vergangenheit und geschichtlicher Entwicklungen, eine erhöhte Wachsamkeit bis hin zu Misstrauen und emotionaler Abwehrhaltung gegenüber Technologien und Strukturen, die eine **vermeintliche** übergeordnete Überwachung und Kontrolle möglich machen könnten. Das ist einer der Gründe, weshalb auf die Einhaltung von datenschutzrechtlichen Vorgaben im Vergleich zu anderen Nationen sehr viel Wert gelegt wird. Das Individualrecht wird bereits in unserem Grundgesetz betont. Begriffe wie „Big Data" stehen in einem emotionalen Spannungsverhältnis zu diesem Recht auf Selbstbestimmung. Somit sind diese historischen Aspekte eine Komponente, die die Umsetzung von Digitalisierung erschwert. (Hermstrüwer 2016)

Das politische System ist entscheidend für den Erfolg bei der Umsetzung und Einführung digitaler Anwendungen in Gesundheitssystemen. Im internationalen Vergleich liegt Deutschland im hinteren Feld bei der Digitalisierung des Gesundheitswesens. Dabei spielen die koordinierte politische Begleitung und die Verfolgung einer bundesweiten Strategie eine maßgebliche Rolle, doch mangelte es daran bislang. Mit der Einführung einer Abteilung „Digitalisierung" in Bundesgesundheitsministerium und den in den letzten Monaten verabschiedeten Gesetzen, teilweise mit klaren Zeitvorgaben für die Umsetzung bestimmter Digitalisierungsprozesse versehen, könnte eine Entwicklung in Gang gesetzt werden.

Dabei sollte man versuchen, von anderen Nationen zu lernen. Erfahrungen zeigen, dass große Programme und Projekte, wie z.B. die eGK zu scheitern drohen, wenn nicht eine klare politische Strategie für eine koordinierte Vorgehensweise aller beteiligten Institutionen sorgt und diese schrittweise mit kommunikativen Konzepten und Kampagnen begleitet. Die föderalen Strukturen können dabei sowohl katalytisch als auch inhibierend wirken. (Kostera, Thranberend, 2018)

> *Wie für die großen, nationalen Digitalisierungsaufgaben geschildert, gelten für die regional agierenden Arztnetze dieselben Regeln, sollen digitale Projekte zum Erfolg werden. Ängste nehmen durch repetierende Information und Erklärung der Prozesse. Misstrauen und emotionaler Abwehr mit Verständnis begegnen und durch – wenn nötig – individuelle Begleitung bei der Einführung und Nutzung digitaler Technologie abbauen. Den Nutzen neuer Technik nachvollziehbar darlegen, indem man die Technik dem Menschen anpasst und nicht den Menschen der Technik, was bedeutet, dass man den Nutzer, im Netz also die Arztpraxis und alle kooperierenden medizinischen Fachgruppen, von Anfang an in die Prozessimplementierung einbezieht. Und schließlich, wie in der „großen Politik", seitens der Netzführung eingeschlagene Digitalisierungswege konsequent gehen und umsetzen, damit aus einer Baustelle ein fertiges Werk wird.*
>
> *Denn jede zentralistische Vorgabe „von oben" ist bei dem sensiblen Thema Digitalisierung ohne Begleitung der Akteure, die sie tagtäglich leben sollen, zum Scheitern verurteilt. Damit dieses nicht geschieht, sollten Arztnetze mit ihren vielen kleinen Digitalisierungserfahrungen in den großen Prozess eingebunden werden. Denn die Strukturen, welche die oben formulierten Anforderungen für eine erfolgreiche Digitalisierungsstrategie gut erfüllen, sind in organisierten Arztnetzen vorhanden.*

Literatur

Bundesamt für Sicherheit in der Informationstechnologie (BSI) (o.J.). UP KRITIS. URL: https://www.kritis.bund.de/SharedDocs/Downloads/Kritis/DE/UP_KRITIS_Flyer.pdf;jsessionid=F6BD081497A7DFC3D-C80364DD501BA97.2_cid345?__blob=publicationFile (abgerufen am 01.04.2020)

Bundesamt für Sicherheit in der Informationstechnologie, PwC (2016). KRITIS-Sektorstudie. URL: https://www.kritis.bund.de/SharedDocs/Downloads/Kritis/DE/Sektorstudie_Gesundheit.pdf?__blob=publicationFile (abgerufen am 01.04.2020)

Dreyer S & Schulz W (2018). Was bringt die Datenschutz-Grundverordnung für automatisierte Entscheidungssysteme? Potenziale und Grenzen der Absicherung individueller, gruppenbezogener und gesellschaftlicher Interessen. URL: https://www.bertelsmann-stiftung.de/fileadmin/files/BSt/Publikationen/GrauePublikationen/BSt_DSGVOundADM_dt.pdf (abgerufen am 01.04.2020)

Ellard C (2017). Psychogeografie. btb Verlag.

Geis T & Johner C (2015). Usability Engineering als Erfolgsfaktor. Beuth Verlag.

Geis T & Tesch G (2019). Basiswissen Usability und User Experience. dpunkt.verlag.

Harin R & Lux T (2018). Gesundheit digital. Springer-Verlag.

Hermstrüwer Y (2016). Informationelle Selbstgefährdung. Mohr Siebeck.

Lauterbach M & Hörner K (2018). Erfolgsfaktoren in der Digitalisierung der Gesundheitsversorgung. In Gesundheit digital (pp. 123–142). Springer Berlin Heidelberg.

Lux T (2018). E-Health: Begriff, Umsetzungsbarrieren, Nachhaltigkeit und Nutzen. In Gesundheit digital (pp. 1–14). Springer Berlin Heidelberg.

Malik F (2015). Navigieren in Zeiten des Umbruchs. Campus Verlag.

Neue Studie von McKinsey – Digitalisierung im Gesundheitswesen: die 34-Milliarden-Euro-Chance für Deutschland. (2018). Gesundheitsökonomie & Qualitätsmanagement, 23(05), 247–248.

Oetter C (2019). Datenethik für die Industrie muss ihren eigenen Regeln folgen. URL: https://berlin.vdma.org/viewer/-/v2article/render/33241984 (abgerufen am 01.04.2020)

Offenwanger DJ & Quandt JH (2016). #sustainability – Wirtschaftsethische Herausforderung Digitalisierung. Rainer Hampp Verlag.

Pfannstiel MA., Da-Cruz P & Rasche C (2018). Entrepreneurship im Gesundheitswesen III. Springer-Verlag.

Sedlacek H-H (2015). Arzneimittelforschung. Walter de Gruyter GmbH & Co KG.

Wiegerling K & Heil R (2018). Gesellschaftliche und ethische Folgen der digitalen Transformation des Gesundheitswesens. In Gesundheit digital (pp. 213–227). Springer Berlin Heidelberg.

Williams P & Woodward A (2015). Cybersecurity vulnerabilities in medical devices: a complex environment and multifaceted problem. Medical Devices: Evidence and Research, 305.

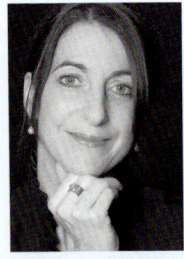

Annette Hempen, MHBA

Neben Studium der Pädagogik und Medizinökonomie verfügt sie über eine medizinische Ausbildung und Erfahrungen in der Patientenversorgung sowohl im ambulanten wie im stationären Sektor. Neben MVZ-Management war sie auch im Medizincontrolling tätig. Im Jahr 2016 übernahm sie die Geschäftsführung im Ärztenetz MuM und ist seit 2019 Mitglied des Vorstands der Agentur deutscher Arztnetze (AdA e.V.).

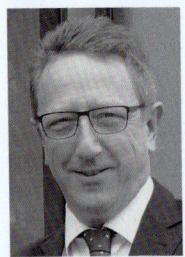

Dr. med. Hans-Jürgen Beckmann

Hans-Jürgen Beckmann ist niedergelassener Facharzt für Chirurgie und engagiert sich seit 20 Jahren berufspolitisch für die Interessen der Ärztenetze. Seit 2012 ist er Vorstand des Ärztenetzes Medizin und Mehr e.G. (MuM), Bünde. Von 2011 bis 2019 war er Vorstandsmitglied der Agentur deutscher Arztnetze e.V. Aufgrund seiner langjährigen beruflichen wie berufspolitischen Erfahrung ist er gewähltes Mitglied des Ausschusses „Innovative Versorgungsformen" der KVWL.

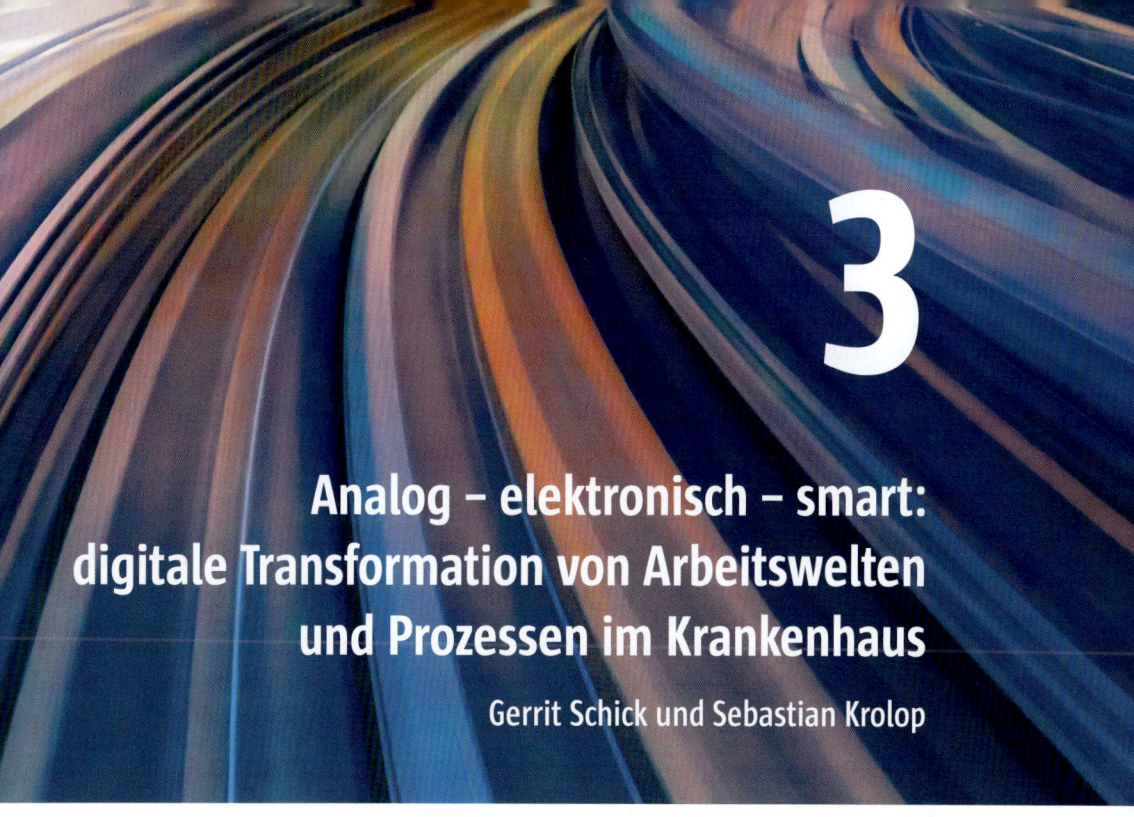

3

Analog – elektronisch – smart: digitale Transformation von Arbeitswelten und Prozessen im Krankenhaus

Gerrit Schick und Sebastian Krolop

Mit der Digitalisierung stehen die Akteure des Gesundheitswesens zugleich vor immensen Chancen und Herausforderungen. In nicht digitalisierten Bereichen gilt es, den Schritt von der analogen in die digitale Arbeitswelt zu vollziehen. Dabei ist digital nicht gleich digital. Denn papierloses Arbeiten allein reicht nicht aus, um die Potenziale der Digitalisierung voll auszuschöpfen. In der digitalen Transformation ist es wichtig, dass der Wandel mit einer Überprüfung und Veränderung der bestehenden Prozesse einhergeht. Nur so können knappe personelle Ressourcen optimal eingesetzt werden, wovon Institutionen, Mitarbeiter und Patienten gleichermaßen profitieren.

Auf Basis von aktuellen Daten, qualitativen Interviews und eigenen Marktbeobachtungen beleuchtet dieser Beitrag den Reifegrad der Digitalisierung im deutschen Gesundheitswesen und zeigt Strategien für ein intelligentes Datenmanagement als Basis für effizientes digitales Arbeiten auf. Um die unterschiedlichen Reifegrade sichtbar zu machen, wird eine dreistufige Systematik der digitalen Transformation entwickelt: analog, elektronisch, smart. Dabei ist das elektronische Arbeiten als Zwischenstufe zwischen analogem und vollständig digitalisiertem bzw. smartem Arbeiten zu verstehen, bei der zwar Informationstechnologie zum Einsatz kommt, jedoch ohne die Prozesse konsequent danach auszurichten und die Möglichkeiten der automatischen Interpretation granularer Daten zu nutzen.

Anhand dieses Modells werden Effekte der Digitalisierung auf Prozesse und Arbeitswelten aufgezeigt und Strategien für die digitale Transformation diskutiert. So zeigt sich, dass sich im ersten Schritt der Digitalisierung zwar die Auffindbarkeit und der Austausch von Informationen verbessert, Arbeitswelten durch den Mehraufwand bei der Datenerfassung jedoch negativ beeinflusst werden, ohne dass sich die Kollaboration verbessert oder Informationsbrüche vermieden werden. Erst smartes Arbeiten führt durch Automatisierung der Datenerfassung

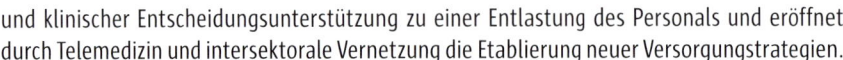

und klinischer Entscheidungsunterstützung zu einer Entlastung des Personals und eröffnet durch Telemedizin und intersektorale Vernetzung die Etablierung neuer Versorgungstrategien.

3.1 Einleitung

Die überwiegende Mehrheit der deutschen Krankenhäuser ist noch weit davon entfernt, durchgängig digital zu arbeiten. Zwar verwenden heute nahezu alle Einrichtungen ein Krankenhausinformationssystem (KIS) für die Verwaltung der Patientendaten und Abrechnung erbrachter Leistungen. Aber z.B. nur ein Drittel verfügt über ein digitales Archiv und etwas weniger als ein Viertel arbeitet mit einem Dokumentenmanagementsystem. Der Medienbruch, das Nebeneinander von elektronischen und analogen Dokumenten, die gescannt werden müssen, gehört immer noch zum Alltag der meisten Krankenhäuser. Papierlos arbeiten nur die wenigsten.

Wie sehr die deutschen Krankenhäuser bei der Digitalisierung im internationalen Vergleich hinterherhinken, verdeutlicht der Ländervergleich der EMRAM-Level. Das von der HIMSS entwickelte achtstufige Modell (Stufe 0: praktisch keine Digitalisierung bis Stufe 7: volldigitales Krankenhaus) bewertet den Prozessreifegrad einer Institution, welcher mit dem Grad der Digitalisierung korreliert. Im internationalen Vergleich haben dänische Krankenhäuser mit einem durchschnittlichen EMRAM-Wert von 5,4 den höchsten Reifegrad. Während die Krankenhäuser in den USA, den Niederlanden, Spanien oder der Türkei über dem durchschnittlichen europäischen Reifegrad von 3,6 liegen, schaffen es die größeren deutschen Krankenhäuser (mit über 500 Betten) nur auf einen EMRAM-Wert von durchschnittlich 3,4. Kleinere Häuser liegen weit darunter, sodass sich ein Durchschnitt von nur 2,3 für die deutschen Krankenhäuser ergibt (Klauber et al. 2019).

Die Ursachen liegen auf der Hand: Der Bundesverband der Krankenhaus-IT-Leiterinnen und -Leiter e.V. hat in einer Umfrage im Jahr 2017 einen Investitionsstau der deutschen Krankenhäuser im Bereich der Informationstechnik ermittelt. Die Differenz zwischen dem benötigten und genehmigen IT-Budget lag 2017 bei 1,1 Milliarden Euro (Bundesverband der Krankenhaus-IT Leiterinnen und Leiter e.V. 2018). Einer Umfrage aus 2018 zufolge, stehen zwei Drittel der befragten CIOs und CTOs großer und mittelgroßer Krankenhäuser sowie Krankenhausketten ein IT-Budget zwischen 1 und 3 Prozent des Gesamtumsatzes zur Verfügung (Benthin et al. 2018). Nötig wäre eine Verdoppelung auf 2 bis 6 Prozent. Zusätzlich müssten aufgrund der zunehmenden Digitalisierung und Vernetzung weitere 1 bis 1,5 Prozent für die IT-Sicherheit ausgegeben werden.

Auch der Future Health Index 2020, eine internationale Befragung von Philips unter jüngeren Healthcare Professionals, zeichnet ein ähnliches Bild. So geben nur 14 Prozent der deutschen Fachkräfte an, dass ihre Einrichtung auf dem Stand der technischen Möglichkeiten arbeitet. Mit 68 Prozent sieht sich die große Mehrheit im Mittelmaß. 19 Prozent arbeiten noch vorwiegend analog (Royal Philips 2020). Nur wenn die Digitalisierung finanziell angemessen unterstützt und strukturell konsequent vorangetrieben wird, können die erheblichen Effizienzpotenziale gehoben werden, die bspw. in einer McKinsey-Studie von 2018 beschrieben werden. Demnach lassen sich durch Digitalisierung im Deutschen Gesundheitssystem 34 Milliarden Euro einsparen (Biesdorf et al. 2018).

3.2 Analog, elektronisch, smart: Begrifflichkeit und Einordnung

Für die hier beabsichtigte, grundsätzliche Betrachtung der digitalen Transformation und ihrer Effekte auf Arbeitswelten und Prozesse wird eine einfache dreistufige Systematik gewählt. Der Einordung in analog, elektronisch und smart folgten auch die Befragten in den qualitativen Interviews. Neben einer vollständig analogen Arbeitsweise beinhaltet die dreistufige Systematik zwei qualitativ abgestufte Formen der Digitalisierung. In der ersten Stufe werden Patienteninformationen digitalisiert. Die auf der analogen Arbeitswelt basierenden Abläufe bleiben allerdings meist unberührt. Erst in der zweiten Stufe, die als smart bezeichnet werden kann, erfolgt eine Neudefinition der Prozesse unter Berücksichtigung der digitalen Möglichkeiten. Ist sie umgesetzt und tief in den Strukturen des Krankenhauses verankert, kann man von „echten" digitalen Arbeitswelten sprechen (s. Tab. 1).

Tab. 1   Beispiele für die Systematik der Digitalisierungsstufen „analog", „elektronisch" und „smart"

Analoges Arbeiten	Elektronisches Arbeiten	Smartes Arbeiten
Papierbasierte Fall-/Patientenakte von der Aufnahme bis zur Entlassung	Elektronische Fall-/Patientenakte mit manueller Dateneingabe; Datensätze liegen größtenteils unstrukturiert vor.	Elektronische Fall-/Patientenakte mit teilautomatisierter Dateneingabe. Datensätze liegen strukturiert vor – unabhängig vom Ort der Erhebung.
Bilddaten und Befunde stehen ausschließlich am Ort der Behandlung zur Verfügung und müssen bei Bedarf transportiert werden; häufig redundante Daten und Erstellung von Kopien.	Bilddaten und Befunde sind im System der jeweiligen Fachabteilung gespeichert und müssen bei Bedarf elektronisch übertragen werden.	Medizinsysteme und IT-Strukturen sind vernetzt. Alle generierten Patientendaten fließen automatisiert in eine digitale Akte und sind in Echtzeit verfügbar.
Manuelle Ablage der Daten in einem oder mehreren physischen Archiven	Dezentrale elektronische Datenspeicherung resultiert in redundanten, teilweise asynchronen und damit inkonsistenten Daten.	Zentrale Archivierung der granularen Patientendaten („Single Source of truth")
Medizinische Evidenz wird ausschließlich in klinischen Studien gewonnen.	Medizinische Evidenz wird ausschließlich in klinischen Studien gewonnen.	Klinische Evidenz wird durch kontinuierliche Auswertung der standardisierten und normalisierten Versorgungsdaten gewonnen.
Die klinische Entscheidungsfindung erfolgt auf Grundlage von Erfahrungswerten und Kenntnis der Evidenz.	Die klinische Entscheidungsfindung erfolgt auf Grundlage von Erfahrungswerten und Kenntnis der Evidenz.	Die klinische Entscheidungsfindung wird durch intelligente Algorithmen und Auswertung von Vergleichsdaten unterstützt.
Papiergebundenes Management der klinischen Abläufe	Proprietäre IT-Strukturen – stark manuell geprägt und papierlastig	Durchgängig papierloses Arbeiten in einem digitalen Workflow

Es ist klar, dass in der heutigen Krankenhauslandschaft keine dieser drei Formen in Reinform vorkommt. Spätestens mit der Einführung des DRG-Systems wurden ausschließlich papierbasierte Dokumentationen durch elektronische Krankenhausinformationssysteme abgeschafft. Ihr Hauptzweck lag in der fallbasierten Abrechnung. Rein analog arbeitet heute also keine Klinik mehr. Aber auch eine vollkommen smarte Arbeitsweise gibt es in Deutschland heute noch nicht. Nicht zuletzt fehlt dafür eine einheitliche Dateninfrastruktur, die den Austausch von Informationen zwischen Abteilungen, Standorten und Kliniken unterschiedlicher Träger sowie mit Versorgern im niedergelassenen Bereich ermöglicht.

Im deutschen Krankenhausmarkt finden sich also sowohl analog-elektronische als auch elektronisch-smarte oder sogar analog-elektronisch-smarte Mischformen. Letzteres ist der Fall, wenn in der Radiologie oder der Intensivmedizin bereits weitreichende Digitalisierungsmaßnahmen durchgeführt wurden, das Aufnahme- und Entlassmanagement hingegen noch papierbasiert arbeitet. Dennoch sollen die drei Abstufungen und die Übergänge von der einen auf die andere Stufe im Folgenden genutzt werden, um die Effekte der Digitalisierung auf die Arbeitswelten konkreter fassen und differenzieren zu können.

3.3 Smarte Arbeitswelten in der heutigen Krankenhauslandschaft

Das Arbeiten in einem vollständig digitalisierten, klinischen Arbeitsumfeld ist noch Zukunftsmusik. Um heute besser verstehen zu können, was es heißt, smart zu arbeiten, lohnt sich ein Blick in Bereiche, die bereits lange Jahre digital und mit großen Datenmengen arbeiten. Dabei zeigt sich, dass es in Teilbereichen durchaus weitreichende Digitalisierungsschritte und neue digitale Arbeitsweisen gibt. Bislang sind sie aber noch nicht optimal in den Gesamtversorgungsprozess eingebunden. Zu nennen sind hier insbesondere die Radiologie und die Intensivmedizin, auch in der digitalen Pathologie und im onkologischen Datenmanagement gibt es vielversprechende Ansätze für smarte Arbeitsweisen.

3.3.1 Die Radiologie als Vorreiter der digitalen Transformation

Unter den medizinischen Disziplinen ist die Radiologie heute die am weitesten digitalisierte. Diese Entwicklung begann in 1990er-Jahren mit den ersten digitalen Bildgebungssystemen. Während vor 20 Jahren viele Radiologen noch Röntgenfilme verwendeten, die sie mithilfe von Automaten entwickelten und ausschließend am Lichtkasten betrachteten, arbeitet man zum Beispiel am Unfallkrankenhaus Berlin seit dieser Zeit ausschließlich digital.

In einer voll digitalisierten Radiologie werden die digitalen Aufnahmen in einem zentralen Bildmanagement- und Archivsystem (PACS) verwaltet und können an jedem Arbeitsplatz abgerufen werden. Bei der Befundung nutzt der Radiologe eine intelligente Software, die z.B. auf verdächtige Befunde hinweist und die Bilder in der Befundliste automatisch ganz an den Anfang setzt. Auch die Erstellung des Befunds ist strukturiert, das heißt, er entsteht anhand von Textbausteinen ohne manuelle Texteingaben. Durch digitale Bildgebung und standortübergreifende Vernetzung arbeiten moderne Radiologien in virtuellen Strukturen und übernehmen die Diagnostik für kleinere Krankenhäuser, die keine eigenen Radiologen beschäftigen. Grundlage hierfür ist die Etablierung einer einheitlichen IT-Infrastruktur und mit den angeschlossenen Partnerhäusern gemeinsam entwickelte Abläufe.

In der Verwendung von KI-gestützten Technologien ist die Radiologie auch deshalb Vorreiter, weil ihr eine Vielzahl qualitativ hochwertiger Trainingsdaten zur Verfügung stehen, die sowohl die klinische Frage als auch die Antwort eindeutig abbilden. Damit lassen sich neuronale Netze für typische Aufgabenstellung wie das Erkennen von Tumoren oder Gewebestrukturen trainieren. Viele dieser Anwendungen kommen heute in der Befundungsqualität bereits an die Leistung menschlicher Radiologen heran oder übertreffen sie sogar.

3.3.2 Virtuelle Netzwerke für kritisch kranke Patienten

Auch in der Intensivmedizin können Digitalisierung und Telemedizin spezialisierte Expertise flächendeckend verfügbar machen und dadurch zur Sicherung einer qualitativ hochwertigen und wirtschaftlichen Versorgung beitragen. Zugegebenermaßen liegt die Entwicklung hierzulande deutlich hinter Ländern wie den USA zurück. Dort können manche Häuser bereits auf eine 15-jährige Erfahrung in der Teleintensivmedizin zurückschauen. In Deutschland verfügen schätzungsweise nur circa 40 Prozent der Krankenhäuser über ein Patientendatenmanagementsystem (PDMS), das eine lückenlose, papierlose Dokumentation gewährleistet. Gleichzeitig ist die digitale Verarbeitung von Patientendaten auch in diesem Fachbereich die Basis für die Nutzung von Telemedizin und künstlicher Intelligenz.

Die wesentlichen Voraussetzungen für die Verwendung von Telemedizin und künstlicher Intelligenz sind in der Intensivmedizin nicht anders als in der Radiologie: Die relevanten Patientendaten müssen in digitaler Form vorliegen und Krankenhäuser, die telemedizinisch zusammenarbeiten wollen, müssen einheitliche Informationssysteme verwenden. Erst dann können Algorithmen auf die fachspezifischen Anforderungen trainiert werden und Häuser standortübergreifend zusammenarbeiten. Im Rahmen des Innovationsfonds-Projektes TELnet@NRW wurde ein erstes teleintensivmedizinisches Versorgungsprojekt erfolgreich erprobt. Dabei wurden einzelne Intensivstationen über Audio-, Video- und Datenleitungen mit einer Teleintensivmedizinzentrale vernetzt. Der digitale Austausch mit dem Telemedizinzentrum entlastet das Personal auf den angeschlossenen Intensivstationen, verbessert das medizinische Ergebnis und fördert die Zusammenarbeit im Netzwerk.

Künstliche Intelligenz in der Intensivmedizin kommt zum Beispiel in einem KI-basierten Intensivmedizin-Dashboard zum Einsatz, das Daten auf einer intuitiven Benutzeroberfläche zusammenführt. Neben dem klassischen Patientenmonitoring und anderen bettseitig erhobenen Daten werden zum Beispiel Informationen aus Laborsystemen, dem Patientendatenmanagement und der elektronischen Patientenakte einbezogen und ausgewertet. Ärzte und Pflegekräfte erhalten eine aggregierte, organbasierte Ansicht der relevanten Daten des Patienten. Kritische Veränderungen lassen sich dadurch schnell identifizieren und klinische Entscheidungen effizient unterstützen, ohne die kognitive Belastung des Personals weiter zu erhöhen.

3.3.3 Potenziale in weiteren Fachgebieten

Auch wenn sich der Großteil der Krankenhäuser auf der Stufe des elektronischen Arbeitens mit mehr oder weniger analogen und smarten Anteilen befindet, gibt es also sehr wohl einzelne Bereiche, in denen bereits heute smarte Arbeitsweisen etabliert sind. Über kurz oder lang werden weitere Fachgebiete folgen. Zu nennen ist hier zum Beispiel die Pathologie. Hier haben hochauflösende Gewebescanner Einzug in die klinische Diagnostik gehalten. Sie ermöglichen eine Digitalisierung von Gewebeproben und öffnen damit die Tür für ähnliche Arbeitsweisen, wie sie heute bereits in der Radiologie fest etabliert sind.

In der Onkologie arbeitet man an der Zusammenführung relevanter Daten aus unterschiedlichen Disziplinen. Hier gibt es dramatische Fortschritte durch das abrufbare Wissen aus unzähligen Studien und die daraus resultierenden Behandlungsmöglichkeiten mit den größten Wirkungswahrscheinlichkeiten. Eine vormals ausschließlich morphologisch-histologisch definierte Erkrankung lässt sich heute in eine Vielzahl von Untergruppen mit verschiedenen genetischen Entstehungsmechanismen unterteilen. Deshalb arbeiten die Behandler aus unterschiedlichen Fachbereichen in multidisziplinären Teams und Tumor-Boards. Was diesen Teams in den meisten Häusern aktuell noch fehlt, ist eine einheitliche digitale Arbeitsplattform. Abhilfe schaffen hier neue onkologische Plattformen, auf denen Daten aus Bildgebung, Genanalyse, digitaler Pathologie, Labor und Patientenakte zusammengeführt werden. Alle für die Therapieentscheidung relevanten Daten sind damit auf einen Blick für alle Nutzer sichtbar.

3.4 Effekte von Digitalisierung auf die Arbeitswelten

Die Reise von analogen in die oben beschriebenen smarten Arbeitswelten ist je nach Organisationstruktur und Engagement der Mitarbeitenden unterschiedlich komplex, läuft aber im Wesentlichen immer nach dem gleichen Muster ab. Im Folgenden betrachten wir die Übergänge vom analogen zum elektronischen Arbeiten sowie vom elektronischen zum smarten Arbeiten. Auch wenn in der Realität immer Mischformen der entsprechenden Arbeitsweise vorherrschen, lassen sich die Effekte durch diesen Vergleich besser fassen und klarer beschreiben. Auch hier ziehen wir zur Verdeutlichung praktische Beispiele aus Radiologie und Intensivmedizin hinzu.

3.4.1 Vom analogen zum elektronischen Arbeiten

- *Berufsbilder fallen weg und ändern sich*
- *Aufwand bei der Dokumentation und Datenerfassung steigt*
- *Verfügbarkeit von Daten innerhalb der Abteilung steigt*
- *Management und Verarbeitung von Daten wird komplexer*
- *Vernetzung und interdisziplinäres Arbeiten unverändert*
- *Qualität steigt, Effizienz sinkt*

Mit dem Übergang von analogen zu elektronischen Arbeitsweisen verändern sich bestimmte Berufsbilder oder fallen ganz weg. In der Radiologie zum Beispiel hat der Wegfall der Entwicklungsautomaten dazu geführt, dass die Mitarbeiter keine technischen Kenntnisse über die Bildentwicklung mehr benötigen. Die Einführung einer Spracherkennungssoftware und Textverarbeitung hat zur Folge, dass Schreibkräfte nicht mehr benötigt und Schreibpools abgebaut werden. Auch Mitarbeiter, die das analoge Bildarchiv betreuen, werden durch die Software überflüssig.

Für die Erfassung und Verwaltung von Patientendaten werden klinische IT-Systeme verwendet. Die Umstellung auf eine elektronische Datenverarbeitung geht allerdings mit einem Mehraufwand bei der Dokumentation und Datenerfassung einher, da die Prozesse nicht angepasst werden und die Datenerfassung nicht automatisiert erfolgt. Die einfache Übertragung von analogen Formularen in eine elektronische Eingabemaske führt zu einer umständlicheren Handhabung und die Anzahl der Eingabeplätze ist begrenzt. Innerhalb des Krankenhauses werden Daten nach wie vor mehrfach erfasst.

Werden Patientendaten elektronisch erfasst, verbessert sich die Auffindbarkeit der Informationen und die Datenverfügbarkeit steigt zumindest innerhalb der Abteilung bzw. bei Zugriff auf das entsprechende System deutlich an. Zeitaufwändiges Suchen in dicken Papierakten oder Archivräumen entfällt. Professionelle Datensicherung und Archivierung auf Servern und in Rechenzentren minimiert das Risiko von Datenverlusten. Gleichzeitig steigen die Anforderungen an die elektronische Datensicherheit.

Mit der Zunahme der Daten und neuen Möglichkeiten der Datenerfassung erhöhen sich auch die Anforderungen an das Personal. Das Management der Daten und ihre Auswertung werden komplexer, da die Auswertung immer noch manuell und nicht automatisiert erfolgt. Für das Personal wird es zu einer Herausforderung, aus den verfügbaren Daten handlungsrelevante Informationen abzuleiten. In Bereichen wie der Intensivmedizin, in der große Datenmengen in kurzer Zeit erfasst werden, steigt die kognitive Belastung.

Durch die Digitalisierung wird bereits auf der Stufe des elektronischen Arbeitens das Potenzial für vernetztes Arbeiten deutlich. Proprietäre Systeme, fehlende Interoperabilität und die Beibehaltung analoger Prozesse verhindern jedoch, dass diese ausreichend genutzt werden können. Informationsbrüche sind weiterhin die Regel, sowohl innerhalb eines Krankenhauses und noch stärker in der intersektoralen Zusammenarbeit. Die Verfügbarkeit der Daten im Versorgungprozess bleibt damit begrenzt und die Zusammenarbeit findet hauptsächlich im Team vor Ort statt.

Insgesamt lässt sich sagen, dass die Versorgungsqualität durch die bessere Verfügbarkeit von Daten auf Abteilungsebene steigt, weil die Behandler bei ihrer Therapieentscheidung den vollständigen Datensatz berücksichtigen. Gleichzeitig sinkt, zumindest in Teilbereichen, die Effizienz, weil das medizinische Personal mehr Zeit mit der Dokumentation, Datenerfassung und Dateninterpretation verbringt und weniger Zeit am Patienten. Dieser Effekt wird ggf. jedoch durch den Wegfall dann überflüssiger Berufsbilder ausgeglichen.

3.4.2 Vom elektronischen zum smarten Arbeiten

- *neue Berufsbilder entstehen (z.B. Data Scientist oder Tele-Arzt)*
- *neue Anforderungen an Skill-Mix und Ausbildung von medizinischem Personal*
- *Aufwand bei der Dokumentation und Datenerfassung sinkt*
- *Verfügbarkeit von Daten innerhalb und außerhalb der Abteilung steigt*
- *Management und Verarbeitung von Daten wird einfacher*
- *klinische Prozesse ändern sich oder entstehen neu*
- *Qualität und Effizienz steigen*

Mit dem Übergang von elektronischen zu smarten Arbeitsweisen ändern sich erneut bestimmte Berufsbilder und neue kommen hinzu. Gleichzeitig ändert sich der Skill-Mix des Personals und es entstehen neue Anforderungen an die Ausbildung des medizinischen Personals. Gefragt sind zum Beispiel Data Scientists, die innerklinisch die intelligenten Algorithmen für die verschiedenen medizinischen Anwendungen entwickeln und anschließend die kontinuierliche Weiterentwicklung übernehmen. Es entstehen neue Berufsbilder wie die des Teleradiologen oder des Teleintensivmediziners. Telemedizinzentren werden mit Tele-Nurses und Case-Managern besetzt.

Aufgrund des herrschenden Personalmangels und bei Ausnutzung der Möglichkeiten vernetzten Arbeitens eröffnen sich Krankenhausmitarbeitern neue Berufsperspektiven. Medizinische Fachangestellte zum Beispiel können mittels Fortbildung („kleiner Röntgenschein") Patienten bei einer radiologischen Untersuchung betreuen, die von einer qualifizierten MTRA zentral gesteuert wird.

Durch neue technische Entwicklungen sowie eine konsequente Einbindung dieser Möglichkeiten in die klinischen Prozesse, verringert sich der Aufwand bei der Dokumentation und Datenerfassung erheblich. Vernetze Medizinprodukte und mobile Sensoren spielen Vitaldaten auch abseits der Intensivstation direkt in die Informationssysteme. KI-basierte Funktionalitäten übernehmen Standardberechnungen wie zum Beispiel die Ermittlung der Auswurfrate in der Echokardiografie.

Mit der Etablierung einer krankenhausweit interoperablen IT-Infrastruktur steigt die Verfügbarkeit von Daten über Abteilungs- und Sektorengrenzen hinaus. Auch die Kooperation zwischen Institutionen nimmt durch den verbesserten Informationsfluss zu. Abteilungsübergreifende Informationssysteme sind gemeinsame Arbeitsplattformen von multidisziplinären Tumorboards und Herz-Teams in Onkologie und Kardiologie. Virtuelle Strukturen in Teleradiologie, Teleintensivmedizin und digitaler Pathologie ermöglichen eine Kollaboration über Standortgrenzen hinaus.

Wie die Erfassung so wird auch die Auswertung von Daten durch Technologie unterstützt. In der Radiologie übernehmen KI-Anwendungen die Auswertung von Routineaufnahmen zum Beispiel im Mammografie-Screening. Das gibt Arbeitszeit frei für die Befundung komplexer Fälle oder interventionelle Einsätze in der Schlaganfalltherapie. Auf der Intensivstation machen intuitive Dashboards kritische Veränderungen schnell sichtbar. Das gleiche gilt für das automatisierte, frühzeitige Erkennen einer sich anbahnenden Sepsis oder einer kritischen Verschlechterung des Patientenzustands auf der Normalstation, wie z.B. durch den Early Warning Score.

Das grundsätzliche Überdenken althergebrachter Abläufe und die Einbettung neuer technischer Möglichkeiten in digitale Versorgungsprozesse wird sowohl die Qualität als auch die Effizienz der Versorgung weiter steigern. Insbesondere die Auswertung der normalisiert vorliegenden Versorgungsdaten wird als Basis einer kontinuierlichen Verbesserung der Versorgungsstrategien genutzt werden.

3.5 Change Management und Transformation

- *mitgestalten statt schulen*
- *harte Schnitte anstelle von weichen Übergängen*
- *agile und dynamische Organisationsstrukturen schaffen*
- *Lehrpläne in Ausbildung und Studiengängen anpassen*
- *verlässliche Technologie*

Nicht nur der Innovationsstau und die überschaubaren Digitalbudgets sind eine Herausforderung bei der Umsetzung der digitalen Transformation. Auch die Beteiligten selbst tragen dazu sein, dass Veränderung langsam oder schneller geschieht. Damit positive Effekte volle Wirkung entfalten können, gilt es, negative Begleiterscheinungen wie Mehraufwand in der Dokumentation möglichst zu vermeiden oder schnell zu überwinden. Diese Aufgabe liegt größtenteils in den Händen der Akteure selbst.

Hier empfiehlt sich, eine konsequente Digitalisierungsstrategie ohne den sogenannten „doppelten Boden", in Betracht zu ziehen. Haben die Menschen im Arbeitsalltag die Möglichkeit, weiterhin Papier einzusetzen oder in den gewohnten Parallelsystemen zu arbeiten, wird dieses auch genutzt und kann den Veränderungsprozess anstrengender werden lassen, als er sein müsste. Das bedeutet aber auch, dass aufseiten der digitalen Technologie alles reibungslos funktionieren muss. Das gilt für ein stabiles WLAN genauso wie für die an das Netzwerk angeschlossenen Systeme und Geräte. Jede Störung der digitalen Infrastruktur kann zu Frustration und Ablehnung aufseiten der Nutzer führen.

Damit Mitarbeitende die digitale Transformation möglichst aktiv in ihrem klinischen Alltag leben und voranbringen, müssen sie sie aber nicht nur konsequent umsetzen, sondern auch mitgestalten können. Vorab gilt es allerdings, ein gemeinsames Verständnis dafür zu entwickeln, was unter dem Begriff Digitalisierung zu verstehen ist. Und es gilt, Ängste zu nehmen, die mit neuen Technologien und Strukturen einhergehen. Hilfreich sind dabei mutige, digitalaffine Einzelakteure unter den Mitarbeitenden, die voranschreiten und besagte Ängste in Akzeptanz und Neugier wandeln. So lässt sich gemeinsam an neuen Prozessen, Workflows, Systemausstattungen und Konzepten arbeiten. Die Organisation übernimmt die Rolle des Initiators und Wegbereiters, die Mitarbeitenden die Rolle des Gestalters.

Solche neuen Wege beschreiten sogenannte Co-Create- oder Design-Thinking-Ansätze. Die Perspektive der Menschen, die in einem Krankenhaus arbeiten oder versorgt werden, rückt dabei in den Mittelpunkt. Dazu werden verschiedene Personen befragt, beobachtet und begleitet, und die Auswirkung unterschiedlicher Versorgungsszenarien auf das Wohlbefinden von Patienten, Personal, Angehörigen etc. dokumentiert. Zusammen mit den Kennzahlen aus Daten- und Prozessanalysen werden die Abläufe im Versorgungsprozess sowohl emotional erlebbar als auch wirtschaftlich nachvollziehbar.

Da die Digitalisierung ein fortwährender Begleiter sein und die damit einhergehenden Veränderung Einfluss auf die klinischen Arbeitswelten haben wird, sind Freiräume in der Organisation für Dynamik und Agilität unerlässlich. Change und Fehler-Management wir damit wichtiger denn je. Dies muss sich auch in der Technologie wiederfinden: Systeme müssen mit den Anwendern sprechen und ein hohes Maß an Benutzerfreundlichkeit muss gegeben sein. Notwendig sind kontextbezogene Lösungen, deren Informationsvolumen auf den jeweiligen Nutzer angepasst wird. Es werden nur Informationen angezeigt, die der Anwender braucht – und das möglichst schnell. Sie müssen auch den zunehmend interdisziplinären Austausch abbilden und Daten ohne Medienbrüche durch das System fließen lassen.

Insbesondere das jüngere medizinischen Fachpersonal sieht das Potenzial smarten Arbeitens. Im Future Health Index 2020 stimmen 68 Prozent der befragten jüngeren Healthcare Professionals der Aussage zu, dass die richtigen digitalen Gesundheitstechnologien ihren Workload reduzieren können. Gleichzeitig glauben 69 Prozent, dass diese Technologien ein wichtiges Instrument sind, um die Behandlungsergebnisse für Patienten zu verbessern. Obwohl die kommende Generation die Möglichkeiten der Digitalisierung versteht und privat voll in der digitalisierten Lebenswelt angekommen ist, setzt man sich in Ausbildung und Studium bislang jedoch nicht mit den Aspekten der Digitalisierung auseinander. Lehrinhalte in Ausbildung und Studium berücksichtigen so gut wie gar nicht den Bereich IT und digitale Technologien. Es gibt aber auch erste Bewegungen. So hat die Medizinische Fakultät Carl Gustav Carus der TU Dresden Medizininformatik mit in den Lehrplan genommen und es werden auch immer mehr Pflegeschulen mit digitalen Technologien ausgestattet.

3.6 Ausblick

Geht es nach dem World Economic Forum, könnten bis 2030 Krankenhäuser zu digitalen Steuerungszentren rund um die Gesundheit von Patienten werden, die auf Basis umfassender Daten individuelle Therapien für Patienten zusammenstellen.[1] Diese entstehen in teamorientierten Arbeitswelten mit ausgewählten Spezialisten, die von geeigneten Technologien beispielsweise in der Diagnostik unterstützt werden. Erste Pläne zur Errichtung eines virtuellen Krankenhauses wurden in Nordrhein-Westfalen 2019 bereits vorgestellt. Damit stehen Krankenhäuser derzeit vor mehreren Aufgaben. Zum einen die Digitalisierung der innerklinischen Prozesse gepaart mit der Aufgabe, ihrer Rolle in einem sektorübergreifenden Versorgungsnetzwerk, in dem die Gesunderhaltung der Patienten im Vordergrund steht, neu zu definieren und Leistungsschwerpunkte festzulegen. Dies ist insbesondere für Kliniken wichtig, die heute noch versuchen, das gesamte Leistungsspektrum abzudecken. Dort wird häufig heute schon in viel zu kleinen Teams gearbeitet, die die benötigten Ressourcen für die Digitalisierung nicht auffangen können. Auch in Bezug auf die Personalgewinnung wird smartes, kooperatives Arbeiten ein immer wichtigerer Fak-

---

1 https://www.handelsblatt.com/politik/international/weltwirtschaftsforum-revolution-in-der-medizintechnik-der-roboter-wird-arzt/25465754.html

tor. Im Future Health Index 2020 sehen viele der Befragten neben Vergütung (89 %), Arbeitszeiten (79 %) und Work-Life-Balance (74 %), auch eine Kultur der Zusammenarbeit (66 %) und die Verfügbarkeit moderner Geräte und Technologien (65 %) als wichtige Kriterien für die Auswahl eines Arbeitgebers.

Grundvoraussetzung ist eine konsequente Implementierung digitaler Arbeitsweisen im Krankenhaus. Wie in den vorangegangenen Abschnitten diskutiert, ist papierloses Arbeiten dabei nur der erste Schritt. In den kommenden Jahren werden Krankenhäuser sich zu Smart Hospitals entwickeln, in denen Informationen ungehindert fließen und Hürden im Datenaustausch abgebaut sind. Der Einsatz künstlicher Intelligenz ermöglicht es, Arbeitsschritte zu automatisieren, Analysen zu vereinfachen und klinische Entscheidungen zu unterstützen. Mit der Digitalisierung geht ein effizientes Workflow-Management einher, das Rahmenbedingungen für qualitätsorientiertes, wirtschaftliches Arbeiten schafft. Insgesamt werden Krankenhäuser in Zukunft eine weit größere Verantwortung für die Gesundheit der Menschen in ihrer Region übernehmen. Insbesondere bei chronischen Erkrankungen halten Smart Hospitals nach beziehungsweise zwischen den stationären Aufenthalten den Kontakt zu den Patienten. Im Netzwerk mit anderen Leistungserbringern koordinieren sie sektorenübergreifende Angebote, die auf die Bedürfnisse der Patienten zugeschnitten sind und sie stärker als bisher in die Versorgungsprozesse einbeziehen.

Damit werden die Sektoren in Deutschland stärker zusammenwachsen und aus der bislang episodischen Versorgung wird ein kontinuierliches Gesundheitsmanagement. So wird sichergestellt, dass der Patient genau die Versorgung erhält, die zum aktuellen Zeitpunkt für ihn die richtige ist. Das kann im Krankenhaus, in der Arztpraxis, einem Reha-Zentrum, einer Pflegeeinrichtung oder bei ihm zu Hause sein. Durch hochinteroperable Datenplattformen werden Patienteninformationen innerhalb des gesamten Gesundheitssystems konnektierbar. Dashboards und telemedizinische Daten von chronisch Kranken aus dem Heimumfeld ermöglichen es, nötige Intervention frühzeitig durch den Hausarzt, das medizinische Versorgungszentrum oder das Krankenhaus einzuleiten.

Die Vernetzung der digitalen Krankenhäuser und digitalen Leistungserbringern im niedergelassenen Bereich bildet die Voraussetzung für ein intelligentes Versorgungssystem, das sowohl Patienten als auch das medizinische Fachpersonal durch digitale Hilfsmittel aktiv im Management von Gesundheit unterstützt. Auch im Hinblick auf den demografischen Wandel und die sinkende Zahl an Landärzten kann dies ein entscheidender Beitrag zum Erhalt der Versorgungsqualität in Deutschland sein. Durch sektorübergreifende Digitalisierung und smartes Arbeiten entsteht „Smart Healthcare".

Literatur

Benthin F, Krolop S, Teuber I (2018) IT im Krankenhaus: Zwischen neuen Herausforderungen und Chancen. Deloitte

Biesdorf S, Hehner S, Möller M (2018) Digitalisierung im Gesundheitswesen: die Chancen für Deutschland. Digital McKinsey

Bundesverband der Krankenhaus-IT Leiterinnen und Leiter e.V. (KH-IT) (2018) Digitalisierung im Krankenhaus in der Schieflage. IT-Abteilungen fehlen in den kommenden fünf Jahren 11,6 Milliarden Euro. Erhebung der KH-IT

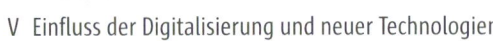
Klauber J, Geraedts M, Friedrich J, Wasem J (Hrsg.) (2019) Krankenhaus-Report 2019. Das digitale Krankenhaus. Springer

Royal Philips (2020) The age of opportunity: Empowering the next generation to transform healthcare. Future Health Index 2020

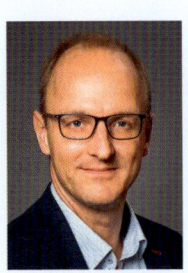

Gerrit Schick

Seit 2016 Leiter Health Informatics bei Philips für die DACH-Region. Zuvor war er Vertriebsleiter bei Philips Healthcare in Norddeutschland, Leitung Supply Chain und Service Operations Philips DACH sowie globaler Entwicklungsleiter für Service Technologies bei Philips in den USA. Außerdem seit September 2019 gewählter Vorstand des bvitg.

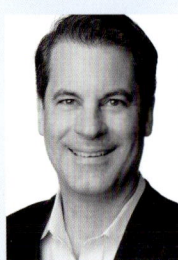

Dr. med. Sebastian Krolop, M.Sc.

Seit 2019 Vorstand und Global Chief Operating & Strategy Officer bei der Healthcare Information and Management System Society (HIMSS) in Chicago, USA. Zuvor war der promovierte Arzt und Ökonom Partner und Industry Lead Life Sciences and Health Care bei Deloitte.

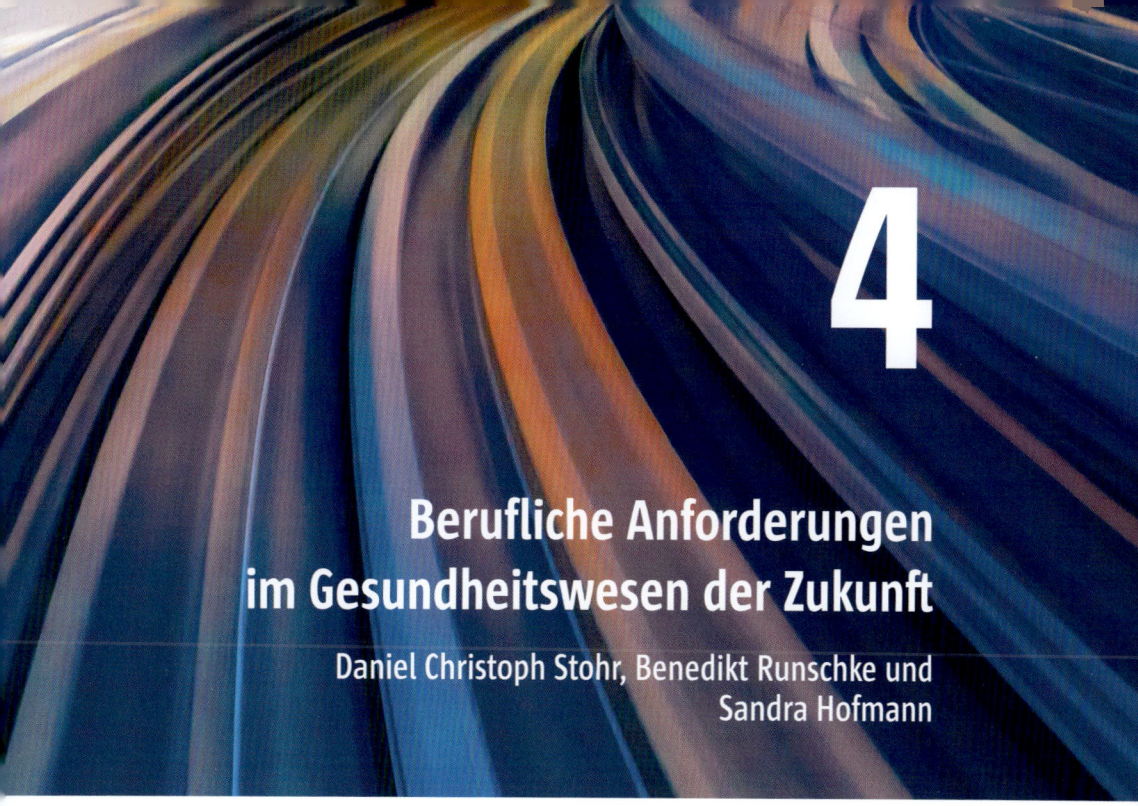

4

Berufliche Anforderungen im Gesundheitswesen der Zukunft

Daniel Christoph Stohr, Benedikt Runschke und Sandra Hofmann

4.1 Einführung und Forschungsbedarf

Die zunehmende Alterung der Gesellschaft wird dem Gesundheitswesen in Zukunft eine noch bedeutendere Rolle zukommen lassen. Die Anzahl der Erwerbstätigen wird in den nächsten Jahren merklich zurückgehen. Hauptverantwortlich ist der Austritt der Baby-Boomer-Generation aus dem Arbeitsmarkt. Ebenso werden die Veränderungen in den Ausbildungs- und Prüfungsverordnungen, wie etwa die Neuausrichtung der Pflegeausbildung, und eine zunehmende Akademisierung in den Gesundheitsfachberufen die Angebotsstruktur an Arbeitskräften im Gesundheitswesen beeinflussen.

Nachfrageseitig wird es durch den medizinisch-technischen Fortschritt, das höhere Gesundheitsbewusstsein, die generell steigende Lebenserwartung und das damit einhergehende erhöhte Pflegerisiko zu einem Anstieg der Nachfrage nach Gesundheitsdienstleistungen kommen. Dies wird einen zunehmenden Arbeitskräfteengpass zur Folge haben und die Akteure des Gesundheitswesens zukünftig vor noch größere Herausforderungen stellen (Neldner et al. 2017; Augurzky u. Kolodziej 2018).

Darüber hinaus wird die zunehmende Digitalisierung die Arbeitsabläufe, die Patienten-Arzt-Beziehung und generell das Arbeitsumfeld verändern. Unklar ist, wie sich die Digitalisierung auf die Arbeitskräftesituation auswirken wird. Dies ist von verschiedenen Faktoren abhängig, etwa inwieweit digitale Ressourcen genutzt werden können, was auch bspw. Fragen des Datenschutzes betrifft, und wie digitale Konzepte in Arbeitsabläufe integriert werden können. So gehen manche Studien von einer Entlastungswirkung, andere hingegen von einem zusätzlichen digitalisierungsinduzierten Arbeitskräftebedarf aus. Weitestgehende Einigkeit herrscht in der Forschung darüber, dass die Effekte berufs- und qualifikationsspezifisch unterschiedlich ausfallen werden (Dengler u. Matthes 2018; Ostwald et al. 2016). Dies ist vor allem auf die unterschiedlichen Tätigkeitsprofile der einzelnen Berufe zurückzuführen. Denn nicht alle Tätigkeiten sind gleichermaßen automatisierbar und maschinell ersetzbar.

Hieraus ergeben sich weiterführende Fragestellungen. Zum einen ist unklar, welche konkreten Auswirkungen die Veränderungen der Tätigkeitsprofile auf die beruflichen Anforderungen im Gesundheitswesen der Zukunft haben und zum anderen, welche Kompetenzen zukünftig benötigt werden. Der vorliegende Beitrag soll mithilfe einer Stellenanzeigenanalyse von über 30.000 Online-Stellenangeboten Antworten auf diese Fragen liefern und sowohl die heutigen als auch insbesondere die zukünftigen beruflichen Anforderungen an Berufe im Gesundheitswesen aufzeigen.

4.2 Methodische Herangehensweise

Zur Ermittlung der gesamtheitlichen Anforderungsbedarfe im Gesundheitswesen wurde in einem ersten Schritt mithilfe eines makroökonomischen Arbeitsmarktmodells die Beschäftigtenzahl bis zum Jahr 2025 auf Berufsebene prognostiziert (Neldner et al. 2017). Bei der Prognose fand insbesondere die weitere Entwicklung der Digitalisierung und deren Auswirkungen auf Tätigkeiten innerhalb von Berufen Berücksichtigung. Dazu wurden im Vorfeld mithilfe des tätigkeitsbasierten Ansatzes die digitalisierungsbedingten Beschäftigungsveränderungen der Berufe des Gesundheitswesens quantifiziert (Ostwald et al. 2016).

Aus bisherigen Forschungsergebnissen sind bzgl. der beruflichen Anforderungen im Gesundheitswesen bzw. anderen Bereichen der Volkswirtschaft lediglich die Qualifikationen und Tätigkeiten auf Berufsebene bekannt (Bundesagentur für Arbeit 2011; Hall et al. 2018). Um darüber hinausgehende detailliertere Informationen zu gewinnen, d.h. um die Frage beantworten zu können, welche konkreten Kompetenzen und Erfahrungen das Personal in einer zunehmend digitalisierten Arbeitswelt braucht, wurde eine Stellenanzeigenanalyse durchgeführt.

> Dieses Analyseverfahren hat sich in den letzten Jahren als ein zusätzliches Instrument zur Erforschung von Veränderungen am Arbeitsmarkt – insbesondere in Bezug auf Kompetenzen – etabliert (Stohr 2019; IHK Berlin 2019). Dies liegt insbesondere daran, dass sie im Vergleich zu klassischen Erhebungsverfahren (beispielsweise auf Grundlage von Befragungsdaten bzw. amtlichen Statistiken) einen deutlich tieferen und zugleich aktuelleren Informationsgehalt gewährleisten kann. Mit den jüngsten Fortschritten im Machine Learning können Textdaten in nie dagewesener und beinahe beliebiger Variabilität und Granularität ausgewertet werden. Somit lassen sich neue und detailliertere Erkenntnisse über Anforderungsbedarfe am Arbeitsmarkt gewinnen (Harper 2012; Carnevale et al. 2014; Wowczko 2015).

Um der Frage nachzugehen, wie sich die zukünftigen Anforderungsbedarfe im Gesundheitswesen verändern, wurde eigens eine neue Datenbasis auf Grundlage von Stellenanzeigen geschaffen. Es wurden rund 30.000 Stellenanzeigen mit Bezug zum

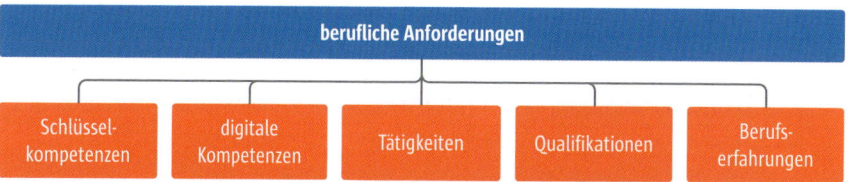

Gesundheitswesen aus Online-Job-Portalen mittels Web Crawling extrahiert. Anschließend wurden die Stellenanzeigen gemäß der Klassifikation der Berufe 2010 (KldB 2010) der Bundesagentur für Arbeit systematisiert und die Stellenanzeigen der Einzelberufe auf der Ebene der sogenannten 3-Steller aggregiert. Diese Ebene fasst verschiedene Berufe zu Berufsgruppen zusammen. So werden etwa in der Berufsgruppe „821 – Altenpflege" insgesamt 56 verschiedene Einzelberufe aggregiert.

Um die Validität der Analyseergebnisse sicherzustellen, wurden zu jedem einzelnen Beruf eine Mindestanzahl von 500 Stellenanzeigen ausgewertet und die Berufsgruppe nur dann für die Analyse berücksichtigt, wenn für mindestens fünf ihrer Einzelberufe Stellenanzeigen vorlagen.

Mit Verfahren des Text-Minings konnte der in den Stellenanzeigen enthaltene Freitext erfasst, strukturiert und schließlich in Berufsprofile überführt werden, die jeweils knapp 1.000 berufliche Einzelanforderungen beinhalten. Diese wurden in fünf unterschiedliche Dimensionen beruflicher Anforderungen unterteilt und gruppiert (s. Abb. 1).

Zur Kategorisierung der **Schlüsselkompetenzen** wurde auf das etablierte Kompetenzmodell von Heyse und Erpenbeck (2007) zurückgegriffen, das insgesamt 64 Einzelkompetenzen (z.B. Kooperationsfähigkeit, Beurteilungsvermögen) beinhaltet. Die Kategorie der **digitalen Kompetenzen** bezieht sich auf sogenannte Digitalfähigkeiten (z.B. „Office", „Augmented Reality [AR]"). Die **Tätigkeiten** (z.B. „Transportieren", „Ausbilden") wurden auf Basis der – auch in vielen anderen Untersuchungen verwendeten – Systematik der Erwerbstätigenbefragungen des Bundesinstituts für Berufsbildung (BIBB) ermittelt. Entsprechend der Einteilung der Niveaustufen des Deutschen Qualifikationsrahmens (DQR) wurde die in den Stellenanzeigen geforderte **Qualifikation** (z.B. berufliche Ausbildung, Bachelor) kategorisiert. Die fünfte und letzte Dimension der Berufsprofile, die **Berufserfahrung** (z.B. Berufseinstieg, langjährige Berufserfahrung), wurde über ihre zeitliche Ausprägung in Jahren eingestuft.

Anhand dieser fünf verschiedenen beruflichen Anforderungen können die jeweiligen Berufsprofile erstellt werden. Die Systematisierung ermöglicht die Darstellung und den Vergleich beruflicher Anforderungen auf Ebene einzelner gesundheitsrelevanter Berufe und erlaubt zugleich eine Ermittlung der gesamtheitlichen Anforderungsbedarfe des Gesundheitswesens. Dazu wurden die auf beruflicher Einzelebene bestimmten Anforderungen gemäß der jeweiligen, mithilfe des makroökonomischen Arbeitsmarktmodells prognostizierten Beschäftigungszahl im Jahr 2025 gewichtet (Neldner et al. 2017). Über die Verteilung der Beschäftigungsanteile konnten so die beruflichen Anforderungen des Gesundheitswesens der Zukunft in seiner Gesamtheit errechnet werden.

Über die reine Darstellung der beruflichen Anforderungen hinaus können mögliche Übergangspfade zwischen Berufen identifiziert und nötige Weiterbildungsbedarfe bestimmt werden. Dazu wurden zunächst die Ähnlichkeiten der Anforderungen unterschiedlicher Berufe paarweise mithilfe eines Ähnlichkeitsmaßes (Cosinus-Ähnlichkeit) berechnet und anschließend in eine Ähnlichkeitsmatrix überführt.

Auf Grundlage dieser Matrix lassen sich sinnvolle berufliche Übergangspfade identifizieren. Die für die Beschreitung des jeweiligen Pfads konkret benötigten Weiterbildungen können anschließend anhand der beiden Berufsprofile ermittelt werden.

Fokus dieser Analyse ist es, die im Gesundheitswesen nötigen beruflichen Anforderungen in einem ersten Schritt zu identifizieren und erste Übergangspfade anzudeuten. In einem nächsten Schritt, der über den Umfang dieser Publikation hinausgeht, könnten dann gezielt Berufspaare analysiert und für die jeweiligen Berufsgruppen konkrete Handlungsempfehlungen zu möglichen Weiterbildungsmöglichkeiten und Pfaden abgeleitet werden.

4.3 Ermittlung der Anforderungsbedarfe auf Basis einer Stellenanzeigenanalyse

Auf Basis der in Kapitel 4.2 beschriebenen Methodik wurden für die sieben beschäftigungsstärksten und relevantesten Berufe (s. Abb. 3) des Gesundheitswesens die heute benötigten beruflichen Anforderungen in den fünf unterschiedlichen Kategorien extrahiert. Die Ergebnisse sind im Folgenden dargestellt und werden sowohl berufsübergreifend (Schlüsselkompetenzen) als auch berufsspezifisch (für die restlichen Kategorien) ausgewiesen.

Schlüsselkompetenzen

Ein Ergebnis der Analyse ist, dass das **Arbeiten in Teams** im Gesundheitswesen besonders gefragt ist. Ob im Operationssaal, auf einer Krankenstation oder in Praxen, die sozial-kommunikative Kompetenz der Teamarbeit ist in nahezu allen Bereichen des Gesundheitswesens eine wichtige Schlüsselkompetenz. Dies wird sich auch bis 2025 nicht ändern, denn die Analyse zeigt, dass Teamfähigkeit die am häufigsten nachgefragte Kompetenz 2025 sein wird (s. Abb. 2).

Auf Platz zwei rangiert die Kompetenz **Mobilität**, also die Fähigkeit körperlich wie geistig beweglich zu handeln. Insbesondere geistige Mobilität wird immer wichtiger, da das Tätigkeitsspektrum innerhalb von einzelnen Berufen wächst, Multitasking-Fähigkeiten immer wichtiger werden und damit der Arbeitsalltag der Beschäftigten an Komplexität zunimmt (Stohr 2019). Interessant dabei ist, dass in den untersuchten Berufen des Gesundheitswesens die Bandbreite der Tätigkeiten um sechs Prozentpunkte geringer ausfällt als am gesamten Arbeitsmarkt. Das heißt, dass der Fokus der Beschäftigten im Gesundheitswesen nach wie vor auf ihren jeweiligen beruflichen Kerntätigkeiten liegt.

Eine weitere Aktivitäts- und Handlungskompetenz ist **Initiative**, die sich auf Platz 3 findet. In der schnelllebigen digitalisierten Welt ist es wichtig, dass sich Beschäftigte offen und aktiv gegenüber Neuem positionieren. Die Verrichtung der Arbeit unter Einbezug eigener Zielvorstellungen und Ideen ist essenziell.

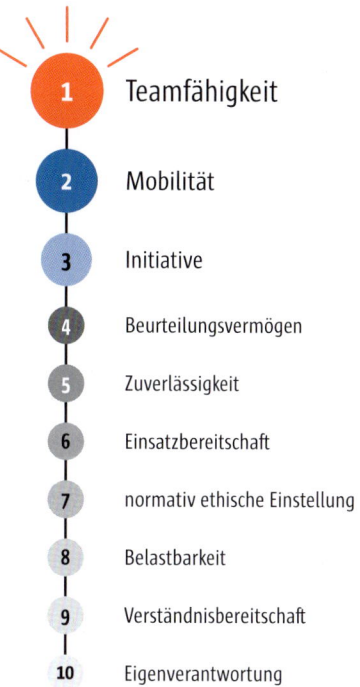

1 Teamfähigkeit

2 Mobilität

3 Initiative

4 Beurteilungsvermögen

5 Zuverlässigkeit

6 Einsatzbereitschaft

7 normativ ethische Einstellung

8 Belastbarkeit

9 Verständnisbereitschaft

10 Eigenverantwortung

Abb. 2   Top 10 der am häufigsten nachgefragten Kompetenzen 2025 (WifOR 2019)

Im Vergleich zur gesamtwirtschaftlichen Betrachtung von Stohr (2019) zeigt sich, dass sich die Kompetenzanforderungen im Gesundheitswesen von denen der Gesamtwirtschaft deutlich unterscheiden. So ist über alle Branchen hinweg das Beurteilungsvermögen die bedeutendste Einzelkompetenz. An zweiter Stelle steht sowohl in der Gesamtwirtschaft als auch im Gesundheitswesen die Mobilität. Die drittwichtigste Kompetenz aller Branchen ist jedoch – anders als im Gesundheitswesen – eine personale Kompetenz: das Selbstmanagement.

> *Dies zeigt deutlich, dass das Gesundheitswesen spezielle Anforderungen an seine Beschäftigten stellt, die bei Aus- und Weiterbildungsmaßnahmen berücksichtigt werden sollten.*

Digitale Kompetenzen und Tätigkeiten

Das Gesundheitswesen ist eine Branche, in der die Digitalisierung nur langsam Einzug hält (Hehner et al. 2018). Der persönliche Kontakt und die Arbeit am Menschen spielen eine zentrale Rolle. So ist in fünf der sieben untersuchten Berufsgruppen die Tätigkeit der serviceorientierten Dienstleistungen am wichtigsten. Nur in den technischen Berufsgruppen wie der Medizin-, Orthopädie- und Rehatechnik ist die Forschung und Entwicklung als Tätigkeit entscheidender. Die Stellenanzeigenanalyse zeigt, dass digitale Kompetenzen in nur rund zehn Prozent der Stellenanzeigen im

Gesundheitswesen gefragt sind. In der Gesamtwirtschaft liegt der Anteil bei fast 50 Prozent. All dies charakterisiert das Gesundheitswesen als eine Branche, in der zwischenmenschliche Interaktionen besonders wichtige Bestandteile sind.

Qualifikation

Abbildung 3 zeigt die berufliche Anforderung „Qualifikation", die in den Stellenanzeigen gesucht wird. Die berufliche Ausbildung im Allgemeinen bildet das Rückgrat des Gesundheitswesens. Dementsprechend weisen die Stellenanzeigen je nach Berufsgruppe Häufigkeiten zwischen 60 und 80 Prozent auf, bei denen eine berufliche Ausbildung gefordert wird. Technische Berufsgruppen wie die Medizin-, Orthopädie- und Rehatechnik, in denen Gesundheitshandwerker wie Hörgeräteakustiker/-innen oder Augenoptiker/-innen verortet sind, weisen die höchste Häufigkeit der Qualifikation der beruflichen Ausbildung auf.

Auffällig ist aber, dass insbesondere in den pflegerischen Berufen wie der Alten-, Gesundheits- und Krankenpflege sowie bei den Arzt- und Praxishelfern/-innen auch Arbeitskräfte ohne berufliche Ausbildung nachgefragt werden. In der Altenpflege gibt es gesetzliche Regelungen der Heimpersonalverordnung (§ 5 HeimPersV), die sogenannte Fachkraftquoten vorschreiben und damit das Verhältnis von Helfern zu Fachkräften festlegen. Dies könnte die höhere Nachfrage nach Helfern in dieser Berufsgruppe erklären.

In der Human- und Zahnmedizin wird in den meisten Fällen mindestens ein akademischer Abschluss gefordert. In über 32 Prozent der Nennungen sogar eine Promotion.

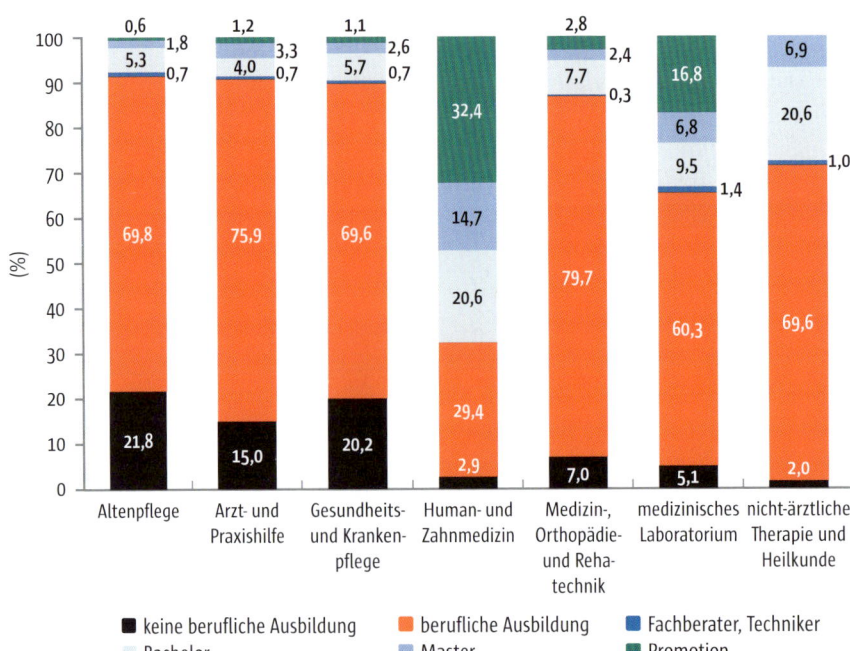

Abb. 3   Benötigte Qualifikation nach der DQR-Klassifizierung je Berufsgruppe (WifOR 2019)

Medizinisch-technische Berufe, die in der Gruppe medizinisches Laboratorium verortet sind, weisen ebenfalls einen hohen Bedarf an der Qualifikation Promotion auf. Deutschland nimmt mit seiner beruflichen Ausbildung in diesem Bereich international eine Sonderrolle ein. Um im internationalen Wettbewerb zu bestehen, ist die Akademisierung in diesem Bereich besonders wichtig (Blum u. Grohmann 2009). Wie die Analyse zeigt, verlangt dies auch der Arbeitsmarkt.

Berufserfahrung

Insgesamt zeigt sich, dass in den untersuchten Stellenanzeigen generell eine geringe Berufserfahrung von bis zu einem Jahr erwartet wird (s. Abb. 4). Der Anteil der mittleren Berufserfahrung innerhalb der einzelnen Berufsgruppen, die sich im Bereich von einem bis zu vier Jahren bewegt, variiert über die Berufsgruppen zwischen fünf und rund 39 Prozent. Die Berufsgruppe mit dem höchsten Anteil ist die nicht-ärztliche Therapie und Heilkunde. Hierin enthalten sind Berufe wie Ergotherapeuten/-innen, Chiropraktiker/-innen und Logopäden/-innen. In den Stellenanzeigen dieser Berufsgruppe, die die benötigte Berufserfahrung nannten, wurde in 38 Prozent der Fälle eine mittlere Berufserfahrung verlangt.

Berufsgruppen, die einen großen Bedarf an hochqualifizierten Fachkräften haben, weisen teils sehr geringe Anforderungen an die Berufserfahrung auf. Eine mögliche Erklärung hierfür könnte sein, dass der Arbeitsmarkt für Hochqualifizierte derart angespannt ist, dass die Unternehmen es sich schlichtweg nicht leisten können, hohe Anforderungen an die Berufserfahrung der Bewerber zu stellen und so die Bereitschaft, auch Berufseinsteiger einzustellen, steigt (Stohr 2019).

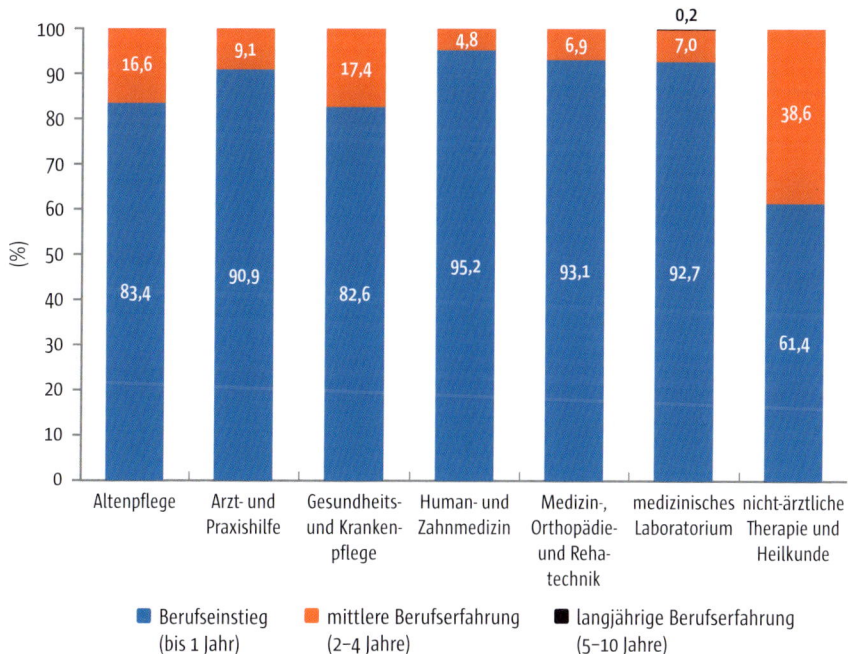

Abb. 4   Verteilung der benötigten Berufserfahrung nach Berufsgruppen (WifOR 2019)

4.4 Zwischenfazit und mögliche Übergangspfade

Insgesamt zeigt sich, dass die Akademisierung des Gesundheitswesens insbesondere im pflegerischen Bereich noch nicht weit fortgeschritten ist (Ewers u. Lehmann 2019) bzw. in den Stellenanzeigen noch nicht explizit gefordert wird. In den technischen Berufen hingegen gewinnt sie zunehmend an Bedeutung und bietet damit den Beschäftigten attraktive Berufsperspektiven. Dies könnte zukünftig zu einem Spannungsverhältnis zwischen den Berufsgruppen im Gesundheitswesen führen.

Wie in Kapitel 4.2 beschrieben, kann zwischen den Berufen bzw. den Anforderungen eine Ähnlichkeit abgeleitet werden. Die Quantifizierung der Übereinstimmung der jeweiligen beruflichen Anforderungen zweier Berufe kann mithilfe des Cosinus-Ähnlichkeits-Maßes erfolgen. Insgesamt zeigt sich, dass die sieben untersuchten Berufsgruppen im Gesundheitswesen hohe Ähnlichkeiten – in Bezug auf die für ihre Ausübung geforderten Anforderungen – aufweisen. Dennoch sind Unterschiede erkennbar.

So sind technisch ausgerichtete Berufsgruppen wie die Medizin-, Orthopädie- und Rehatechnik in den fünf benötigten beruflichen Anforderungen ähnlicher zum medizinischen Laboratorium als zu pflegerischen Berufsgruppen wie der Altenpflege. Geringere Weiterbildungsmaßnahmen sind demnach für einen Berufswechsel zwischen den beiden technischen Berufsgruppen vonnöten als für einen Übergang zu einem pflegerischen Beruf.

Würde eine Umschulung aus der Gruppe Gesundheitshandwerk in die Gruppe medizinisches Laboratorium angestrebt, so zeigt die Analyse, dass hier Weiterqualifizierungsbedarf insbesondere bei Kompetenzen wie der Verständnisbereitschaft und der Kooperationsfähigkeit besteht. Für den Übergang in die Altenpflege müssten hingegen verstärkt Kompetenzen wie die Mobilität und Tatkraft gefördert werden.

Dies verdeutlicht, dass eine zielgerichtete Weiter- und Fortbildung der Beschäftigten im Gesundheitswesen essenziell ist, um den Anforderungen der Zukunft gerecht zu werden. Für die Zukunft sollten diese Ähnlichkeiten auf gesamtwirtschaftlichem Niveau tiefergehend analysiert werden. Dies würde ermöglichen, Übergangspfade zwischen Berufen außer- und innerhalb des Gesundheitswesens aufzudecken und zielgerichtete Maßnahmen zu ergreifen, um die Weiterbildung effizient zu gestalten.

4.5 Handlungsfelder und Fazit

Die Analyse hat gezeigt, dass das Gesundheitswesen eine zukunftsträchtige Branche ist. Für Arbeitskräfte, die gern in Teams arbeiten, einen gewissen Dienstleistungscharakter im Beruf schätzen oder aber im Bereich der Forschung und Entwicklung tätig sein wollen, bietet das Gesundheitswesen ein sicheres und vielfältiges Beschäftigungsfeld.

Der demografische Wandel und die Digitalisierung werden das Gesundheitswesen zukünftig vor große Herausforderungen stellen. Um diesen gerecht zu werden, ist eine kontinuierliche Aus-, Weiter- und Fortbildung von größter Bedeutung (s. Abb. 5). Die zukünftig benötigten beruflichen Anforderungen, die in dieser Analyse aufgedeckt wurden, sollten daher Gegenstand von Maßnahmen sein, um diese gezielt zu fördern.

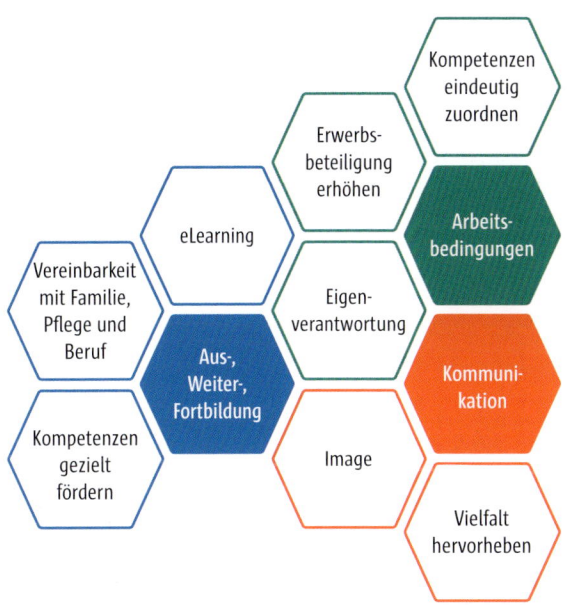

Abb. 5   Schematische Darstellung ausgewählter Handlungsfelder (WifOR 2019)

Die Digitalisierung bietet innovative Möglichkeiten, mit denen eine Fort- oder Weiterbildung auch neben dem Beruf gelingen kann. So ist die Nutzung von E-Learning-Formaten insbesondere auch für Berufe, die im Schichtsystem ausgeübt werden, interessant. Das zeitlich flexible Lernen ermöglicht eine bessere Vereinbarkeit von Fort- und Weiterbildungsmaßnahmen und Beruf und sollte daher verstärkt genutzt werden.

Die analysierten Stellenanzeigen lassen vermuten, dass der Arbeitsmarkt zurzeit derart angespannt ist, dass die Einstellungsvoraussetzungen hinsichtlich der Berufserfahrung sehr gering sind. Gepaart mit Weiter- und Fortbildungsmaßnahmen bietet damit der Arbeitsmarkt im Gesundheitswesen gute Chancen für Quereinsteiger.

Weitergehender Forschungsbedarf besteht hinsichtlich der Untersuchung der beruflichen Anforderungen der Gesamtwirtschaft. Hierdurch würde es möglich, Übergangspfade für Arbeitskräfte aus anderen Wirtschaftsbereichen in das Gesundheitswesen aufzuzeigen. Mit diesen Informationen könnten attraktive und gezielte Angebote für Quereinsteiger geschaffen werden.

Um die nötige Zahl an weiterbildungswilligen Arbeitskräften überhaupt erst zu rekrutieren, ist es besonders wichtig, die Arbeitsbedingungen und damit die Attraktivität sowie die gesellschaftliche Anerkennung zu fördern. Die Berufe des Gesundheitswesens würden vor allem dann aufgewertet, wenn die ausgebildeten Arbeitskräfte jene Tätigkeiten verrichten dürfen, für die sie ausgebildet wurden. Kompetenzgerangel zwischen den akademisierten und den Ausbildungsberufen schadet dem Gesundheitswesen und beeinträchtigt die Attraktivität maßgeblich. Daher sollte die Eigenverantwortung jedes Beschäftigten stärker betont und herausgestellt werden, um ein attraktives Arbeitsumfeld zu schaffen.

Die Ausführungen haben gezeigt, dass es bisher an adäquaten Daten und Informationen zu den beruflichen Anforderungen im Gesundheitswesen fehlt. Die Auswertung von Stellenanzeigen kann helfen, diese Lücke zu schließen. Allerdings wäre es in einem weiteren Schritt nötig, bessere Kenntnisse und Informationen über die Kompetenzen der Bewerber und künftigen Beschäftigen zu erhalten. Nur so kann das Bild vervollständigt und eine zielgerichtete und adäquate Aus-, Weiter- und Fortbildung zukünftig gewährleistet werden.

Literatur

Augurzky B, Kolodziej I (2018) Fachkräftebedarf im Gesundheits- und Sozialwesen 2030: Gutachten im Auftrag des Sachverständigenrates zur Begutachtung der gesamtwirtschaftlichen Entwicklung. RWI – Leibniz-Institut für Wirtschaftsforschung Essen

Hall A, Siefer A, Tiemann M (2018) BIBB/BAuA-Erwerbstätigenbefragung 2012 – Arbeit und Beruf im Wandel. Erwerb und Verwertung beruflicher Qualifikationen. suf_5.0. Forschungsdatenzentrum im BIBB (Hrsg.) GESIS Köln (Datenzugang). Bundesinstitut für Berufsbildung Bonn

Blum K, Grohmann J (2009) Weiterentwicklung der nicht-ärztlichen Heilberufe am Beispiel der technischen Assistenzberufe im Gesundheitswesen. Deutsches Krankenhaus Institut Düsseldorf

Bundesagentur für Arbeit (2011) Klassifikation der Berufe 2010: Systematischer und alphabetischer Teil mit Erläuterungen. Bd. 1. Nürnberg

Carnevale AP, Jayasundera T, Repnikov D (2014) Understanding Online Job Ads Data. Technical Report. Georgetown University. McCourt School on Public Policy, Center on Education and the Workforce

Dengler K, Matthes B (2018) Substituierbarkeitspotenziale von Berufen: Wenige Berufsbilder halten mit der Digitalisierung Schritt. IAB-Kurzbericht, Nr. 04/2018

Ewers M, Lehmann Y (2019) Hochschulisch qualifizierte Pflegende in der Langzeitversorgung?! In: Jacobs K, Kuhlmey A, Greß S, Klauber J, Schwinger A (Hrsg.) Pflege-Report 2019. 167–177. Springer Berlin

Harper R (2012) The collection and analysis of job advertisements: A review of research methodology. Library and Information Research 36, 29–54

Hehner S, Biesdorf S, Möller M (2018) Digitalisierung im Gesundheitswesen: die Chancen für Deutschland. Digital McKinsey

Heyse V, Erpenbeck J (2007) Kompetenzmanagement: Methoden, Vorgehen, KODE® und KODE®X im Praxistest. Waxmann Verlag Münster

IHK Berlin (2019) Veränderte Kompetenzanforderungen. Digitale Kompetenzen. URL: https://www.ihk-berlin.de/digitalisierung-der-arbeit/digitale-kompetenzen/digitale-kompetenzen2/3960222 (abgerufen am 13.02.2020)

Neldner T, Hofmann E, Peters V, Richter T, Hofmann S, Hans JP, Stohr D, Koch A, Späth J (2017) Entwicklung der Angebotsstruktur, der Beschäftigung sowie des Fachkräftebedarfs im nichtärztlichen Bereich der Gesundheitswirtschaft. Studie im Auftrag des Bundesministeriums für Wirtschaft und Energie (BMWi) Berlin

Ostwald DA, Hofmann S, Acker O, Pachmajer M, Friedrich M (2016) Der Einfluss der Digitalisierung auf die Arbeitskräftesituation in Deutschland, Berufs- und branchenspezifische Analyse bis zum Jahr 2030. PwC Frankfurt am Main

Stohr DC (2019) Die beruflichen Anforderungen der Digitalisierung hinsichtlich formaler, physischer und kompetenzspezifischer Aspekte: Eine Analyse von Stellenanzeigen mittels Methoden des Text Minings und Machine Learnings. Sozialökonomische Schriften 53. Peter Lang Bern

Wowczko IA (2015) Skills and Vacancy Analysis with Data Mining Techniques. Informatics 2(4), 31–49

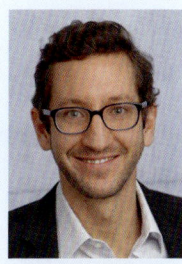

Dr. Daniel Christoph Stohr

Daniel Christoph Stohr studierte Statistik an der Ludwig-Maximilians-Universität München sowie Informationsorientierte Volkswirtschaftslehre an der Universität Augsburg und der Universidad de Cádiz. Seit 2014 ist er wissenschaftlicher Mitarbeiter bei WifOR und promovierte parallel an der Universität Koblenz-Landau zu Effekten der Digitalisierung auf berufliche Anforderungen. Die Schwerpunkte seiner wissenschaftlichen Forschung liegen in den Bereichen Digitalisierung und künstliche Intelligenz.

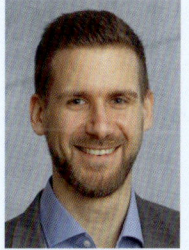

Benedikt Runschke

Benedikt Runschke studierte Volkswirtschaftslehre an der Rheinischen Friedrich-Wilhelms-Universität Bonn und an der Universität zu Köln. Seit 2018 arbeitet er als wissenschaftlicher Mitarbeiter für WifOR und promoviert an der Universität Koblenz-Landau. Die Schwerpunkte seiner wissenschaftlichen Forschung liegen in den Bereichen der empirischen Arbeitsmarktforschung, mit dem Schwerpunkt demografischer Wandel und Digitalisierung, sowie der Plattformökonomie.

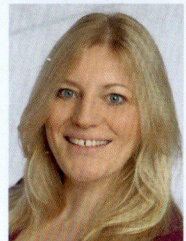

Dr. Sandra Hofmann

Sandra Hofmann studierte Volkswirtschaftslehre an der Bayerischen Julius-Maximilians-Universität Würzburg sowie an der schwedischen Universität Umeå. Von 2010 bis 2014 war sie als wissenschaftliche Mitarbeiterin für WifOR tätig und promovierte parallel an der Universität Koblenz-Landau zum Einfluss nicht-marktlicher Tätigkeiten auf den materiellen Wohlstand und die Einkommensverteilung in Deutschland. Seit April 2014 leitet Sandra Hofmann die Arbeitsmarktforschung bei WifOR. Ihre Forschungsschwerpunkte liegen in den Bereichen der empirischen Arbeitsmarkforschung, mit dem Schwerpunkt demografischer Wandel und Digitalisierung, sozialpolitischen Analysen sowie der strategischen Fachkräfteanalyse.

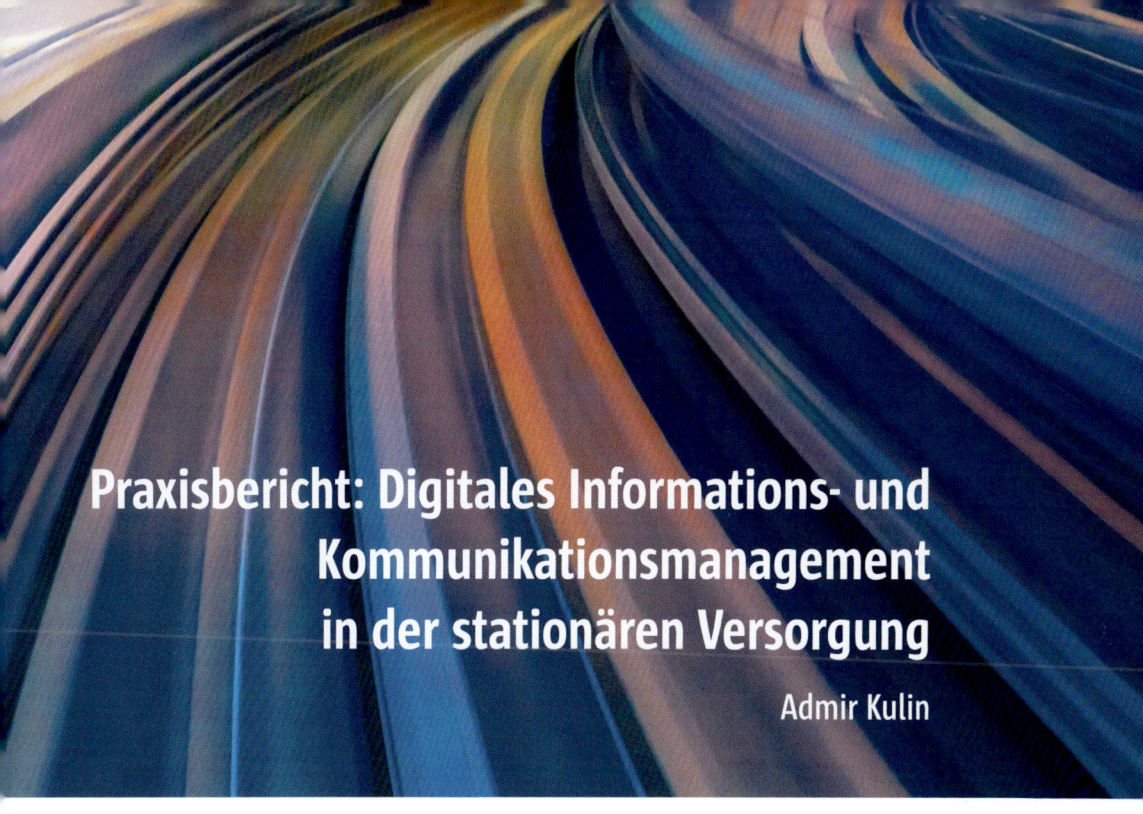

Praxisbericht: Digitales Informations- und Kommunikationsmanagement in der stationären Versorgung

Admir Kulin

Das deutsche Gesundheitssystem ist medizinisch eines der leistungsfähigsten weltweit. Im Hinblick auf die Informationsprozesse zwischen Patienten und Leistungserbringern ist die Situation hingegen ernüchternd – noch immer laufen diese weitgehend analog und mit viel Papier ab. Aus einer patientenzentrierten Sicht fehlt es dem effizienten, aber komplexen und verzweigten deutschen Gesundheitssystem an Einbindung und an Transparenz gegenüber den Patienten. Gleichzeitig haben nicht wenige Menschen heute ein wachsendes Bedürfnis, so viel wie möglich für ihre eigene Gesundheit zu tun und dazu alle relevanten Informationen im Auge zu behalten.

Krankenhaus-IT: Individuelle Gesundheitsdaten bleiben außen vor

Gesundheitsanwendungen auf Smartphones sind inzwischen längst zu alltäglichen Begleitern geworden. Im Sinne eines „Quantified Self" messen und erheben die Menschen mithilfe entsprechender *Apps* und *Wearables* (kleine, vernetzte Computer, die am Körper getragen werden, z.B. Smartwatches) eigene Gesundheitsdaten (vgl. Yetisen et al. 2018). Und das ist grundsätzlich zu begrüßen, fördern diese digitalen Tools, richtig angewandt, damit letztlich auch die Gesundheitskompetenz der Patienten.

Es fehlen jedoch noch fast vollständig die Verknüpfungen dieser von der Einzelperson gesammelten Datensätze mit der Dokumentation der Leistungen, die sie im und vom Gesundheitssystem erhält, etwa bei einem stationären Krankenhausaufenthalt. Die digital getriebene Evolution der Kommunikationswege im Gesundheitssektor durch *E-Health*-Angebote schreitet zunehmend voran, steckt aber aktuell noch in ihren Anfängen.

> **E-Health**
>
> „Unter E-Health fasst man Anwendungen zusammen, die für die Behandlung und Betreuung von Patientinnen und Patienten die Möglichkeiten nutzen, die moderne Informations- und Kommunikationstechnologien (IKT) bieten. E-Health ist ein Oberbegriff für ein breites Spektrum von IKT-gestützten Anwendungen, in denen Informationen elektronisch verarbeitet, über sichere Datenverbindungen ausgetauscht und Behandlungs- und Betreuungsprozesse von Patientinnen und Patienten unterstützt werden können." (Bundesgesundheitsministerium 2019)

Die in den verschiedenen IT-Systemen von Krankenhäusern, Krankenkassen und Arztpraxen gesammelten Daten über ihre Patienten liegen jedoch meist unverbunden nebeneinander. Zudem fehlt jegliche Verknüpfung mit den per App oder Wearables selbst gesammelten Daten der Patienten. Dabei war es noch nie so einfach wie heute, diese unverbundenen Datensilos auf digitalem Wege zusammenzuführen. Ziel muss es sein, die individuell gesammelten Informationen in die bestehende IT-Infrastruktur der verschiedenen Gesundheitseinrichtungen zu integrieren. Offene Schnittstellen ermöglichen dabei einen unkomplizierten Datenaustausch.

Hohe Datenschutzanforderungen für sensible Patientendaten

Die so ermöglichte höhere Mobilität hochsensibler Gesundheitsdaten birgt allerdings auch Risiken. Deshalb ist *Datenschutz auf höchstem Sicherheitsniveau* essenziell (vgl. Bauer et al. 2018). Damit wird gewährleistet, dass Leistungserbringer als berechtigte Empfänger aus individuellen Gesundheitsdaten wichtige Informationen für Diagnosen und Behandlungsoptionen erhalten können. Das ist ohne diese Informationen nicht so einfach möglich. E-Health dient damit letztlich einer Verbesserung von Diagnose und Therapie und damit einer optimalen medizinischen Versorgung.

> **!** Bei der Entscheidung für eine bestimmte E-Health-Lösung sollte besonders darauf geachtet werden, dass diese mit allen relevanten Datenschutzanforderungen im Einklang steht, und zwar sowohl mit den Vorgaben der deutschen Datenschutzgesetzgebung als auch mit jenen der EU-Datenschutz-Grundverordnung (EU-DSGVO).

Information als Grundlage für Patientenautonomie

Im Sinne des Leitwerts der *Patientenzentrierung* (vgl. Stock et al. 2015) sollte eine optimale Einbindung der Patienten in die Kommunikationsabläufe der Klinik ein zentrales Ziel sein. Genau das wird immer häufiger verlangt – und mit Recht, denn das Informationsbedürfnis und der Wunsch nach mehr Einbindung und Selbstbestimmung der Menschen im Krankheitsfall sind legitim.

Mithilfe einer entsprechend geschützten digitalen Plattform zielen Krankenhäuser auf ein *Empowerment* ihrer Patienten ab. Diese erhalten überall und jederzeit Zugriff auf ihre medizinischen Daten, zum Beispiel auf Röntgenbilder, Blutwerte oder Diagnosen. Die Patienten werden auf diese Weise darin bestärkt, sich mit ihrer Erkrankung selbstbestimmt auseinanderzusetzen. Das dient wiederum dem Gesundungsprozess. Im Sinne der *Patientenautonomie* und der *informationellen Selbstbestimmung* muss dabei gewährleistet sein, dass Patienten selbst darüber entscheiden, wer Zugriff auf die Daten erhält.

Der Nutzen für Kliniken und ihren Mitarbeiter

Im operativen Krankenhausalltag wird digitales Informations- und Kommunikationsmanagement durch die Vernetzung von standardisierten Datenquellen den Workflow wesentlich verbessern. Das erleichtert letztlich die Arbeit des Klinikpersonals und gilt insbesondere für Steuerung, Durchführung und Dokumentation von Prozessen innerhalb der Klinik.

Für die Mitarbeiter der Einrichtung besteht ein weiterer Vorteil eines digitalen Informations- und Kommunikationsmanagements darin, dass Gesundheitsdaten der Patienten schneller vollständig erfasst werden können. Durch die effizientere Gestaltung der Informationsprozesse werden wiederum mehr Kapazitäten für die Optimierungen des Patientenservices frei. Pflege- und medizinisches Personal können ihre Patienten dank der digital verfügbaren Informationen, etwa über deren jeweilige bisherige Krankheitsgeschichte, besser kennenlernen. Das erleichtert ihnen den Aufbau von vertrauensvollen Beziehungen und sie können sich auf die Qualität im Versorgungsablauf konzentrieren. Für die Klinik kann ein entsprechendes E-Health-Angebot zudem ein Wettbewerbsvorteil gegenüber rein analog arbeitenden Einrichtungen sein.

> **!** Ein digitales Informations- und Kommunikationsmanagement bietet beiden Seiten Vorteile, den Patienten wie den Klinikmitarbeitern.

Praxisbeispiel: *Smart Clinic* in der stationären Versorgung

Am Beispiel der Anwendung *Smart Clinic*, durch die Krankenhäuser und Kliniken Services der *Smart Health Plattform* von m.Doc nutzen können, lässt sich exemplarisch aufzeigen, wie digitales Informations- und Kommunikationsmanagement in der stationären Versorgung konkret funktionieren kann. Die offene Plattform-Architektur ermöglicht zahlreiche, klinik- bis stationsspezifische Anwendungen und begleitet die Menschen digital auf ihrer „Patientenreise" (vgl. dazu Kulin 2019, 146f.):

- **Vorstationär**: Bei der Kommunikation im Vorfeld des Klinikaufenthaltes werden zeitintensive Prozesse, wie individuelle Termin- und Therapievereinbarungen, die Erfassung von Fragebögen und Aufnahmeunterlagen oder eine personalisierte Speiseauswahl schon vor der Aufnahme abgewickelt. Hierbei können auch lernende Chat Bots eingesetzt werden.

- **Auf Station**: Das pflegerische und ärztliche Team kennenlernen, Bedienungsanleitungen griffbereit haben, über Stationsabläufe sowie Sprechzeiten informiert sein und vieles mehr – Patienten brauchen während des Klinikaufenthaltes eine Menge Informationen. Diese erhalten die Patienten ganz einfach durch die digitale Stationsmappe. In ihr finden Patienten und Klinikmitarbeiter kontinuierlich aktualisierte Therapiepläne. Zudem werden sie an bevorstehende Termine erinnert oder werden bei Terminänderungen benachrichtigt. Das stellt einen optimalen Ablauf des Klinikaufenthaltes sicher. Die nur selten ganz aktuelle, zudem aufwendige und fehleranfällige Führung von Stationsmappen auf Papier entfällt gänzlich.
- **Bei Entlassung und Überleitung**: Verlassen Patienten das Krankenhaus, lassen sich frühestmöglich deren Wünsche zu Art und Umfang ihrer Nachsorge erfassen. Unmittelbar nach dem Aufenthalt stehen alle wichtigen Kontaktdaten zur Verfügung und es können passende Übungen oder individuelle Ernährungsempfehlungen mitgegeben werden.

Digitale Anwendungen/Applikationen wie *Smart Clinic* können auf diese Weise nicht nur stationsspezifische, sondern auch auf die einzelnen Patienten zugeschnittene Informationen zu Krankheit und Therapie vermitteln und die Compliance des Patienten steigern. Insgesamt sind sie ein wichtiger Treiber der Evolution des Informations- und Kommunikationsmanagements in den Einrichtungen des Gesundheitswesens. Allein schon, wenn Ärzte durch ein entsprechendes digitales Gesundheitsnetzwerk für eine optimale Behandlung an mehr Informationen kommen, ist dies bereits ein großer Schritt. Letztlich eröffnet eine deutlich stärkere digitale Vernetzung im Gesundheitsbereich sehr viele Chancen im Sinne der Patienten und der Qualität ihrer medizinischen Versorgung.

Fazit und Praxistipps

- Ein digitales Informations- und Kommunikationsmanagement in Kliniken verzahnt die von gesundheitsbewussten Patienten selbst gesammelten Daten mit den Datensilos der jeweiligen Einrichtung.
- Im Sinne der Patientenautonomie entscheiden diese selbst, wer Zugriff auf die Daten erhält. Zugleich werden Patienten durch eine bessere Verfügbarkeit von Informationen über ihre Behandlung bei der Bewältigung ihrer Krankheit unterstützt. Digitale Anwendungen ermöglichen mehr Transparenz in der stationären Versorgung.
- Hochsensible Gesundheitsdaten sollten nur mit digitalen Anwendungen gesammelt werden, die höchsten Datenschutzbestimmungen entsprechen.
- Durch effizientere Kommunikationsprozesse und die zeitunabhängige Verfügbarkeit von ganzheitlichen Informationen wird das Klinikpersonal entlastet. Dies ermöglicht wiederum eine qualitativ hochwertigere, abgestimmte medizinische Versorgung und Betreuung des aufgeklärten Patienten.
- Digitale Anwendungen sind idealerweise ein stetiger Begleiter eines jeden Patienten – auch über den Krankenhausaufenthalt hinaus.

Literatur

Bauer C et al. (2018) E-Health: Datenschutz und Datensicherheit. Herausforderungen und Lösungen im IoT-Zeit-
alter. Springer Fachmedien Wiesbaden

Bundesgesundheitsministerium (2019) E-Health. URL: https://www.bundesgesundheitsministerium.de/service/
begriffe-von-a-z/e/e-health.html (abgerufen am 17.01.2020)

Kulin A (2019) Digitalisierung für sektorenübergreifende Zusammenarbeit im Gesundheitswesen. In: Dhein Y,
Eiff W (Hrsg.) 141–148. Kohlhammer Stuttgart

Stock S et al. (2015) Patientenzentrierung und Qualität der Versorgung in Deutschland im internationalen Vergleich – Ergebnisse eines Telefon-Surveys von Patienten in 11 Ländern. Gesundheitswesen 77(10), 761–767

Yetisen A et al. (2018) Wearables in Medicine. Advanced Materials 30(33). URL: https://onlinelibrary.wiley.com/
doi/full/10.1002/adma.201706910 (abgerufen am 17.01.2020)

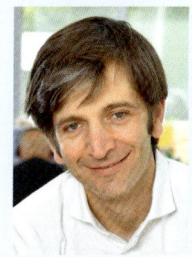

Admir Kulin

Admir Kulin wurde 1980 im heutigen Bosnien geboren und kam in den
1990er-Jahren nach Deutschland. Hier begann er eine Karriere als Profi-Basket-
ballspieler und -trainer und absolvierte zeitgleich sein Studium der Wirtschaftswissenschaften mit Schwerpunkt Sportmanagement und Controlling. In den
darauffolgenden Jahren arbeitete er als Leiter Controlling bei der Label of
Sportswear GmbH und war als IT-Projektleiter bei der Nürburgring Automotive
GmbH tätig. Anschließend wechselte er in die Gesundheitsbranche zur Vita-
phone GmbH. Dort bekleidete er verschiedene Positionen und war zuletzt Mitglied der Geschäftsleitung.

Heute verantwortet Admir Kulin als Gründer und Geschäftsführer der m.Doc
GmbH die gesamte Ausrichtung des Unternehmens. Er ist als Spezialist für den
Gesundheitsmarkt, für digitale Plattformen und für seine innovativen Ideen
und Geschäftsmodelle bekannt und deutschlandweit als Sprecher für IT- und
Healthcare-Themen gefragt.

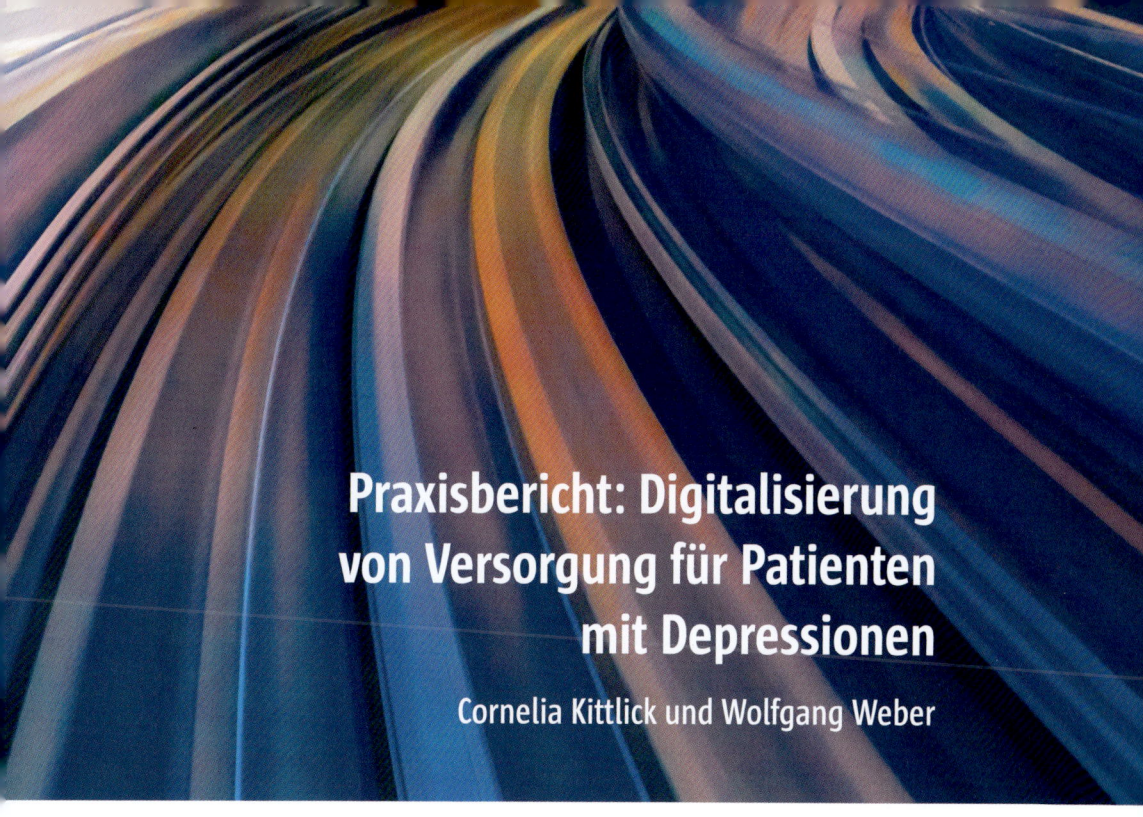

Praxisbericht: Digitalisierung von Versorgung für Patienten mit Depressionen

Cornelia Kittlick und Wolfgang Weber

Digitale Gesundheitsanwendungen bieten Patienten einen niederschwelligen Zugang zu Versorgungsleistungen. Die Wirksamkeit der Anwendungen erhöht sich, wenn sie persönlich begleitet werden. Fraglich ist, welchen Mehrwert sie zur sprechenden Medizin leisten und wie sich dadurch die Rolle der Therapeuten verändern wird. Das wird nun erforscht.

Notwendigkeit des digitalen Wandels

In der Versorgungsrealität greift der digitale Wandel in Deutschland an vielen Stellen nur sehr langsam (Hehner et al. 2018). Die kontinuierlichen Reformen des deutschen Gesundheitssystems sollen einerseits den Gesundheitsakteuren Anreize zu mehr sektorübergreifender und interdisziplinärer Vernetzung geben und andererseits die bestehenden Versorgungslücken aufgrund von Über-, Unter- und Fehlversorgung schließen. Dass digitale Gesundheitsanwendungen hierbei ein wesentlicher Stellhebel sein können, zeigt das Digitale-Versorgung-Gesetz (DVG). Hierin werden digitale Gesundheitsanwendungen (DiGA), sofern sie die gegebenen Voraussetzungen erfüllen, verordnungsfähig. Durch DiGAs, wie zum Beispiel internetbasierte Coaching-Programme, haben Patienten einen niederschwelligen Zugang zu Therapien, die begleitend zu einer bestehenden ärztlichen oder therapeutischen Versorgung prä- oder poststationär eingesetzt werden können.

Digitale Gesundheitsanwendungen für Patienten mit Depressionen

In der Versorgung von Patienten mit Depressionen haben sich DiGAs bzw. IKT-gestützte Programme wie Telefon- und Online-Coaching-Programme beispielsweise gut etabliert. Der Bedarf und die Nachfrage nach diesen Angeboten entstand auch hier aufgrund der defizitären Versorgung von psychisch kranken Patienten durch ausreichendes Fachpersonal von Psychiatern und Psychotherapeuten (Bebbington et al. 2003: 108–114; Kessler et al. 2001: 987–1007; Wittchen et al. 2010: 31f.).

Kognitive Verhaltenstherapie als Grundlage

Es hat sich herausgestellt, dass sich die kognitive Verhaltenstherapie (KVT), die auch im ambulanten und klinischen Kontext eingesetzt wird, als „Therapieform" für den Einsatz in telefon- und internetbasierten Programmen gut eignet. Diese Theorie geht im Wesentlichen auf Aaron Temkin Beck zurück und legt zugrunde, dass Kognitionen eines Menschen auf Einstellungen oder Annahmen basieren, die aus vorausgegangenen Erfahrungen entstanden sind (Beck et al. 1979, S. 3). Liegt eine Depression vor, so verändern sich bisherige Schemata, werden dysfunktional und führen zu negativen Gedankenmustern (Beck et al. 1979, S. 4).

Anwendung in telefonischen und internetbasierten Interventionen

Die Anwendung der KVT in telefonischen und internetbasierten Interventionen unterscheidet sich in der individuellen Ausgestaltung der jeweiligen Intervention. Im Telefoncoaching fließen die Grundlagen der KVT mittels unterschiedlicher Gesprächstechniken sowie durch individuelle Tipps und Zielvereinbarungen mit dem Patienten ein. Bei internetbasierten Interventionen hat die KVT einen vorwiegend edukativen Charakter. In aufeinander aufbauenden Modulen wird die KVT schriftlich, visuell und teilweise über Audiomedien zugänglich und verständlich gemacht. Der Patient lernt anhand der Module, wie er seine eigenen Gedanken-, Gefühls- und Verhaltensmuster reflektieren und in neue positive Kognitionen umwandeln kann.

Akzeptanz und Wirkung singulärer und hybrider Versorgungsformen

Die Akzeptanz und Wirkung dieser Patientenprogramme wurden bereits in unterschiedlichen Ausprägungen evaluiert. Sowohl singulär angebotene Interventionen (Haregu et al. 2015: 1006; Leach u. Christensen 2006: 122–129; Andrews et al. 2013) als auch hybride Patientenprogramme (Scholten et al. 2017; Richards u. Richardson 2012: 329–342; Cuijpers et al. 2011: 1274) haben ihre Wirksamkeit mehrfach unter Beweis gestellt.

Der Großteil dieser Studien beruht auf randomisierten kontrollierten Studien. Das bedeutet, dass die Studienteilnehmer keine Wahl haben, ob sie eine singuläre oder eine hybride Intervention erhalten. Daher sind die Faktoren, welche die Akzeptanz zwischen einer singulären und einer hybriden Interventionsform beeinflussen, noch relativ unerforscht. Zahlreiche Studien zeigen, dass die Wirksamkeit der KVT in Online-Coaching-Programmen höher ist, wenn diese persönlich oder telefonisch begleitet werden. Dabei liegt der Fokus der telefonischen Begleitung vorrangig auf der regelmäßigen Erinnerung zur Nutzung der internetbasierten Intervention sowie einem technischen Support. Ein Telefoncoaching grenzt sich hingegen von der telefonischen Begleitung unter anderem dadurch ab, dass die Patientenbetreuung durch psychologisches Fachpersonal vorgenommen wird und strukturiert aufgebaut ist.

Studiendesign am Beispiel „ProPerspektive.online"

Es wird ein Patientenprogramm der Thieme TeleCare GmbH herangezogen, welches für Versicherte einer privaten Krankenversicherung angeboten wird. Hierbei erhalten Versicherte mit einer stationär diagnostizierten Depression Zugang zu einem Patientenprogramm, bei dem der Teilnehmer die Wahl zwischen einem singulären Telefoncoaching und einem hybriden Ansatz aus Telefoncoaching und internetbasierter Intervention hat. Teilnehmer, die sich für das hybride Patientenprogramm entscheiden, werden in die Interventionsgruppe eingeschlossen.

Die Kontrollgruppe besteht aus Teilnehmern, die sich für die singuläre Intervention des Telefoncoachings entschieden haben. Die Interventionsgruppe erhält folglich das Telefoncoaching „ProPerspektive" der Thieme TeleCare GmbH über 12 Monate mit jeweils einem ca. 30-minütigem Betreuungsgespräch pro Monat. Dabei erfolgt das Telefoncoaching ausschließlich durch psychologisches Fachpersonal.

Kernelemente des Telefoncoachings sind die Aufklärung über die Erkrankung, die Unterstützung des Teilnehmers im Umgang mit der Depression sowie das Aufzeigen verschiedener Therapie- und Aktivitätsmöglichkeiten. Darüber hinaus fließen Elemente der KVT sequenziell in die Telefongespräche hinein. Zusätzlich zum Telefoncoaching erhalten die Teilnehmer einen Zugang zur internetbasierten Coaching-Plattform „ProPerspektive.online". Das internetbasierte Coaching steht über die gesamte Programmlaufzeit zur Verfügung und wird zusätzlich schriftlich durch den Coach begleitet.

> ProPerspektive.online ist ein internetbasiertes Coaching-Programm, welches in Zusammenarbeit mit dem National Digital Research Centre, dem University Hospital Mater und dem Trinity College Dublin unter dem Namen SilverCloud (Doherty et al. 2012: 1421–1430) entwickelt wurde.

Die Kontrollgruppe erhält ausschließlich das 12-monatige Telefoncoaching „ProPerspektive" mit jeweils einem ca. 30-minütigen Betreuungsgespräch pro Monat. Der Ablauf sowie die Grundelemente des Telefoncoachings sind sowohl bei der Interventionsgruppe als auch bei der Kontrollgruppe identisch.

Die Zuteilung in die Interventions- und Kontrollgruppe erfolgt zufällig, indem die Teilnehmer selbst entscheiden, ob sie die singuläre oder die kombinierte Variante wählen. Damit erfolgt keine Randomisierung, sodass im Folgenden eine nicht-randomisierte kontrollierte Studie vorgenommen wird. Unter Berücksichtigung definierter Ein- und Ausschlusskriterien erfolgt die Rekrutierung ereignisbezogen nach einem stationären Aufenthalt aufgrund einer diagnostizierten Depression.

Messinstrumente

Zur Untersuchung werden bereits validierte Messverfahren eingesetzt. Zu den primären qualitativen Outcomes bei der Behandlung von Depressionen zählen die gesundheitsbezogene Lebensqualität (Tarlov et al. 1989: 925–930; Lüthi 2009:30f.) sowie der Schweregrad der Depressionsausprägung (Gräfe et al. 2004: 171–181). Zur Ermittlung der gesundheitsbezogenen Lebensqualität wird der SF-36-Fragebogen eingesetzt, der folgende wesentliche Parameter erfasst: Vitalität, körperliche Funktionsfähigkeit, körperliche Schmerzen, allgemeine Gesundheitswahrnehmung, körperliche Rollenfunktion, emotionale Rollenfunktion, soziale Funktionsfähigkeit, psychisches Wohlbefinden (Bullinger et al. 1996: XVII–XXIX).

Die Teilnehmer der Interventions- und Kontrollgruppe werden sowohl zu Beginn als auch nach Ende der jeweiligen Intervention schriftlich befragt. Zur Messung der Depressionsausprägung wird der PHQ-9-Fragebogen eingesetzt, der anhand von Summenscores den Schweregrad der Depression bestimmt (1–27; je höher desto schwerwiegender). Die Befragung erfolgt schriftlich zu Beginn und am Ende der jeweiligen Intervention.

Eine grundlegende Voraussetzung für die Wirkung der telefon- und internetbasierten Intervention ist die Bereitschaft zur Nutzung des jeweiligen Programms. Um herauszufinden, wie die Akzeptanz und die Bereitschaft der Studienteilnehmer zur Anwendung der singulären im Vergleich zur kombinierten Intervention zu beurteilen ist, werden die Motivation und die Barrieren zur jeweiligen Nutzung ausgewertet.

Ausblick

Welchen Mehrwert digitale Gesundheitsanwendungen im Vergleich zur sprechenden Intervention des Telefoncoachings in Bezug auf Depressionen leisten, wird voraussichtlich in 2021 sichtbar. Es wird vermutet, dass sich langfristig Veränderungen nicht nur in den Versorgungsprozessen, sondern insgesamt auch in der Qualität und Dauer der sprechenden Medizin niederschlagen. Ziel muss es sein, Prozesse der reinen Aufklärung und Edukation weitestgehend auf alternative, digitale Lösungen auszulagern, um der sprechenden Medizin mehr Freiräume einzuräumen. Dadurch werden sich folglich die Rollen innerhalb der jeweiligen Berufsbilder verändern.

Literatur

Andrews G, Cuijpers P, Craske M, McEvoy P, Titov N (2013) Computer therapy for the anxiety and depressive disorders is effective, acceptable and practical health care: a meta-analysis. PLoS One 5(10), e3196. URL: https://doi.org/10.1371/journal.pone.0013196

Bebbington P, Brugha T, Meltzer H et al. (2003) Neurotic disorders and the receipt of psychiatric treatment. International Review of Psychiatry 15, 108–114

Beck AT, Rush AJ, Shaw BF, Emery G (1979) Cognitive Therapy of Depression. The Guilford Press New York

Bullinger M et al. (1996) Erfassung der gesundheitsbezogenen Lebensqualität mit dem SF-36 Health Survey. Rehabilitation 35, XVII–XXIX

Cuijpers P, Donker T, Johansson R, Mohr DC, van Straten A, Andersson G (2011) Self-guided psychological treatment for depressive symptoms: a meta-analysis. PLoS One 6(6), 1274. URL: https://doi.org/10.1371/journal.pone.0021274

Doherty G, Coyle G, Sharry J (2012) Engagement with online mental health interventions: An exploratory clinical study of a treatment for depression. CHI '12: Proceedings of the SIGCHI Conference on Human Factors in Computing Systems. 1421–1430. Association for Computing Machinery URL: https://doi.org/10.1145/2207676.2208602

Gräfe K, Zipfel S, Herzog W, Löwe B (2004) Screening psychischer Störungen mit dem „Gesundheitsfragebogen für Patienten (PHQ-D)". Ergebnisse der deutschen Validierungsstudie. Diagnostica 50, 171–181

Haregu TN, Chimeddamba O, Islam MR (2015) Effectiveness of Telephone-Based Therapy in the Management of Depression: A Systematic Review and Meta-Analysis. SM Journal of Depression Research and Treatment 1(2), 1006

Hehner S, Biesdorf S, Möller M (2018) Gesundheit digital: Perspektiven zur Digitalisierung im Gesundheitswesen, Digital McKinsey

Kessler RC, Berglund PA, Bruce ML et al. (2001) The prevalence and correlates of untreated serious mental illness. Health Services Research 36, 987–1007

Leach LS, Christensen H (2006) A systematic review of telephone-based interventions for mental disorders. Journal of Telemedicine and Telecare 12(3), 122–129

Lüthi H (2009) Assessment: SF-36 – Lebensqualität transparent machen. ergopraxis 02(9), 30–31

Richards D, Richardson T (2012) Computer-based psychological treatments for depression: a systematic review and meta-analysis. Clinical psychology review 32, 329–342

Scholten MR, Kelders SM, Van Gemert-Pijnen JE (2017) Self-Guided Web-Based Interventions: Scoping Review on User Needs and the Potential of Embodied Conversational Agents to Address Them. Journal of Medical Internet Research 19(11), e383

Tarlov AR, Ware JE, Greenfield S, Nelson EC, Perrin E, Zubkoff M (1989) The Medical Outcomes Study: An application of methods for monitoring the results of medical care. Journal of the American Medical Association (JAMA) 262, 925–930

Wittchen HU, Jacobi F, Klose M et al. (2010) Depressive Erkrankungen. Gesundheitsberichterstattung des Bundes. Berlin 51, 31–32

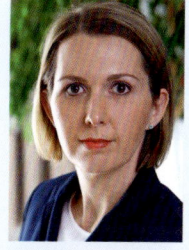

Dipl.-Kffr. Cornelia Kittlick, MScBM

Cornelia Kittlick ist Leiterin Strategische Projekte und Kooperationen sowie Mitglied der Geschäftsleitung der Thieme TeleCare GmbH in Stuttgart. Zudem ist sie kooptiertes Vorstandsmitglied und Leiterin der Arbeitsgruppe „Patienten-Empowerment" im Bundesverband Managed Care e.V. Zuvor war sie als Leiterin für Strategische Projekte und als Referentin der Geschäftsleitung bei der AnyCare GmbH Stuttgart beschäftigt. Ihren Hochschulabschluss absolvierte sie an der Westfälischen Wilhelms-Universität Münster.

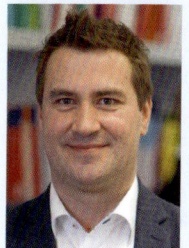

Mag. Wolfgang Weber, M.Sc.

Wolfgang Weber studierte Medizin in Graz und absolvierte einen Magister in betrieblichem Prozess- und Projektmanagement sowie einen Master of Science im Bereich Integrated Product Development. Seinen Berufseinstieg gestaltete er als Project Management Consultant in der Automobilindustrie. 2005 wechselte er zur Thieme TeleCare GmbH. Hier war er unter anderem für die Bereiche Controlling, Qualitätsmanagement, Personal, Recht und Datenanalytik verantwortlich. Seit 2011 ist er Geschäftsführer der Thieme TeleCare GmbH und führt das Unternehmen gemeinsam mit dem Thieme Geschäftsleiter Dr. Udo Schiller.

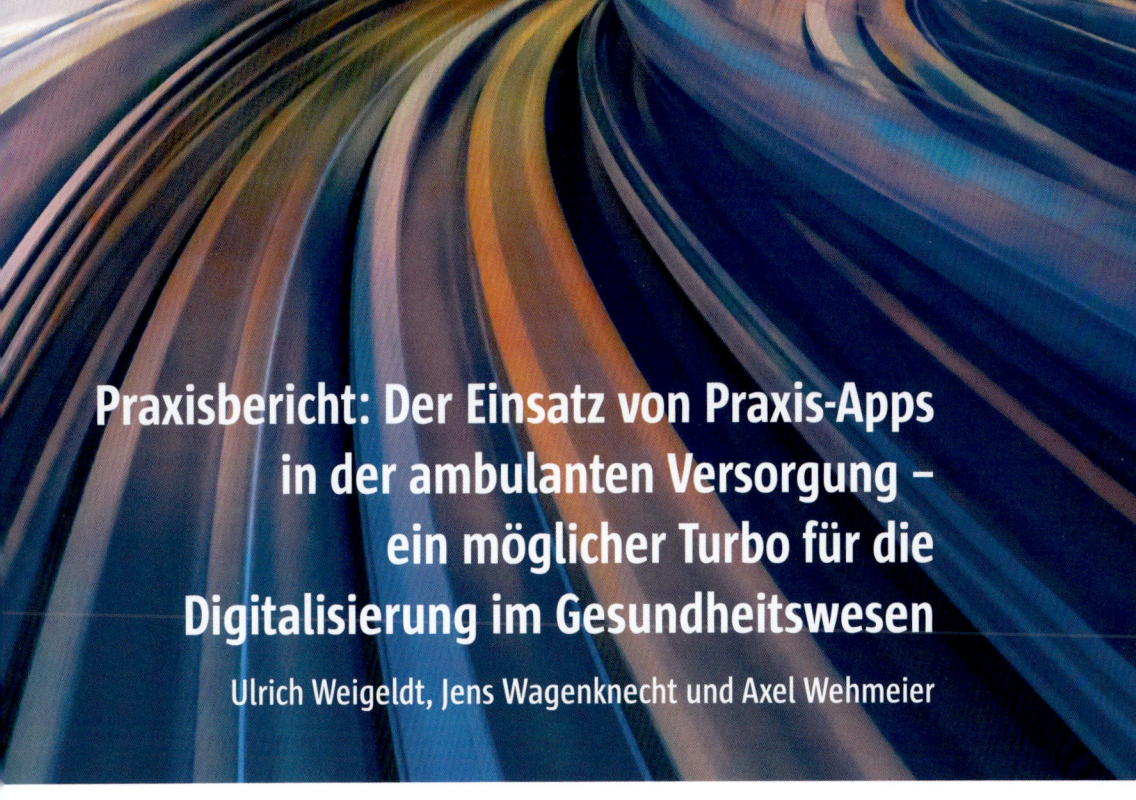

Praxisbericht: Der Einsatz von Praxis-Apps in der ambulanten Versorgung – ein möglicher Turbo für die Digitalisierung im Gesundheitswesen

Ulrich Weigeldt, Jens Wagenknecht und Axel Wehmeier

Die primärärztliche Versorgung der Patienten beim Hausarzt ist einer der Eckpfeiler unseres Gesundheitssystems. Hausärzte haben im Vergleich zu anderen Fachärzten oder Kliniken mit Abstand die meisten Patientenkontakte. Auch die beim Hausarzt erhobenen und gespeicherten Daten sind insgesamt deutlich umfangreicher als bei den anderen Fachrichtungen bzw. Institutionen. Überlegungen zur Digitalisierung des deutschen Gesundheitssystems müssen daher zwingend die Hausärzte nicht nur mit einbeziehen, sondern ihnen eine zentrale Rolle zuordnen.

Digitalisierung anders gedacht: Nachfrageorientierung statt Pflichtveranstaltung!

In den bisherigen Überlegungen und Aktivitäten zur Digitalisierung des deutschen Gesundheitswesens spiegelt sich diese zentrale Stellung der Hausärzte nicht wider. Im Gegenteil: Die bisherigen Schnittstellen zwischen Hausärzten und Digitalisierung sind eher abschreckender Natur. Diese Tradition wurde mit Praxisverwaltungssystemen begründet, deren Markt noch immer von Systemen mit Ursprung in den 8oer- und 9oer-Jahren beherrscht wird, die aus Sicht vieler Kunden wenig Service für viel Geld bieten. Vor allem aber fungieren diese Softwareangebote als monolithische Systeme, die sich als sperrige und komplexe letzte Meile im Zusammenspiel mit anderen Softwarediensten erweisen. Auch die zuletzt erfolgte verpflichtende Anbindung der Praxen an die Telematikinfrastruktur festigte den „Digitalisierungsfrust" vieler Anwender. Fast zweieinhalb Jahre nach Einführung der ersten Konnektoren ist immer noch der Versichertenstammdatendienst der einzige verbreitete Telematikdienst – ein Dienst, der den Ärzten und der ärztlichen Versorgung keinerlei Nutzen bietet. Gleichzeitig bekamen viele Praxen die Kosten der Beschaffung nicht vollständig erstattet. Die Sanktionierung der Nichtteilnahme mit empfindlichen Honorarabzügen hat die Akzeptanz der TI weiter verringert. Daher ist es gut nachvollziehbar, wenn sich in der Ärzteschaft weiter Kritik und Widerstand gegen das Projekt formiert.

Wesentlich erfolgversprechender und zwingend notwendig erscheint es, digitalen Wandel direkt an den Bedürfnissen und den Prozessen der niedergelassenen Praxis anknüpfen zu lassen. Ein vielversprechender Aspekt ist dabei die Nutzung von Praxis-Apps, die das Potenzial haben, die Arbeit in den Praxen zu erleichtern und die Versorgung für die Patienten zu verbessern.

Vielversprechende Testerfahrungen mit Praxis-Apps

Unter „Praxis-Apps" verstehen wir solche digitalen Angebote, die es Ärzten und ihren Mitarbeitern in der Praxis ermöglichen, sich per App mit ihren Patienten auszutauschen und so die Praxis um ein digitales Kommunikationsangebot zu erweitern. Dies geht weit über die Funktionalität einer Website hinaus.

So haben der Deutsche Hausärzteverband und seine Tochter, die HÄVG AG, zusammen mit der Firma egopulse eine von Arzt-Software-Anbietern losgelöste Praxis-App über mehr als ein Jahr von gut 50 Ärzten testen lassen. Die Erfahrungen waren ganz überwiegend positiv. Die **Messenger-Funktion** hatte bei den intensiv nutzenden Praxen den Anrufbeantworter der Praxis zu großen Teilen ersetzen können. Die Möglichkeit der asynchronen, schriftlichen und gleichwohl übersichtlich angeordneten Kommunikation hat sich als wesentliche Erleichterung des Praxisalltags erwiesen.

Auf dieser Basis konnten verschiedene Themen wie Terminvereinbarungen (flexibel, ohne Kalenderzugang) oder die Vorbestellung von Wiederholungsrezepten mit einem digitalen Prozess über die App neu gestaltet werden. Die App bot auch die Möglichkeit, bei kleineren Fragen zu Verordnungen oder der Übermittlung von Bildern unkomplizierter den Austausch mit der Praxis zu realisieren, ohne dass ein Praxisbesuch bzw. Wartezimmeraufenthalt erforderlich ist. Auf gute Resonanz stieß bei den teilnehmenden Ärzten auch die Möglichkeit, direkt und zentral an die Patienten kommunizieren zu können, etwa zu urlaubsbedingten Schließungen der Praxis, saisonalen Impfungen oder anderen für die Patientenallgemeinheit relevanten Themen.

Als unbegründet erwiesen sich Befürchtungen, dass die Patienten die Niedrigschwelligkeit der Messenger-Kommunikation nutzen, um die Kommunikationsfrequenz deutlich zu erhöhen. Auch über einen längeren Zeitraum erwies sich die Kommunikation als angemessen und anlassbezogen. Offensichtlich besitzen die Patienten ein gutes Gespür für den angespannten Auslastungsgrad der Beschäftigten in einer Arztpraxis und gehen damit respektvoll um.

Auf der Patientenseite war die Nachfrage keinesfalls auf Digital Natives beschränkt. Auch ältere Patienten, insbesondere Chroniker mit häufigeren Kontakten zur Hausarztpraxis, erwiesen sich als hochmotiviert und kompetent in der Anwendung.

Überraschend positiv war die Resonanz auf den integrierten **Medikationsplan**, der als Ausgangspunkt für Folgebestellungen genommen werden konnte, aber auch Änderungen anzeigte, wenn mitbehandelnde Ärzte oder Apotheker ein Medikament hin-

Praxisbericht: Der Einsatz von Praxis-Apps in der ambulanten
Versorgung – ein möglicher Turbo für die Digitalisierung im Gesundheitswesen

V

zugefügt oder abgesetzt bzw. die Dosis geändert hatten. In der digitalen Form war der Medikationsplan deutlich hilfreicher als in analoger Form.

Voraussetzungen für eine breitere Akzeptanz und Ansätze für eine Weiterentwicklung

Eine größere Verbreitung von Praxis-Apps über Tests hinaus setzt sicherlich zunächst voraus, dass **Datenschutz und Datensicherheit** einem hohen Niveau entsprechen und eine hochwertige Zertifizierung vorliegt. Da die Ärzte hier in der Verantwortung stehen, hat dieses Thema im Zuge der Prüfung der Gesundheitsakte „vivy" und deren Analyse durch die Firma modzero zu recht wieder erhöhte Aufmerksamkeit erfahren. Es empfiehlt sich, über eine marktübliche Zertifizierung (z.B. TÜV) hinaus, spezialisierte Dienstleister zu beauftragen. Dabei geht es, anders als häufig dargestellt, nicht um die Frage, ob eine Cloud-Applikation zulässig ist oder nicht.

> *Viele Cloud-Anwendungen verfügen heute über ein höheres Sicherheitsniveau als On-Premise-Installationen in den Praxen vor Ort.*

Oft unterschätzt werden die Themen **Design und Usability**. Hier sind Ärzte und ihre Teams wenig verwöhnt. Viele AIS (Arztinformationssysteme), insbesondere der Großteil der am häufigsten verbreiteten Systeme, sind aus Sicht der User noch dem DOS-Zeitalter verhaftet. Auch die Einführung der ersten Telematik-Anwendungen stellt aus Sicht der User diesbezüglich keinen Fortschritt dar. Über die Praxis-Apps kann es jedoch im Umfeld der Smartphone-Anwendungen gelingen, die digitale Moderne Einzug halten zu lassen und den Digitalisierungsfunken bei Ärzten und Patienten überspringen zu lassen. Tendenziell gelingt es hier den AIS-ungebundenen Anbietern ohne AIS-Hintergrund mehr zu punkten als die nativen Apps der Arztsoftware-Anbieter.

An dieser Stelle rückt somit erneut das Thema der Schnittstellen- bzw. Systemintegration in den Vordergrund.

> *Mittlerweile gibt es eine Vielzahl von unabhängigen Praxis-Apps, deren Verbreitung aber häufig dadurch beschränkt wird, dass sie in die verschiedenen Praxis-Software-Systeme nicht nahtlos integriert werden können.*

Bei den immer stärker aufkommenden Praxis-Apps mit dem Fokus auf Online-Terminvergaben scheint dieser Schritt überwunden zu sein, allerdings ist hier der Funktionsumfang eingeschränkt.

Die beste Integration bieten naturgemäß die Apps der Arztsoftware-Anbieter selbst. Warum allerdings Ärzte und ihre Teams auch hier weiterhin Opfer einer restriktiven Schnittstellenpolitik der Softwareanbieter sein sollen, bleibt unklar. Das Argument der Softwareanbieter, fremde Softwaremodule seien mit unvertretbaren Sicherheitsrisiken verbunden, können nicht überzeugen. Schließlich sind App-Stores in vielen, auch vergleichbar sensiblen Produktkontexten selbstverständlich.

Ausblick

Kaum ein Thema hat ein solches Potenzial, Digitalisierung aus Sicht des niedergelassenen Arztes positiv zu besetzen, wie das der Praxis-Apps. Ihre Vorteile erschließen sich dem Praxisteam und den Patienten sofort – etwas, was auch die nächsten Anwendungen auf der Roadmap der gematik, einschließlich der Patientenakte, erkennbar aus Sicht eines Arztes, nicht mit sich bringen werden.

Bürokratische Entlastung, effektives Wartezimmermanagement oder zusätzliche Optionen in der Kommunikation mit den Patienten sind aus Sicht der Ärzte deutlich stärkere Argumente, sich auf die digitale Transformation einzulassen, als die noch vielfach uneingelösten Versprechen von künstlicher Intelligenz oder Telemedizin in der Versorgung.

Konsequent zu Ende gedacht ließe sich eine arzt- und damit nachfragegerechte Digitalisierung am besten dadurch fördern, indem die Schranken für die Integration von Praxis-Apps in die Systeme der Arztsoftwareanbieter konsequent regulatorisch gesenkt werden. Standardisierte Schnittstellen und Datenformate lassen eine ganz andere Dynamik erwarten als Szenarien, die ganz auf die gematik setzen oder aber den Markt für Praxissoftware weiter sich selbst überlassen. Dieser Ansatz wäre deutlich weniger komplex als die aktuelle Telematik-Strategie heute. Zusätzlich käme man mit geringen IT-Budgets und wenigen Incentives für die Ärzte aus, weil dieser Ansatz auf nachfrage- bzw. bedarfsgenerierte IT für Arztpraxen setzt, demnach weniger auf Zusatzmotivationen in Form finanzieller Incentives angewiesen ist.

Hier geht es darum, „eine letzte Meile" zu überwinden und den Weg frei zu machen, damit sich die Nachfrage von Ärzten, MFAs und Patienten direkt gegenüber einer Vielzahl potenzieller Anbieter entfalten kann.

Praxisbericht: Der Einsatz von Praxis-Apps in der ambulanten
Versorgung – ein möglicher Turbo für die Digitalisierung im Gesundheitswesen

V

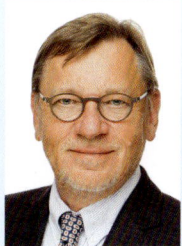

Fotocredit:
Georg Lopata/
axentis.de

Ulrich Weigeldt

Ulrich Weigeldt absolvierte nach seinem Abitur das Medizinstudium in Kiel und wurde Facharzt für Allgemeinmedizin. 1983 ließ er sich als Hausarzt in Bremen nieder.

Weigeldt war von 1993 bis 2004 Mitglied der Delegiertenversammlung der Ärztekammer Bremen, wo er in den Jahren 1993 bis 1995 auch Vorstandsmitglied war. Ebenfalls von 1993 aber bis 2005 hatte Weigeldt die Funktion des Vorsitzenden des Hausärzteverbandes Bremen inne. 1997 wurde er zum stellvertretenden Vorsitzenden der Kassenärztlichen Vereinigung Bremen gewählt, behielt das Amt bis 2001 und hatte den Vorsitz des Fachausschusses für die hausärztliche Versorgung sowie des Honorarverteilungsausschusses inne. Von 1999 bis 2007 war Weigeldt Mitglied des Vorstandes der Deutschen Akademie für Allgemeinmedizin bei der Bundesärztekammer. 1999 kam er in den Bundesvorstand des Deutschen Hausärzteverbandes e.V. und war von 2000 bis 2005 Vorsitzender des Beratenden Fachausschusses für hausärztliche Versorgung der Kassenärztlichen Bundesvereinigung (KBV). 2003 wurde er zum Bundesvorsitzenden des Deutschen Hausärzteverbandes gewählt und gab das Amt ab, als er von 2005 bis 2007 KBV-Vorstand des hausärztlichen Versorgungsbereiches war. Seit 2007 ist Ulrich Weigeldt erneut Bundesvorsitzender des Deutschen Hausärzteverbandes.

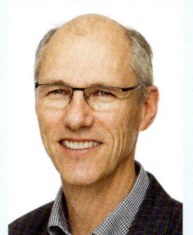

Fotocredit:
Georg Lopata/
axentis.de

Jens Wagenknecht

Jens Wagenknecht studierte nach dem Abitur 1981 zunächst am Weber State College, Ogden, Utah USA im Fach Zoologie/Pre-Med., bevor er sein Studium der Humanmedizin 1983 in Hannover aufnahm und 1990 mit dem Staatsexamen abschloss. Nach der Weiterbildung zum Facharzt für Allgemeinmedizin mit Stationen in Emden, Leer, Oldenburg und Varel, ließ er sich 1997 in Varel zunächst in einer Einzelpraxis nieder. Seit 17 Jahren ist er bis heute in einer Gemeinschaftspraxis tätig.

Berufspolitisch ist Jens Wagenknecht in verschiedenen Ehrenämtern der Ärztekammer Niedersachsen und der Kassenärztlichen Vereinigung Niedersachsen aktiv. Er ist Vorstandsmitglied der Ärztekammer Niedersachsen und Vorsitzender des Vorstandes der Bezirksstelle Wilhelmshaven der Ärztekammer Niedersachsen. Seit vielen Jahren ist er Mitglied der Vertreterversammlung der KVN. Im Deutschen Hausärzteverband vertritt Jens Wagenknecht den Bezirksverband Wilhelmshaven als Vorsitzender auch im geschäftsführenden Vorstand des Landesverbandes Niedersachsen. Seit 2015 ist er stellvertretender Landesvorsitzender des niedersächsischen Hausärzteverbandes. 2019 wurde er erneut in den geschäftsführenden Vorstand des Bundesverbandes der Deutschen Hausärzte gewählt.

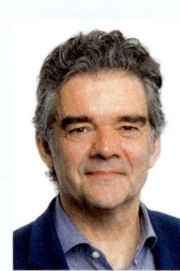

Dr. Axel Wehmeier

Axel Wehmeier arbeitete nach seinem Studium der Volkswirtschaftslehre und Betriebswirtschaftslehre an der University of Texas und an der Kölner Universität als Referent Pricing bei der Deutschen Telekom AG. Ab 2002 widmete er sich als Leiter des Bereiches Regulatory and Principle sowie Projektleiter Novelle Telekommunikationsgesetz zunächst der Regulierungsökonomie, dem Konzernpricing sowie den Regulierungsstrategien und -grundsätzen des Unternehmens, ehe er 2004 die Leitung des Operating Office des CEO von T-Mobile übernahm. Von Dezember 2006 bis Juni 2010 leitete er das Aufsichtsratsbüro sowie den Stab von René Obermann, dem Vorstandsvorsitzenden der Deutschen Telekom AG. Im Juni 2010 wechselte er als Leiter des strategischen Geschäftsfelds Vernetztes Gesundheitswesen zu T-Systems und verantwortete hier als Sprecher der Geschäftsführung von 2014 bis 2018 die Telekom Healthcare Solutions.

Seit Februar 2018 ist er Mitglied des Vorstands der Hausärztlichen Vertragsgemeinschaft AG (HÄVG).